W0269398

GRAEFE-SAEMISCH

HANDBUCH

DER

GESAMTEN AUGENHEILKUNDE

UNTER MITWIRKUNG VON

Prof. TH. AXENFELD in Freiburg in B., Prof. ST. BERNHEIMER in Innsbruck, Prof. A. BIELSCHOWSKY in Leipzig, Prof. A. BIRCH-HIRSCHFELD in Leipzig, †Prof. O. EVERSBUSCH in München, Dr. A. FICK in Zürich, Prof. Dr. S. GARTEN in Gießen, †Prof. ALFRED GRAEFE in Weimar, Prof. R. GREEFF in Berlin, Prof. A. GROENOUW in Breslau, Dr. E. HEDDAEUS in Essen, Prof. E. HERING in Leipzig, Prof. E. HERTEL in Straßburg, Prof. C. HESS in Würzburg, Prof. E. VON HIPPEL in Heidelberg, Prof. J. HIRSCHBERG in Berlin, Prof. E. HUMMELSHEIM in Bonn, Prof. E. KALLIUS in Greifswald, †Dr. med. et philos. A. KRAEMER in San Diego, Prof. E. KRÜCKMANN in Berlin, Dr. EDMUND LANDOLT in Paris, Prof. TH. LEBER in Heidelberg, Prof. F. MERKEL in Göttingen, ÷Prof. J. VON MICHEL in Berlin, Prof. M. NUSSBAUM in Bonn, Dr. E. H. OPPENHEIMER in Berlin, Prof. A. PÜTTER in Bonn, Dr. M. VON ROHR in Jena, †Prof. TH. SAEMISCH in Bonn, Prof. H. SATTLER in Leipzig, Prof. G. V. SCHLEICH in Tübingen, Prof. H. SCHMIDT-RIMPLER in Halle a. S., Prof. L. SCHREIBER in Heidelberg, Prof. OSCAR SCHULTZE in Würzburg, Dr. R. SEEFELDER in Leipzig, †Prof. H. SNELLEN in Utrecht, Prof. H. SNELLEN JR. in Utrecht, Prof. W. UHTHOFF in Breslau, Prof. HANS VIRCHOW in Berlin, Prof. A. WAGENMANN in Heidelberg, Prof. WESSELY in Würzburg, Dr. M. WOLFRUM in Leipzig.

BEGRÜNDET VON	FORTGESETZT VON
PROF. THEODOR SAEMISCH	**PROF. C. HESS**

DRITTE, NEUBEARBEITETE AUFLAGE

I. TEIL, X. KAPITEL

Springer Fachmedien Wiesbaden GmbH

1912

ORGANOLOGIE DES AUGES

VON

A. PÜTTER

PROFESSOR IN BONN

DRITTE AUFLAGE

MIT 220 FIGUREN IM TEXT UND 25 AUF 10 TAFELN

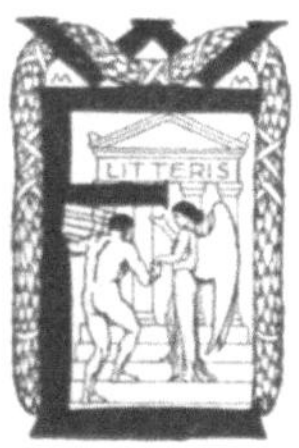

Springer Fachmedien Wiesbaden GmbH

1912

ISBN 978-3-662-38762-7   ISBN 978-3-662-39655-1 (eBook)
DOI 10.1007/978-3-662-39655-1

Inhalt.

I. Teil, Kap. X.

Organologie des Auges.

Von **A. Pütter**, Bonn.

Mit 220 Figuren im Text und 25 auf 10 Tafeln.

Kapitel X.

Organologie des Auges.

Von

A. Pütter
Bonn.

Mit 220 Figuren im Text und 25 auf 10 Tafeln.

Eingegangen im Mai 1912.

Einleitung.

Begriff der Organologie.

§ 1. Das Wort »Organologie« ist ungebräuchlich, es kommt in der modernen anatomischen, zoologischen und physiologischen Literatur nicht mehr vor. Wenn Leuckart (24) im Jahre 1876 in der ersten Auflage dieses Handbuches eine »Organologie des Auges« schreibt, so folgt er damit einem Gebrauch aus der Mitte des 19. Jahrhunderts, der zu seiner Zeit schon fast verschwunden war.

Der Begriff der »Organologie« ist ein zu umfassender, als daß der Spezialismus der letzten Jahrzehnte des vergangenen Jahrhunderts ihn hätte schätzen können. Was im folgenden abgehandelt werden soll, würde nach den landläufigen Bezeichnungen teils vergleichende Anatomie, teils vergleichende Physiologie, teils »Biologie« d. h. Ökologie des Auges sein.

Alle diese Titel bezeichnen aber nicht das, was hier angestrebt werden soll: Sie alle geben einen methodischen Gesichtspunkt an, unter dem das Objekt dargestellt wird.

Die Umgrenzung der wissenschaftlichen Aufgabe ist auf die Anwendung einer bestimmten Methode basiert, und was sonst noch von dem Studienobjekt wissenswert wäre, fällt fort, da es sich mit den Mitteln dieser einen Methode nicht erforschen läßt.

Demgegenüber enthält die Bezeichnung »Organologie« eine Problemstellung, und bringt zum Ausdruck, daß hier eine wissenschaftliche Aufgabe gelöst werden soll unter Benutzung aller Methoden, die für ihre Lösung geeignet sind: anatomischer, histologischer, embryologischer Methoden ebensosehr, wie physiologischer, chemischer, ökologischer.

Die Organologie des Auges ist, wie das Wort sagt, die Lehre vom Auge, als einem Organ, das

1. aus verschiedenen Elementen aufgebaut ist,
2. als Ganzes eine funktionelle Einheit bildet und
3. in den Verband eines Organismus eingefügt, für diesen mannigfache Leistungen vollbringt und in vielfacher Wechselwirkung mit ihm steht.

Daß für die Zwecke einer derartigen Problemstellung eine »veraltete« Bezeichnungsweise geeignet ist, mag daran erinnern, daß die Einheit des Problems ein Prinzip ist, das sich vor der Herrschaft des Spezialismus der Anerkennung erfreute, die es heute langsam wiederzugewinnen beginnt. Daß als »Organologie« früher wesentlich die Lehre von den makroskopischen Verhältnissen eines Organs bezeichnet wurde, involviert keinen prinzipiellen Unterschied gegenüber der Definition, die hier gegeben wird, und die nur eine zeitgemäße Erweiterung des alten Begriffes darstellt.

Aufgabe der Organologie.

§ 2. Eine Darstellung der Leistungen und der Gestaltung der Lichtsinnorgane setzt eine Reihe allgemeiner Grundvorstellungen über die Art und Weise des Funktionierens von Sinnesorganen überhaupt und von Organen des Lichtsinnes im Speziellen voraus, die in einem allgemeinen Teil zuerst behandelt werden sollen.

Wenn des weiteren die Aufgabe gestellt ist, das Auge darzustellen als die Summe einer großen Anzahl einzelner Teile, so finden wir in diesem ersten Hauptteil eine naturgemäße Zweiteilung des Stoffes vorgezeichnet.

Wir müssen die nervösen Anteile der Sinnesorgane in erster Linie betrachten, als die nie fehlenden, weil unbedingt notwendigen Teile. Überall finden wir Sinneselemente und nervöse (oder doch reizleitende) Verbindungen.

In zweiter Linie müssen die Hilfsapparate betrachtet werden, deren Zahl und Komplikation mit zunehmender Organisationshöhe sich immer bedeutender entwickelt.

Die Lehre von den Lichtsinnorganen als Einheiten könnte man auch als die Typenlehre bezeichnen, insofern hier unter drei verschiedenen Gesichtspunkten die typische Gestaltung der einzelnen Sehorgane vorgeführt werden soll.

Das Kapitel: Lichtsinnorgane als Teile von Organismen würde bei genügendem Umfange unserer Kenntnisse wohl außerordentlich reichhaltig ausfallen, wenn man bedenkt, eine wie vielfache Verknüpfung des Auges mit allen allgemeinen Funktionen des Gesamt-Organismus uns besonders die Pathologie lehrt. Hier können aber nur einige wenige dieser Beziehungen eine vergleichende Darstellung finden.

Wenn zum Schluß einige allgemeine Fragen aufgerollt werden, zu deren Diskussion die Organologie des Auges Material liefert, so geschieht das wesentlich, um zu zeigen, wie auch dieses kleine Spezialgebiet des Zusammenhangs mit der allgemeinen Biologie nicht entbehren kann, und wie andererseits die großen Fragen der allgemeinen Biologie schließlich doch immer auf einzelnen gut durchgearbeiteten Spezialgebieten gelöst, oder sagen wir richtiger, gefördert werden können. Eine vollständige Ausnutzung aller Anregungen, die die Organologie des Auges in dieser Richtung geben kann, liegt nicht im Plane dieser Schlußbemerkungen.

Es ist also die nebenstehende Disposition im einzelnen durchzuführen.

Organologie des Auges.

Einleitung: Aufgabe und Methode der Organologie.

A. Allgemeiner Teil.

  1. Licht und Lichtwirkungen.
  2. Lichtreizbarkeit und Lichtsinn.
  3. Gesichtssinn und optischer Raumsinn.
  4. Verbreitung und Leistung der Lichtsinnorgane.

B. Spezieller Teil.

  I. Die Teile der Lichtsinnorgane.
    a) Die nervösen Apparate der Lichtsinnorgane.
      1. Die Lichtsinnzellen.
      2. Das Lichtsinnepithel.
      3. Die zentralen Verbindungen der Lichtsinnzellen.
    b) Die Hilfsapparate der Lichtsinnorgane.
      1. Lichtbrechende und bildentwerfende Apparate.
      2. Abblendungsapparate.
      3. Kontrastapparate.
      4. Akkommodationsapparate.
      5. Formgebende und stützende Gewebe.
      6. Zirkulationsapparate.
      7. Schutzapparate.
  II. Die Lichtsinnorgane als Einheiten.
    1. Die physiologischen Augentypen.
    2. Die systematischen Augentypen.
    3. Die morphologischen Augentypen.
  III. Die Lichtsinnorgane im Verbande des Organismus.
    1. Augengröße.

2. Das Auge in seinen Beziehungen zu anderen Organen.
3. Der optische Raum.
4. Die Sehschärfe.

Schluß: Die Bedingungen der spezifischen Gestaltung der Sehorgane.

Methoden der Organologie.

§ 3. Einer vergleichenden Erforschung des Licht- und Raumsinnes der Organismen stehen die generellen Schwierigkeiten entgegen, denen wir überall begegnen, wo es sich darum handelt, etwas über das Sinnesleben anderer Wesen als des Menschen auszusagen.

Von den charakteristischen Lebensäußerungen unserer Sinnesorgane haben wir nur subjektive Kunde durch die Empfindungen, die sie uns vermitteln. Ob die Prozesse, die bei Tieren oder gar Pflanzen in Sinnesorganen ablaufen, überhaupt psychische Äquivalente haben, ist eine aus methodologischen Gründen unentscheidbare Frage.

Aber wenn wir uns auch über diesen Grundmangel in der Kenntnis des Sinneslebens der Tiere hinwegsetzen, bzw. irgendeine Annahme an Stelle einer begründeten Anschauung hier einsetzen, so bleiben die rein physiologischen Fragen, wie die materiellen Prozesse in den Lichtsinnorganen ablaufen, durch welche Licht-Intensitäten und -Qualitäten sie erregt werden, wie diese Erregungszustände zeitlich verlaufen usw., noch schwierig genug.

Schon für den Nachweis, daß irgendeine Sinneszelle eine Licht-Sinneszelle ist, sind wir vielfach auf Wahrscheinlichkeitsschlüsse angewiesen, und der Anwendung des einzigen allgemeinen objektiven Kriteriums, das wir für die Betätigung von Sinneselementen und Elementen des Nervensystems haben, dem Nachweis des Aktionsstroms im ableitenden Nerven, stehen oft, ja meist, technische Schwierigkeiten entgegen, die zurzeit unüberwindlich scheinen. Immerhin gewähren in einzelnen Fällen besonders günstige Umstände die Möglichkeit, noch andere objektive Kriterien für den funktionellen Zustand eines Lichtsinnesorgans zu gewinnen und so seine Leistungen unter verschiedenen Bedingungen zu verfolgen (Lubbock, Bauer, Hess s. u.).

Setzen wir aber auch — eine nur durch wenige Erfahrungen gestützte Annahme — die Prozesse in allen Lichtsinnorganen als prinzipiell übereinstimmend an, so fordert die quantitativ so äußerst verschieden starke Entwicklung der Sinneselemente und des nervösen Anteils der Sinnesorgane nach Dimension und Zahl eine funktionelle Interpretation.

Für alle Deutungen dieser Art machen wir die Grundvoraussetzung der physiologischen Anatomie, die Voraussetzung, daß die physiologischen Prozesse in allen Elementen einander durchaus gleichwertig wären, denn nur unter dieser Voraussetzung haben die Erörterungen über die funktionelle Bedeutung der anatomisch nachweisbaren Unterschiede Sinn. Daß die Voraussetzung falsch ist, darüber muß man sich von vornhereim **der** sein, und infolgedessen von dieser Art der Vergleichung nicht mehrches eine allererste Annäherung an die Wahrheit verlangen. Oft genug läßt, hier unten gezeigt werden wird, diese physiologisch-anatomische Interpretation überhaupt ganz im Stich.

Methodisch sehr viel besser wie um die Erforschung der Prozesse in den **spezifischen** Elementen der Lichtsinnorgane, steht es um die **Möglichkeit der Vergleichung der Leistungen jener Hilfsapparate**, die wir nur bei den allerprimitivsten Sinnesorganen vermissen.

Hier handelt es sich um die physikalische Frage nach der Beschaffenheit des »Bildes«, nach seiner Größe, Helligkeit, seinen optischen Fehlern usw., also um lauter Größen, die — wenigstens prinzipiell — quantitativ bestimmbar sind, und von denen wir auch wirklich schon eine Menge wissen. Freilich sind auch hier unsere Anschauungen selbst da, wo es technisch möglich wäre, nicht immer auf experimentell gewonnenes Material basiert, sondern auf Berechnungen und Konstruktionen, die den speziellen physikalischen Bedingungen der Einzelfälle nicht genügend Rechnung tragen. Diese Unvollständigkeit unseres Wissens, die schon mit den heutigen Mitteln der Wissenschaft zu verbessern ist, wird voraussichtlich bald mehr und mehr schwinden, und damit wird manche Zahl, die im folgenden mitgeteilt wird, eine Korrektur erfahren.

Literatur der Organologie.

§ 4. Die Literatur über die Sehorgane der Tiere, besonders ihren Bau, ist gewaltig umfangreich, und eine erschöpfende Darstellung würde tausende von Arbeiten aufzuzählen haben. Der Zweck dieser »Organologie« ist aber nicht die Übersicht über die Literatur mit ihren zahllosen Einzelbeobachtungen, über die ja in »Jahresberichten« und »Ergebnissen« genügendes zu finden ist.

Es ist prinzipiell die Literatur mit möglichster Auswahl mitgeteilt, da Literaturverzeichnisse von einigen tausend Nummern zwar sehr dekorativ wirken, für den vorliegenden Zweck aber durchaus vom Übel sind. Als Aufgabe der Darstellung wurde in erster Linie angesehen: Herausarbeiten der Probleme, Zusamenfassen unter allgemeinen Gesichtspunkten, Formulierung neuer Fragen und Ausblicke.

Eine Bearbeitung des großen Materials der Organologie des Auges in dem vergleichsweise engen Rahmen der folgenden Bogen muß notwendigerweise eine scharfe Auswahl unter den Tatsachen treffen, Vollständigkeit wäre unmöglich.

Daß eine solche Auswahl das berücksichtigt, was dem Autor besonders wichtig erscheint, ist selbstverständlich, ebenso selbstverständlich ist, daß andere Autoren vieles vermissen werden, und vielleicht manches zu breit finden.

Verteilung des Stoffes.

Aus der physiologischen Fragestellung, die prinzipiell bei der Einteilung des Stoffes maßgebend war, ergeben sich mancherlei Schwierigkeiten.

Daß manches, was man bisher zusammen abgehandelt zu sehen gewohnt ist, hier auseinandergerissen wurde, liegt im Wesen jeder Neueinteilung, die von anderen Prinzipien ausgeht, wie die herkömmliche. Bedenklicher ist es, daß unter funktionellen Gesichtspunkten eine Reihe Dinge ganz wegfallen, die sonst bei der Lehre vom Auge dargestellt werden.

Hier sind Kompromisse geschlossen worden, indem hie und da solche Dinge anhangsweise behandelt worden sind.

A. Allgemeiner Teil.

1. Licht und Lichtwirkungen.

Der Begriff des Lichtes.

§ 5. Das Wort »Licht« wird in mehreren Bedeutungen verwendet, von denen für den Zweck der folgenden Darstellung nur eine brauchbar ist.

»Licht« ist, psychologisch betrachtet, die angenommene Bedingung der Hellempfindung eines Menschen.

Gleichviel ob der Augapfel oder der Nervus opticus gezerrt, gedrückt oder elektrisch gereizt wird, ob eine Geschwulst die zentralen Bahnen oder Kerne des Gesichtssinnes reizt oder ob wirklich strahlende Energie ins Auge gelangt: Stets sprechen wir von »Licht«, das wir empfinden.

Physiologisch stellt sich die Umgrenzung des Begriffes etwas anders. Wir nennen hier »Licht« den adäquaten Reiz für die Netzhaut des menschlichen Auges, jene Ätherschwingungen zwischen dem äußersten Rot (760 $\mu\mu$) und dem äußersten Violett (390 $\mu\mu$ Wellenlänge), die wir als hell, als »Licht« wahrnehmen.

Auch in dieser Form definiert ist »Licht« ein Begriff, der nur für Menschen Sinn hat.

Endlich gelangt die Naturwissenschaft zu der physikalischen Definition des Begriffes Licht, der kein menschliches Moment mehr enthalten soll, und der »Licht« als strahlende Energie erklärt, die in Form transversaler Wellen bestimmter Länge den Raum mit bestimmter Geschwindigkeit durchsetzt.

Nur diese letztere Form dér Umgrenzung des Begriffes »Licht« ist für eine vergleichend-physiologische Betrachtung brauchbar, denn auch strahlende Energie von größerer oder geringerer Wellenlänge als das äußerste Rot und Violett, das wir zu erkennen vermögen, könnte auf Sehorgane anderer Organismen physiologische Wirkungen ausüben, und wäre dann für diese Organismen »Licht«, obgleich sie nicht unter die menschlich-physiologische Definition fallen würde.

Photochemische Lichtwirkungen.

§ 6. Wenn Lichtwellen ein materielles System durchsetzen, so können sie zwei wesentlich verschiedene Wirkungen hervorrufen: sie können die Temperatur des Systems erhöhen, indem sie ihre Energie teilweise in Wärme umsetzen, d. h. sie können physikalisch absorbiert werden, oder sie können chemische Veränderungen des Systems bewirken, natürlich auch unter Verlust eines Teiles ihrer Energie, d. h. sie können eine photochemische Absorption erleiden (Nernst 146).

Die physikalische Absorption, die Lichtabsorption, ist eine ganz allgemeine Erscheinung, denn jeder Stoff besitzt die Fähigkeit, die Energie der Ätherschwingungen des Lichtes in Wärme umzusetzen, die chemische Absorption dagegen, die sich in den sog. aktinischen Wirkungen zeigt, kommt nur verhältnismäßig selten zur Beobachtung.

Während bei der gewöhnlichen Absorption stets nur Wärme entwickelt wird, zeigt die Art der Lichtwirkungen beim photochemischen Prozeß die allergrößte Mannigfaltigkeit: Synthesen, Polymerisationen, Spaltungen usw. können vom Licht induziert werden (Roloff 123, 148, Bodenstein 134, Biltz 152, Markwald 157, Eder 97).

Es sind nicht etwa verschiedene Gruppen von Strahlen, die die Wärmewirkung bei der Lichtabsorption und die vielerlei chemischen Wirkungen bei der photochemischen Absorption ausüben. Wohl kennen wir photochemische Reaktionen, die nur im ultraroten oder nur im sichtbaren oder nur im ultravioletten Teil des Spektrums vor sich gehen, aber es ist ein allgemeiner empirischer Grundsatz in der Photochemie, daß Licht von jeder beliebigen Wellenlänge photochemischer Wirkungen fähig ist (Nernst 146, Eder 97).

Die chemische Wirkung ist eng mit der optischen Absorption verknüpft, aber natürlich bedingt optische Absorption noch keineswegs chemische Wirkung. Die Beziehung zwischen Absorption und chemischer Wirkung ist aus der Photographie bekannt, wo bei der Verwendung der Sensibilisatoren die Wirkung bestimmter Strahlen auf eine Platte dadurch erhöht wird, daß ihr Stoffe zugesetzt werden, die diese Strahlen absorbieren.

Physiologisch ist ganz dasselbe möglich. Das Ciliate Infusor Paramaecium ist gegen Licht mittlerer Intensität aus dem sichtbaren Teil des Spektrum sehr unempfindlich. Es ist nun, wie Tappeiner und Raab gezeigt haben, möglich, die Empfindlichkeit ganz gewaltig zu steigern, wenn man den Tieren Eosinlösung zufügt, und Hertel (204, 209) konnte zeigen, daß diese Steigerung der Erregbarkeit sich nur auf den Bezirk des Spektrum bezieht, der vom Eosin absorbiert wird, auf Wellenlängen von 535—470 $\mu\mu$, während z. B. Licht von 448 $\mu\mu$ ebenso unwirksam bleibt wie vorher. Bei einer Lichtintensität, bei der an den nicht sensibilisierten Tieren noch nach 30 Minuten gar keine Wirkung zu erkennen war, starben die sensibilisierten bei Licht von 518 $\mu\mu$ Wellenlänge nach einer Minute ab, bei Licht von 448 $\mu\mu$ verhielten sie sich indifferent, wie die nicht sensibilisierten.

In derselben Weise wie durch Eosin können Paramaecien durch eine Reihe anderer Farbstoffe für Licht bestimmter Wellenlänge sensibilisiert werden. Besonderes Interesse beansprucht hierbei die Sensibilisierung durch Hämatoporphyrin (Hausmann 247). Dieselbe erstreckt sich auf Licht von etwa 500 $\mu\mu$ Wellenlänge und ist deshalb bemerkenswert, weil das Hämatoporphyrin der erste bisher bekannte Sensibilisator ist, der im tierischen Organismus selber produziert wird und ziemlich verbreitet vorkommt, z. B. bei zahlreichen Korallen, Actinien, Hydroidpolypen und Quallen, in der Haut eines Seesternes (Uraster rubens), in dem purpurroten Rückenstreifen des Regenwurms und in der Haut einer Anzahl Nacktschnecken.

Die energetischen Verhältnisse der photochemischen Vorgänge müssen noch etwas näher erörtert werden, weil sich in der Lehre vom Sehen, von der Umsetzung des Lichtreizes in Erregung lebendiger Substanz, vielfach die Neigung geltend gemacht hat, die Lichtwirkung als Wärmewirkung aufzufassen.

Wenn auch die primitive Anschauung vom »Wärmeauge«, das durch einen einfachen Pigmentfleck repräsentiert werden sollte, heute keine Bedeutung mehr hat, so ist noch in neuester Zeit (Halben 199) der Versuch gemacht worden, alle Energieumsetzung in Lichtsinnzellen als Umwandlung von Lichtenergie in Wärme aufzufassen, wobei dann die spezifische photochemische Wirkung erst sekundär durch Umsetzung der Wärme in chemische Energie zu denken sein sollte. Demgegenüber muß auf die prinzipiellen Verschiedenheiten im Ablauf thermischer und photochemischer Wirkungen hingewiesen werden, Verschiedenheiten, die sich auf die Geschwindigkeit der Wirkung, auf Nachwirkungen (Kistiakowsky 166), auf chemische Besonderheiten im Reaktionsverlauf (Bodenstein 134) und dergl. mehr beziehen. So zerfällt z. B. Jodwasserstoff HJ unter Lichtwirkung nach der Formel $HJ = H + J$, durch Wärmewirkung dagegen nach der (Formel $2\,HJ = 2\,H + 2\,J$ Bodenstein).

Alle Theorien, die eine primäre Umsetzung des Lichtreizes in Wärme annehmen, finden übrigens eine einfache Erledigung durch die Beobachtung, daß das sog. »kalte Licht« die Phänomene der Lumineszenz unserem Auge und offenbar auch anderen Sehorganen ebensogut sichtbar werden wie die Wirkung des Lichtes, das durch Wärmebewegung der Moleküle zustande kommt. Bei der Lumineszenz strahlen die leuchtenden Objekte keine meßbaren Wärmemengen aus.

Physiologische Lichtwirkungen.

§ 7. Da im Auge, in jedem Sehorgan, unter der Einwirkung des Lichtes chemische Veränderungen vor sich gehen, so lag es nahe, diese den bekannten photochemischen Vorgängen an die Seite zu stellen, ja das Auge, das uns Nachricht von der photochemischen Energie des Lichtes gibt, als ein Aktinometer aufzufassen, d. h. als einen Apparat, in dem eine lichtempfindliche Substanz unter dem Einfluß der Ätherschwingungen zersetzt wird.

Eine solche Auffassung, als allgemeines Schema ja sicher richtig, ist aber in keiner Weise imstande, unser Verständnis für die Vorgänge im Sehorgan zu fördern.

Wir kennen so vielerlei Typen photochemischer Vorgänge in der unbelebten Natur, daß es gar nicht zu sagen wäre, nach welchem Typus die photochemischen Wirkungen im Auge vor sich gehen, ob als Spaltungen, wie in dem angezogenen Beispiel des HJ, oder nach Art der Farbstoffbildung aus Leukobasen (GROSS 178), oder etwa wie die sog. Phototropien (MARCKWALD 157, BILTZ 152), bei denen durch Belichtung Farbenänderungen verursacht werden, die dann im Dunkeln wieder verschwinden, oder ob man an Analogien mit dem Selen denken soll, das seine elektrische Leitfähigkeit im Lichte ändert.

Versuche, den physiologischen Vorgang, der sich beim Sehen in den Lichtsinnzellen abspielt, mit irgendeinem physikalisch-chemischen Geschehen direkt zu analogisieren, sind aus methodischen Gründen als verfehlt abzulehnen.

Daß die Wirkung des Lichtes auf die Sehzellen eine photochemische ist, ist ja nach der Definition dieser Art der Wirkung selbstverständlich, aber über das Wie? dieses Vorganges geben uns die physikalisch-chemischen Erfahrungen keinerlei Aufschluß.

Die Verteilung der Lichtintensität im Spektrum, wie sie uns unser Auge zeigt, ist sehr verschieden von jener, die die photographische Platte angibt. So erscheint uns »Gelb« etwa 100 mal heller als Blau, trotzdem seine photographische Wirkung (bei Bromsilberplatten) im günstigsten Falle gleichgroß, oft aber auch nur $^1/_{20}$—$^1/_{50}$ der Wirkung des Blau ist. Das Maximum der chemischen Wirksamkeit im Spektrum liegt übrigens nicht für alle lichtempfindlichen Substanzen an derselben Stelle, und andere Organismen werden vielleicht noch viel stärker voneinander abweichende Helligkeitsmaxima haben, als die uns bekannten photosensibeln Stoffe. Um in dieser Richtung brauchbare Vergleiche durchführen zu können, muß man stets die Energieverteilung im Spektrum berücksichtigen, und darf nur die Wirkung gleicher Intensitäten spektral verschiedener Lichter vergleichen, was nicht stets geschehen ist.

Zwischen die photochemische Umsetzung in den Lichtsinnzellen und den Prozeß in den kortikalen Ganglienzellen, als dessen Parallelerscheinung wir die psychologische Erfahrung des Lichtes ansehen, schieben sich so komplexe Vorgänge, daß eine Bearbeitung mit den, kaum den einfachsten wirklichen Fällen gewachsenen Methoden der physikalischen Chemie zurzeit als völlig aussichtslos erscheint. Hier kann nur das analytische Vorgehen der physiologischen Forschung allmählich Klarheit schaffen.

Das Licht in der Natur.

§ 8. Das »Licht« in physikalischem Sinne ist der funktionelle Reiz für alle Lichtsinnorgane, nur wo Licht vorhanden ist, können diese Organe ihre Leistungen entfalten. Es ist also biologisch wichtig, sich über die Verteilung des Lichtes an den auf der Erde gegebenen Lebensbezirken klar zu werden.

Die große Masse des Lichtes, die im Dienste der Organismen Verwendung findet, ist kosmischen Ursprungs, ist das Licht der Sonne, des Mondes und der Sterne.

In der Intensität und Qualität, in der dies Licht in den verschiedenen Lebensbezirken oder in denselben zu verschiedenen Zeiten vorhanden ist, bestehen ganz außerordentliche Schwankungen.

Betrachten wir zunächst nur die Beleuchtung der Erdoberfläche, der Luft. Welche gewaltigen Unterschiede in der Lichtintensität herrschen da zwischen dem blendenden Lichte der Wüste, der arktischen Schneefelder, eines Hochgebirgsgletschers, einer Steppe der Tropen, und zwischen dem dämmerigen Schatten unserer Tannenwälder oder eines tropischen Urwaldes, und dem matten, unsicheren Lichte einer Mondnacht.

Und nicht geringer sind die Schwankungen der Lichtintensität an demselben Orte der Erdoberfläche: zwischen dem Dunkel der Nacht und dem hellen Tage liegen die längeren (gemäßigte Zone) oder kürzeren (Tropen) Übergänge der Morgen- und Abenddämmerung mit raschem Anstieg bzw. Abfall in der Lichtintensität. Zwischen den einzelnen Jahreszeiten bedeutende Verschiedenheiten je nach dem Sonnenstande.

Bezeichnet man die Lichtmenge, die ein Punkt des Äquators zur Zeit des Frühlingsäquinoctiums bei mittlerer Entfernung der Erde von der Sonne im Laufe eines Tages bekommen würde, wenn keine lichtabsorbierende Atmosphäre vorhanden wäre, mit 1000, so erhält er in der Tat im Maximum 451, im Minimum 373, ein Punkt unter dem 50⁰ n. Br. erhält im Juni 469 (Maximum), im Dezember nur 14 (Minimum) Licht am Tage, also Unterschiede von 1 : 33,5.

Das Licht des Vollmondes ist nur 1 : 569 500 des Sonnenlichtes (ZÖLLNER 13, MÜLLER 138), und trotzdem können wir, wenn auch im einzelnen ungenau, noch eine ganze Landschaft in seinem Lichte übersehen.

Viel schwächer ist das Sternenlicht, das aber in mondloser Nacht bei klarem Himmel immerhin selbst für menschliche Augen ausreicht, um einige grobe Umrisse der umgebenden Gegenstände zu erkennen. Das Licht der Capella (α Aurigae) ist auf 1 : 65 260 des Vollmondlichtes bestimmt (MÜLLER), so daß es nur 1 : 55 760 Millionen des Sonnenlichtes sein würde. Die relative Helligkeit des Himmels ist nach SEELIGER etwa gleich 1 : 10 Millionen der Flächenhelligkeit des Vollmondes, woraus sich ergibt, daß der ganze Nachthimmel etwa $^1/_{100}$ von der Lichtmenge des Vollmondes entsendet.

Wenn bei allen diesen Lichtintensitäten gesehen wird, so müssen wohl besondere Einrichtungen vorhanden sein, die dem Auge eine so weitgehende Adaptation an die umgebende Beleuchtung möglich machen.

Noch größer sind die Intensitätenunterschiede, die im Wasser herrschen. In glänzendem Lichte strahlt die Oberfläche des Meeres, während kein Sonnenstrahl seine Tiefe zu erreichen vermag.

Wäre der Extinktionskoeffizient der natürlichen Gewässer nur gleich dem des destillierten Wassers, so würde, bei Zenitstand der Sonne, doch schon ihr Licht in 483 m Tiefe bis zu der des Vollmondes geschwächt sein, und in 896 m Tiefe würde es nur noch die Lichtstärke des erwähnten Sternes Capella haben (HÜFNER 91).

Aber diese Zahlen sind zu hoch, das Wasser der Meere selbst, reiner im allgemeinen als das der Binnengewässer, enthält so vielerlei Beimengungen, daß es viel stärker als destilliertes Wasser das Licht auslöscht. Und gar erst in einem an Sinkstoffen reichen Flusse haben diese Werte keine Bedeutung.

Für das Meer hat man einerseits durch Versenken photographischer Platten die untere Grenze des Eindringens von Sonnenlicht zu bestimmen gesucht, andererseits aus dem Vorkommen assimilierender Organismen, resp. ihrem Fehlen auf die Ausdehnung der Lichtzone des Meeres geschlossen.

Photographische Platten wurden bei Versuchen im Mittelmeer noch in 500—550 m Tiefe affiziert (CHUN 73). Für die assimilierenden Algen gilt etwa 400 m als die untere Grenze, bis zu der sie gefunden werden. Die täglichen Schwankungen der Lichtintensität machten sich bei Algen noch in ca. 80 m Tiefe bemerkbar (BERTHOLD 53).

Die gesamten ungeheueren Wassermassen, die unterhalb der Grenze von 400—500 m liegen, erhalten keinerlei kosmisches Licht. In den Polarmeeren mit ihrem außerordentlich reichen Tierleben wird die Zone, bis zu der Sonnenlicht dringt, ganz außerordentlich viel weniger tief liegen, ja man darf diese ganzen Bezirke, die unter beständiger Eisbedeckung stehen, als fast völlig dunkel betrachten. Sie teilen diese Eigenschaft mit einer ganzen Reihe von Lebensbezirken, an denen auch bei völliger Abwesenheit des Lichtes Leben gedeiht.

In Brunnen, in unterirdischen Wasserläufen, wie sie besonders in Kalkgebirgen sehr häufig sind, in Höhlen, gleichfalls besonders im Kalk zu finden, wie die Mammuthöhle, die Adelsberger Grotten usw , überall herrscht völlige Dunkelheit, d. h. mindestens Abwesenheit alles kosmischen Lichtes. Auch das ganze Heer der Tiere, die in der Erde leben, entbehren des Lichtes: der Maulwurf in seinen Gängen ebenso wie die Maulwurfsgrille, wie überhaupt die vielen Insekten und Insektenlarven, die Würmer usw., die hier leben. Das Innere der Pflanzen bietet ebenfalls vielen Tieren eine willkommene, wenn auch dunkle Wohnstätte, die sie von der Borke bis ins Holz hinein besiedeln, und auch die Schar der Parasiten, die im Innern von Tieren leben, sind vom Lichtgenuß ausgeschlossen.

Außer den Intensitätsänderungen erfährt aber das Licht auch solche seiner Qualität.

Schon beim Durchgang durch die Atmosphäre tritt eine solche Veränderung der Qualität ein, denn die Schwächung der einzelnen Strahlengattungen ist verschieden stark. Es durchsetzen von den einzelnen Strahlen in Prozenten ausgedrückt folgende Mengen die Atmosphäre:

Ultraviolett,	Violett,	Blau,	Grünlichblau,	Gelb,	Rot,	Infrarot
39 %	42 %	48 %	54 %	63 %	70 %	76 %

(Eder 97 nach Langley).

Viel stärker wird die Qualität, die Farbe des Lichtes beim Durchgang durch Wasser beeinflußt.

In 5 m Tiefe enthält das Licht auf 332 weiße 259 farbige Strahlen, die entstehende Mischfarbe ist ein gesättigtes Blaugrün. In 10 m Tiefe kommt auf 188 Einheiten weißes Licht 286 farbiges. Die Mischfarbe ist ein dem Cyanblau nahekommendes »Wasserblau«. In 100 m Tiefe ist das Weiße so gut wie völlig erloschen, es herrscht ein zwar wenig intensives, aber ziemlich gesättigtes Blau (Hüfner 91). Endlich in abyssischen Tiefen müßte bei völlig ungehindertem Eindringen des Lichtes ein ungemein lichtschwaches Indigoblau herrschen, das aber infolge der starken Lichtschwächung, die in den natürlichen Gewässern durch Organismen und Sinkstoffe bedingt wird, überhaupt nicht mehr entstehen kann.

Die Tatsache der farbigen Beleuchtung des Wassers schon von geringen Tiefen an, muß man sich gegenwärtig halten, wenn es sich um die Frage der Farben in diesen Zonen handelt: die komplementären Farben erscheinen in monochromatischem Lichte farblos, auch die übrigen Farben sind natürlich ganz andere als im gewöhnlichen Sonnenlicht.

Bevor aber das Licht den Ort seiner Umsetzung in Erregung lebendiger Substanz erreicht, muß es fast bei allen Sehorganen noch eine Reihe von Zellen und Geweben durchsetzen, in denen es nicht nur gebrochen, sondern auch in seiner Qualität verändert wird.

So haben die neueren Forschungen gezeigt, daß die Linse unseres Auges ein Filter für ultraviolette Strahlen darstellt (BIRCH-HIRSCHFELD), so daß ein aphakisches Auge das Spektrum im Ultraviolett weiter ausgedehnt sieht, als ein normales Auge. Die Linsen und Hornhäute zahlreicher Fische sind gelb gefärbt, so daß also das Licht, das die Retina trifft, weniger violette und mehr gelbe Strahlen enthalten muß, als das von außen kommende.

Entgegen der Behauptung von HELMHOLTZ und in Übereinstimmung mit Untersuchungen HERING's hat HESS (240) neuerdings gezeigt, daß eine zum Teil recht beträchtliche Gelbfärbung auch in der Linse des menschlichen Auges zu beobachten ist, und besonders in höheren Lebensjahren immer stärker wird, ja in einzelnen Fällen kann diese Gelbfärbung, ohne daß die Durchsichtigkeit der Linse in störender Weise beeinträchtigt wäre, so hohe Grade erreichen, daß sie eine vollständige »Blaublindheit« des Auges bewirkt. Auch bei Haustieren sind stark gelb bis braungelb gefärbte Linsen beobachtet.

Auch der Pigmentgehalt der inneren Netzhautschichten, die das Licht passieren muß, kann das terminale Licht in seiner Zusammensetzung ändern, und beim Menschen sind eine Reihe individueller Verschiedenheiten des Farbensinns auf die Absorption von blauen Strahlen in dem verschieden stark entwickelten gelben Pigment der »macula lutea« zu beziehen.

Am erheblichsten ist wohl die qualitative Veränderung des terminalen (d. h. die Sehelemente treffenden) Lichtes bei den Tieren, die in den Innengliedern ihrer Sehelemente gefärbte Öltropfen haben, so daß hier das Licht, bevor es in den Außengliedern die Umsetzung in Erregung lebendiger Substanz erfährt, Filter für verschiedene Farben passieren muß. Solche Lichtfilter kommen in geringem Umfange bei Amphibien vor, finden aber bei den Sauropsiden ihre stärkste Entwicklung, hier kommen rote, orange, gelbe, grüne, blaue Öltropfen in den verschiedensten Abstufungen der Färbung vor, so daß eine solche Retina wie eine Lumièreplatte aussieht.

So sehr auch der Menge nach in der Natur das kosmische Licht überwiegt, so hat doch auch das unvergleichlich viel schwächere irdische Licht seine große ökologische Bedeutung.

Irdisches Licht tritt ja in verschiedener Form auf: St. Elmsfeuer, Polarlicht, Irrlichter haben keinen ökologischen Wert. Von großer Bedeutung dagegen ist das von den Organismen selbst produzierte Licht.

Bei Pflanzen ist Lichtproduktion eine Eigenschaft, die nur in den Klassen der Pilze und Bakterien vorkommt, hier allerdings auch bei einigen Formen (Agaricus melleus Vahl, unter den Hyphomyzeten, Bacterium phosphoreum, Bacillus photogenus und viele Vibrionen, Molisch 203, Praussnitz 194) eine Intensität gewinnt, die von anderen Organismen wohl nur ausnahmsweise erreicht wird.

Die gemeinsame Wurzel der Leuchtfähigkeit von Pflanzen und Tieren können wir in der Lichtproduktion einiger Protisten erkennen, vor allem Noctiluca miliaris, aber auch einiger Peridineen und Radiolarien (Ehrenberg 3, Molisch 203).

Im Tierreich gibt es, abgesehen von den höchsten, den homöotermen Klassen der Wirbeltiere (Säugetiere und Vögel), wohl keine größere systematische Gruppe, die nicht mindestens eine oder einige Formen mit Lumineszenz aufzuweisen hätte. Da haben wir leuchtende Schwämme, leuchtende Hydromedusen, leuchtende Alzyonarien. Im Stamme der Würmer bieten neben manchen anderen, die Polychäten in Chaetopterus pergamentaceus und Nereïs cirrigera, die Oligochäten in Enchytraeus albidus typische Leuchttiere. Leuchtende Echinodermen gibt es in bedeutender Zahl, Seeigel (Diadema setosum), Schlangensterne (Amphiura, Ophiacantha). Unter den Seesternen fand man in den Tiefen des Hardangerfjords eine herrlich leuchtende Form, die nach dem strahlenden Kleinod der Freya als »Brisinga« bezeichnet wird (Ludwig und Hamann 156).

Die Lumineszenz der Mollusken ist lange bekannt durch eines der typischsten Objekte, die wir überhaupt kennen, die Bohrmuschel Pholas, trotzdem war es keine geringe Überraschung, als die neueren Funde zahlreicher Tiefsee-Kephalopoden eine ganz erstaunliche Verbreitung der Leuchtorgane bei diesen Tieren zeigten, bei denen die Zahl der Leuchtorgane an einem einzelnen Individuum sich häufig nach Hunderten berechnet (Chun).

Im Stamme der Arthropoden gibt es zahlreiche Leuchttiere: unter den Krustazeen leuchten mehrere marine Kopepoden und viele Euphausiden, unter den Myriapoden z. B. Geophilus electricus, der leuchtende Tausendfuß, unter den Insekten haben wir die bekanntesten Leuchttiere, das Johanniswürmchen, Lampyris splendidula, seine nahen Verwandten aus der Gattung Luziola, die die italienischen Frühsommernächte mit ihrem Glanze schmücken, und den westindischen Laternenträger, der seit den Zeiten Merian's und seiner naturforschenden Tochter vielfach Gegenstand begeisterter Schilderungen gewesen ist, sowie die mexikanischen Kukujos (Pyrophorus). In der primitiven Gruppe der Kollembolen entdeckte

Molisch (203) in der Neamura muscorum Templeton ein leuchtendes Insekt, durch das ein gelegentlich vorkommendes »Blitzen« des Holzes bewirkt wird.

Unter den Tunikaten haben wir leuchtende Aszidien, vor allem aber die Feuerwalzen, die Pyrosomen, bei denen die Lumineszenz einen ganz extremen Grad erreicht hat.

Von den Wirbeltieren beteiligen sich die Selachier und namentlich die Teleostier sehr reichlich an der Produktion des Organismenlichtes, während in den höheren Klassen diese Fähigkeit so gut wie ganz geschwunden zu sein scheint und z. B. in dem gelegentlich beobachteten Leuchten der Eidechseneier nur eine schwache Erinnerung an den Glanz der Leuchtorgane der Tiefseefische sich erhält.

Eine vollständige Aufzählung aller einzelnen Spezies, bei denen Lumineszenz beobachtet worden ist, ist nicht beabsichtigt, für Pflanzen findet sich eine derartige kritische Zusammenstellung bei Molisch (203), für Tiere bei Dittrich.

Um die ökologische Bedeutung dieser Lichtproduktion abzuschätzen, muß man sich über die Intensität des Organismenlichtes klar zu werden suchen. Es liegt nur eine exakte Bestimmung vor, die mit Hilfe des Bunsenschen Fettfleckphotometers ausgeführt wurde, bei dem die Vergleichsflamme in zweckentsprechender Weise schwach gewählt war. Lode fand in dieser Weise sehr geringe Werte. Als Objekt dienten sechs Stämme leuchtender Vibrionen, auf Nähragar gezogen, deren Leuchtvermögen allerdings weit hinter dem des Bacterium phosphoreum und anderen stark leuchtenden Formen zurückbleibt. Die Lichtintensität betrug im günstigsten Falle, bei Vibrio Rumpel, auf 1 qmm Kolonie bezogen, nur 0,000 000 000 785 Hefnerkerzen, so daß eine leuchtende Fläche von ca. 2000 qm nötig sein würde, um die Leuchtkraft einer Normalparaffinkerze mit diesem Vibrio zu erzielen. Sehr viel bedeutender schätzte Dubois das Licht des Brustorgans von Pyrophorus, nämlich auf ein $1/_{150}$ Normalkerze, doch kann dieser Wert natürlich keine Genauigkeit beanspruchen. Als biologische Art der Intensitätsschätzung sei erwähnt, daß ein helleuchtendes Weibchen von Lampyris, das mit erhobenem Hinterleib auf einem Grashalm saß, auf eine Entfernung von 150—200 m erkannt werden konnte.

Es ist wohl sicher, daß gerade in den beiden Stämmen, in denen die Lumineszenz im Pflanzenreich ihre höchste Entwicklung gefunden hat, bei Bakterien und Pilzen, dem Licht keinerlei ökologische Bedeutung zukommt. Die Erreger des Holzleuchtens, die Myzelien vieler Hymenomyzeten, die großenteils unter Baumrinden verborgen wachsen und ihr Licht leuchten lassen, dürften davon wohl schwerlich irgend einen Vorteil haben, ebensowenig die Leuchtbakterien, die auf und zum Teil in abgestorbenen Seetieren usw. leben.

Ganz dasselbe gilt auch wohl für die leuchtenden Protozoen: Nokti-luka, Peridinium, Pyrozystis, Radiolarien. Es ist schlechterdings nicht einzusehen, was für einen Nutzen diese Tiere von ihrem Leuchten gegenüber nicht leuchtenden Formen hätten.

Bei allen diesen Formen ist bezeichnend, daß das Leuchten ganz diffus auftritt, daß es nicht durch geringe Änderungen in den Außen-bedingungen in seiner Intensität beeinflußt und gegebenenfalls unterdrückt werden kann, daß auch keine Einrichtungen getroffen sind, es in irgend-einer bestimmten Richtung zu verwerten.

Nicht sehr viel anders ist es bei manchen Formen mit einfachen Leuchtdrüsen, auch hier weiß man häufig mit dem leuchtenden Schleim ökologisch eigentlich nichts anzufangen.

Ganz anders dagegen bei den Spezies mit speziell ausgebildeten Leucht-organen, bei denen das eine jedenfalls kaum zweifelhaft erscheint, daß sie eine eigene Funktion haben, daß ihre Tätigkeit zu leuchten nicht etwa eine zufällige Stoffwechseleigentümlichkeit ist, wie bei der erstgenannten Gruppe.

Die Bedeutung der Leuchteinrichtung kann in verschiedener Richtung gesucht werden. So liegt es z. B. bei den Weibchen von Lampyris nahe, bei dem Leuchten der am Boden sitzenden Tiere an ein Mittel zu denken, das es den fliegenden Männchen möglich macht, die Weibchen im Dunkeln zu finden.

Bei Tagtieren würde eine derartige Funktion wohl durch eine auf-fällige Farbe erreicht werden können. Das Licht hätte dann im Dunkeln dieselbe Bedeutung, wie die Farbe im Hellen. Diese Auffassung erscheint noch plausibler, wenn wir die Ausbildung der Leuchtorgane bei Tiefsee-fischen und Tiefsee-Kephalopoden betrachten: große Mengen, hunderte, ja tausende von Leuchtorganen bedecken hier häufig die Oberfläche der Tiere und müssen, zumal sie oft in verschiedenen Farben leuchten, eine Zeich-nung abgeben, die an Erkennbarkeit und Schönheit nicht hinter den farbigen Zeichnungen der Helltiere zurückstehen dürfte.

Natürlich kann eine solche Leuchtfärbung auch andere Funktionen haben, als nur die des Erkennens und Findens der Tiere, besonders der Geschlechter. Wir können dieselben Funktionen, die wir überhaupt für Färbungen kennen oder vermuten, auch für die Entwicklung der Leucht-farben als maßgebend betrachten. Wir werden also entsprechend den Schreckfarben »Schrecklicht« annehmen können, entsprechend den Lock-farben »Locklicht«.

Die nächstliegende Vermutung, wenn wir ein Tier leuchten sehen, ist wohl eigentlich die: das Tier beleuchtet sich seinen Weg, produ-ziert selbst das Licht, in dem es z. B. seine Beute sehen, seinen Weg finden kann.

In einer Reihe von Fällen scheint diese Vermutung in der Tat das Richtige zu treffen. Dubois (zitiert nach Dittrich) hat an einem brasilianischen Leuchtkäfer einen lehrreichen Versuch ausgeführt:

Er verklebte das eine der paarigen Brustleuchtorgane des Tieres mit Wachs und sah den Käfer darauf in Schraubenlinien nach der anderen Seite marschieren. Wurden beide Leuchtorgane verklebt, so wurde das Tier höchst unsicher in seinen Bewegungen und blieb sehr bald ganz stehen. Die Bedeutung des selbst produzierten Lichtes zur Beleuchtung der Umgebung dürfte in allen den Fällen als sicher anzusehen sein, wo die Tiere auf weit vorgeschobenen Trägern, wie Laternen, ihre Leuchten sitzen haben, wie das z. B. bei einer Anzahl Tiefsee-Teleostier der Fall ist.

Größer als die Bedeutung des Lichtes eines einzelnen Leuchttieres ist — vom allgemein biologischen Standpunkte aus — das Licht massenhaft auftretender Leuchtorganismen, das unter bestimmten Bedingungen bis zu einem gewissen Grade das Sonnenlicht ersetzen kann.

Molisch (203) hat darauf hingewiesen, wie außerordentlich häufig die abgefallenen, faulenden Blätter im Laubwald leuchten, besonders jene, die unter der — meist vertrockneten — Oberfläche der Laubdecke des Waldbodens liegen. Das Licht der zahllosen Pilzmyzelien, die hier ihr stilles Zerstörungswerk verrichten, ist zwar für die Pilze selbst ohne jede ökologische Bedeutung, aber sehr naheliegend ist die Vermutung, daß es dem Heere der Insekten, Insektenlarven, Würmern usw., die hier im Dunkeln leben und fast ausnahmslos mit Augen ausgestattet sind, eine Lichtquelle bietet, die stark genug ist, um mancherlei erkennen zu lassen, was den Tieren wichtig sein kann.

Weit großartiger aber gestaltet sich die Entwicklung des Organismenlichtes in dem gewaltig ausgedehnten Lebensbezirk, in dem nie ein Strahl der Sonne hinabdringt, in den ganzen ungeheueren Räumen der Weltmeere, die unterhalb einer Grenze von höchstens 500—600 m liegen.

Hier handelt es sich nicht um einzelne leuchtende Spezies in dunkler Umgebung, wie sie unser Johanniskäfer oder die leuchtenden Agarikusarten darstellen, sondern fast alles, was hier unten lebt, kann auch leuchten.

Der dichte Rasen der Korallen, Hydrozoën, Bryozoën, Krinoiden usw. leuchtet in den verschiedensten Farben, und zwischen und über diesen Laternen der Tiefsee wimmelt das Heer der leuchtenden Würmer, Krebse, Schlangensterne, Seesterne, Kephalopoden, Fische und wie sie alle heißen.

Die extreme Entwicklung der Augen so vieler Tiefseefische erscheint uns nicht mehr paradox, wenn wir bedenken, was da unten alles leuchtet und dadurch sichtbar wird.

Auch die Farben fehlen diesem Bilde nicht. Chun beobachtete an Thaumatolampas, daß am lebenden Tiere die mittleren Augen Leuchtorgane prachtvoll ultramarinblau sind; das mittlere der fünf Ventralorgane strahlt himmelblau, die beiden Analorgane rubinrot. Kombiniert mit dem weißen Licht der übrigen Leuchtorgane, muß diese Lichtverteilung dem menschlichen Auge einen prächtigen Anblick gewähren. Ob derselbe aber den Tiefseetieren als farbig erscheint, oder ob nur Helligkeitsdifferenzen von ihnen perzipiert werden, ist zweifelhaft, und nach Hess' Untersuchungen werden wir uns mehr der letzteren Annahme zuneigen (s. u.).

2. Lichtreizbarkeit und Lichtsinn.

Die Lichtreizbarkeit der lebendigen Substanz.

§ 9.   Die notwendige Voraussetzung für die Entwicklung von Licht-Sinneszellen ist die Lichtreizbarkeit der lebendigen Substanz.

Die hohe Bedeutung des Lichtreizes im Leben der chlorophyllhaltigen Pflanzenzelle ist allgemein bekannt, weniger zahlreich sind dagegen die Beobachtungen über Lichtreizbarkeit farblosen Plasmas, besonders des Plasmas tierischer Zellen.

Gerade diese Fälle aber haben besonderes Interesse, da sie die Lichtreizbarkeit als eine Eigenschaft zeigen, die nicht erst bei weitgehender Spezialisierung und Differenzierung der Zellen auftritt, die an die Ausbildung besonderer Apparate gebunden ist, sondern die schon dem undifferenzierten Plasma zukommt.

In dieser Hinsicht kann als Beispiel ein Süßwasserrhizopod, die plumpe Pelomyxa palustris dienen. Ihr Plasmakörper enthält keinerlei Zellorganellen, denen die Funktion der Lichtreizbarkeit zukommen könnte, sondern der ganze Körper ist in ziemlich hohem Grade lichtreizbar.

Bei schwacher Belichtung, die gerade noch die mikroskopische Beobachtung bei schwacher Vergrößerung gestattet, kriechen die Tiere lebhaft umher, sobald aber das Präparat rasch belichtet wird, kommt die Plasmabewegung sofort zum Stillstande (Engelmann 40).

Einen noch stärkeren Reizerfolg erhält man an dem farblosen Ziliaten Infusor Pleuronema chrysalis, das eine rasche Belichtung mit einer Reihe heftiger Bewegungen seiner langen Zilien beantwortet. Hierbei ist auch die Dauer der latenten Wirkung des Lichtreizes gut zu beobachten, sie dauert 1—2 Sekunden (Verworn 84).

Ein wesentlich höherer Grad von Lichtreizbarkeit zeichnet jene Protisten aus, die die Erscheinung der Phototaxis zeigen.

Vorwiegend handelt es sich hierbei um Formen, die Farbstoffe enthalten, teils als Chromatophoren, teils als »Augenflecke«, teils in beiden Gestalten, und es besteht vielfach die Meinung, daß eine kausale Beziehung der Pigmente zur Lichtreizbarkeit bestehe.

Die Unrichtigkeit dieser Auffassung ist experimentell dargetan und zwar durch den Nachweis, daß es nicht die Stelle des »Augenflecks« ist, welche durch Lichtreizbarkeit ausgezeichnet die Reaktionsbewegungen des Tieres bewirkt, sondern daß das farblose Plasma, das vor dem »Augenfleck« liegt, diese Funktion erfüllt.

Läßt man von hinten her einen scharf begrenzten Schatten z. B. über eine Euglena gleiten, so erfolgt die Reaktionsbewegung erst in dem Augenblick, wenn der chlorophyllfreie Abschnitt der Zelle vor dem Augenfleck von der Verdunkelung betroffen wird (Engelmann 54).

Die Unabhängigkeit der phototaktischen Reizbarkeit von der Anwesenheit von Pigmenten irgend welcher Art beweisen aber noch besser Fälle, in denen völlig farblose Organismen Phototaxis zeigen.

Es sind drei solche Fälle bekannt, zwei betreffen Schwärmer von Chytridiazeen, die auf chlorophyllhaltigen phototaktischen Organismen parasitieren, der dritte einen Flagellaten, eine Bodo Art, die ebenfalls von einem grünen Flagellaten lebt (Rothert 173). In dem letzteren Fall ist der farblose Flagellat sogar stärker lichtreizbar, als der grüne, der ihm zur Nahrung dient.

Recht verbreitet ist Lichtwirkung auf farbloses Plasma bei vielen Bakterien, die zum Teil bekanntlich durch diese Einwirkung sogar getötet werden.

Wir haben also eine ganze Reihe von Beispielen, daß Licht von gewöhnlicher Intensität auf farbloses Plasma wirkt, das nicht in Sinneszellen differenziert ist.

Es fragt sich nun, ob nicht die Lichtreizbarkeit des Plasmas noch viel weiter verbreitet, vielleicht eine allgemeine Eigenschaft der lebendigen Substanz ist, die nur deshalb bei vielen Zellarten nicht ohne weiteres zu beobachten ist, weil die angewandten Lichtintensitäten zu gering sind, weil also, mit anderen Worten, die Reizschwelle für Licht bei diesen Zellen sehr hoch liegt.

In der Tat übt Licht von sehr hoher Intensität Einwirkungen auf Gewebe aus, die sonst keine Zeichen von Lichtreizbarkeit erkennen lassen.

Bei Intensitäten von 5000—8000 Kerzen wird das Korneaepithel schon nach kurz dauernder Einwirkung in merklicher Weise affiziert. Bei längerer Wirkung tritt Nekrose der Zellen ein, wobei besonders die Zellkerne betroffen werden. Auch die fixen Hornhautzellen gehen zugrunde, nachdem sie vorher amitotische Kernteilungen durchgemacht haben (Ogneff 132).

Als Objekte dienten bei diesen Versuchen: Frosch, Taube und Kaninchen.

Ähnliche Fälle von Lichtwirkung auf Gewebe, die im allgemeinen als nicht lichtreizbar gelten, kennen wir noch in ziemlicher Zahl (Jensen 193).

Wenn wir auf Grund solcher Erfahrung auch nicht behaupten können, daß Lichtreizbarkeit eine allgemeine Eigenschaft aller lebendigen Substanz ist, so geht doch die weite Verbreitung einer Einwirkung des Lichtreizes auf das Plasma aus dem Mitgeteilten zur Genüge hervor und die hohe Lichtreizbarkeit der Lichtsinnzellen erscheint nur als Spezialfall eines viel verbreiteten Phänomens.

Für das Problem der Lichtwirkung auf die Sinneszellen ergibt sich hieraus eine etwas veränderte Fragestellung. Es heißt nicht mehr: Wie setzt sich der Lichtreiz in Nervenerregung um? sondern diese Frage lautet: Wie setzt sich der Lichtreiz in Erregung der lebendigen Substanz um?

Für die Beantwortung dieser Frage hat die vergleichend-physiologische Forschung der letzten Jahre eine Menge Material beigebracht, deren wichtigstes Ergebnis die weitgehende prinzipielle Übereinstimmung zwischen dem Vorgang der Erregung durch Licht bei Pflanzen und Tieren ist. Das physiologische Geschehen in einer lichtreizbaren Pflanzenzelle und einer Lichtsinnzelle im menschlichen Auge folgt demselben Grundgesetz, aber es bestehen allerdings große quantitative Unterschiede.

Bei vielen Keimpflanzen tritt als Erfolg der Lichtwirkung eine heliotropische Krümmung auf. Eine eben merkliche derartige Krümmung erfolgt nun stets, wenn auf den wachsenden Keim eine bestimmte Lichtmenge eingewirkt hat, d. h. wenn das Produkt aus der wirkenden Lichtintensität und der Dauer der Einwirkung eine gewisse Größe erreicht hat. Wird die Zeit sehr kurz, so muß die Lichtintensität sehr groß werden, damit eine Wirkung zustande kommt. Nach BLAAUW sind z. B. in derartigen Versuchen im Mittel 21 Meter-Kerzen-Sekunden nötig, um eine heliotropische Krümmung zu induzieren, und es ist dabei für den Erfolg gleichgültig, ob diese Lichtmenge innerhalb $^1/_{1000}$ Sekunde oder in 43 Stunden der Keimpflanze zustrahlt, wie einige Zahlen erläutern mögen.

Eine eben merkliche Wirkung trat ein:

Belichtungsdauer	Meterkerzen	Meterkerzen-Sekunden
43 Stunden	0,00017	26,3
1 Stunde	0,004773	17,2
4 Minuten	0,0898	21,6
4 Sekunden	5,456	21,8
1 Sekunde	18,94	18,9
0,01 »	1902	19,0
0,001 »	26320	26,5

Es scheint zunächst, als ob diese Erfahrung denjenigen der physiologischen Optik gerade entgegengesetzt wäre, denn eine Lichtintensität, die unserem Auge in einem bestimmten Adaptationszustande nicht sichtbar ist, wenn sie etwa eine Sekunde lang einwirkt, wird es bei gleichbleibendem Adaptationszustand niemals, wie lange sie auch einwirken mag. Tatsächlich aber gilt auch für das Auge das Grundgesetz der Lichtreizbarkeit, wonach ein minimaler Effekt durch eine bestimmte Lichtmenge, ein bestimmtes Produkt von Intensität und Zeit der Reizung hervorgebracht wird, nur mit dem Unterschied, daß die Zeit nicht länger sein darf, als etwa $1/8$ Sekunde.

Wie v. KRIES sowie WEISS und LAQUEUR fanden, ist für sehr kurz dauernde Reize auch für das Auge die Lichtmenge, die eben wahrgenommen werden kann, konstant.

Nach v. KRIES z. B. haben wir für das Auge folgende Zahlen:

Belichtungsdauer	Lichtintensität	Produkt
0,0125 Sekunde	59,9	0,799
0,050 »	15,31	0,765
0,100 »	9,19	0,919
0,125 »	6,62	0,825

Der Grund, warum dies Gesetz der Reizschwelle beim Auge nur innerhalb so enger zeitlicher Grenzen, bei den Pflanzen dagegen anscheinend zeitlich unbegrenzt gilt, ist leicht einzusehen. Die Veränderung, welche in der lebendigen Substanz durch das Licht primär bewirkt wird, und die dem photochemischen Grundgesetz entsprechend proportional dem Produkt von Intensität und Zeit ist, wird um so rascher ausgeglichen, je rascher die Prozesse des Stoffumsatzes und Stoffaustausches in den einzelnen Formen lebendiger Substanz sind. Vor allem wird der Stoffaustausch, die Ausscheidung der entstehenden Produkte der primären photochemischen Reaktion, in der Richtung wirken, das der Effekt der Reizung durch eine bestimmte Lichtmenge verringert wird.

Nun ist es eine allgemeine vergleichend physiologische Erfahrung, daß die Prozesse des Stoffaustausches und speziell der Ausscheidung von Stoffwechselprodukten bei den Pflanzen außerordentlich viel langsamer vor sich gehen, als bei den Tieren, besonders den höchsten Tieren, und so kommt es, daß im menschlichen Auge schon nach $1/8$ Sekunde die Wirkung der Entfernung der Stoffwechselprodukte bemerkbar wird, d. h. keine weitere Summation schwacher Lichtintensitäten stattfindet, während die Zeit, innerhalb deren bei Pflanzenkeimlingen die Dauer der Belichtung den physiologischen Effekt verstärkt, mehr als eine Million mal länger ist.

Da nun bei den niederen Tieren die Intensität der Prozesse des Stoffaustausches viel geringer ist, als bei den höheren, besonders den warmblütigen Tieren, so liegt die Möglichkeit nahe, daß auch bei ihnen innerhalb weiter zeitlicher Grenzen sich schwache Lichtwirkungen summieren. Da die Geschwindigkeit des biochemischen Geschehens bei Tieren Unterschiede um das ca. 10 000 fache oder mehr zeigt, wäre zu erwarten, daß die Zeiten innerhalb deren Summation der Lichtwirkungen eintritt bei niederen Tieren bis auf 10 oder 20 Minuten wachsen könnten, doch ist hierüber nichts bekannt.

Wenn wir bei Quallen selbst bei starken Lichtreizen erst nach frühestens einer Sekunde eine Reaktionsbewegung eintreten sehen (Romanes), so ist dies Verhalten nicht unmittelbar auf Unterschiede in der primären Wirkung des Lichtreizes zu beziehen, vielmehr sehen wir hier etwas, wofür uns gleichfalls die Pflanzenphysiologie das Verständnis eröffnet: die Zeit, die zwischen dem Lichtreiz und der Lichtreaktion vergeht (Reaktionszeit), setzt sich aus zwei Abschnitten zusammen, die ganz verschiedene physiologische Bedeutung haben, und die in der Botanik als Präsentationszeit und Übertragungszeit (Transmissionszeit) bezeichnet werden. Die Länge der Präsentationszeit ist dabei von der Lichtintensität abhängig, und kann durch genügende Steigerung derselben wie wir sahen bis auf $1/_{1000}$ Sekunde abgekürzt werden. Die Transmissionszeit dagegen ist unabhängig von der Reizintensität und stellt eine, für den einzelnen Organismus charakteristische Größe dar, es ist die Zeit, die vergeht, bis die Erregung zu den Erfolgsorganen geleitet ist, und hier die Veränderungen bewirkt hat, die eine äußere Entladung ermöglichen.

Da wir nun in der Geschwindigkeit der Erregungsleitung selbst bei den für diese Leistung besonders geeigneten Nerven der Tiere Unterschiede finden, die zwischen einigen Zentimetern und mehr als 100 m pro Sekunde liegen, so dürfen wir die lange Latenz der Reizwirkung bei Quallen viel eher auf eine lange Übertragungszeit beziehen, als auf die Unmöglichkeit die Präsentationszeit bei ihnen durch starke Lichtintensität beliebig abzukürzen.

Dagegen spricht eine Beobachtung von Hess an den Siphonen verschiedener Muscheln deutlich dafür, daß auch bei ihnen eine gewisse Lichtmenge nötig ist um die Reaktion zu ermöglichen. Hess sagt (251—351): »Die Zeit zwischen dem Augenblick der Belichtung und dem Beginne der Reaktion hängt wesentlich von der Lichtstärke des Reizlichtes ab. Bei geringen Lichtstärken ist ceteris paribus die Latenzzeit im allgemeinen größer als bei hohen und kann bis zu zwei Sekunden und mehr betragen.«

Lichtreizbarkeit und Lichtsinn.

§ 10. Es wäre eine Ungereimtheit, wollte man überall, wo Lichtreizbarkeit nachgewiesen worden ist, von einem Lichtsinn sprechen.

Der »Sinn« erfordert ein Sinnesorgan, dessen Erregungszustand von der Stelle seines Ursprungs weitergeleitet wird und durch Übertragung auf ein Erfolgsorgan eine Wirkung ausübt. Wenn wir von einem Lichtsinn sprechen, so ist also schon eine bestimmte Kompliziertheit der Struktur gemeint, eine Differenzierung der lebendigen Substanz, die der Reizrezeption dient, von jener, die die motorische Reaktion bewirkt.

Daß die Unterscheidung in den Grenzfällen willkürlich wird, ist selbstverständlich: Bei Euglena z. B. ist nur eine kleine Plasmaanhäufung vor dem Pigmentfleck lichtreizbar, der Effekt der Lichtreizung kommt im Schlage der Geißel zum Ausdruck, wird also vom Orte der Rezeption zu dem der Reaktion geleitet. Alles dies geht innerhalb einer einzelnen Zelle vor sich und es bleibt völlig Sache des Geschmackes oder des naturwissenschaftlichen Taktes, ob man hier von Lichtreizbarkeit oder Lichtsinn sprechen will.

Ähnlich fraglich liegt die Sache bei Pflanzen, bei denen Rezeption des Lichtreizes und Ausführung der Reizbewegung auf verschiedene Zellkomplexe verteilt wird, aber kein »Nervensystem« im engeren Sinne die Verbindung vermittelt, was für manchen vielleicht hinreicht, bei den Einrichtungen der Rezeption des Lichtreizes bei Pflanzen nicht von einem Lichtsinn zu sprechen.

Die leichte Mißverständlichkeit des Begriffes »Sinn«, wenn er auf Tiere angewandt wird, ist ja genugsam erkannt und hat zu dem Vorschlag einer sog. objektiven Nomenklatur geführt (Beer, Bethe und Üxküll und E. H. Ziegler), durch deren neugeschaffene Worte es vermieden werden sollte, daß bei Beschreibung physiologischer Vorgänge im Nervensystem von Tieren an psychische Prozesse gedacht würde. Nach diesem Vorschlag sollte man in der vergleichenden Physiologie überhaupt nicht von »Sinnen« sprechen.

Prinzipiell ist diese Bestrebung gerechtfertigt, aber die unsprechbaren und schwerfällig im Satz verwendbaren Ausdrücke anzunehmen, die hier vorgeschlagen wurden, sträubt sich das Sprachgefühl.

Es mag die allgemeine Erklärung genügen, daß im folgenden die Worte »Sinn«, »Lichtsinn«, sehen = Betätigung des Lichtsinnes usw. ohne jedes psychologische Valeur gebraucht werden, soweit nicht ein anderes ausdrücklich bemerkt ist.

Es gibt nun aber einige Fälle, die einer besonderen Untersuchung bedürfen, um zu entscheiden, ob wir es mit dem Ausdruck einfacher Lichtreizbarkeit oder mit Betätigung eines Lichtsinnes zu tun haben.

§ 11. Sie sind als »Lichtsinn augenloser Tiere« beschrieben worden (Nagel 131 a) und haben zu verschiedenen Deutungen Anlaß gegeben. Es gibt eine Reihe von Tieren, bei denen keine Spur von Lichtsinnorganen bisher gefunden worden ist, und die, wie die Beobachtung lehrt, doch imstande sind, auf Lichtreize mit lebhaften Bewegungen zu reagieren. Das, was wir als die Kardinalfunktion aller Sehorgane ansehen dürfen (s. u.), die Regulation von Bewegungen, erfolgt hier scheinbar ohne Vermittlung von spezifischen Sinnesorganen.

Abgesehen von einigen Erfahrungen an Tieren, denen die bekannten Sehorgane geblendet waren, beziehen sich die Angaben, die heute noch unter der Rubrik: »Lichtsinn augenloser Tiere« gebracht werden können,

auf eine ganze Anzahl von Azephalen, Schwammlarven, Aktinien, Schlangen-
sternen und Seeigel.

Die Lichtreaktionen bei Regenwurm und Amphioxus, die früher hier
angeführt wurden, haben sich in der Weise aufgeklärt, daß die spezifischen
Lichtsinnzellen bei diesen Tieren aufgefunden wurden.

Was die Muscheln anlangt, so haben wir besonders durch Nagel's
(131 a) Untersuchungen drei Typen von Lichtreaktionen kennen gelernt, die
ganz den Charakter der Fluchtbewegungen tragen, wie wir sie sonst durch
Lichtsinnorgane ausgelöst sehen.

Am höchsten ist die Lichtreizbarkeit bei Psammobia vespertina.
Das Tier entbehrt jeder Pigmentierung und liegt meist fast vollständig im
Sande vergraben, so daß nur die Mündungen der Siphonen hervorsehen,
eine plötzliche stärkere Belichtung bringt die Siphonen zu rascher Kontraktion. Verdunkelung wirkt kaum nachweisbar als kontraktorischer Reiz.

Während hier also fast ausschließlich der Lichtzuwachs die Reaktions-
bewegung auslöst, verhält sich die Auster (Ostrea) umgekehrt. Das Tier
zeigt eine typische Schattenreaktion. Läßt man über eine Auster, die die
Schalen geöffnet hat, einen Schatten hinweggleiten, so klappt sie rasch die
Schalen zu. Eine Steigerung der Lichtintensität bewirkt keine Reaktion.
Endlich kommen auch Formen vor, bei denen stärkere Belichtung wie
auch Beschattung eine Kontraktion auslöst, z. B. Kardium, Venus, Pholas
(Nagel).

Daß es sich nicht um andere Nebenwirkungen, zufällige Erschütte-
rungen oder Wirkung der Wärmestrahlen handelt, wurde durch die Ver-
suchsanordnung Nagel's ausgeschlossen. Es handelt sich um die Interpretation dieser Beobachtungen, die in verschiedener Richtung versucht
ist. Nagel griff zu der Hilfshypothese der »Wechselsinnesorgane« und
nahm an, daß bei niederen Tieren sehr wohl dieselbe Sinneszelle für
mehrere Reizqualitäten als Rezeptor dienen könne. Ohne auf eine allgemeine Diskussion dieser Möglichkeit einzugehen, sei nur betont, daß eine
solche Annahme keineswegs zwingend ist, daß vielmehr noch zwei Er-
klärungen möglich sind, die bei Mangel positiver Instanzen für irgendeine
Auslegung dieselbe Wahrscheinlichkeit für sich beanspruchen dürfen.

Es wurde schon darauf hingewiesen, daß die Zahl der Fälle, in denen
Lichtreaktionen bei augenlosen Tieren beobachtet wurden, sich mit der
wachsenden Kenntnis primitiver Sehorgane stets vermindert hat, so daß die
Möglichkeit nahe liegt, daß auch die genannten Azephalen Lichtsinnzellen
besitzen, die uns nur noch unbekannt sind, eine Annahme, die um so
näher liegt, als einige Muscheln, z. B. Pekten und Spondylus, ja recht hoch
entwickelte Augen zeigen, und die fast zur Gewißheit wird, nachdem
Weber (230) auch beim Genus Cardium in großer Zahl Sinnesorgane nachgewiesen hat, die wohl mit größter Wahrscheinlichkeit als Lichtsinnorgane

angesprochen werden dürfen, z. B. stehen bei Cardium muticum auf den 200 Tentakeln ca. 100 »Augen«.

Nachdem wir aber die direkte Lichtreizbarkeit als eine Eigenschaft kennen gelernt haben, die keineswegs an das Vorhandensein besonderer Differenzierungen gebunden ist, sondern auch in indifferenten Zellen (z. B. Pelomyxa) einen nennenswerten Grad erreichen kann, und nachdem ferner die direkte Erregbarkeit des Musculus dilatator pupillae der Fische sowie der Chromatophoren der Kephalopoden durch Licht sicher erwiesen ist (Steinach), läge es auch im Bereich der Möglichkeit, die raschen Kontraktionen der Siphonen und des Mantelrandes der Azephalen als direkte Wirkungen des Lichtes auf die Muskeln aufzufassen, nicht als Reflexe, die durch Sinnesorgane und Nerven vermittelt werden (Th. Beer). Für die Ophioren und Echiniden liegen die Verhältnisse ganz analog. Auch hier ist mancherlei über die ausgesprochene Lichtreizbarkeit bekannt, ohne daß Lichtsinnesorgane gefunden wären. Es war daher sehr wichtig, daß es den Sarasin (72a) gelang, bei Diadema setosum derartige Organe nachzuweisen. Diadema ist durch eine ganz erstaunlich hohe Lichtreizbarkeit ausgezeichnet und dementsprechend ist die Entwicklung seiner Lichtsinnorgane ganz erheblich weiter vorgeschritten, als bei anderen Seeigeln. Auf den Genitalplatten, den Interambulacralplatten und um die Basis der Stacheln herum bezeichnen glänzend blaue Flecke die Stellen der Lichtsinnorgane. Die Sarasin beschreiben an den Organen »lichtbrechende Körper« in denen wir aber nach unsern gegenwärtigen Kenntnissen die Lichtsinnzellen selber erblicken müssen, und es ist für die ganze Frage des »Lichtsinnes augenloser Tiere« wichtig, daß diese Sinneszellen kaum besondere anatomische Merkmale bieten und jedenfalls keinerlei typische Differentiierungen zeigen, die auf ihren Charakter als Lichtsinnzellen hindeuten würden. Hätte nicht die Ausbildung äußerlich wahrnehmbarer Gruppen solcher Sinneszellen sowie der Nebeneinrichtungen ihre Entdeckung ermöglicht, so wäre ihre Eigenschaft als Lichtsinnzellen sicher unerkannt geblieben. Wir haben demnach auch für die Echiniden keine Ursache, daran zu zweifeln, daß ihre Lichtreizbarkeit durch besondere Sinnesorgane vermittelt wird.

Was die Lichtreizbarkeit der Schwammlarven anlangt, die alle positiv oder negativ phototaktisch sind, so fand Minchin (Note one the Larvae of Leucosolenia. Proc. Roy. Soc. London. V, 60. p. 43—52. 7 Fig.), bei den Larven von Leucosolenia variabilis das Blastocoel mit einer stark lichtbrechenden gelatinösen Masse erfüllt, an den Seiten Pigment und dahinter einige eigenartig gebaute Zellen, die man wohl als Lichtsinnzellen wird ansprechen dürfen.

Es bleiben endlich noch die Aktinien übrig, bei denen in der Tat keine Lichtsinnzellen nachgewiesen sind und deren Reaktionen vielleicht am ersten mit jenen der Pflanzen auf eine Stufe gestellt werden können, bei denen auch Zellen, die keine besondere Differentiierung zeigen, lichtreizbar sind. Anemonia nimmt bei längerer Verdunkelung eine »Schlafstellung« ein, indem sie die Tentakeln senkt. Cereactis aurantiaca streckt im Dunkeln den Körper aus und kontrahiert die Tentakeln, während sich im Licht die Tentakeln entfalten und der Körper (der normaler Weise im Sande steckt!) sich zusammenzieht (Bastian Schmid 218).

Es läßt sich also mit den Lichtreaktionen der augenlosen Tiere zurzeit wenig anfangen, sie sind zu vieldeutig, um bestimmte Vorstellungen aus ihnen gewinnen zu können.

Wir wollen im folgenden von einem Lichtsinn da reden, wo das Vorhandensein von Zellen oder Zellkomplexen festgestellt ist, die:

1. durch besonders (relativ) hohe Lichtreizbarkeit ausgezeichnet und

2. befähigt sind, durch Übertragung ihres Erregungszustandes auf räumlich getrennte, selbst nicht, oder in geringem Grade lichtreizbare Organe, Reaktionen (Bewegungen usw.) dieser Organe oder der ganzen Organismen herbeizuführen.

Es ist nicht nötig, daß die Vermittlung des Erregungszustandes vom Reizaufnahmeorgan (Rezeptor) zum Erfolgsorgan durch Nerven geschieht, auch morphologisch sehr einfach erscheinende Plasmaverbindungen der einzelnen Zellen untereinander können das Substrat der Übermittlung des Reizerfolges sein.

In dieser Fassung ist der Begriff weit genug, um auch die Lichtsinnorgane der Pflanzen mit einzuschließen, wie sie Haberland (197, 198) uns kennen gelehrt hat, während Reaktionen einzelner Zellen (Protisten) nicht mit umfaßt werden.

3. Gesichtssinn und optischer Raumsinn.

§ 12. Die Fähigkeit, durch geringe rasche Änderungen in der Intensität (und Qualität) des Lichtsinnes erregt und durch Vermittelung von Leitungs- und Erfolgsorganen zu Reaktionen veranlaßt zu werden, ist noch nicht das, was wir »sehen« nennen. Zu dem Begriff des »Sehens« gehört immer noch das Moment einer Beziehung des Erregungszustandes auf den Raum hinzu.

Die biologische Bedeutung unseres Gesichtssinnes liegt darin, daß er ein Raumsinn ist, und es entsteht die Frage, ob der Lichtsinn überall, wo er vorkommt, als optischer Raumsinn entwickelt ist.

Der Gesichtssinn.

Die erste Bedingung, die erfüllt sein muß, wenn wir »sehen« sollen, ist ein bestimmter Erregungszustand der Retina, ein Nebeneinander verschiedener Erregungszustände der einzelnen rezipierenden Netzhautelemente.

Die Verteilung dieser Erregungszustände ist durch zwei Faktoren bestimmt:

1. Durch die Verteilung der Lichtintensität (und Qualität), die durch die Wirkung unseres dioptrischen Apparates bewirkt wird, d. h. durch die Beschaffenheit der Netzhautbilder; und

2. Durch die physiologischen Qualitäten der Netzhautelemente, durch ihre spezifische Energie, die bei bestimmter Reizung ganz bestimmte Erregungswerte liefert.

Eine vergleichende Betrachtung hat zu ermitteln, in welcher Form im Tierreich diese beiden Momente, die ja notwendig überall gegeben sein müssen: der Reiz und die Reizbarkeit, das Zustandekommen des »Sehens« bewirken.

Die erste Frage ist also die, ob zum »Sehen« stets ein Netzhautbild notwendig ist, das die Eigenschaft des menschlichen Netzhautbildes hat, d. h. das den Gegenständen, die gesehen werden, geometrisch ähnlich ist.

Die landläufige Anschauung, daß zum Sehen eines »Bildes« der Außenwelt, der Umgebung, auch ein Netzhautbild gehörte, enthält (bewußt oder unbewußt) eine Reihe von Vorstellungen über das Verhältnis von Reiz, physiologischem Vorgang und psychischem Parallelvorgang, die, wenn sie explizite ausgesprochen werden, wohl kaum bei irgendeinem mehr Beifall finden werden, der mit den betreffenden Fragestellungen überhaupt vertraut ist.

Das, was als Erregung von Nervenzellen (Ganglienzellen) im Organismus die Reaktionsbewegung auf den Lichtreiz hin auslöst, ist doch ebensowenig die Außenwelt, wie das Netzhautbild, sondern der Erregungszustand der Netzhaut-Sinneszellen.

Wären unsere dioptrischen Einrichtungen im Auge so unvollkommen, daß keinerlei »Bild« auf der Netzhaut entstünde, so würden wir trotzdem ein Bild der Umgebung sehen, nur würde es natürlich anders geartet sein, als das Bild, das wir unter den wirklich gegebenen Verhältnissen benutzen. Könnte ein solches hypothetisches »Bild« uns nützen?

Die Frage muß entschieden bejaht werden, denn wenn das Bild, das wir uns auf Grund des verschieden intensiven Erregungszustandes der Netzhautelemente von der Außenwelt machen, auch noch so unvollkommen wäre, es würde uns doch immer gestatten, Veränderungen der Außenwelt qualitativer und quantitativer Art zu bemerken, da diese Veränderungen, oberhalb einer gewissen Grenze ja natürlich auch Veränderungen des Erregungszustandes der Netzhautelemente zur Folge haben müßten. Nur würde die Deutung dieser Veränderungen insofern anders sein, als bei fehlenden, bildentwerfenden Apparaten die Veränderungen der Außenwelt einerseits, des Erregungszustandes des Sinnesepithels andererseits in keinem einfachen Verhältnis zueinander stehen würden.

Die Veränderung des Erregungszustandes der Sinneszellen würde auch unter diesen Verhältnissen eine (mathematische) Funktion der Veränderungen der Außenwelt sein, nur würde das funktionelle Abhängigkeitsverhältnis nicht das der einfachen direkten Proportionalität sein, wie wir es bei unserem Sehen gewöhnt sind.

Die Frage, ob Organismen mit primitiven Lichtsinnorganen ohne bildgebende Apparate ein »Bild« der Außenwelt »sehen«, hat ganz genau ebensowenig Sinn, wie die Frage, warum wir das umgekehrte Netzhautbild aufrecht sehen, eine Frage, die heute zu stellen geradezu als einen Einwand gegen den Frager angesehen werden muß.

Es besteht kein prinzipieller Unterschied zwischen dem Sehen mit primitiven Sehorganen von dem Sehen mit hoch vervollkommneten, jedenfalls darf er nicht ohne Beweis a priori angenommen werden.

Stets gibt ein Sehorgan ein »Bild« der Außenwelt und dieses Bild ist ganz außerordentlich verschieden naturgetreu.

Die Arten des »Sehens« ausschließlich zu klassifizieren nach der Art der Reizung (Netzhautbilder oder nicht), der sie unterworfen sind, ist unberechtigt.

Eine andere Frage ist die, ob sich aus dem Bau und den beobachteten Leistungen der Sehorgane Schlüsse auf Verschiedenheiten in der Art des Funktionierens ziehen lassen (Formen und Bewegungssehen). Das klassifikatorische Moment ist dann in der verschiedenen Umarbeitung des Reizes durch die verschiedenen Sinnesorgane gegeben.

Was wir erfordern müssen, damit gesehen werden kann, ist nur das eine: daß Verschiedenheiten in den Erregungszuständen der einzelnen Sehelemente gleichzeitig bestehen, irgend etwas, was man physikalisch ein »Bild« der Außenwelt nennen könnte, braucht dabei nicht notwendig zu entstehen.

So haben wir im einfachsten Falle »Augen«, die nur Licht aus einer ganz bestimmten, engbegrenzten Richtung aufnehmen und in denen kein Unterschied der Erregung der (sehr wenig zahlreichen) Sehzellen besteht. Kombinieren sich solche primitiven Sehorgane in genügender Anzahl, so daß jedes einen kleinen Ausschnitt des optischen Raumes beherrscht, so ist damit derselbe Zustand geschaffen, als ob auf ein Sehepithel, das alle die Zellen der einzelnen Augen vereinigt enthielte, durch dioptrische Apparate ein aufrechtes Bild der Umgebung entworfen würde, denn die Augen zeigen die Lichtintensitäten an, die in verschiedenen Richtungen herrschen.

Auch wenn in einem Auge ein »Bild« der Außenwelt entworfen wird, braucht es keineswegs den äußeren Gegenständen geometrisch ähnlich zu sein. So ist z. B. das Auge von Squilla walzenförmig, die Längsachse der Walze steht horizontal, an einer Stelle hat sie noch eine Einschnürung. Bei einer derartigen Einrichtung sind natürlich alle Dimensionen in der einen Richtung verzerrt, die Proportionen der horizontalen und vertikalen Dimensionen eines Gegenstandes erscheinen im Bilde ganz falsch, es werden alle vertikalen Abstände unverhältnismäßig groß.

Die Einrichtung hat denselben Erfolg wie die Art des Schliffes, der bei Thermometern angewandt wird, um den schmalen Quecksilberfaden als ein breites Band erscheinen zu lassen (Exner).

Durch die Einschnürung der Walze muß außerdem für eine Reihe von Gegenständen monokulare Diplopie zustande kommen, alles Momente, die für unsere Art zu sehen große Erschwerungen bedingen würden, die aber nicht als generelle Minderwertigkeiten aufgefaßt werden dürfen.

Wie auch das »Bild« der Außenwelt in einem Sehorgan physikalisch beschaffen sein mag: die Leistung des Organs hängt ganz wesentlich von dem zweiten Faktor ab, den wir oben erwähnten, von der Beschaffenheit der rezipierenden Elemente und weiter von der Verarbeitung, die die Erregungszustände der Sehzellen im Nervensystem erfahren.

Verhältnis von Reiz und Reaktion.

§ 13. Um eine richtige Vorstellung von der Art dieser Verarbeitung des Lichtreizes in den rezipierenden Elementen zu gewinnen, muß hier an einige allgemeine Erfahrungen über das Verhältnis des Lichtreizes zu den Vorgängen in den Lichtsinnzellen erinnert werden.

Es kann Licht von meßbarer Intensität auf eine Lichtsinnzelle einwirken, ohne daß sich diese im Zustande der Erregung befindet, ohne daß also »Licht« empfunden wird, erst bei einer gewissen Intensität, der »Reizschwelle«, beginnt die Erregung der Lichtsinnzelle.

Steigt die Lichtintensität von ihrem Schwellenwert aus an, so nimmt die Größe der Erregung zu, aber langsamer, als die Lichtintensität steigt. Endlich wird bei zunehmender Lichtstärke ein Punkt erreicht, bei dem sich die Lichtsinnzelle im Zustande maximaler Erregung befindet, die »Reizhöhe« ist erreicht, und wie weit nun auch noch die Reizstärke gesteigert werden mag, der Erregungszustand wird keine Steigerung mehr erfahren können.

Innerhalb der Strecke zwischen Reizschwelle und Reizhöhe gehört stets eine gewisse Größe der Veränderung in der Intensität des Lichtreizes dazu, um die physikalische Veränderung in eine physiologische umzusetzen, d. h. um die Größe der Erregung der Sinneszelle zu verändern. Diese Größe der Veränderung wird die »Unterschiedsschwelle« genannt.

Ihr absoluter Wert ist je nach der Reizstärke ganz außerordentlich verschieden, der relative Wert dagegen ist für mittlere Reizstärken in ziemlich weiten Grenzen konstant.

Für den Lichtreiz beträgt die relative Unterschiedsschwelle für mittlere Lichtstärken beim Menschen $1/120$, d. h. als Veränderung des Erregungszustandes der Netzhautzellen wird eine Schwankung der Beleuchtung erst merkbar, wenn sie $1/120$ der vorhandenen Lichtintensität betrug.

Für sehr geringe und sehr hohe (aber noch unterhalb der Reizhöhe gelegene) Lichtintensitäten ist die relative Unterschiedsschwelle größer. In dem Bereich der »mittleren« Lichtintensitäten erreicht also die relative Unterschiedsschwelle ein Minimum, d. h. in diesem Intervall werden am feinsten Beleuchtungsunterschiede wahrgenommen.

Es wird also für einen Organismus immer am günstigsten sein, bei einer derartigen Beleuchtung zu sehen, und wenn stärkere Intensitäten einwirken, werden wir Einrichtungen zu erwarten haben, die das Licht bis zu »mittlerer« Stärke abschwächen.

Welche Intensitäten für einen einzelnen Organismus »sehr schwach«, »mittel« und »stark« sind, würde sich nur experimentell ermitteln lassen, aber offenbar kommen hier gewaltige Unterschiede vor.

Wenn wir die Annahme machen, daß bei einem Tier, das zunächst positiv phototaktisch ist, die Umkehr zur negativen Phototaxis zusammenfiele mit dem Übergang von »mittleren« zu »starken« Reizen, so würde z. B. diese Grenze für den Regenwurm (Allolobophora) schon bei etwa 0,012 Meterkerzen liegen, denn unterhalb dieser Lichtintensität bei 0,0011 Meterkerzen ist er positiv; oberhalb negativ phototaktisch (ADAMS 187).

Wenn andererseits in einer Beleuchtung, die uns blendend erscheint, Insekten und Vögel offenbar noch sehr gut Intensitätsunterschiede erkennen, so muß die Reizhöhe für sie viel später erreicht werden, als für menschliche Augen.

Ganz außerordentliche Unterschiede in der absoluten Intensität von Reizschwelle und Reizhöhe kommen an demselben Sinneselement vor infolge der Fähigkeit, sich an verschiedene Beleuchtungen zu adaptieren. Während bei großer Helligkeit der Umgebung die Erregbarkeit unseres Auges relativ gering ist und die »blendende« Stärke eines Lichtreizes erst bei sehr großer Intensität auftritt, steigt die Erregbarkeit bei abnehmender Helligkeit rasch um das tausendfache und die Intensität des Reizes, bei dem die Reizhöhe erreicht wird, sinkt außerordentlich. Ebenso sinkt die Reizschwelle. Verfolgt man die Verhältnisse der Dunkeladaptation messend, so ergibt sich, daß die Erregbarkeit in den ersten Minuten nach dem Übertritt ins Dunkle langsam, dann (etwa zwischen der 10. und 25. Minute) rasch zunimmt, um darauf in wiederum langsamen Anstieg ihren maximalen Wert zu gewinnen, der nach etwa 30—35 Minuten erreicht ist (PIPER 230a). Den Verlauf der Kurve zeigt Fig. 1. HESS (239) konnte bei Fischen, Reptilien und Amphibien qualitativ den Vorgang der Adaptation nachweisen und fand dabei auch quantitativ weitgehende Übereinstimmung zwischen der maximalen Erregbarkeit, die vom menschlichen Auge und dem der Tiere erreicht wird. Auch der, etwa einer logarithmischen Kurve entsprechende Anstieg der Erregbarkeit geht aus seinen Zahlen deutlich hervor.

Außerhalb des Stammes der Wirbeltiere gelang HESS gleichfalls bei einer Reihe von Formen der Nachweis der Dunkeladaptation. Die Steigerung der Erregbarkeit, die hierbei zu beobachten war, betrug schätzungsweise für:

Bohrmuschel (Pholas)	das	250—600 fache,
Tintenfisch (Sepia)	»	1200 »
Artemia salina mehr als	»	1000—1800 »
Amphioxus	»	4000 »

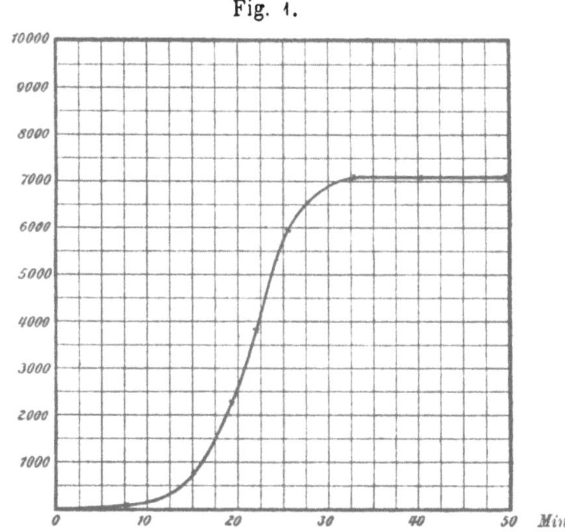

Fig. 1.

Zeitlicher Verlauf der Dunkeladaptation des menschlichen Auges nach PIPER (230 a).

Beim Menschen steigt die Erregbarkeit im Dunkeln auf das 4000 bis 7000 fache des Wertes bei Helladaptation. Qualitativ konnte auch noch an den Larven von Loligo die Adaptation gut demonstriert werden und bei kaum einer Form wurden, auch ohne systematische Untersuchungen, Andeutungen dieser Fähigkeit vermißt.

Das sind Erfahrungen, die für das Verständnis der Einrichtungen zur Unterstützung des Lichtsinns der Tiere sehr wesentlich sind und nie aus dem Auge verloren werden dürfen.

Für die Größe des Reizerfolges im Auge ist nicht die relative Veränderung der Lichtintensität allein maßgebend, sondern auch die Geschwindigkeit, mit der die Änderung erfolgt. Bei sehr langsamer Veränderung ist die relative Unterschiedsschwelle außerordentlich groß.

Diese Eigenschaft zeigt deutlich, daß für die physiologische Leistung des Auges nicht das photochemische Grundgesetz gilt, nach der die Produkte aus Zeit und Lichtintensität ein Maß für die Größe der Wirkung ist. Wenn wir eine Lichtquelle, die schwächer ist als der Schwellenreiz, auch stundenlang ansehen, werden wir sie doch nie erkennen, denn das Auge summiert nicht, wie die photographische Platte, die Lichtwirkungen in der Zeiteinheit. Eine Beeinflussung der Art, wie die folgenden Reize aufgenommen werden, wenn ihrer viele aufeinander folgen, ist nur dann zu erkennen, wenn dieselben rascher folgen, wie die kurze Zeit der »Nachwirkung« des einzelnen Reizes dauert.

Die Betonung der Tatsache, daß das Grundgesetz der photochemischen Wirkung an den Sehorganen nicht nachweisbar ist, könnte leicht zu Mißverständnissen führen. Natürlich muß der einzelne photochemische Prozeß, durch den die »Sehsubstanzen« verändert werden, diesem Gesetz folgen, soweit es ein allgemeines chemisches Gesetz ist (s. oben). Ausnahmen von solchen Gesetzen des chemischen Geschehens gibt es im Organismus nicht. Was wir in der Leistung eines Sehorganes beobachten, ist aber nicht die Zersetzung der »Sehsubstanz«, sondern eine komplizierte Folgereaktion davon. Weshalb nun gerade eine Summation subminimaler Dauerwirkungen nicht zustande kommen kann, ist ohne weiteres verständlich, wenn man sich den Chemismus des Stoffwechsels der Sehzellen klar macht. Die Zersetzungsprodukte der »Sehsubstanzen«, die als Reiz wirken, werden weiter verarbeitet, entweder in der Zelle selbst oder nach Übergang in den Säftestrom in anderen Geweben, und können sich daher nicht anhäufen, wie sie es in einem chemischen System tun, in dem die Reaktionsprodukte nicht fortgeschafft werden. Da aber eine bestimmte Konzentration der Zersetzungsprodukte nötig ist, um als Schwellenreiz zu wirken, so kann dieser eben bei subminimalen Reizen nicht erreicht werden. Die Ungültigkeit des photochemischen Grundgesetzes bezieht sich nicht auf den einzelnen Teilvorgang, sondern auf die Reaktion des ganzen Systems.

In bezug auf die Geschwindigkeit der Prozesse, die in den Sehzellen ablaufen, speziell in bezug auf das Ansprechen auf einen Lichtreiz und auf das Abklingen seiner Wirkung, werden wahrscheinlich sehr große Unterschiede im Organismenreich bestehen.

Nur in bezug auf den ersten Punkt haben wir spärliche experimentelle Erfahrungen, für den zweiten sind wir auf Analogieschlüsse angewiesen.

Während für das menschliche Auge die kaum meßbar lange Dauer des elektrischen Funkens vollständig ausreicht, um die Netzhautelemente in Tätigkeit zu setzen, muß, wie ROMANES angibt, bei manchen Medusen (Tiaropsis polydiademata) selbst ein starker Lichtreiz länger wie 1 Sekunde einwirken, wenn er eine Bewegungsreaktion auslösen soll, also mehrere tausendmal länger, wie beim menschlichen Auge. Es ist dabei allerdings sehr fraglich, ob wirklich die »Präsentationszeit« (s. oben) eine so lange sein muß, ob nicht vielmehr ROMANES nur die Reaktionszeit angibt, d. h. Präsentationszeit und Transmissionszeit, die z. B. bei Pflanzen nach Stunden zählen kann, obgleich es möglich ist, die Präsentationszeit beliebig abzukürzen. Jedenfalls fehlen Versuche in dieser Richtung vollständig.

Von der Geschwindigkeit des Abklingens einer Erregung in den Sinneselementen hängt es wesentlich ab, wieviel Eindrücke in der Zeiteinheit isoliert aufgefaßt werden können, und diese Zahl zu kennen ist von Interesse für die Vorstellung davon, was Tiere sehen können, wenn sie sich mit mehr oder minder großer Geschwindigkeit bewegen.

Für das menschliche Auge wissen wir, daß auch bei heller Beleuchtung Objekte nicht mehr getrennt wahrgenommen werden können, wenn ihrer etwa 10 pro Sekunde durch das Gesichtsfeld ziehen. Schon bei 15—17maligem Wechsel in der Sekunde sehen wir überhaupt keine Diskontinuität mehr. Die entsprechenden Zahlen für Tiere lassen sich objektiv durch Untersuchung der Aktionsströme der Netzhaut (s. unten) ermitteln. PIPER (Verlauf und Theorie der Netzhautströme. Zentralbl. f. Physiol. Bd. 24. Nr. 23) fand auf diesem Wege die Verschmelzungsfrequenz für:

Frosch	12 —15
Taube, Huhn, Bussard	40
Eule	20
Katze und Kaninchen	25
Rhesusaffe	17

Es entspricht dieser Zustand der gleichmäßigen Dauererregung der Lichtsinnzellen durch intermittierende Reize gewissermaßen dem Zustande des vollkommenen Tetanus des Muskels, wenn auch die Parallelisierung nicht durchweg möglich ist (Summation der Zuckungen beim Muskel, die beim Verschmelzen der Sinneseindrücke nicht erfolgt).

Nun sind für den Tetanus des Säugetiermuskels im allgemeinen auch nur 10—20 Reize pro Sekunde nötig, und wie unser Auge nur fähig ist, etwa 10 Eindrücke pro Sekunde getrennt aufzufassen, so sind auch unsere Muskeln nur zu etwa 10 willkürlichen Einzelkontraktionen in der Sekunde fähig.

Die Zahl der Reize festzustellen, die einen Muskel in unvollständigen oder vollständigen Tetanus bringen, ist sehr einfach, und wenn wir annehmen, daß ebenso wie beim Menschen der Ablauf der Prozesse im Sehepithel etwa mit derselben Geschwindigkeit vonstatten geht, wie der Ablauf der Prozesse im Muskel, so können wir uns über diese letztere Größe eine Vorstellung bilden.

Es bestehen nun ganz gewaltige Differenzen in der Zahl der Reize, die beginnenden Tetanus herbeizuführen. Die Zahl beträgt für:

Reize pro Sekunde

	Reize pro Sekunde
Kephalopoden	0,3—0,5
Schildkröte	2—3
Frosch (je nach der Temperatur und dem Muskel)	6—20
Säugetiere	12—30
Vögel (Bussard)	70—80
Wespe	110
Hummel	240
Stubenfliege	330

Das sind Unterschiede, die in den extremen Fällen fast das 1000fache betragen und wir gehen kaum in der Annahme fehl, daß auf sensorischem Gebiet Unterschiede von derselben Größenordnung vorkommen werden.

Daß keine genaue Übereinstimmung zwischen den Zahlen für den unvollständigen Tetanus und jenen bestehen, die die Untersuchung der Aktionsströme der Retina liefert, darf nicht wundernehmen, doch zeigen sie weitgehende Ähnlichkeiten.

Was aber würde es bedeuten, wenn unsere Sinne um das 20fache rascher (Vergleich mit Insekten) oder um das 3—4fache langsamer (Schildkröte) funktionierten?

Wenn wir uns mit gewöhnlicher Geschwindigkeit des ruhigen Ganges bewegen, d. h. mit zirka 1,5 m pro Sekunde, so können wir alles um uns ruhig betrachten, jeden Stein am Wege erkennen, ihm ausweichen, wenn wir wollen, selbst wenn er schon unmittelbar vor unseren Füßen liegt.

Könnten wir uns 20mal rascher auf der Erde bewegen, d. h. mit 35 m pro Sekunde (108 km pro Stunde), so würden bis auf ziemliche Entfernung von uns alle Gegenstände ununterscheidbar werden, sie würden bei dieser Schnellzugsgeschwindigkeit vorbeirasend nur einen flimmernden Eindruck hinterlassen und Hindernisse könnten nur auf große Entfernung erkannt und gemieden werden.

Wäre aber unser Auge so raschen Wechsels der Erregungszustände fähig, wie wahrscheinlich das Insektenauge, so könnten wir bei der rasenden Fahrt noch eben so gemütlich alles um uns erkennen, wie vorher beim langsamen Spaziergang.

Wenn also Bienen mit 10 m pro Sekunde oder mehr fliegen, so wäre das für sie eine höchst langsame Bewegung, und die Fluggeschwindigkeit der Taube, wenn wir sie selbst auf 20 m pro Sekunde ansetzen, würde, bei 5mal rascherem Funktionieren des Sinnesapparates, nur soviel bedeuten, wie für uns eine Geschwindigkeit von 4 m pro Sekunde, d. h. der Tourengeschwindigkeit eines Radfahrers.

Die Grenze der Fluggeschwindigkeit der Vögel scheint bei zirka 56 m pro Sekunde zu liegen (Mauersegler), was auf den Maßstab unserer Sinne umgerechnet etwa 10 m pro Sekunde entsprechen würde, d. h. 36 km pro Stunde, für ein Insekt aber erst etwa 2,5 m pro Sekunde nach menschlichem Sinnesmaß bedeuten dürfte.

Eine der wichtigsten physiologischen Eigenschaften des menschlichen Auges besteht darin, daß es vermittels des Kontrastes imstande ist, funktionell die groben Mängel des dioptrischen Apparates, resp. des durch diesen entworfenen Netzhautbildes, auszugleichen, und wie weiter unten gezeigt werden soll, spielt diese Fähigkeit im Sehen vieler Tiere eine möglicherweise noch bedeutsamere Rolle, als bei uns.

Unter diesen Umständen ist es von höchstem Interesse, experimentell zu ermitteln, ob die Fähigkeit des Kontrastes wirklich auch anderen Augen von ganz anderer Bauart zukommt.

Eine sehr sinnreiche Methode zum objektiven Nachweis des Simultankontrastes bei Tieren verdanken wir Viktor Bauer. In dem kleinen Isopoden Idotea tricuspidata Desm. fand er ein Objekt, das in dem Formzustand seiner Chromatophoren einen scharfen Indikator für bestimmte Erregungszustände der Augen bietet. Die Chromatophoren sind nicht direkt lichtreizbar, sondern nur reflektorisch von den Augen aus.

Auf hellem Grunde werden die Tiere in diffusem Tageslicht hell, auf dunklem Grunde dunkel.

Die experimentelle Analyse dieser Prozesse führt zu dem Ergebnis, daß im Komplexauge der Idotea zwei gegensinnige Reize wirken, die die Chromatophoren in entgegengesetztem Sinne zu beeinflussen streben: der durch das Licht direkt erzeugte »Weißreiz« und der in dem ungereizten Teil des Auges indirekt induzierte »Schwarzreiz«. Nach dem Verhältnis der Stärke beider Reize richtet sich der Kontraktionszustand der Chromatophoren. Wir haben hier genau die Vorgänge, die beim simultanen Helligkeitskontrast im menschlichen Auge subjektiv nachweisbar sind, und finden so in den Prinzipien des Sehens bei Arthropoden und Vertebraten eine bemerkenswerte Übereinstimmung.

Der optische Raumsinn und andere Raumsinne.

§ 14. Bis zu einem gewissen Grad ist jeder Sinn ein Raumsinn, indem er Kunde gibt von Objekten, die außerhalb des gereizten Organismus den Raum erfüllen.

Wenn wir aber vom Raumsinn sprechen, so meinen wir im allgemeinen einen Sinn, der die Kenntnis der gegenseitigen räumlichen Anordnung der Objekte möglichst genau vermittelt, und hierzu eignen sich die verschiedenen Sinnesqualitäten durchaus nicht alle gleich gut.

Der Grund, weshalb der optische Raumsinn unter den meisten Bedingungen allen anderen Raumsinnen weit überlegen ist, wird am besten ersichtlich, wenn man ganz allgemein die Frage diskutiert, welche Bedingungen erfüllt sein müssen, damit ein irgendwie geartetes »Bild« der Außenwelt psycho-physiologisch zustande kommen kann.

Als »Bild« im allgemeinsten Sinne soll bezeichnet sein: der gleichzeitige Erregungszustand verschiedener Sinneselemente, deren jedes zu dem Zustande eines bestimmten Raumteils in gesetzmäßiger Beziehung steht.

Diese gesetzmäßige Beziehung kann nur dadurch zustande kommen, daß von dem einzelnen Raumteil aus irgendeine Energieform zu dem Organismus und seinen Sinneszellen hingelangt, die, als Reiz wirkend, die Sinneszellen in einen Erregungszustand bestimmter Intensität versetzt.

Jede Sinneszelle, die für einen Raumsinn verwendet werden soll, muß ein »Lokalzeichen« haben. Psychologisch gesprochen heißt das, daß ihre Erregung mit der Vorstellung verbunden sein muß, daß ein Reiz aus einer bestimmten Richtung einwirkt. Physiologisch kommt die Wirkung dadurch zum Ausdruck, daß eine bestimmte Sinneszelle durch ihren Erregungszustand ein derartiges Zusammenwirken der Bewegungsapparate auslöst, daß der Körper eine bestimmte Orientierung einnimmt. Er kann sich mit seiner Bewegungsrichtung in die »Richtung« des Reizes einstellen oder entgegengesetzt, oder in einem beliebigen Winkel dazu.

Als »Richtung« eines Reizes bezeichnen wir die gedachte Verbindungslinie von Reizquelle und Reizempfänger (Sinneszelle).

»Richtung« ist keine physiologisch wirksame Größe, für den Erregungszustand einer Sinneszelle ist nur maßgebend die Intensität und Qualität des Reizes, nicht seine »Richtung«.

Die Vorstellung der »Richtung« ist etwas, was wir hinzutun, ist der Ausdruck des Lokalzeichens der Sinneszelle.

Das Problem, das für die physiologische Auffassung der Raumsinne besteht, liegt darin: Wie kommt es, daß, obgleich wir im Reize keine »Richtung« als physiologischen Faktor gegeben haben, obgleich wir die »Richtung« nur zu dem Erregungszustande einer bestimmten Sinneszelle hinzu interpretieren, doch — jedenfalls für den Gesichtssinn — diese angenommene »Richtung« des Reizes übereinstimmt mit der objektiven Richtung, die durch die Verbindungslinie von Reiequelle und erregter Sinneszelle bestimmt ist?

Wir wollen von dem einfachsten Fall ausgehen, in dem wir »richtende« Einflüsse von Reizen kennen, von den gerichteten Bewegungen der Protisten. Hier besteht nur ein in Erregung befindliches Element, das auch nur ein Bewegungsorganoid in Aktion setzen kann. Denken wir an einen Flagellaten (z. B. Euglena), der nur an einer beschränkten Stelle des Zellkörpers lichtreizbar ist und bei bestimmter Lichtintensität positiv phototaktisch sein soll. Das Tier bewegt sich dann in der »Richtung« des Lichtstrahls, und wir haben die Frage zu beantworten, wodurch sich dieser Weg physiologisch von allen anderen unterscheidet. Die Antwort ist nicht schwer zu geben: In der Verbindungslinie zwischen Lichtquelle und Tier ist der Gradient der Lichtintensität am steilsten. Die Änderung der Lichtintensität mit der Bewegung im Raum erreicht auf diesem Wege ein Maximum. Das ist ein Unterschied, der physiologisch wirksam sein kann, denn gerade die zeitliche Änderung der Intensität, die Schwankungsgeschwindigkeit der Reizintensität ist maßgebend für die Größe des Reizerfolges.

Bei ruhender Lichtquelle kann in dem angeführten Falle nur dadurch eine Intensitätsveränderung des Reizes zustande kommen, daß der Organismus sich im Reizfelde bewegt. Bei völliger Ruhe wäre kein Faktor gegeben, durch den — psychologisch gesprochen — dieser Organismus eine Richtung empfinden könnte. Das ändert sich, sobald mehrere Sinneselemente vorhanden sind, wie das bei Metazoën und Metaphyten stets für die Sinnesorgane der Fall ist, die den Raumsinn vermitteln.

Durch einen Reiz, der in seiner Intensität proportional dem Quadrat der Entfernung von der Reizquelle abnimmt (Licht, diffundierende »Riech«- oder »Schmeckstoffe«), werden mehrere vorhandene Sinneszellen je nach ihrer Lage in verschiedener Intensität getroffen werden, so daß eine Verschiedenheit im gleichzeitigen Erregungszustande die Folge ist.

Wenn der Organismus die Fähigkeit hat, derartige Bewegungen auszuführen, daß das Maximum der Reizintensität auf bestimmte Sinneszellen trifft, so muß er dadurch eine Orientierung gegen die Reizquelle einnehmen.

Im Falle der Euglena war die Bewegung in der Richtung des Lichtstrahls ausgezeichnet durch die rascheste zeitliche Änderung der Lichtintensität. Nehmen wir den einfachsten Fall eines vielzelligen Lichtsinnesorgans, das aus einer Reihe von Lichtsinneszellen besteht, so wird es hier Lagen geben, die durch charakteristische räumliche Verteilungen der Lichtintensität ausgezeichnet sind.

Nehmen wir einen schematisch einfachen Fall, der aber näherungsweise vielfach in der Natur vorkommt.

Ein Wurm habe in gleichmäßigen Abständen auf seinem Vorderende Pigmentbecherozellen von gleicher Größe und gleicher Höhe der Erregbarkeit, die sich also nur durch ihr Lokalzeichen unterscheiden, und er wäre positiv phototaktisch, so würde seiner Einstellung in der Richtung des Lichtreizes eine Verteilung der Lichtintensität entsprechen, die dadurch charakterisiert wäre, daß die Ozellen am Vorderende mit maximaler Intensität erregt würden, die an den Seiten mit rasch abnehmender Intensität,

d. h. also die Einstellung auf eine bestimmte »Richtung« würde sich auch hier zurückführen lassen auf eine bestimmte Intensitätsverteilung, und da diese nicht von der zeitlichen Änderung der Lichtintensität abhängig ist, kann auf diesem Wege natürlich auch ein in der Richtung des Lichtstrahls unbeweglicher Organismus durch Drehungen eine bestimmte Orientierung gegen die »Richtung« des Reizes einnehmen, z. B. ein Laubblatt — besonders bezeichnend ist die bestimmte Intensitätsverteilung, wenn Gruppen besonders reizbarer Zellen vorhanden sind.

Bei einem bewegten vielzelligen Organismus können beide Faktoren zusammenwirken: Steilheit des Gradienten der Reizintensität in der Bewegungsrichtung und Verteilung verschiedener Reizintensitäten auf verschiedene Sinneszellen.

Genau dieselben Signale, wie sie die Lichtreize über die Umgebung gewähren, könnte jede andere Reizqualität geben, wenn sie einen Schluß auf die Richtung der Reizquelle aus der Intensitätsverteilung gestattete. Aber gerade hierzu sind die anderen Reizqualitäten sehr viel weniger geeignet.

Wir wollen zunächst nur die Qualitäten in Betracht ziehen, die auf Distanz durch Vermittlung eines Mediums als Reizüberträger wirken, also Schall und chemische Beschaffenheit.

Töne sind nur in relativ wenig Fällen geeignet zur Orientierung zu dienen, da sie keine sehr verbreitete oder gar allgemeine Eigenschaft der Organismen darstellen, dagegen gehen von allen Organismen und vielen anderen Gegenständen Stoffe an die Umgebung über, deren Verteilung im umgebenden Medium Kunde von deren räumlicher Anordnung geben könnte.

Die große Überlegenheit, die der optische Raumsinn vor allen Raumsinnen hat, die sich auf akustische (Gehör) oder chemische Reize (Geruch, für Wassertiere Geschmack) gründen, liegt darin, daß das Medium, in dem das Licht sich fortpflanzt, der Äther ist, während für die übrigen erwähnten Reize die Luft bzw. das Wasser als Träger dient.

In völlig ruhender Luft (oder Wasser) würde dieser Unterschied des transportierenden Mediums keine Unterlegenheit involvieren, sowie aber, wie es stets der Fall ist, Strömungen und Wirbel im Medium bestehen, so wird die Intensitätsverteilung eine derartige, daß nicht mehr aus ihr auf die Richtung geschlossen werden kann, oder daß dieser Schluß, jedenfalls in einem hohen Prozentsatz aller Fälle, falsch wird.

Dieser Vorteil ist nicht der einzige. Der Schluß aus der Intensitätsverteilung auf die Richtung wird noch weiter illusorisch gemacht durch eine Reihe von Eigenschaften in bezug auf Brechung, Beugung und Reflexion, die z. B. für Licht und Schall sich sehr verschieden gestalten.

Für den Schall ist ja allgemein bekannt, wie sehr durch seine Reflexion die Erkennung der »Richtung« erschwert, ja häufig unmöglich gemacht wird.

Für die Ausbreitung des Schalles ist die geringe Entwicklung eines »Schallschattens« sehr bezeichnend. Die Ausbreitung erfolgt um Hindernisse herum und ein Organismus, der nur von akustischen Reizen geleitet, die Reizquelle aufsucht, erhält kaum Signale über derartige Versperrungen des Weges.

Ähnlich ungünstig für den Schluß von der Intensität auf die Richtung gestaltet sich die Intensitätsverteilung im Raum bei diffundierenden Riech- oder Schmeckstoffen. Auch hier erfolgt die Ausbreitung um jedes Hindernis herum, ein »Schatten« fehlt völlig, so daß in erhöhtem Maße das gilt, was für den Schall gesagt wurde.

Während der Schall von außerordentlich vielen Gegenständen in der Natur regelmäßig zurückgeworfen wird, haben wir wenige biologisch in Betracht kommende Körper, die in bezug auf Licht die analoge Eigenschaft haben, d. h. spiegeln.

Denken wir uns einen Wald, in dem alle Bäume spiegeln, so würde hier das Auge ein sehr schlechter Führer sein, da der Schluß aus der Intensitätsverteilung auf die Richtung der umgebenden Körper sich fortwährend als falsch erweisen würde. Die Erfahrung jedes optischen Irrgartens lehrt das deutlich.

Handelt es sich um Einwirkungen, die nicht durch ein umgebendes Medium, sondern durch Berührung, direkt von den Körpern der Außenwelt auf den Organismus erfolgen, so fallen natürlich diese Vorteile des optischen Raumsinns fort, und wir haben in erster Linie den Tastsinn, der für diese Bedingungen ein sehr guter Raumsinn ist.

Die Unterschiede, die der Tastsinn an Gegenständen der Umwelt erkennbar macht, sind nur physikalische, die sich wesentlich auf Härte und Oberflächenbeschaffenheit beziehen, und dadurch wird das Erfahrungsmaterial des Tastsinns viel ärmlicher, als das des optischen Sinnes.

Bei Benutzung von Kontaktwirkungen zur Orientierung über die Umgebung kann aber der chemische Sinn in hervorragender Weise zur Verwendung kommen.

Der Schluß aus der Intensitätsverteilung im Medium auf die Richtung wird hier ja nicht gemacht, die räumliche Anordnung der einzelnen chemischen Qualitäten wird nicht durch Strömungen oder Wirbel im Medium gestört, sondern die chemische Qualität wird an Ort und Stelle, an den Gegenständen der Umgebung selbst festgestellt.

Ein derartiger Sinn könnte, besonders kombiniert mit dem Tastsinn, eine gewaltige Mannigfaltigkeit von Eindrücken vermitteln, da er außer über die physikalischen, auch über die chemischen Eigenschaften der raumerfüllenden Körper Anhaltspunkte gewährt.

Forel (182) hat es sehr wahrscheinlich gemacht, daß die Ameisen in ihren Tastern ein Organ besitzen, das ihnen durch Kontaktgeruch (oder -geschmack) sehr feine Kenntnis der direkt umgebenden Körper zu vermitteln vermag.

An Feinheit und Naturtreue des Bildes müßte ein derartiger chemischer Raumsinn alles übertreffen, was in dieser Richtung von einem optischen Raumsinn geleistet werden könnte.

Warum sind trotzdem die auf Kontaktwirkung beruhenden Raumsinne nur in beschränktem Maße verbreitet?

Der Raumsinn hat als kardinale Funktion die Leitung der Bewegungen zu besorgen, hat das Zusammenstoßen mit Hindernissen zu vermeiden.

Bei einem Raumsinn, dessen Daten aus Kontaktwirkungen entnommen sind, muß der Organismus sich schon immer in Berührung mit der Umgebung befinden, wenigstens mit den Tastorganen. Das bedeutet für Tiere, deren Bewegung, absolut betrachtet, langsam, und deren Masse gering ist, keinen Nachteil, denn die schwache erste Berührung mit dem Fremdkörper reicht hin, um durch geeignete Bewegungen ein weiteres Zusammenstoßen zu verhindern.

Je rascher die Bewegung, und je größer die Masse des Tieres ist, desto sorgfältiger muß ein Zusammenstoß mit Hindernissen vermieden werden. Außerdem kommt noch ein wesentliches Moment, die Reaktionsgeschwindigkeit des Organismus in Betracht: beträgt diese z. B. bei einem Säugetiere 0,15 Sekunde, und die Geschwindigkeit, mit der es sich bewegt, 2 m pro Sekunde, so hat innerhalb der Reaktionszeit eine Bewegung um 20 cm gegen das Hindernis stattgefunden, während bei einem Insekt, wenn z. B. die Reaktionszeit 0,003 Sekunden beträgt und die Bewegung 2 cm, nur eine Verschiebung um 0,06 mm (von 60 μ) gegen das Hindernis erfolgt ist.

Außerdem ist die Wucht des Anpralles gleich der lebendigen Kraft $^1/_2\,m\,v^2$, d. h. bei 2 m Geschwindigkeit ist sie, bei gleicher Masse 10 000 mal größer, wie bei 2 cm.

Die Bedeutung der absoluten Größe und der, mit dieser in nahem Zusammenhange stehenden absoluten Bewegungsgeschwindigkeit, für die Möglichkeit der Anwendung verschiedener Raumsinne tritt hierdurch deutlich hervor.

4. Verbreitung und Leistung der Lichtsinnorgane.

§ 15. Der Lichtsinn der Organismen ist nur insoweit Gegenstand der vorliegenden Betrachtung, als er an besondere Lichtsinnorgane gebunden ist. Es ist hier also zunächst ein Überblick über die Verbreitung dieser Organe am Platze.

Als obersten Leitsatz können wir feststellen: Lichtsinnorgane kommen nur da vor, wo es sich um die Regulierung von Bewegungen handelt, die der Organismus auszuführen imstande ist. Nicht alle Bewegungen von Organismen finden unter der Kontrolle von Sehorganen statt, aber wo diese Organe überhaupt vorkommen, da gibt es auch immer Bewegungsorgane, die in funktioneller Beziehung zu den Lichtsinnorganen stehen.

So finden wir die einzigen Lichtsinnorgane im Pflanzenreich beim euphotometrischen Laubblatt, das zum Zweck seiner bestimmten Einstellung gegen das Licht eine Reihe von Bewegungen auszuführen hat, die in maßgebender Weise von den Lichtsinnorganen beeinflußt werden (Haberlandt 197).

Die festsitzenden Formen der Tiere entbehren, gleich den Pflanzen, durchaus der Lichtsinnorgane, es sei denn, daß sie in einzelnen Teilen beweglich sind. Diese Teile stehen dann in ihren Bewegungen wieder unter der Kontrolle von Lichtsinnorganen, z. B. bei Sabella, Branchiomma usw., während die große Masse der festsitzenden Coelenteraten: Spongien, Hydroidpolypen, Korallen, und eine Anzahl der festsitzenden Würmer keinerlei Lichtsinnorgane hat.

Bei Muscheln sehen wir dasselbe Prinzip: im allgemeinen keine Sehorgane, dagegen reiche Entwicklung da, wo Bewegungen ausgeführt werden können, z. B. bei Pecten, die wie ein Schmetterling gleichsam durch das Wasser fliegt, indem sie die Schalen wie Flügel bewegt.

Bei den Cirripeden entspricht das rudimentäre Naupliusauge, der einzige Rest eines Sehorgans bei diesen festsitzenden Krebsen, der geringen Bedeutung, die aktive Bewegungen für sie haben.

Unter den Würmern fehlen den Prosopygiern (Bryozoën und Brachiopoden) als festsitzenden Formen die Augen völlig.

Besonders deutlich ist die Beziehung der Ausbildung von Sehorganen zur Bewegungsfähigkeit da, wo einzelne Entwicklungsstadien eines Tieres beweglich, andere festgewachsen sind. So besitzen die Cirripeden im frei beweglichen Cyprisstadium zusammengesetzte Augen, die erst beim Übergang zur festsitzenden Lebensweise verschwinden. Bei den freischwimmenden Aszidienlarven kommen Lichtsinnorgane vor, die den festgewachsenen Zuständen fehlen, denn die Pigmentflecke, die man um die In- und Egestionsöffnung herum z. B. bei Aszidia und Ciona findet, und die vielfach als Augenflecke bezeichnet wurden, sind keine Sinnesorgane, sondern nur Pigmenthaufen (Redikorzew 214).

Waren bei den aufgezählten Formen die Augen überflüssig, weil es keine aktiven Bewegungen zu regulieren gab, so muß eine weitere Anzahl von Tieren Verzicht auf das Sehen leisten, weil die Orte, an denen sie leben, kein Licht, die Vorbedingung für das Funktionieren von Sehorganen, gewähren.

Einerseits haben wir auch hier, wie bei den bewegungslosen Tieren, ganze Gruppen, die in dunkle Wohnorte sich zurückgezogen und ihre Sehorgane eingebüßt haben, andererseits aber auch einzelne Formen, die nahe verwandt mit sehenden Tieren wesentlich durch den Verlust der Augen von ihnen unterschieden sind, den sie beim Übergang in dunkle Wohnorte erlitten.

Unter die erstere Kategorie gehört die große Menge der Parasiten.

So die augenlosen Distomeen, Dicyemiden und Orthonectiden unter den Trematoden, die sämtlichen Cestoden, die parasitischen Nematoden und Akanthocephalen.

Unter den Arachnoidea ist die Ordnung der parasitischen Pentastomiden (Linguatuliden) und von den Acarinen die Sarcoptiden (Krätzmilben) augenlos, unter den Krustazeen die entwickelten Stadien der parasitischen Copepoden: Lernaeocera, Tracheliastes, Basanistes usw.

Nicht minder groß ist die Zahl der Fälle, wo einzelne Genera, Spezies oder gar nur Varietäten beim Übergang an veränderte Lebensweise den Lichtsinn verloren.

So steht unter den Krustazeen neben vielen sehenden Formen bei den Copepoden die blinde Varietät von Cyclops viridis Jurine, die in großen Tiefen der Süßwasserseen lebt.

Unter den Amphipoden sind von den mehr als 50 Arten von Höhlenbewohnern, die sich auf 13 Genera verteilen, die Mehrzahl blind, nur etwa $^1/_5$ weist noch mehr oder weniger reduzierte Augen auf. Bei den Isopoden, unter denen wir den Asellus cavaticus Schiödte, die blinde Paralleform der gewöhnlichen Wasserassel finden, sind fast alle 27 Arten, die bisher aus Höhlen beschrieben sind, blind.

Auch die Dekapoden liefern blinde Höhlenformen, so vier Arten der Gattung Cambarus, den Palaemonias ganteri, dem jede Spur von Augenpigment und Facetten fehlt, Troglocaris, die Höhlengarneele usw. Unter den Galatheiden sind alle 102 Arten der Gattung Munidopsis blind, von denen eine in Höhlen lebt, alle anderen in der dunklen Tiefsee. Unter den Gastropoden entbehren die parasitischen Genera (Entoconcha usw.) ebenso die Augen, wie die Höhlenschnecke Lartetia quenstedti. Blind sind auch die Höhlenplanarien Planaria mrazéki und P. anophthalma (GRAETER 238). Bei den Hexapoden liefern die Collembolen die blinden Podurenarten der Karsthöhlen, die Käfer blinde Carabiden (Anophthalmus), Bembidiinen, Clavigeriden (in Ameisenhaufen lebend), Trichopterygiden, Silphiden, Staphpliniden und Cucurlioniden, unter den Dipteren ist die Bienenlaus (Braula coeca) blind.

Eine andere Beziehung zur Lebensweise kommt in dem Mangel der Lichtsinnorgane bei einer Reihe von Planktonorganismen zum Ausdruck. Ein großer Teil dieser Tiere sucht nicht mit Hilfe aktiver Ortsbewegungen Beute als Nahrung, sondern lebt durch Resorption der gelösten Nährstoffe, die im Meere nirgends fehlen, wobei die funktionelle Bedeutung des Auges fortfällt. So finden wir im Plankton als blinde Formen eine große Anzahl von Medusen, alle Ctenophoren und Siphonophoren, die Pteropoden und eine Anzahl planktonischer Copepoden aus den Familien der Centropagiden und Oncaeiden, bei denen Augen entweder völlig fehlen oder doch nur in ganz rudimentärer Ausbildung vorkommen (Pleuromma) (Giesbrecht 172).

Den Cumaceen fehlen Lichtsinnorgane gleichfalls völlig oder sind rückgebildet. Blind sind auch die nächst den Copepoden wichtigsten Charaktertypen des Plankton, die Appendicularien (Copelaten).

Bei den vielen blinden Tiefseeformen kann man nicht ohne weiteres sagen, ob ihre Blindheit derjenigen anderer Planktontiere an die Seite zu stellen ist, oder auf Lichtmangel im Lebensbezirk zu beziehen ist (woran besonders bei den Grundformen zu denken wäre). Bei der weiten Verbreitung leuchtender Formen in der Tiefe kann jedenfalls nicht von völligem Lichtmangel gesprochen werden.

So finden sich unter den Tiefseefischen die blinden Vertreter der Zoarciden, Barathronus und Aphyonus, ferner Cetomimus und den mit völlig rückgebildeten Augen ausgestattete Zitterrochen Benthobatis. Unter den Dekapoden sind Vertreter der Eryoniden und die den Astaciden zugehörige Gattung Nephropsis blind. Ferner besitzen mehrere Brachyaren, Galateiden, Penaeiden, Sergestiden und Schizopoden rückgebildete Augen, und von den Amphipoden und Isopoden ist eine sehr bedeutende Anzahl blind (17). Dagegen ist unter den Kephalopoden erst eine einzige blinde Form durch Chun (260) bekannt geworden, Cirrothauma murrayi Ch., die pelagisch in der Tiefsee lebt.

Nicht alle Tatsachen der Verbreitung oder des Fehlens von Sehorganen sind aber unter diesen Gesichtspunkten verständlich: Wir finden Formen, die in völliger Finsternis leben und doch wohlausgebildete Augen haben, und kennen Organismengruppen, die im Hellen leben, aktive Bewegungen in Menge ausführen, und bei denen doch keine Sehorgane bekannt sind.

Da ist zunächst die Ordnung der Polystomeen, parasitischer Würmer, bei denen trotz dieses Parasitismus und trotz dunkler Wohnorte Sehorgane angetroffen werden.

Polystomum integerrimum aus der Harnblase des Frosches, Tristomum papillosum aus den Kiemenhöhlen von Xiphias und eine größere Zahl von Kiemenhöhlen-Parasiten der Fische haben Lichtsinnorgane, dagegen fehlen bei dem gleichfalls in Kiemen schmarotzenden Gyrodactylus elegans die Augen völlig.

Das Gegenstück liefern die Schlangensterne (Ophiuriden). Bei ihnen fehlen die Lichtsinnorgane, obgleich diese Tiere vom Littoral an in allen möglichen Meerestiefen leben, nicht zum Plankton gehören und nicht festgewachsen sind.

Scheint ein solches Defizit bei relativ wenig lebhaften, tief stehenden Tieren noch nicht gar so wunderbar, so setzt doch die Erfahrung in höchstes Erstaunen, daß es unter den hochentwickelten lebhaften Ameisen eine Reihe Genera gibt, die völlig, oder fast völlig blind sind.

Die Dorylus-Arten Afrikas, die Aenictus-Arten Asiens und die Eciton-Arten Amerikas sind Beispiele hierfür. Alle die genannten Genera sind Raubameisen, die auf weiten Beutezügen viel verschlungene Wege zurücklegen, in großen Kolonnen marschieren, und wieder zum Neste zurückkehren, ohne daß ein Auge sie hierbei leitet. Blind sind auch die Arbeiterinnen der Genera Anomma, Typhlopone, Typhlomyrmex, Amblypone, Syscia und alle Arbeiter und Soldaten der sog. »weißen Ameisen« der Gattung Termes, die in ihrer Lebensweise den Ameisen ähnlich sind, im System aber als Orthopteren weit von ihnen abstehen.

Es muß ein hochentwickelter Sinn sein, der es diesen Tieren ermöglicht, ohne die Verwendung des Sinnesgebietes, aus dem die große Masse der Tiere ihre Signale über die Beschaffenheit der Umwelt bezieht, solche Leistungen zu vollbringen.

Wo es sich aber um Regulierung besonders lebhafter und präziser Bewegungen handelt, da spielt wohl auch bei Ameisen das Auge eine wesentliche Rolle. Wenigstens liegt es außerordentlich nahe, die Erfahrung, daß die brasilianische Ameisenart Gigantiops destructor Fab., die von Zweig zu Zweig springt, durch enorm stark entwickelte Augen ausgezeichnet ist (Emery 108), in diesem Sinne zu deuten.

Bei fliegenden Tieren kommt Blindheit, soviel bekannt, überhaupt nicht vor. Die geringe Ausbildung der Augen bei Fledermäusen ist in dieser Hinsicht eine höchst auffällige Tatsache. Sicherlich unterstützt hier irgendein anderes Sinnesgebiet die Leistungen des mangelhaft entwickelten Sehorgans, und zwar werden wir an das Gehör denken müssen.

Die Leistungen der Lichtsinnorgane.

§ 16. Wir werden im weiteren Verlauf der Darstellung noch oft die Frage zu erörtern haben: wie wirkt diese oder jene Einrichtung auf das Sehen eines Tieres? und wir werden uns eine ganze Reihe von Vorstellungen über die spezielle Art des Funktionierens der einzelnen Sehorgane bilden, auf Grund der anatomisch festgelegten Tatsachen. Vorbedingung zu dieser Art des Erschließens ist aber, daß wir bereits einige generelle Vorstellungen über die Frage mitbringen: was sehen die verschiedenen Tiere?

Es wurde schon darauf hingewiesen, daß die Bewegungsreaktion der einzige Indikator ist, der uns zeigt, ob Tiere sehen und unter geeigneten Bedingungen, was sie sehen. Hier kann also nur die direkte biologische

Beobachtung uns die Grundlagen zur Entwicklung der genaueren Vorstellungen über das Sehen der Tiere geben.

Es ist äußerst schwierig, die Grenze der Leistungsfähigkeit eines Sehorgans anzugeben, ja überhaupt zu sagen, ob eine bestimmte Veränderung der Umgebung von einem Tier »gesehen« worden ist.

Aus eigener Erfahrung wissen wir, daß man sehr vielerlei sehen kann, ohne daß irgendeine Bewegung es äußerlich verrät. Bei Registrierung des Pulses oder der Atmung sind allerdings vielerlei Einflüsse zu konstatieren, die der einfachen Beobachtung entgehen, aber zur Entscheidung der Frage, was Tiere sehen, sind derartige Methoden noch nicht verwandt worden.

Wenn es gilt, die relative Helligkeit zweier homogenen oder gemischten Lichter zu bestimmen, so können uns die phototaktischen Bewegungen der Tiere als Indikator dienen. Zahlreiche Tiere, besonders Insekten, Krebse und Fische haben die Eigentümlichkeit, stets die hellsten oder dunkelsten Stellen, die ihnen zugänglich sind, aufzusuchen. Entwerfen wir ein Spektrum in dem Raum, der die Tiere enthält, so wird die Ansammlung, welche nach einiger Zeit entsteht, die hellste bzw. dunkelste Stelle bezeichnen. Die Verteilung der Tiere in den verschiedenen Spektralbezirken als den zahlenmäßigen Ausdruck der relativen Helligkeiten dieser Bezirke anzusehen, hat vielfache methodische Bedenken. Exakt läßt sich die relative Helligkeit nur durch Versuche ermitteln, in denen Helligkeits- oder Farben-Gleichungen hergestellt werden, d. h. in denen der Raum, der die Tiere enthält, mit zwei Lichtern beleuchtet wird, deren eines abstufbar ist, und solange variiert wird, bis keines der beiden Lichter mehr bevorzugt wird.

Operiert man dabei mit demselben Licht in beiden Abteilungen und variiert nur die Intensität, so kann man hierdurch die Unterschiedsempfindlichkeit untersuchen, doch dürfen Werte, die auf diese Weise gefunden sind, nicht ohne weiteres mit dem Werten der Unterschiedsschwelle beim Menschen identifiziert werden, da wir nicht wissen, wie stark überschwellig ein Helligkeitsunterschied sein muß, damit er eine gerichtete Bewegung auslöst.

Nächst den phototaktischen Bewegungen können zum Studium der Helligkeitswerte auch Bewegungen benutzt werden, die man im Anschluß an die Nomenklatur der Botanik als »photonastische« bezeichnen kann, d. h. Bewegungen, zu deren Zustandekommen es keines räumlichen Gradienten des Lichtreizes bedarf, sondern bei denen eine allseitige gleichmäßige Lichtmehrung oder Lichtminderung als Reiz wirkt. Hierher wären die Bewegungen der Siphonen von Muscheln bei Belichtung oder Verdunkelung zu rechnen und ebenso die entsprechenden Lichtreflexe der Seeigel sowie der Aktinien.

Spezielle Fälle photonastischer Bewegungen stellen diejenigen dar, die an den Pupillenmuskeln von Kephalopoden und Wirbeltieren zu beobachten sind, vielleicht würde auch die Pigmentwanderung im Insektenauge und der Kontraktionszustände der Chromatophoren bei Kephalopoden eine ähnliche Verwendung gestatten.

Einen höchst sonderbaren Fall haben wir bei den Augenmuskeln von Daphnia, die auf Lichtmehrung und Lichtminderung bestimmte Kontraktionen ausführen, wodurch das Auge »Belichtungs«- und »Verdunkelungs«-bewegungen macht, die zum Studium des relativen Reizwertes spektraler Lichter geeignet sind.

Bei höheren Tieren endlich kann man durch die Futtermethode (s. u.) oder ganz generell durch Dressurmethoden recht weit in die Kenntnis des Licht- und Farbensinnes eindringen.

Die erste Frage ist, ob die Grenzen des Spektrums, die unser Auge feststellt, eine allgemeine Gültigkeit beanspruchen können. Die Begrenzung am langwelligen Ende ist in hohem Maße von der Lichtintensität abhängig, aber nirgends haben die vergleichenden Versuche Anlaß zu der Annahme gegeben, daß irgendein Tier das Spektrum an dieser Seite merklich ausgedehnter sieht, als das menschliche Auge.

Anders liegen die Dinge für das kurzwellige violette Ende.

Lubbock beobachtete an Ameisen und Daphnien, daß sie die Beleuchtung mit ultraviolettem Licht Reaktionen zeigten. Die Ameisen suchen stets die dunkelste Stelle im Nest auf und tragen hierhin auch ihre Puppen.

Hatten die Tiere die Wahl zwischen zwei Abteilungen mit Licht, das für das menschliche Auge gleichmäßig violett erschien, von denen aber die eine (violette Glasplatte) Ultraviolett enthielt, die andere nicht (violette Lösung von Kupferoxydammoniak), so wurde stets der Raum unter der Lösung gewählt. (Unter dem Glase 9 Tiere, unter der Lösung 710.)

Wird andererseits das Nest mit flachen Schalen bedeckt, deren eine Wasser, die andere Schwefelkohlenstoff enthält, der das Ultraviolett sehr vollständig absorbiert, so sammeln sich die Ameisen stets in diesem, für sie viel dunkleren Teil des Nestes, während einem menschlichen Auge beide Teile gleich hell erscheinen.

Daß diese Wirkung der, für uns unsichtbaren, ultravioletten Strahlen durch das Auge vermittelt werden, bewies Forel indem er zeigte, daß Tiere, denen die Augen mit schwarzem Lack überzogen sind, keine Reaktionen auf Licht irgend welcher Wellenlänge zeigen, obgleich ihre Fähigkeit auf Reize zu reagieren (z. B. auf Temperaturschwankungen oder Luftzug) durch die Lackmaske in keiner Weise leidet.

Bei den Daphnien, die stets die hellste Stelle aufsuchen, ließ sich gleichfalls ein Reizwert des ultravioletten Lichtes zeigen. Der Nachweis ist hier nur in Versuchen zu erbringen, in denen den Krebsen die Wahl zwischen Ultraviolett und Dunkelheit gelassen wurde, wo also für das menschliche Auge überhaupt völlige Dunkelheit herrschen würde.

Lubbock teilte das Ultraviolett noch in zwei Abschnitte, den, der direkt auf den sichtbaren Teil des Spektrum folgt, und einen noch stärker ultravioletten und erhielt beispielsweise folgende Verteilung:

Ultraviolett . . . 105
stärker Ultraviolett 9
Dunkel 6

Müßte man sich nach diesen Erfahrungen vorstellen, daß das für uns unsichtbare Ultraviolett für die Ameisen und Daphnien eine besondere Farbenqualität bedeutete, über deren Art wir uns keinerlei Vorstellung machen könnten, und deren Beimischung zu den übrigen spektralen Farben Lichtgemische besonderer Art ergeben würde, so hieße das, daß die Welt der Farben für Ameisen und Daphnien eine ganz andere sei, als für unser Auge.

Hess hat nun aber gezeigt, daß die Dinge nicht so liegen: die lichtbrechenden Gewebe der Augen bei Insekten und Krebsen besitzen in hervorragendem Maße die Eigenschaft, im Ultraviolett zu fluoreszieren, und auf dieses Fluoreszenzlicht, das auch für unser Auge sichtbar ist, reagieren die Tiere, wenn ultraviolette Strahlen auf sie einwirken.

Zeigte bei den Arthropoden das Experiment Strahlen als wirksam, die es für unser, durch die Linse von ultraviolettem Licht gut geschützten Auge, nicht sind, so lehrten die Versuche von Hess an einigen Sauropsiden (Schildkröten, Tagvögeln) eine bedeutende Verkürzung des Spektrums am kurzwelligen Ende.

Die Tiere verhielten sich so, wie ein menschliches Auge, das durch ein Glas sieht, das gelb bis rot (je nach der Spezies etwas verschieden) gefärbt ist.

Auch hier konnte Hess den Grund für dies Verhalten in den physikalischen Bedingungen der Augen von Tagvögeln und Schildkröten nachweisen. Die farbigen Öltröpfchen, deren Vorkommen in den Sehelementen dieser Tiere wir schon erwähnten, bilden Lichtfilter, die den kurzwelligen Teil des Spektrums mehr oder weniger weit auslöschen, so daß nur Strahlen oberhalb einer gewissen Wellenlänge zu den lichtrezipierenden Elementen, den Außengliedern der Netzhautzapfen, gelangen.

Es liegt also auch hier kein Grund vor, anzunehmen, daß eine physiologische Wirkung des Lichtes bestimmter Wellenlängen, die unser Auge zu rezipieren vermag, bei Reptilien und Vögel fehlte, um so weniger, als diejenigen Formen, denen die Öltropfen fehlen, eine solche Verkürzung des Spektrums nicht erkennen lassen.

Für die Frage nach der Unterschiedsempfindlichkeit der verschiedenen Sehorgane für Licht verschiedener Intensität haben die objektiven Methoden bisher nur wenig Material geliefert. Hess hat einige Bestimmungen ausgeführt. Bei Daphnia konnte er die erwähnten Belichtungs- bzw. Verdunkelungsbewegungen des Auges erhalten, wenn die Lichtintensitäten im Verhältnis von 1 : 1,44 variiert wurden, und bei Fischen, die positiv phototaktisch waren, trat die Bevorzugung des helleren Lichtes schon ein, wenn es sich zu dem schwächeren wie 1,2 : 1 verhielt, die größte Unterschiedsempfindlichkeit aber fand er bei Artemia salina, die negativ phototaktische Reaktionen schon zeigte, wenn die Intensitäten der Reizlichter sich etwa wie 1 : 1,1 verhielten.

Wie schon betont können wir diese Reaktionen, die bei einer Lichtmehrung oder -minderung von 10, 20 bzw. 40% auftreten, nicht als den Ausdruck der Unterschiedsschwelle betrachten, wir werden vielmehr die Intensitätsunterschiede, die Bewegungen auszulösen vermögen, schon als erheblich überschwellig betrachten dürfen.

Die interessantesten Resultate haben die objektiven Methoden zur Untersuchung des Licht- bzw. Farbensinns der Tiere für die Fragen der relativen Helligkeit der einzelnen Spektralteile ergeben. Wir müssen hier über die zahlreichen und gründlichen Arbeiten von Hess berichten, durch die dieser Forscher die vergleichende Physiologie des Licht- und Farbensinnes der Tiere auf eine exakte Basis gestellt hat.

Es wird dabei zweckmäßig sein, die Resultate getrennt zu besprechen, welche sich beziehen auf die:

1. Wirbellosen einschließlich des Amphioxus.
2. Die Fische.
3. Die höheren Wirbeltiere.

1. Eine stattliche Anzahl Wirbelloser hat Hess unter Anwendung der oben skizzierten Methoden auf ihren Licht- und Farbensinn untersucht. Aus dem Stamm der Mollusken wurden geprüft: eine Anzahl Muscheln (Solen ensis, Solen siliqua, Pholas dactylus, Psammobia vespertina, Cardium tuberculatum) und drei Kephalopoden, Eledone, Sepia und Loligo, letztere nur im Embryonalzustande. Unter den Arthropoden kamen zur Untersuchung:

    1. Krebse:

        Ord. Podophthalmata (stieläugige Schalenkrebse) Fam. Mysidae: Podopsis slabberi,

        Ord. Amphipoda (Flohkrebse): Atylus swammerdamii,

        Ord. Cirripedia (Rankenfüßler): Balanus perforatus in Form von Nauplien,

        Ord. Copepoden (Ruderfüßer): einige nicht näher bestimmte planktonische Arten,

        Ord. Ostracoden (Muschelkrebse): Cypridopsis,

        Ord. Phyllopoda (Blattfüßer): Daphnia,

        Ord. Branchiopoda (Kiemenfüßer): Artemia salina.

2. Insekten:

    Ord. Coleoptera (Käfer): Coccinella septempunctata (Marien-
käfer),

    Ord. Lepidoptera (Schmetterlinge): Raupen von Porthesia
chrysorrhoea (Goldafter), Hyponomeuta variabilis (Hecken-
motte), Dasychira fascelina, Lasiocampa patatoria (Pelz-
spinner), Phragmatobia fuliginosa,

    Ord. Diptera: Musca (Stubenfliege), Culex pipiens (Stechmücke)
als Imago und als Larven.

    Ord. Hymenoptera (Hautflügler): eine nicht näher bestimmte
Chalcidiide (Zehrwespe).

Endlich reiht sich diesen Formen ohne weiteres der Amphioxus an.

Für alle diese Formen ergab sich übereinstimmend bei Anwendung der
verschiedenen objektiven Methoden, die Hess in sinnreicher Weise vielfach
den Eigenarten der einzelnen Spezies entsprechend modifiziert hat, das
höchst bemerkenswerte Resultat,
daß für sie die hellste Stelle des
Spektrums im Gelbgrün bis Grün
liegt und daß von diesem Punkte
aus die Helligkeit nach dem roten
Ende sehr rasch, nach dem vio-
letten Ende langsamer abnimmt.
Diese Verteilung der Helligkeitswerte entspricht derjenigen des
total farbenblinden menschlichen
Auges und stimmt damit mit
jener Verteilung der Helligkeit
überein, die das normale menschliche Auge bei völliger Dunkel-

Fig. 2.

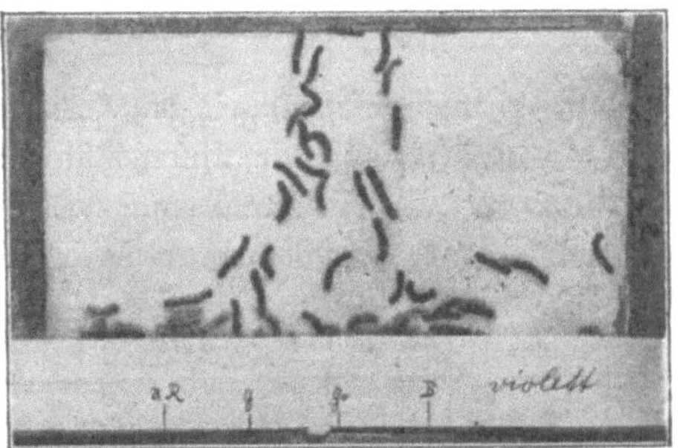

Positive Phototaxis von Porthesia chrysorrhoea in
verschiedenen Spektralteilen nach C. Hess.

adaptation zeigt, wo wir — nur mit dem Stäbchenapparat sehend — keine
Farben unterscheiden, und das normale Auge sich gerade so verhält, wie
das total farbenblinde Auge bei jeder Beleuchtungsintensität.

Bei den meisten der aufgezählten Formen war es nur möglich, qualitativ diese Ähnlichkeit der Helligkeitswerte festzustellen, bei einigen Formen
aber ließen sich durch Herstellung geeigneter Farbengleichungen messende
Versuche über das zahlenmäßige Verhältnis der Helligkeiten der verschiedenen
Spektralbezirke durchführen.

In der folgenden Tabelle sind für den Krebs Podopsis und eine Schlupfwespe (Chalcidiide) die relativen Werte nach Hess angeführt und zum Vergleich enthält der vorletzte Stab die Dämmerungswerte des menschlichen
Auges nach Kries' Zahlen berechnet. Außerdem sind die Zahlen angegeben,

die Lubbock für die Verteilung von Daphnia auf die verschiedenen Spektralteile fand, Zahlen, die zwar nicht mit denjenigen Hess' an Exaktheit zu
vergleichen sind, aber doch sehr gut die weitgehende Übereinstimmung mit
den Dämmerungswerten des menschlichen Auges zeigen.

Fig. 3.

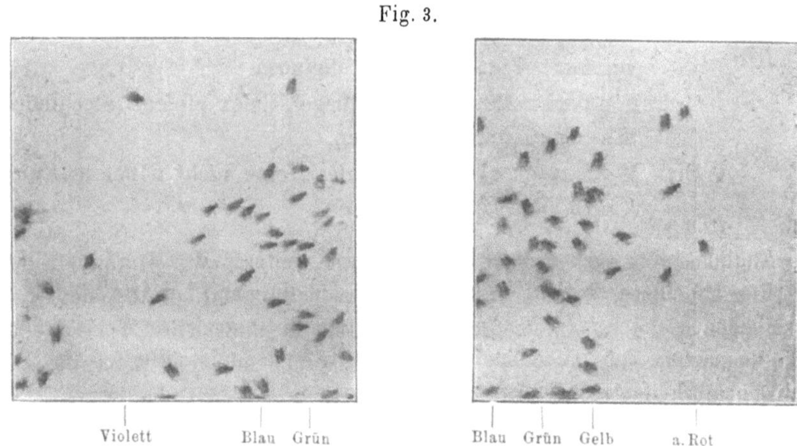

Stubenfliegen. Ansammlungen in verschiedenen Spektralteilen nach C. Hess.

Die große Gleichartigkeit im Verhalten von Daphnia, Podopsis und der
Schlupfwespe (für alle Lichtintensitäten) tritt deutlich hervor und die Übereinstimmung mit den Dämmerungswerten des dunkeladaptierten (bzw. total
farbenblinden) menschlichen Auges ist eine auffällige.

Relative Helligkeit der Spektralfarben.

Farbe	Wellenlänge $\mu\mu$	Daphnia nach Lubbock	Podopsis nach Hess	Schlupfwespe nach Hess	Mensch Dämmerungswerte nach Kries	Mensch Peripheriewerte (helladaptiert)
Rot	670		—	—	—	20
	650—620	12,8	1	3,8	4,2	60
Orange	600—590		9	25	10	**100**
Gelb	—	20	—	50	—	—
Gelbgrün . . .	540	**100**	**100**	**100**	**100**	45
Grün	525					
Blau	480	10	56	17,5	16	10
Violett	461	1,7	14	—	10	—
			2	—	2	—

Zum Vergleich enthält der letzte Stab die Helligkeitswerte der helladaptierten Netzhautperipherie des Menschen, die ganz anders ausfällt, indem das Maximum im Orange liegt, die roten Lichter einen sehr hohen
Reizwert haben, die blauen dagegen einen sehr geringen.

Es scheint auf den ersten Blick, als bestünde ein Widerspruch zwischen diesen Ergebnissen einer vergleichenden Physiologie des Licht- und Farbensinnes und einer Reihe von Beobachtungen der Blütenbiologie, die die Faktoren ermittelt, welche die Insekten zum Besuch der Blumen anregen.

Die alte, durch Sprengel, Darwin u. A. befestigte Lehre, daß die Blütenfarben den Reiz abgeben, der die Insekten zum Besuch anlockt, wurde von Plateau in einer Reihe von Arbeiten bestritten.

Der Streit um die Bedeutung der Farben, der sich hierauf entspann, und in dem Forel, Kienitz-Gerloff, Giltay, v. Buttel-Reepen, Detto für die ältere Theorie eintraten, hat die Frage wohl endgültig geklärt.

Bei den Beobachtungen über den Besuch normaler, oder bestimmter Teile (Krone, Antherensäulen usw.) beraubter Blüten muß streng darauf geachtet werden, daß die Bienen, Hummel oder sonstige Insekten, nicht schon auf die blühende Pflanze und auf die Stellen der Blüten »eingeflogen« sind. Hat eine Biene erst mehrfach eine Blüte besucht, so kann sie den Weg zurückfinden, auch wenn vielerlei äußere Merkmale, die sie beim ersten Anfluge leiteten, in Wegfall gekommen sind. Am besten wird der Fehler vermieden, wenn die blühenden Pflanzen zu dem Versuch an eine Stelle gebracht werden, die vorher nicht von Bienen besucht wurde.

Versuche, die unter Vermeidung dieser Fehlerquelle angestellt wurden, haben wieder aufs deutlichste gezeigt, wie maßgebend die Farben der Blüten für den Insektenbesuch sind, z. B. fand Giltay (196), daß unter ganz gleichen Bedingungen entkronte und intakte Blüten von Klatschrosen (Papaver rhoeas) im Verhältnis von 10:134 besucht wurden, und Detto (208) konnte es durch eine Reihe sinnreicher Versuche höchst wahrscheinlich machen, daß nicht nur die Orientierung im Anflug eine rein optische ist, sondern auch z. B. das Auffinden der Nektarien innerhalb der Blüte von Althaea rosea mit Hilfe der Augen erfolgt.

Der Widerspruch ist aber nur ein scheinbarer. Wohl unterscheiden die Insekten die einzelnen Teile der Blüte, die verschieden gefärbt sind — weiter lehren die Beobachtungen der Blütenbiologie nichts — aber diese Unterscheidung erfolgt durch die verschiedene Helligkeit nicht durch den verschiedenen Farbenwert der Teile, wir dürfen uns nicht mehr vorstellen, daß die Insekten die Welt so bunt sehen wie wir, sie sehen sie »grau in grau.«

2. Die Fische.

Über die Frage nach den Helligkeits- und Farbenwerten für Fischaugen hat sich ein lebhafter Streit entwickelt. Die Versuche von Hess (241, 250) sind denen der älteren Autoren, die z. B. mit verschiedenfarbigen Ködern arbeiteten, so weit überlegen, daß auf letztere einzugehen keinen Wert mehr hat, dagegen bestehen zwischen einigen neueren Versuchen von Bauer (244) und Frisch (261) und den Angaben von Hess zum Teil Widersprüche.

Nach HESS verhalten sich die Fische genau so, wie wir es für die Wirbellosen einschließlich der Amphioxus schon erfuhren, der Reizwert der verschiedenen spektralen Lichter entspricht demjenigen der totalfarbenblinden, bzw. des dunkeladaptierten menschlichen Auges. Mit diesen Resultaten stehen auch eine Reihe von Versuchen BAUER's, die dieser Autor im Sinne eines Nachweises des Farbensinnes der Fische deutet, durchaus im Einklang, und zwar gilt diese Verteilung der Helligkeiten sowohl für das dunkel- wie für das helladaptierte Fischauge, d. h. es gelingt für das Fischauge nicht der Nachweis des Purkinje-Phänomens. So liegen die Dinge für Atherina hepsetus, Iulis pavo, junge Leuciscus rutilus u. a. Demgegenüber behauptet BAUER, daß für Charax puntazzo die Dinge anders liegen, dieser Fisch soll im farblosen Licht keine positive oder negative Phototaxis zeigen, dagegen bei Anwendung von rotem Licht dieses fliehen, was also bedeuten würde, daß das Rot außer dem Helligkeitswert einen Farbenwert für die Fische hätte. Das prinzipielle Wichtige in diesem Falle ist der Nachweis, daß einfache Helligkeitsdifferenzen keine gerichteten Bewegungen auslösen, daß keine positive Phototaxis besteht, aber gerade in diesem Punkte widerspricht HESS auf Grund seiner Erfahrungen den Angaben BAUER's, da er positive Phototaxis bei Charax puntazzo beobachtet hat. In diesem Falle aber verliert die Reaktion auf Rot jedes Interesse.

Auch den Versuch des Nachweises des Purkinje-Phänomens durch BAUER hat HESS scharf kritisiert, und er kann z. Z. nicht mehr als erbracht angesehen werden.

Es würde nach all dem scheinen, als stimmten die Fische durchaus in ihren Lichtreaktionen mit den Wirbellosen überein, d. h. die verschiedenen objektiven Lichter hätten für sie nur verschiedene Helligkeitswerte, nicht verschiedene Farbenwerte.

Wenn wir den Stäbchenapparat der Wirbeltiernetzhaut als den Helldunkelapparat, den Zapfenapparat dagegen als den Farben-Rezeptionsapparat betrachten, so wird dies Resultat nur in sofern unbefriedigend erscheinen, als der Fischnetzhaut die Zapfen keineswegs fehlen.

BAUER hat den Versuch gemacht, seine Anschauung über den Farbenwert spektral verschiedener Lichter für Fische dadurch gegenüber HESS zu halten, daß er das Hervortreten der Farbenwerte nur bei heller Beleuchtung, bei starker Helladaptation annimmt, aber auch diese Annahme läßt sich, wie HESS gezeigt hat, nicht halten.

Nun kommen einige Erfahrungen von FRISCH (261) hinzu, die die Frage weiter komplizieren. Dieser Autor beobachtete den Farbenwechsel, den verschiedene Fische, besonders die gemeine Ellritze (Phoxinus laevis L.) auf verschiedenfarbigem Untergrund erleiden, einen Reflex, der durch das Auge vermittelt wird. Es erfolgt hierbei sowohl eine Veränderung der Helligkeit wie der Farbe der Fische, und zwar mit sehr verschiedener

Geschwindigkeit, denn während durch die Veränderung im Kontraktionszustande der schwarzen Pigmentzellen in wenigen Sekunden die dem Untergrunde entsprechende Aufhellung bzw. Verdunkelung erfolgt, erfordert die Farbenänderung Stunden. Die erste Aufgabe war, nun ein Grau zu finden, das für den Fisch ebenso hell war, wie bestimmtes farbiges Papier — der Autor wählte Gelb —; dies gelingt, so daß zwei Fische auf diesen beiden Unterlagen gleich hell sind; wurde ein helleres Grau angewendet, so erfolgte beim Übertragen auf das Gelb Verdunkelung, wurde ein dunkleres Grau gewählt, so hellte sich der Fisch auf dem Gelb auf.

Würden nun für die Ellritze die Farben ausschließlich einen bestimmten Helligkeitswert besitzen, so müßten die beiden Fische, die auf den gleich hellen Grau und Gelb liegen, dauernd gleich gefärbt bleiben, wie sie es während der ersten Minuten sind. »Das ist aber nicht der Fall; vielmehr expandieren sich bei dem Gelbtier nach einiger Zeit die gelben und roten Chromatophoren. Wann dies eintritt, hängt von verschiedenen Umständen, vor allem von der Übung des Tieres ab. Bei gut geübten Fischen ist die Reaktion nach $1/2$ Stunde bereits deutlich, bei solchen, die ihre farbigen Pigmentzellen lange nicht expandiert hatten, erst nach vielen Stunden. «

Auch für rote Unterlagen wurde dieser Nachweis eines Farbenwertes erbracht, sowie durch Blendungsversuche festgestellt, daß die Farbenänderung nur mit Hilfe der Augen, nicht durch direkte Wirkung auf die Chromatophoren der Haut erfolgt.

Es ist schwer sich ein Bild davon zu machen, in welcher Weise ein solcher Farbenwert bestimmter Lichter, wie es hier nachgewiesen ist, dessen Erfolge erst nach halben oder ganzen Stunden zutage treten, auf das Sehen einwirkt, bei dem Bruchteile einer Sekunde genügen, um den maximalen Erregungszustand der Lichtsinnwelle zu erreichen, ja es scheint, als ob man kaum eine Beimischung farbiger Empfindungen zu den nur der Helligkeit nach verschiedenen momentanen Lichtwirkungen auf Grund dieser Erfahrungen wird annehmen können, wie sie ja in der Tat nach Hess bei Fischen stets vermißt werden.

3. Die höheren Wirbeltiere.

Die zahlreichen Experimentaluntersuchungen über das Sehen der höheren Wirbeltiere, Amphibien, Reptilien, Säugetiere, Vögel, haben im allgemeinen eine weitgehende Übereinstimmung dieser Formen untereinander ergeben. Daß durch rein physikalische Momente die Grenzen des Spektrums verschoben werden können, wodurch auch die Farbengleichungen bestimmte Änderungen erleiden, wurde schon erwähnt. Die Verteilung der Reizwerte in den Augen der höheren Wirbeltiere entspricht bei Dunkeladaptation dem dunkeladaptierten, bei Helladaptation dem helladaptierten

Menschenauge, d. h. für diese Augen gilt das Purkinje-Phänomen. Daß auch in diesen Klassen Spezies vorkommen, die keine getonten Farben rezipieren, dafür spricht schon die anatomische Tatsache, daß vielen Säugetieren die Zapfen fehlen (Maus, Wassersäugetiere, Tiger) und auch einige experimentelle Erfahrungen konnten bei der Maus einen Farbensinn nicht sicherstellen.

4. Zusammenfassung.

Zusammenfassend können wir über den Licht- und Farbensinn der Tiere folgendes sagen:

Die verschiedene Ausdehnung des wirksamen Spektralbezirkes bei einzelnen Tieren hat rein physikalische Gründe: Die Verlängerung des Spektrums im kurzwelligen Teil (Ameisen, Daphnien) beruht auf der Fluoreszenz der Augenmedien im Ultraviolett, es wird also nicht eigentlich das kurzwellige Licht, sondern das langwelligere Fluoreszenzlicht gesehen.

Eine Verlängerung des optisch wirksamen Spektrums über die (nicht ganz scharfe) Grenze des Rot hinaus, die für das menschliche Auge gilt, konnte nirgends nachgewiesen werden. Bei Reptilien und Tagvögeln ist der kurzwellige Teil erheblich verkürzt, und diese Verkürzung beruht auf einer rein physikalischen Bedingung, auf der Lichtabsorption in den gefärbten Ölkugeln der Sehelemente, durch die das terminale Licht verändert wird. Innerhalb des wirksamen Spektralbereiches ändert sich die physiologische Wirkung als Funktion der Wellenlänge. Das Maximum der Wirkung liegt im Gelbgrün. Dabei verhalten sich alle Wirbellosen so, wie ein total farbenblinder oder ein dunkeladaptierter (farbentüchtiger) Mensch, d. h. wir haben keinen Grund zu der Annahme, das Wirbellose getonte Farben zu empfinden vermögen, es werden vorläufig alle Beobachtungen genügend erklärt durch die Annahme, daß sie nur ungetonte Helligkeitsunterschiede zu perzipieren vermögen.

Der Reizwert roten Lichtes ist für alle diese Formen außerordentlich gering. Ebenso wie die Wirbellosen verhalten sich der Amphioxus und die bisher genau untersuchten Fische, auch bei ihnen entspricht die Verteilung der Helligkeitswerte derjenigen beim total farbenblinden Menschen und es fehlt jede Andeutung des Purkinje-Phänomens. Bei Amphibien und Säugetieren, Reptilien und Vögeln entspricht die Art der Farbenrezeption sehr nahe derjenigen des Menschen: alle diese Tiere rezipieren getonte Farben und zeigen bei genügender Herabsetzung des Lichtes das Purkinje-Phänomen.

Noch weniger, als über das Farbensehen der Tiere wissen wir von ihrer Fähigkeit der Tiefenwahrnehmung. Ob und inwieweit bei Wirbellosen — besonders Krebsen, Insekten und vielleicht Kephalopoden — überhaupt die Fähigkeit einer dreidimensionalen Auffassung der Sehdinge besteht, wissen wir nicht.

Einen objektiven Nachweis dieser Fähigkeit hat Waugh (255) für die Maus versucht: er setzte die Tiere auf eine Platte, die in verschiedener Höhe über einen Tisch angebracht werden konnte, und bestimmte die Zeit, welche verging, bis die Maus den Sprung ausführte. Hierbei zeigte sich sehr deutlich ein Einfluß der Höhe, z. B. sprang eine Maus aus 15 cm Höhe erst nach 45 Sekunden während sie aus 12 cm Höhe nach 7, aus 6—8 cm nach 3,4—3,5 Sekunden gesprungen war. Yerkes hat für die Schildkröte ähnliches beobachtet.

Dafür, daß manche Tiere binokular fixieren können, und so für sie dieselbe Möglichkeit besteht, quer disparate Netzhauterregung zu verschmelzen und die Schätzung »näher« (bei Temporaldisparation) oder »ferner« (bei Nasaldisparation) zu gewinnen, sprechen eine Reihe von Beobachtungen, z. B. ziehen Hühner, für die der Scheitel des binokularen Gesichtsraumwinkels etwa 2,5 cm vor der Schnabelspitze liegt, vor dem Aufpicken eines Kornes den Kopf um 3—4 cm zurück, also so weit, daß eine Abbildung in beiden Augen stattfindet (Tschermak 254). Das Pferd folgt bis auf 1 oder 1 1/2 m einem sich nähernden Objekte binokular, erst bei noch stärkerer Annäherung wendet es den Kopf seitlich und sieht monokular. Beim Pferde sind auch nach plötzlichem Verlust oder nach Verdecken eines Auges deutliche Störungen, beispielsweise in der Beurteilung der Weite eines zu nehmenden Hindernisses nachgewiesen (s. Tschermak l. c.).

Die Rolle, die der Gesichtssinn im Leben eines Tieres spielt, hängt ganz wesentlich von der Sehschärfe ab, über die wir aus physikalisch-physiologischen Kenntnissen heraus zwar eine Reihe Betrachtungen anstellen können (s. u.), über die wir aber nur äußerst spärliche experimentelle Daten haben.

Daß bei manchen Fischen die Unterscheidung der Formen sehr schlecht sein muß, lehrt die Beobachtung, daß sie auf ziemlich jeden Gegenstand, den man ins Wasser hält, zunächst einmal anbeißen. Daß bewegte Gegenstände dieses Zuschnappen leichter auslösen als ruhende, zeigt die Bedeutung der Bewegung für die Wahrnehmung.

Auch dieses wenig scharfe Sehen hat aber eine hohe biologische Bedeutung, denn, wie Hess ausführt, sucht und findet der Fisch sein Futter mit Hilfe des Gesichtes, während chemische Sinne hierbei ganz nebensächlich erscheinen.

Das scharfe Auge des Raubvogels ist sprichwörtlich, und seit wir mit immer größerer Sicherheit erfahren, daß das fabelhafte Orientierungsvermögen der Brieftaube auf rein optischer Orientierung beruht, werden wir auch hier hohe Leistungen anerkennen müssen.

Bei den höheren Wirbeltieren, besonders bei Säugetieren und Vögeln hat man in neuerer Zeit versucht durch Dressurmethoden objektive Anhaltspunkte dafür zu gewinnen, was die Tiere zu sehen vermögen. Am

bemerkenswertesten ist dabei vielleicht das Ergebnis, daß Pferde eine ganz
außerordentliche Sehschärfe für minimale Bewegungen haben. Die Entdeckung dieser Tatsache gelang PFUNGST (228a) bei Gelegenheit der Untersuchung »des Pferdes des Herrn v. OSTEN« (»der kluge Hans«), dessen
angeblich intelligente Reaktionen auf Fragen sich als der Erfolg einer unge-
wollten Dressur herausstellten, bei der die unbewußten Dressurhilfen durch
minimale, dem menschlichen Auge entgehende Kopfbewegungen gegeben
wurden, die jeder Mensch ausführt, sobald er fortgesetzte Bewegungen
eines Gegenstandes in Gedanken mitzählt. Die Kopfbewegungen, die als
merkbare Dressurhilfen ausreichten, waren in diesem Falle (bei Herrn
v. OSTEN) nur von dem Umfange 0,2 mm!

B. Spezieller Teil.

I. Die Teile der Lichtsinnorgane.

a) Die nervösen Apparate der Lichtsinnorgane.

1. Die Lichtsinnzellen.

Physiologische Charakteristik der Lichtsinnzelle.

§ 17. Die Sinneszelle ist in ihren Lebenserscheinungen dadurch charakterisiert, daß eine Partialfunktion: die Reaktionsfähigkeit gegenüber
einer bestimmten Reizqualität, in unserem Falle dem Lichtreiz,
auf Kosten aller anderen Funktionen außerordentlich entwickelt ist. Diese
für die Sinneszelle spezifische Fähigkeit ist aber durchaus nicht der
alleinige Ausdruck ihrer Betätigung als lebendiges System. Alle allgemeinen Eigenschaften der lebendigen Substanz besitzt auch die Sinneszelle
ebensogut, wie irgendeine andere Zelle, möge sie auch so wenig differenziert sein, wie etwa eine Amöbe.

Es treten nur nicht alle allgemeinen Lebenserscheinungen ebenso handgreiflich an der Sinneszelle in die Erscheinung, wie die Reizbarkeit für
eine bestimmte Qualität, die hier das Bild der Lebensäußerungen beherrscht.

Über die Ernährung der Lichtsinnzellen können wir nichts Spezielles sagen, überall sind die generellen Bedingungen der Zufuhr von Nah-
rungsstoffen durch die Körpersäfte derart, daß sie den Bedarf unter
normalen Bedingungen decken, nur bei besonders starker funktioneller
Inanspruchnahme können wir Stoffverbrauch auch in den Sinneszellen
nachweisen.

Ob alle die mancherlei Veränderungen, die die Färbbarkeit (sowie Form
und Volumen) der Sehzellenkerne unter der Wirkung länger dauernder Belichtung erfahren sollen, wirklich auf Lichtwirkung zurückzuführen sind,

mag dahinstehen. Für die Kenntnis des tatsächlichen sei auf Garten's (227) Darstellung dieser Verhältnisse verwiesen. Jedenfalls haben eine Reihe von Untersuchungen, die besonders von Pergens begonnen und in gründlichster Weise jüngst von Garten nachgeprüft sind, ergeben, daß bei Verwendung von Methylgrün, Thionin und ähnlichen Farbstoffen eine deutliche Differenz in der Färbbarkeit der Kerne hervortritt, in der Weise, daß in den Hellaugen die Färbbarkeit stets eine geringere ist, d. h. daß der Chromatingehalt der Kerne im Licht abnimmt.

Es ist wohl etwas zu weit gegangen, wenn Pergens auf Grund dieser Befunde von einem, seiner Größe nach abschätzbaren »Nukleinverbrauch« spricht, und Differenzen in dem Umfange dieses Verbrauchs bei Verwendung verschiedenfarbigen Lichtes feststellen zu können glaubt, jedenfalls zeigen uns diese Untersuchungen deutlich, wie bei starker Beanspruchung der Grundumsatz (Ruheumsatz) der Lichtsinneszellen einen so bedeutenden Leistungszuwachs erfährt, daß es zu nachweisbarem Stoffverbrauch kommt.

Deutlich nachgewiesen sind nach Garten (227) diese Unterschiede der Färbbarkeit bei Fischen (Abramis und Leuciscus), Amphibien (Rana und Salamandra maculata), Vögeln, besonders bei der Eule und Säugetieren (Cercopithecus und Macacus).

Von den Produkten, die im Stoffwechsel der Lichtsinnzellen entstehen, ist nur eine Gruppe etwas näher bekannt: die der lichtempfindlichen Farbstoffe, der Sehpurpurarten.

Daß Produkte, wie sie allgemein im Stoffwechsel der lebendigen Substanz entstehen, auch bei der Tätigkeit der Sinneselemente auftreten, ist von vornherein sehr wahrscheinlich, und wenn auch der Nachweis derartiger Produkte an den ganzen Netzhäuten von Wirbeltieren nicht den direkten Beweis dafür liefert, daß auch das Sehepithel in ihrer Entstehung beteiligt ist, so wird man dies doch für höchst wahrscheinlich ansehen dürfen.

Es ist bisher nur die Bildung saurer Stoffwechselprodukte durch die Retina nachgewiesen, die imstande sind, Phenolphthalein zu entfärben. Die isolierte Froschretina entfärbt bei Belichtung binnen weniger Minuten eine rotviolette Lösung von Phenolphthalein (0,3 ccm auf eine Retina), während die Kontrollpräparate im Dunkeln erst nach viel längerer Zeit die Entfärbung zeigen (Dittler 223). Werden die ganzen Tiere im Licht oder Dunkeln gehalten und alsdann die Reaktion der herausgenommenen Netzhäute geprüft, so reagieren die Hellnetzhäute nur spurweise sauerer als die Dunkelretinae. Es werden also im Stoffwechsel der Retina dauernd saure Reaktionsprodukte gebildet. Im Licht nimmt die Menge, die in der Zeiteinheit entsteht, zu. Im Körper kommt es kaum zur Anhäufung dieser Produkte in der Retina, die Stoffe werden offenbar durch andere Gewebe zerstört. Die isolierte Retina ist dagegen nicht fähig, sie zu zerstören, und so kommt es zu Anhäufung der Säure.

Zu den spezifischen Produkten der Lichtsinnzellen müssen ›Sehsubstanzen‹ (Kühne und Steiner) gehören, d. h. Substanzen, die unter der Einwirkung des Lichtes Zustandsänderungen erfahren, Veränderungen, die durch das Nervensystem weitergeleitet und verarbeitet, subjektiv beim Menschen zur Lichtempfindung führen, während objektiv eine Reaktionsbewegung den Erfolg darstellt.

Da wir die chemischen Veränderungen der Lichtsinnzellen bei ihrer Tätigkeit noch nicht zu verfolgen imstande sind, so können solche ›Sehsubstanzen‹ und ihre Veränderungen uns nur dann bekannt werden, wenn sie physikalisch (optisch) besonders charakterisiert, wenn sie gefärbt sind.

Es lag daher nahe zu glauben, man habe eine solche Substanz gefunden, als die Existenz eines durch Licht zersetzbaren Farbstoffes in den Stäbchen - Außengliedern der Wirbeltierretina bekannt wurde (Boll 25, Kühne 27, 28). Der ›Sehpurpur‹, wie dieser Farbstoff in etwas anspruchsvoller Weise genannt wird, ist weit verbreitet im Tierreich.

Unter den Plathelminthen ist er bei zwei Formen bekannt, bei Planaria torva und Polystomum integerrimum (Hesse 136), besonders deutlich bei letzterer Spezies, die im Dunkeln (der Harnblase des Frosches) lebt.

Bei Planaria ist das Sehrot auf eine proximale Zone des Zellkörpers beschränkt, den Stiftchensaum, in dem wir den Lichttransformator zu sehen haben (s. u.).

Unter den Kephalopoden war die Rotfärbung der Netzhautstäbchen sehr ausgesprochen bei Loligo, deutlich bei Sepia, schwach oder gar nicht feststellbar bei Eledone und Octopus (Hess 191).

Bei den Wirbeltieren ist seine Anwesenheit in allen Klassen festgestellt, allerdings in recht verschiedener Ausdehnung.

Die Cyclostomen [Objekt: Petromyzon fluviatilis] zeigen eine auffallend schwache Purpurfärbung, das Aussehen der Retina ist gesprenkelt, so daß man auf die Existenz purpurfreier Elemente schließen darf (Ewald und Kühne).

Bei den Fischen hat der Sehpurpur einen mehr nach dem Violett gelegenen Farbenton (Kühne und Sewall 46), und das Maximum der Absorption liegt dementsprechend bei 540 $\mu\mu$ Wellenlänge, während für Amphibien, Vögel und Säugetiere in gleicher Weise das Maximum bei 500 $\mu\mu$ d. h. im Blaugrün liegt (Köttgen und Abelsdorff 130).

Was die Verbreitung des Sehpurpurs anlangt, so konnte Hess unter den Vögeln bei Huhn und Taube, deren Netzhäute sehr wenige Stäbchen enthalten, nur Spuren nachweisen, auch beim Turmfalken, der neben vielen Zapfen reichlich Stäbchen enthält, ist nur spärlich Sehpurpur vorhanden, dagegen sind die dunkeladaptierten Netzhäute der Ohreule und des Käuzchens, die zahlreiche Stäbchen enthalten, durch reichlichen Sehpurpur prachtvoll rot gefärbt.

Unter dem Einfluß des Lichtes bleicht der Sehpurpur in der isolierten Retina rasch, ohne daß hierbei, wie man früher annahm (EWALD und KÜHNE 101), ein gefärbtes Zersetzungsprodukt, das »Sehgelb« auftritt, die Farbe verblaßt vielmehr einfach (KÖTTGEN und ABELSDORFF 130, NAGEL und PIPER 211).

Die Zeit, welche die Purpurbleiche in Anspruch nimmt, ist bei den Fischen viel kürzer, wie z. B. beim Frosch. Um vom Rot bis zu einem ganz blassen Gelb abzublassen, braucht der Sehpurpur des Frosches wenigstens zehnmal mehr Zeit, als jener der Fische (KÜHNE und SEWALL 408).

Die Frage, ob der Sehpurpur zu der Funktion der Stäbchen, in denen er ausschließlich gefunden wird, in direkter kausaler Beziehung steht, ob er also wirklich eine »Sehsubstanz« ist, muß entschieden verneint werden. Es spricht die Beobachtung von KÜHNE, wonach Frösche mit völlig gebleichter Retina doch noch sehen können, deutlich gegen eine primäre Beteiligung des Sehrots beim Sehakt.

Die Zersetzung und Neubildung des Sehpurpurs sind in ziemlich weiten Grenzen unabhängig von dem Fortbestande der Lebensvorgänge. In der mit 4% Alaun gehärteten Retina bleicht das Stäbchenrot wie in der lebenden Netzhaut und die abgetötete Retina besitzt auch in geringem Grade noch die Fähigkeit der »Autoregeneration« (EWALD und KÜHNE).

Bei Kephalopoden erfolgt die Purpurbleiche an einer stundenlang mit 4%iger Formollösung behandelten Retina ebenso, wie am überlebenden Auge (HESS 136).

Auch das Verhalten der Netzhautströme an der purpurnen und gebleichten Retina spricht gegen eine wesentliche Bedeutung des Stäbchenrots beim Sehakt (s. unten HOLMGREN 45).

Der Sehpurpur ist interessant als ein eigentümliches Produkt des Stoffwechsels vieler Lichtsinnzellen, und seine funktionelle Bedeutung können wir verstehen nach dem Schema der Wirkungsweise der sogenannten »Sensibilisatoren«, die in der photographischen Technik verwandt werden, um die Empfindlichkeit der Platten zu erhöhen.

Daß dem Sehpurpur eine derartige Funktion zukommt, dafür sprechen die Erfahrungen über die Aktionsströme purpurhaltiger und gebleichter Netzhäute, indem bei letzteren die Ströme viel schwächer ausfallen.

Daß die starke Steigerung der Erregbarkeit der Stäbchen in der Dämmerung auf der Anhäufung des Sehpurpurs beruht, dafür spricht mit höchster Wahrscheinlichkeit die vollständige Übereinstimmung der Dämmerungswerte der Netzhaut mit der Energieabsorption durch den Sehpurpur in den verschiedenen Spektralbezirken (PIPER 212).

Eine weitere Gruppe von Stoffwechselprozessen haben wir in der Sekretionstätigkeit einer ganzen Reihe von Sehzellen vor uns.

Bei Mollusken (Arca noae) und Würmern (Branchiomma, Sabella) kommt es vielfach vor, daß die Sehzellen auch Teile des lichtbrechenden Apparates, linsenartige Körper, abscheiden, wie sie sonst gewöhnlich von indifferenten Begleitzellen abgeschieden werden. Bei den segmentalen Lichtsinnorganen des Palolowurmes (Eunice viridis) fehlen gleichfalls indifferente Zwischenzellen zwischen den Lichtsinnzellen, so daß man zu der Annahme gezwungen ist, daß hier die spezifischen Sinneszellen die Abscheidung der Cuticula übernommen haben, die im Gebiete des segmentalen Lichtsinnorganes etwas gegen die übrige Körpercuticula verdickt ist.

Ja selbst bei den Arthropoden scheint noch eine ausgedehnte sekretorische Fähigkeit der Sehzellen möglich zu sein. HESSE (179) beobachtete in den Stirnaugen einiger Libellen (Agrion, Aeschna), daß die eine Reihe der Sehzellen unmittelbar der Hinterfläche der Kornealinse anliegt, da wo sonst die korneagenen Zellen liegen, so daß der Schluß unabweisbar erscheint, daß diese Zellen, deren Natur als Lichtsinnzellen durch den Besitz eines Rhabdom und die Verlängerung in eine Nervenfaser sichergestellt ist, die Fähigkeit besitzen, die Kornealinse als geformtes Sekret zu bilden. Alle diese Beispiele sollen nur zeigen, daß alle allgemeinen Lebenserscheinungen auch an den hochspezialisierten Lichtsinnzellen vorhanden sind, daß wir vollwertige lebendige Gebilde in ihnen vor uns haben, keine physikalischen Apparate, Bolometer oder dergl.

Eine recht auffällige, aber in ihrer Bedeutung völlig unklare Eigenschaft der Sehelemente ist ihre Fähigkeit Bewegungen auszuführen.

Am auffälligsten tritt sie an den Innengliedern der Zapfen hervor, an denen in wenigen Minuten im Licht Verkürzungen, im Dunkeln Streckungen erfolgen (VAN GENDEREN STORT).

Die Längenunterschiede der Innenglieder in Licht- und Dunkelstellung sind oft sehr erheblich. Bei Abramis brama z. B. mißt das Innenglied im Dunkeln 50 μ, im Licht nur 5 μ. Bei der Taube beträgt die Verkürzung infolge des Lichtreizes noch nicht die Hälfte der Länge im Dunkeln.

Von den drei Arten Zapfen der Froschretina (s. unten) verkürzen sie zwei sehr erheblich, relativ sogar noch mehr wie bei Abramis, eine Art, die durch den Mangel eines stark lichtbrechenden Kügelchens im Innengliede ausgezeichnet ist, verkürzt sich nicht, was insofern Beachtung verdient, als auch den kaum oder gar nicht kontraktilen Schildkrötenzapfen das Kügelchen im Innengliede fehlt (ENGELMANN 64).

Sehr geringfügig sind die Zapfenkontraktionen in Augen, denen die Stäbchen ganz oder fast ganz fehlen, so bei Tropidonotus und Testudo graeca (ENGELMANN 109), bei Eidechsen und im Chamäleonauge (s. GARTEN).

Eine nur geringe, aber deutlich nachweisbare Zapfenkontraktion fand GARTEN (227) bei Affen (Cercopithecus, Macacus).

Da es hier nur darauf ankommt, die Fähigkeit Bewegungen auszuführen für die Sehelemente aufzuzeigen, mögen diese Bemerkungen über die Zapfen genügen, an den Stäbchen sind die Bewegungserscheinungen viel weniger auffällig und bestehen in einer Verlängerung unter der Einwirkung des Lichtes, die für Tagvögel (Taube, Huhn, Krähe) und Fische (Aal, Weißfisch, Bley, Hecht) belegt ist (van Genderen Stort, Garten).

Die Produktion von Energie durch die Lichtsinnzellen kommt außer in ihren Bewegungen noch darin zum Ausdruck, daß sie der Sitz elektromotorischer Kräfte sind. Die Netzhautströme, deren Existenz für einige Wirbellose (Krebs, Hummer, Eledone) und viele Wirbeltiere nachgewiesen ist, geben uns ein Mittel in die Hand, sehr feine Umsetzungen, die unter der Wirkung des Lichtes in den Sehelementen vor sich gehen, zu verfolgen.

Die älteren Untersuchungen (Holmgren 45) hatten gelehrt, daß am Bulbus bei Belichtung Schwankungen des elektrischen Stromes auftreten, die bei Verdunkelung schwinden, die direkte Ableitung von der Retina zeigten, daß der Grund dieser Schwankungen im rezipierenden Organ selbst, in der Retina zu suchen sei. Jede hinreichend intensive und plötzliche Schwankung in der Beleuchtungsintensität hat eine komplizierte Schwankung des Retinastromes zur Folge, die in ihrem Ablauf unabhängig von dem Gehalt der Retina an Sehpurpur ist, nur ist die Schwankung an der ungebleichten Netzhaut bei gleicher Reizintensität bedeutender, als an der gebleichten (Kühne und Steiner 90).

Der Typus dieser Stromschwankungen ist, wie vergleichende Untersuchungen unter möglichst günstigen physiologischen Bedingungen gezeigt haben, in allen Wirbeltierklassen prinzipiell derselbe (Brücke und Garten 222).

Die Wirkung besteht im typischen Falle aus einer negativen Schwankung, die rasch auf die Belichtung erfolgt (negative Vorschwankung) und bald in eine kräftigere positive Schwankung (positive Eintrittsschwankung) übergeht. Während der Belichtung bleibt der Strom stärker als er im Dunkeln war (Dauerwirkung). Nach der Verdunkelung erfolgt noch eine positive Schwankung (Verdunkelungsschwankung), worauf der Strom langsam zur ursprünglichen Stärke absinkt.

Die zeitlichen Verhältnisse der Schwankungen sind bei den verschiedenen Formen nicht unerheblich voneinander verschieden, wie die folgende kleine Tabelle zeigt (s. S. 62).

Die Latenz der Prozesse, die in den Netzhautströmen ihren Ausdruck finden, schwankt demnach zwischen 0,012 und 0,045 Sekunden und ist damit größer, als es für nervöse Prozesse üblich ist. Der langsamste Vorgang scheint demnach der Prozeß im Sinnesepithel zu sein. Daß in der Tat dieser Prozeß ein Korrelat in Netzhautströmen hat, geht aus den Erfahrungen an der Kephalopodenretina hervor (Beck 151, Piper 204), die ja nur das Sinnesepithel, keine ableitenden Neurone enthält, und Ströme vom gleichen Charakter liefert.

Zeitliche Verhältnisse der Aktionsströme der Netzhaut.

(Zeit in Sekunden. Gekürzt nach PIPER.)

	Latenz der negativen Vorschwankung	Latenz der positiven Eintrittsschwankung	Gipfel der positiven Eintrittsschwankung	Latenz der Verdunkelungsschwankung
Eledone und Octopus.	—	0,02—0,025	—	0,02—0,03
Frosch	0,045	0,085	0,3	0,05
Schildkröte (Emys). .	0,035	0,08	0,18	0,035
Taube.	0,012	0,032	0,075	0,013
Eule	0,017	0,043	0,16	0,04
Katze	0,015	0,04	0,09	0,028
Hund	0,015	0,03	0,09	0,033
Affe	0,018	0,042	0,14	0,029

Um die Analyse des komplizierten Verlaufes der Stromschwankung bei den Wirbeltieren hat sich PIPER verdient gemacht. Es gelang ihm, zu zeigen, daß die Kurve mit ihren mehrfachen Umkehrpunkten der Ausdruck der Interferenz von drei Prozessen ist, der jeder eine Stromschwankung darstellt, die bei Belichtung nach einer bestimmten (verschiedenen) Latenzzeit beginnt, mit bestimmter (verschiedener) Steilheit ansteigt und nach der Verdunkelung wieder mit verschiedener Latenz und Steilheit zur Nullinie zurückkehrt. Zwei dieser Schwankungen treten als positive, einer als negative Schwankung auf. Wie ihre Übereinanderlagerung das Bild des tatsächlichen Stromverlaufes ergibt, zeigt sehr anschaulich Fig. 4.

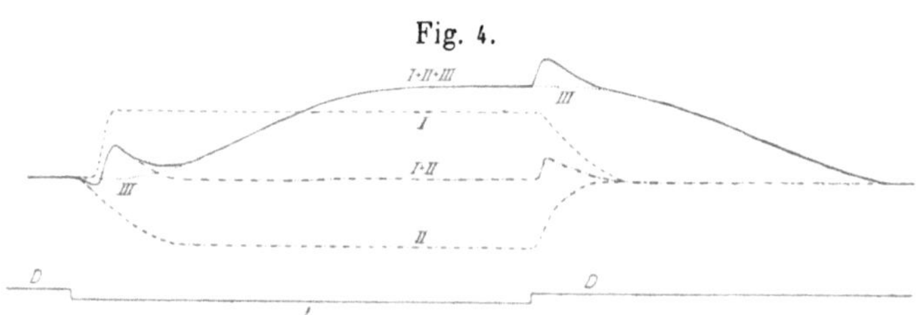

Fig. 4.

Analyse der Netzhautströme. L Licht, D Dunkel. Weitere Erklärung im Text.

Die positive Schwankung I (Fig. 4) hat eine größere Latenz, als die negative II. Nur diese beiden Schwankungen, die bei Belichtung rasch einsetzen und nach der Verdunkelung rasch abklingen sind als elektrische Korrelate von Netzhauterregungen zu betrachten, die im Dienste der Auslösung von Gesichtsempfindungen stehen. »Der dritte Teilstrom (III Fig. 4) dürfte sich durch die Trägheit seines Ablaufes und seine große Latenzzeit als elektrisches Korrelat eines adaptiven oder eines anderen nicht unmittelbar im Dienste der Empfindungsauslösung stehenden Netzhautvorganges dokumentieren« (PIPER).

Höchst bemerkenswert ist der Unterschied zwischen den Stromschwankungen I und II bei kurzdauernden Belichtungen. »Der positive Strom (I) steigt steil an und erreicht einmal angestoßen, unabhängig von der Dauer der Belichtung in immer gleicher Kurvenbahn einen Maximalwert.« »Der negative Strom (II) beginnt mit kleinerer Latenz als der positive nach dem Augenblick der Belichtung, sein Anstieg wird aber durch die Verdunkelung abgebrochen, längst ehe der bei Dauerbelichtung erreichbare Maximalwert gewonnen ist« (PIPER).

Es liegt nahe in dem Strome II das elektrische Korrelat des primär in den Sinneszellen ablaufenden photochemischen Prozesses zu sehen, der seinem Wesen nach der erste in der Reihe der Prozesse in der Retina sein muß (kleinste Latenz) und bei dem er zu postulieren ist, daß er mit der Verdunkelung, da die Energiezufuhr aufhört, momentan zum Stillstande gelangt. Der Strom I dagegen weist auf einen Reizbeantwortungsprozeß durch eine Ganglienzelle hin, in der der einmal induzierte Vorgang mit einer Periode abläuft, die nur von der Beschaffenheit des lebendigen Systems, nicht von der weiter dauernden Reizung abhängig ist.

Methodisch wichtig ist die Kenntnis der Retinaströme deshalb, weil sie einen objektiven Ausdruck für die Tätigkeit der Sinneselemente gewähren, die sich durch sie sogar quantitativ präzisieren läßt.

Die Größe der elektromotorischen Wirksamkeit ist für uns ein objektives Maß für die Intensität einer Reizwirkung.

So ist es möglich, die Reizwerte der einzelnen Spektralteile zu vergleichen, und es ergeben sich dabei eine Reihe interessanter Daten.

Bei den Säugetieren zeigen Hund und Katze stets (sowohl bei Hellwie bei Dunkeladaptation) eine Verteilung der Reizwerte im Spektrum, die den Dämmerungswerten der menschlichen Netzhaut und wie diese der Kurve der Energieabsorption des Sehpurpurs entspricht. Bei Kaninchen liegt für das dunkel adaptierte Auge das Maximum der Wirksamkeit wie bei den anderen Säugetieren bei 540 $\mu\mu$ (im Grün), im helladaptierten Auge dagegen bei etwa 570 $\mu\mu$ (im Gelb), also mehr nach der Gegend verschoben, in der die Strahlen für das helladaptierte Menschenauge ihre maximale Wirksamkeit haben (PIPER).

Bei den Nachtvögeln mit Stäbchen-Netzhäuten (Schleiereule, Waldkauz, Sumpfohreule) liegt das Maximum der Wirksamkeit wieder bei ca. 540 $\mu\mu$, für die Tagvögel mit Zapfen-Netzhäuten (Mäusebussard, Haushuhn, Taube) bei etwa 600 $\mu\mu$ (im Orange).

Am meisten nach dem kurzwelligen Teil des Spektrums verschoben ist das Maximum der elektromotorischen Wirksamkeit des Lichts bei Eledone moschata, wo es bei 500 $\mu\mu$, also im Blaugrün liegt (PIPER 204), was wohl mit dem Lichte zusammenhängt, dem Eledone unter natürlichen Bedingungen ausgesetzt ist.

Von allgemeinem, psycho-physiologischem Interesse ist die Kenntnis des Verhältnisses von Reizintensität und Reizwirkung, und auch hierfür bieten die Retinaströme Anhaltspunkte.

Die älteren Untersuchungen von Dewar und M'Kendrick (21) ergaben, daß bei einer Steigerung der Reizintensität von 1 auf 100 die Größe der Stromschwankung von 1 auf 3 bis 6 wuchs. Neuere Untersuchungen (de Haas 1903) zeigen, daß bei höheren Lichtintensitäten die Zunahme der Stromschwankung dem Weber-Fechner'schen Gesetz folgt, d. h. daß die Ausschläge den Logarithmen des Reizzuwachses entsprechen, für geringe Intensitäten aber scheint diese einfache Beziehung nicht zu gelten.

Immerhin zeigen die Untersuchungen, daß die Reizwirkungen auch hier nicht den Reizintensitäten einfach proportional sind, sondern daß die Beziehung zwischen beiden Größen im Sinne des Weber'schen Gesetzes, wenn auch vielleicht nicht ganz nach den theoretisch zu postulierenden Zahlenwerten erfolgt. Dies Resultat ist insofern befriedigend, weil ja ein ähnliches Verhalten gegenüber verschiedenartigsten Reizen bei allen möglichen Formen der lebendigen Substanz konstatiert ist (Pfeffer) und die Vermutung naheliegt, daß es sich hier um ein allgemeines Gesetz des Verhältnisses von Reiz und Reizwirkung handelt.

Noch weniger wie vom Betriebsstoffwechsel wissen wir vom Baustoffwechsel der Lichtsinnzellen, wie er z. B. in den Vorgängen der Zellteilung zum Ausdruck kommt. Bei den Wirbeltieren verlieren die Sehelemente schon in relativ jungen Entwicklungsstadien die Fähigkeit sich zu teilen, aber dieser Verlust gehört nicht notwendig zu den Eigenschaften einer Lichtsinnzelle.

Es findet sich eine interessante Angabe über die Teilungsfähigkeit der Sehzellen bei Polykladen. Lang (60) berichtet, daß bei den jungen Polykladenlarven nach ihrem Ausschwärmen keine Neubildung von Lichtsinnorganen aus dem Körperepithel mehr erfolgt, daß aber trotzdem die Zahl der Lichtsinnorgane dauernd zunimmt.

Man kann häufig direkt beobachten, wie die Lichtsinnorgane sich teilen. Diese Fähigkeit ist nicht einmal auf bestimmte Zeiten des Larvenlebens beschränkt, sondern während des ganzen Lebens werden »Augen« neugebildet. Eine Maximalzahl konnte Lang für die Polykladen ebensowenig finden, wie es ihm möglich war, eine obere Grenze der Körpergröße anzugeben. Die Beobachtungen in betreff der Teilungsfähigkeit der Sehzellen beziehen sich auf Leptoplaniden und auf die Müller'schen Larven von Thysanozoon und Yungia.

Ob bei Asterias rubens die Vermehrung der Augen während des Lebens durch Umbildung indifferenter Bildungszellen in Lichtsinnzellen oder durch Teilung der letzteren hervorgeht, ist ungewiß. Die Zahl der Augen beträgt jedenfalls beim Erwachsenen ca. 100, bei jüngeren 40—50 (Ludwig und Hamann 156).

§ 18. Wir bezeichnen Zellen als Lichtsinnzellen, wenn der Nachweis erbracht ist, daß sie:

1. mit dem Nervensystem in Verbindung stehen, also Sinneszellen sind, und

2. entweder durch ihre Lage in Organen, die man mit Sicherheit als Lichtsinnorgane ansprechen darf, als Zellen des Lichtsinnes indentifiziert werden können, oder in ihrer Verteilung im Körper übereinstimmen mit der experimentell ermittelten Höhe der Lichtreizbarkeit, oder endlich so gelagert sind, daß aus topographischen Gründen nur die strahlende Energie als adäquater Reiz **für** sie in Betracht kommen könnte.

Solche Lichtsinnzellen sind nun morphologisch durchaus nicht einheitlich charakterisiert. Zwar kennen wir eine Reihe von Einrichtungen, durch die sich Lichtsinnzellen morphologisch von anderen Sinneszellen und überhaupt anderen Zellen unterscheiden, aber es ist durchaus nicht angängig in diesen formalen Merkmalen, die für sie charakteristisch, d. h. diagnostisch bezeichnend sind, das für eine Lichtsinnzelle Wesentliche zu erblicken.

Die Berechtigung hierzu wäre erst dann gegeben, wenn die nachweisbare spezifische Einrichtung in direkte kausale Beziehung zu dem Vorgange der Umsetzung des Lichtreizes in Erregung lebendiger Substanz gebracht werden könnte. Solange wir über den Mechanismus dieses Vorganges noch gar keine näheren Vorstellungen haben, ist es daher gar nicht möglich zu sagen, daß diese oder jene Einrichtung die Umsetzung des Lichtreizes in Nervenerregung bewirkt.

Der Nachweis formaler Eigentümlichkeiten der Lichtsinnzelle sagt uns nur das eine, daß die spezialisierte Funktion hier Spezialisierungen im Bau zur Folge gehabt hat. Ob aber diese baulichen Eigenheiten direkt mit der Umwandlung des Lichtreizes in kausaler Verknüpfung stehen oder nur auf weiten Umwegen, darüber sagt uns das histologische Bild nichts. Ob eine nachgewiesene Struktur einen Transformator der Lichtenergie, eine Bahn erleichterter Erregungsleitung, eine passive Stütze besonders dünnflüssig lebendiger Substanz oder noch irgend etwas anderes darstellt, darüber kann die Histologie uns nie unterrichten. Ihre Ergebnisse sind trotzdem von hohem Wert für die Organologie der Sehorgane schon dadurch, daß sie uns zeigen, unter wie vielen verschiedenen Bildern der eine Vorgang uns entgegentreten kann, der alle Lichtsinnzellen charakterisiert und das Gemeinsame sowohl wie das Wesentliche für sie darstellt: die abnorm hohe Erregbarkeit für strahlende Energie bestimmter Wellenlängen.

Eine Diskussion der Anschauungen, die über die Bedeutung der verschiedenen histologisch nachweisbaren Einrichtungen laut geworden sind, kann erst erfolgen nach Darstellung der Haupttypen der Lichtsinnzellen.

Wenn man den Tatsachen keine Gewalt antun will, so ist es nötig, mindestens d r e i große Haupttypen zu unterscheiden und ihnen noch eine vierte Gruppe hinzuzufügen, die jene Lichtsinnzellen enthält, deren zwanglose Einordnung in eine der großen Typen nicht möglich ist. Wir unterscheiden dann

1. Lichtsinnzellen mit S t i f t c h e n s ä u m e n.
2. Lichtsinnzellen mit S t ä b c h e n.
3. Lichtsinnzellen mit P h a o s o m e n.
4. Lichtsinnzellen verschiedener Bauart

    a) ohne besondere Merkmale.
    b) Spadella und Eunice.
    c) Drepanophorus — »faserförmige Sehzellen«.
    d) Zellen der Nebenretina von Vespa crabro.
    e) Rückenaugen der Oncidien.

1. Lichtsinnzellen mit Stiftchensaum.

§ 19. Einer der verbreitetsten Typen unter den Lichtsinnzellen der Wirbellosen ist die »Stiftchensaum«-Zelle (HESSE 184). Ihr Charakteristikum besteht in dem Besitz einer Schicht (auf dem Schnitt erscheint sie als Saum), die aus feinen Fäserchen (den Stiftchen HESSES's) zusammengesetzt ist.

Die Zahl und Anordnung der Stiftchen, ihre Größe und ihr feinerer Bau, ihre Verbindung mit den tieferen Teilen der Zelle unterliegen großen Schwankungen, so daß zur Demonstration dieses Typus eine Reihe von Lichtsinnzellen verwandt werden müssen.

Was die Verbreitung der Stiftchensäume anlangt, so sind sie nachgewiesen bei einer Reihe Plathelminthen, bei Nemertinen, Mollusken, Echinodermen, Anneliden, bei Arthropoden in großer Verbreitung in allen Klassen und bei Amphioxus. Wenn man noch die Plättchensätze der H e t e r o p o d e n und die Stiftchensaumvakuolen der H i r u d i n e e n hinzunimmt (s. unten), Bildungen, die wohl auch hierher gehören, so hat man eine ungefähre Vorstellung der weiten Verbreitung der Stiftchensäume.

Demgegenüber ist es aber wichtig darauf hinzuweisen, daß in mehreren der aufgezählten systematischen Abteilungen sich Spezies, Genera oder auch größere Gruppen finden, bei denen bei gleich sorgfältiger Untersuchung mit gleichen Methoden keine Stiftchensäume nachweisbar waren. So gelang der Nachweis nicht bei P l a n a r i a v i t t a, während die übrigen Planarien ihn so deutlich zeigten.

Waren die T r i c l a d e n alle mit Stiftchensaumzellen ausgerüstet, so ist bis jetzt bei P o l y c l a d e n noch nie ein solcher gefunden.

Unter den Nemertinen fehlen die Stiftchensäume bei Eupolia delineata Hubr. und auch die eigentümlichen faserförmigen Sehzellen von Drepanophorus (s. unten) haben nichts, was man mit einem Stiftchensaum vergleichen könnte.

Unter den Arthropoden fügen sich die Sehzellen der Nebenretina von Vespa crabro dem Schema nicht (s. unten), und um bei Macroglossa in der Längsstreifung des Rhabdoms einen Stiftchensaum zu erblicken, dazu bedarf es schon einer recht künstlichen Interpretation des tatsächlichen Befundes.

Endlich werden bei dem Rhabdom der Phalangiden (Purcell 122) kaum Zweifel daran zu vermeiden sein, ob hier das Schema des Stiftchensaumes Anwendung finden darf (s. unten).

a) Größe und Bau der Stiftchen.

Der Stiftchensaum kann derart entwickelt sein, daß die Zelle fast das Aussehen einer Flimmerzelle gewinnt. Das Niveau des Zellkörpers überragend bilden die langen feinen Stäbchen einen breiten Saum. Als Beispiel mag eine Lichtsinnzelle von Helix pomatia dienen. Hier scheint

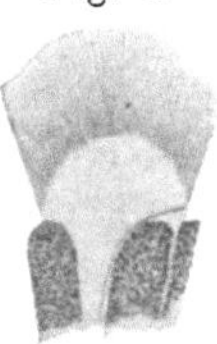

Fig. 6.

Distaler Teil einer Lichtsinnzelle von Helix pomatia
Nach Hesse. Vergr. 700 fach.

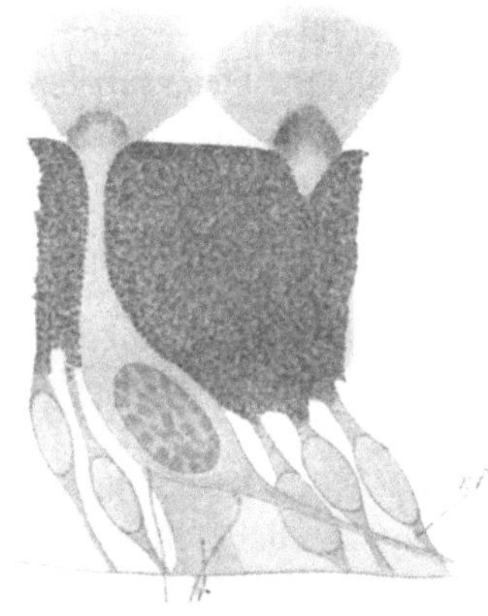

Fig. 5.

Lichtsinnzellen von Helix pomatia.
Nach Hesse. Vergr. 700 fach.
nf Nervenfaser, r Radicula.

eine feine Zwischen- oder Kittsubstanz die einzelnen Stiftchen des Saumes zu verbinden (Fig. 5 und 6).

Das gerade Gegenstück dazu bilden die Lichtsinnzellen von Helophilus (Syrphide Fig. 7). An ihnen sind die Stiftchensäume so niedrig, daß es überhaupt schwer hält, sie als solche zu erkennen (Fig. 7). Auf dem Längs- wie Querschnitt des distalen Teiles der Zelle erkennt man kleine Plättchen, die die ganze Oberfläche dieses zylindrisch geformten Abschnittes der Zelle bedecken. Von jedem derartigen Plättchen zieht ins Innere des Zellkörpers ein matter gefärbter, spitz zulaufender Streifen, in Wirklichkeit also eine Pyramide, deren Spitze in proximaler Richtung umgebogen ist. Im Innern der Zelle sieht man längsverlaufende Fibrillen. Der Kern liegt weit proximal, nahe der Stelle, wo die Zelle in die Nervenfaser übergeht (HESSE 179). Die Plättchen erweisen sich als »Stiftchensäume« von großer Feinheit, die einzelnen Stiftchen sind nur schwer getrennt darzustellen.

Fig. 7.

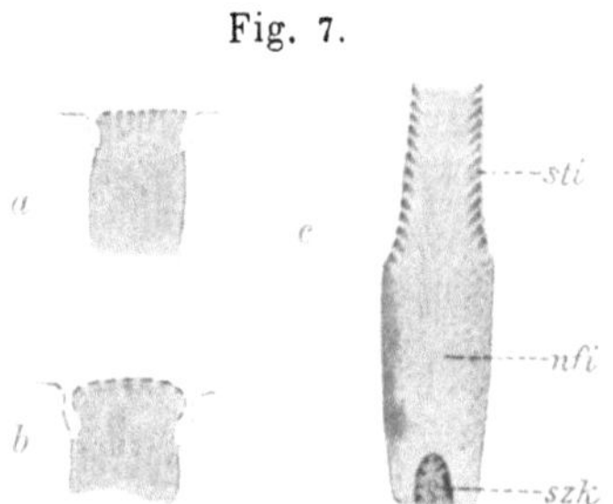

Lichtsinnzellen aus dem Stirnauge von Helophilus spec. Nach HESSE. Vergr. 900 fach.
a und *b* aus dem rostralen, *c* aus dem kaudalen Teil des Auges, *sti* Stiftchensaum, *nfi* Neurofibrillen, *szk* Kern der Sehzelle.

Fig. 8.

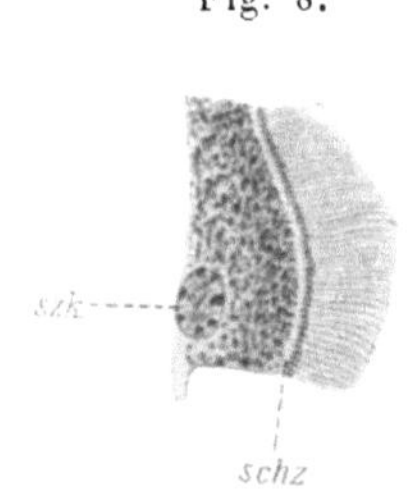

Längsschnitt durch eine Lichtsinnzelle von Lithobius forficatus. Nach HESSE. Vergr. 900 fach.
(Distal gelegene Zelle.) *szk* Kern der Sehzelle, *schz* Schaltzone.

Die Stiftchen des Saumes können noch Verschiedenheiten in der Färbbarkeit der einzelnen Abschnitte aufweisen, als Ausdruck von Unterschieden ihrer physikalischen oder (und) chemischen Beschaffenheit. — So unterscheidet man bei Drepanophorus spectabilis (HESSE 136) »innere« und »äußere« Stiftchen, d. h. die inneren Teile der Stiftchen sind dicker und dunkler gefärbt, auch kürzer als die äußeren, die lang, pinselartig über die Zelloberfläche herausragen. Ähnliches scheint u. a. bei Amphioxus (HESSE 143) vorzuliegen, wo sich die Stiftchen auch in je ein helles Fäserchen verlängern, also auch aus zwei Teilen bestehen. Noch eine Reihe von Bildungen kann der Stiftchensaum zeigen; so bei Heteropoden und vielen Arthropoden Basalknöpfchen (Fig. 8). Zwischen diese Basalknöpfchen und den Zelleib

Fig. 9.

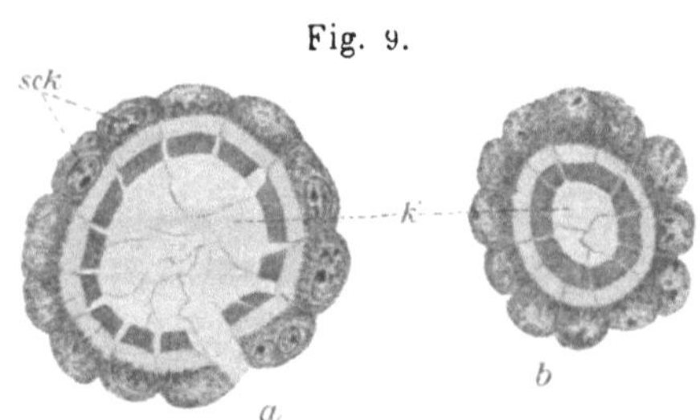

a und *b* Querschnitte durch die distalen Lichtsinnzellen von Scutigera coleoptrata. Nach HESSE. Vergr. 700 fach.
k Kristallkörper, *sck* Kerne der Lichtsinnzellen.

schiebt sich häufig eine Zone ein, die HESSE (165) als »Schaltzone« bezeichnet und die durch feine Fäserchen gegliedert ist, die zu den Basalknöpfchen ziehen und als »Neurofibrillen« angesprochen worden sind (Fig. 8, 10, 11).

In sehr schöner Ausbildung zeigt sich die Schaltzone z. B. bei Scutigera coleoptrata (s. Fig. 9—11), wo man auch gleichzeitig erkennt, daß ihr Vorkommen nicht an das der Basalknöpfchen gebunden ist, da bei starker Entwicklung der ersteren die Basalknöpfchen völlig fehlen.

Alle diese Bilder haben äußerlich eine ganz frappante Ähnlichkeit mit den Basalapparaten von Flimmerzellen, und wie dort, so ist es auch hier nicht möglich, für die Menge Varianten in der Ausbildung, die die Histologie lehrt, sich irgendeine physiologische Bedeutung vorzustellen.

Das Aussehen der Stiftchensäume kann noch dadurch ganz erhebliche Änderungen erfahren, daß die einzelnen Elemente des Saumes einer Zelle sowie endlich die Säume mehrerer Zellen zu Gebilden verschmelzen, bei denen es schon tiefdringender vergleichend-morphologischer Studien bedarf, um sie auf den Archetypus des »Stiftchensaumes« zurückzuführen.

So faßt Hesse (165) die Plättchensätze an den Lichtsinnzellen der Heteropoden als Verschmelzungsprodukte von Stiftchensäumen auf. Der distale, d. h. dem Augeninnern zugekehrte Teil dieser Lichtzellen, der »Sockel«

<table>
<tr><td>

Fig. 10.

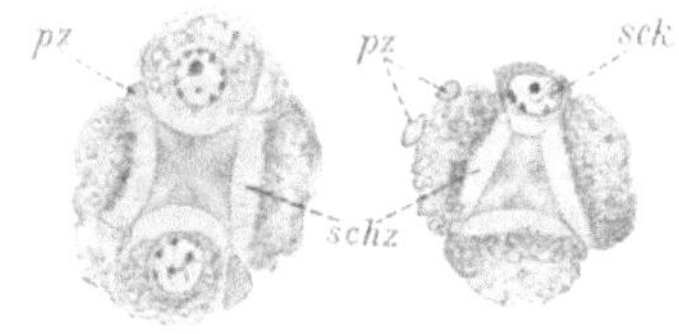

Querschnitt durch die proximalen Lichtsinnzellen von Scutigera coleoptrata. Nach Hesse. Vergr. 700 fach.
schz Schaltzone, *pz* Pigmentzellen, *sck* Kern der Sehzellen.

</td><td>

Fig. 11.

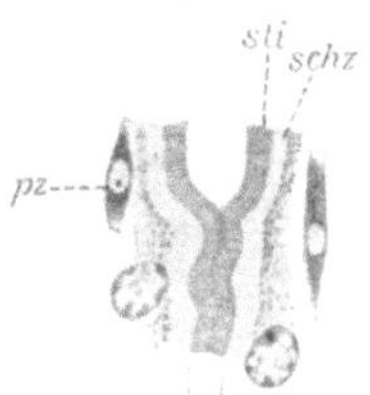

Längsschnitt durch die Lichtsinnzellen von Scutigera coleoptrata. Nach Hesse. Vergr. 700 fach.
sti Stiftchensaum, *schz* Schaltzone, *pz* Pigmentzelle.

</td></tr>
</table>

(Grenacher), trägt einen ganzen Satz plättchenartiger Gebilde, die von vorne nach hinten übereinander stehen (s. Fig. 12). Die Plättchen verschmälern sich gegen ihr freies Ende hin und färben sich in je einem querverlaufenden Streifen an der Basis und in ihrer Mitte stärker, als in den übrigen Teilen. Gegen den Sockel sind sie nicht scharf abgesetzt. Eine feine Längsstreifung der Plättchen faßt Hesse als den sichtbaren Ausdruck des Ursprunges der Plättchen aus Stiftchensäumen auf, die auch ohne dies aus vergleichend morphologischen Gründen wahrscheinlich sein würde.

Sind es hier nur Gruppen von Stiftchen einer einzelnen Zelle, die durch ihre Verschmelzung Gebilde von eigenem charakteristischen Habitus bilden, so sind im Rhabdom der Arthropoden die Stiftchensäume mehrerer Sehzellen verschmolzen.

Wie dieser Vorgang vonstatten geht, das kann man z. B. bei Scutigera coleoptrata (Myriapode) verfolgen. Die Sehzellen tragen hier im distalen Teile des Auges schöne Stiftchensäume mit breiten Schaltzonen, die Stiftchensäume der einzelnen Zellen sind scharf voneinander getrennt

(Fig. 9). Diese scharfen Grenzen verschwinden in den proximalen Teilen des Auges und die Gesamtheit der Stiftchensäume bildet eine Einheit, ein »Rhabdom«, so daß der Stiftchensaum jeder Einzelzelle als »Rhabdomer« [Ray Lankester] zu bezeichnen ist (Fig. 10). Auf Querschnitten des Rhabdoms kann man die einzelnen Rhabdomere noch ungefähr gegeneinander abgrenzen nach der Richtung der Streifung, die sie zeigen, und die eben der Ausdruck einer ursprünglichen Zusammensetzung aus »Stiftchen« ist.

Die Zahl der Zellen, die zur Bildung eines Rhabdom zusammentreten, ist verschieden, und dementsprechend kann auch seine Querschnittsform eine überaus wechselnde sein.

Fig. 12.

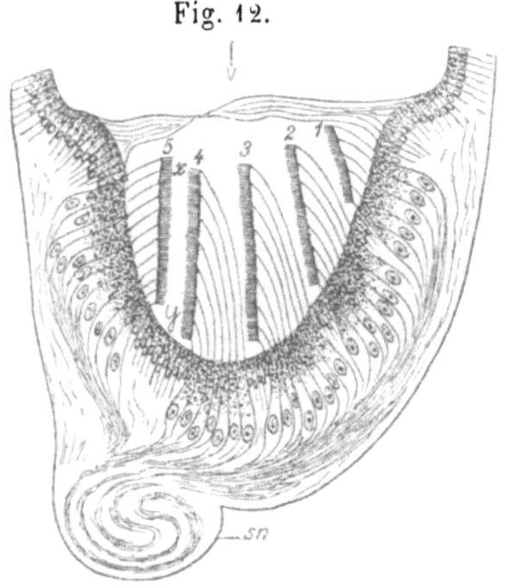

Querschnitt durch das Sehepithel von Pterotrachea mutica.
Nach Hesse.
1—5 Erste bis fünfte Gruppe von Sehzellen mit ihren Stiftchensäumen, *sn* Sehnerv. Der Pfeil zeigt die Richtung des Lichteinfalles.

Fig. 13.

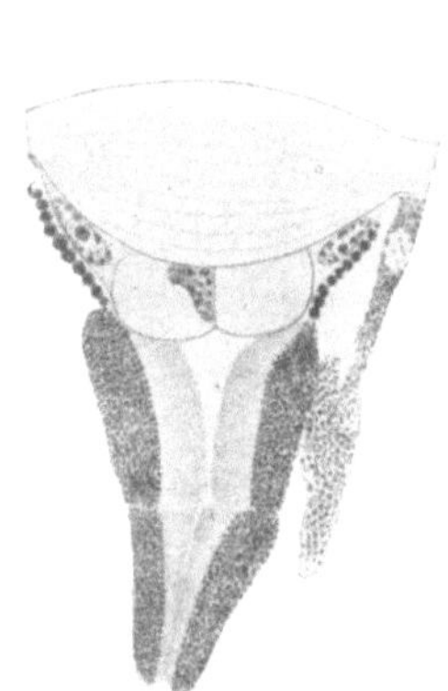

Längsschnitt durch ein Omma von
Lepisma saccharinum. Nach Hesse.
Vergr. 750 fach.

So stoßen bei Lepisma (Fig. 13) (Hesse) im distalen Teile des Auges vier, im proximalen drei Rhabdomere seitlich zusammen und bilden so ein Rhabdom, in dessen Mitte jedoch ein axialer Hohlraum bestehen bleibt (Fig. 14). Bei Machilis (Thysanure) treten auch vier Zellen zur Rhabdombildung zusammen, hier aber verschmelzen ihre Stiftchensäume d. h. ihre Rhabdomere vollständig, so daß ein Rhabdom von × förmigem Querschnitt entsteht.

Bei der großen Mehrzahl der Arthropoden nehmen die sieben Sehzellen, welche zur Bildung einer Retinula zusammentreten, auch alle an dem Aufbau des einen Rhabdoms teil. Es entstehen da die verschiedenartigsten, teils komplizierten Formen.

Sehr verwickelte Formen zeigen z. B. die Isopoden. Bei Oniscus murarius ist die Retinula ausnahmsweise aus 14 Retinulazellen zusammengesetzt, das Rhabdom, welches sie bilden, hat auf dem Querschnitt die eigenartige Form, welche Fig. 15 darstellt. Es erstreckt sich also eine Platte besonders färbbarer Substanz, ein Rhabdomer, von der axialen Seite aus in jede Zelle hinein, allseitig vom Zellplasma umgeben, bis auf die axiale Seite, an der die Verbindung mit den übrigen Rhabdomeren erfolgt (HESSE). Die wirkliche Form der Platte wird klar durch Kombination des Querschnittbildes Fig. 15 mit dem Längsschnittbilde Fig. 16. Hier sieht man auch, daß zwischen dem Rhabdomer und dem granulierten Zellplasma eine helle »Schaltzone« liegt, die von zahlreichen Fibrillen durchzogen wird.

Fig. 14.

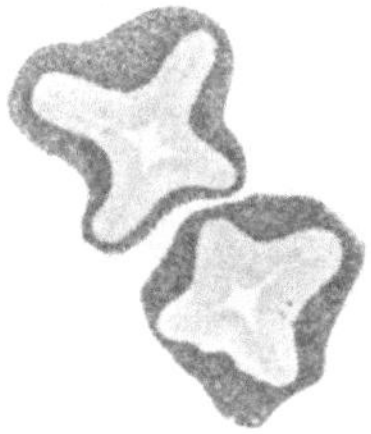

Querschnitt durch die vier distalen Lichtsinnzellen zweier Ommen von Lepisma saccharinum. Nach HESSE. Vergr. 750 fach.

Fig. 15.

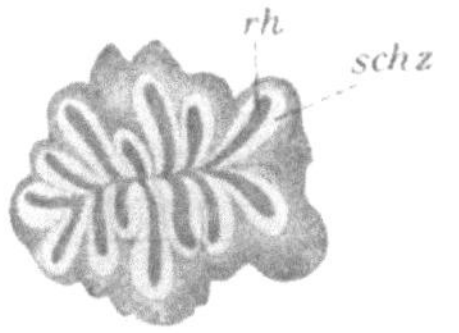

Querschnitt durch die Retinula von Oniscus murarius. Nach HESSE. Vergr. 400 fach.
rh Rhabdom, schz Schaltzone.

Fig. 16.

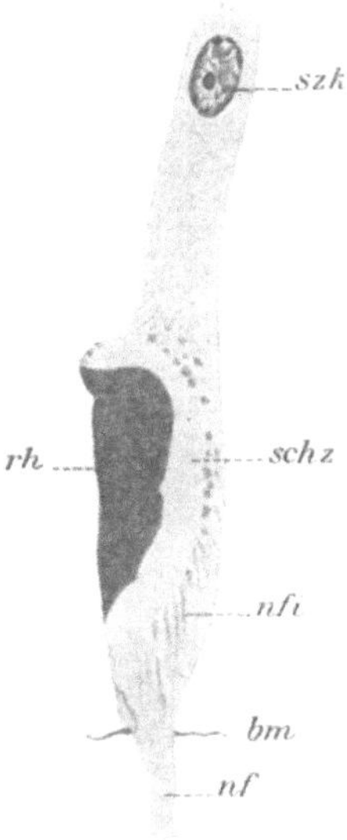

Medianschnitt durch eine Lichtsinnzelle von Oniscus murarius. Nach HESSE. Vergr. 900 fach.
szk Kern der Sehzelle, rh Rhabdom, schz Schaltzone nfi Neurofibrille, bm Basalmembran, nf Nervenfaser.

Auch im übrigen Zellkörper sind fibrilläre Differenzierungen nachweisbar. Das eigentümlich plattenförmige Rhabdomer denkt sich HESSE (118) dadurch entstanden, daß die axiale Seite der Sehzellen sich eingefaltet hätten, und so die Teile des Stiftchensaumes, der diese Seite bedeckt habe, sich an-einander gelegt hätten und verschmolzen wären. Bei Aega sind die Platten mehrfach geteilt, von noch verwickelteren Formen als bei Oniscus, hier müßten dann schon mehrere derartige Faltungen stattgefunden haben (s. Fig. 17 und 18).

Nicht nur der Querschnitt der Rhabdome, der von der Entstehungsgeschichte dieser Bildung erzählt, ist lehrreich, auch in der Längsansicht bietet sich manche bemerkenswerte Differenzierung.

So besteht z. B. die Retinula bei **Dytiscus** wie auch bei anderen Formen, z. B. bei **Melolontha**, aus drei Abschnitten: einem distalen kolbigen Teil, einem langen fadenartig dünnen Mittelstück und einem proximalen zylindrischen oder prismatischen Abschnitt. Bei **Dytiscus** ist nun das Rhabdom nicht auf diesen hinteren Abschnitt beschränkt, sondern es setzt sich erkennbar durch den fadendünnen Verbindungsstrang zur vorderen Anschwellung fort und bildet dort eine ziemlich ansehnliche kolbige Masse, an der die Zusammensetzung aus mehreren Rhabdomeren nicht erkennbar ist, wie im hinteren Teile des Rhabdoms.

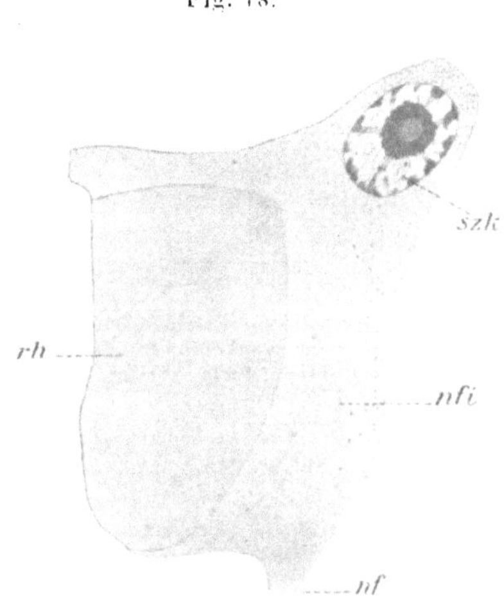

Fig. 17.

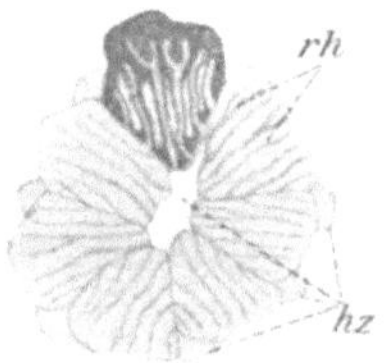

Querschnitt durch eine Retinula von **Aega spec.** Nach HESSE. Vergr. 270 fach. (Nur eine der 7 Lichtsinnzellen ist pigmentiert gezeichnet.) *rh* Rhabdom, *hz* hyaline Zellen.

Fig. 19.

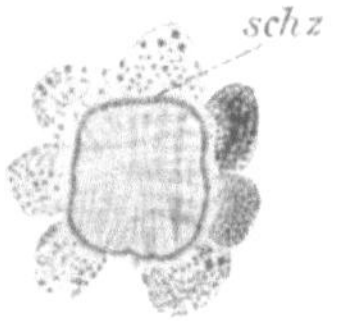

Querschnitt durch eine Retinula von **Palaemon squilla.** Nach HESSE. Vergr. 900 fach. *schz* Schaltzone.

Fig. 18.

Medianschnitt durch eine Lichtsinnzelle von **Aega spec.** Nach HESSE. Vergr. 700 fach. *nfi* Neurofibrillen, *nf* Nervenfortsatz, *rh* Rhabdomer, *szk* Kern der Sehzelle.

Solche Differenzierungen des Rhabdoms in seiner Längsrichtung sind übrigens gar nicht so selten, sie finden sich z. B. in der verschiedensten Form bei den dekapoden Krebsen. ROSENSTADT (133) berichtet hier von vielerlei Formen, die in ihrem Verlauf bald dicker, bald dünner werden. So ist z. B. das Rhabdom von Pagurus bernhardii an der Stelle, wo es sich an den Kristallkegel anschließt, ziemlich dick, verdünnt sich dann etwas, schwillt zu einer stärkeren Verdickung an und endet endlich mit einem dünnen basalen Stück; ähnliche Eigentümlichkeiten zeigen Galathea und Dromia.

Bei den Dekapoden bietet das Rhabdom auch noch in anderer Beziehung bemerkenswertes: Man erkennt hier bei Palaemon squilla in Längsschnitten durch die Retinula eine merkwürdige Schichtung (Fig. 20), die MAX SCHULTZE seinerseits als Plättchenstruktur gedeutet hat. Die Schichten sind ungleichmäßig, es wechseln hellere und dunkle. Die letzteren sind seitlich an den Sehzellen am dicksten, so breit, daß die Ansatzstellen zweier Nachbarscheiben sich berühren, die hellen Scheiben sind in der Mitte dicker und schärfen sich seitlich zu (s. Fig. 20).

An dünnen Längsschnitten erkennt man, daß die dunklen Schichten aus feinen Fasern bestehen, die am Zellrande je ein Knöpfchen tragen.

Fig. 20.

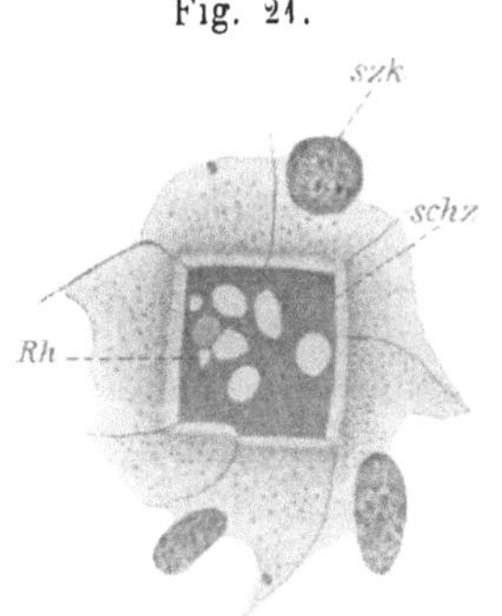

Medianschnitt durch eine Retinula von Palaemon
squilla. Nach Hesse. Vergr. 900 fach.
sti Stiftchensaum, *schz* Schaltzone.

Fig. 22.

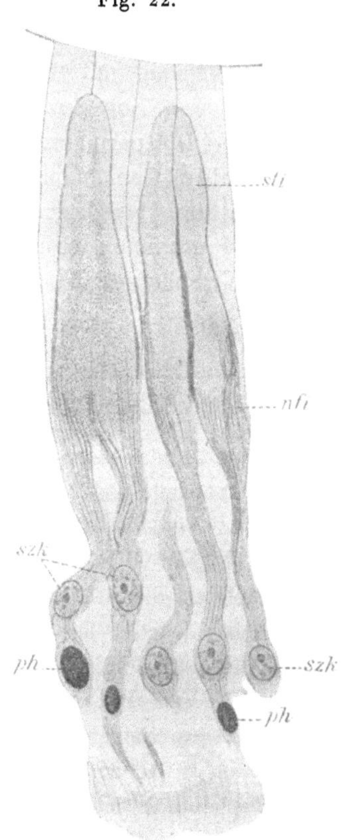

Längsschnitt durch zwei Gruppen von Sehzellen aus
dem Medianauge von Euscorpius europaeus.
Nach Hesse. Vergr. 800 fach.
sti Stiftchensaum, *nfi* Neurofibrillen, *szk* Kerne von
Sehzellen, *ph* Phaosphäre.

Fig. 21.

Querschnitt des Rhabdoms von Squilla mantis.
Nach Hesse. Vergr. 800 fach.
Rh Rhabdom, *schz* Schaltzone, *szk* Kern der
Sehzelle.

Hieran schließt sich eine »Schaltzone« mit ihren Fibrillen. Die dunklen Plättchen sind also Stiftchensäume, in denen die Stiftchen zu Bündeln vereinigt sind. Querschnitte des Rhabdoms (Fig. 19) geben entsprechende Bilder.

Ganz ähnlich liegen die Verhältnisse bei Squilla mantis, dessen im Querschnitt fast genau quadratisches Rhabdom Fig. 21 darstellt (Hesse).

Nehmen bei den Dekapoden zwei verschiedene Substanzen am Aufbau des Rhabdoms teil, so ist dies in anderer Form auch bei den Phalangiden der Fall, deren Sehzellen überhaupt höchst bemerkenswerte Eigenheiten zeigen und sich nicht ohne weiteres dem bisher benutzten Schema einfügen, daß das Rhabdom ein Verschmelzungsprodukt von Stiftchensäumen sei. Sie stehen darin übrigens unter den Arthropoden nicht allein.

Die beiden Substanzen des Rhabdoms der Phalangiden unterscheiden sich mikroskopisch durch ihre sehr ungleiche Färbbarkeit; die eine färbt sich tief dunkelblau (mit Hämatoxylin), die andere hellblau. Aus dieser weniger färbbaren Substanz besteht das zentrale Rhabdomer in seiner ganzen Länge. Die peripheren Rhabdomere bestehen bei der einen Gruppe der Phalangiden (Leiobonumgruppe s. Purcell 122) ganz' aus der stark färbbaren Substanz, bei der anderen Gruppe (Akantholophusgruppe) bildet diese nur die proximalen Teile, die distalen dagegen bestehen wieder aus der schwach färbbaren Substanz.

Rhabdome bei Arthropoden, die nicht als Verschmelzungsprodukte von Stiftchensäumen gedeutet werden können.

Wenn an einer saum- oder plattenartigen Differenzierung der Oberfläche einer Sehzelle keine Streifung als Ausdruck der Zusammensetzung aus »Stiftchen« nachweisbar ist, so wird man doch nicht ohne weiteres berechtigt sein, an der Stiftchensaum-Natur der betreffenden Gebilde zu zweifeln, nachdem die außerordentliche Verbreitung dieser Einrichtung durch Hesse dargetan worden ist.

Die innere Berechtigung einer solchen Schematisierung, die über die rein empirische Erfahrung hinausgeht, hört aber auf, sobald nicht wenigstens das eine Kriterium gewahrt ist, das erforderlich ist, wenn man von einem umgewandelten Stiftchensaum reden will: die fragliche Bildung muß eine Umwandlung eines Stückes der Zelloberfläche darstellen.

Bei den Isopoden war diese Annahme noch haltbar durch die Vorstellung von einer Einfaltung der Zelloberfläche und Verschmelzung der Stiftchensäume dieser Faltenflächen (s. o.), bei den jetzt zu erwähnenden Gruppen aber ist auch eine solche Deutung kaum mehr hinreichend.

Es handelt sich zunächt um die Retinulä einer Reihe von Insekten, bei denen die »Rhabdomeren« völlig getrennt sind. Jede Sehzelle hat ihre eigene Einrichtung zur Rezeption des Lichtreizes, eine Einrichtung, die Grenacher (412) ihr »Stäbchen« nennt.

Bei Tipula haben diese »Stäbchen« ungefähr die halbe Länge der zugehörigen Sehzellen und sind nach vorne, der Richtung derselben folgend, gegen die Achse des Auges zusammengeneigt. Hier im distalen (vorderen)

Teil liegen sie auch der Zelloberfläche (der axialen) an, so daß sie nur nach einer Seite hin von der Zellsubstanz begrenzt werden. Proximal werden sie dünner und treten in das Innere der Zellen ein, ihr Ende läuft in eine feine Spitze aus (GRENACHER 42, S. 81). Noch vollständiger von der Zelloberfläche getrennt ist das »Stäbchen« der zentral gelegenen Sehzelle, es bildet einen einfachen langgezogenen Kegel, der wie ein Nagel in die Achse der Zelle eingesenkt und also ringsum von Zellsubstanz umgeben ist. Ähnliche Bildungen fand GRENACHER (132) bei Ctenophora, Notonecta, Forficula, bei mehreren Koleopteren und kurzfühlerigen Dipteren: Tabanus, Hämatopota, Sarcophaga, Syrphus, Musca.

Handelt es sich hier um andere Gebilde, als um verschmolzene Stiftchensäume, so geht doch die Rhabdombildung auch mit diesem anders gearteten Material vor sich.

Bei Forficula sind die »Stäbchen« der einzelnen Retinulazellen noch nicht verwachsen, doch lagern sich im distalen Zellende die 6 peripheren so zusammen, daß sie ein sechsseitiges hohles Prisma bilden, welches das »Stäbchen« der zentralen Zelle umschließt.

Bei Saperda carcharias ist die Röhre, die durch Verschmelzung der 6 peripheren Stäbchen entsteht, wenigstens im vorderen Teil der Retinula geschlossen, und wieder verläuft das Stäbchen der Zentralzelle in ihrer Achse.

Eine ganz ähnliche Sonderstellung nimmt die zentrale Retinulazelle bei der Rhabdombildung der Phalangiden ein, auch in ihr entsteht das Rhabdom axial.

Hat schon die Betrachtung der Lage bestimmter Rhabdomere zu ihrer Sehzelle die Vermutung nahegelegt, daß das Schema Rhabdomer = verschmolzener Stiftchensaum nicht immer zutreffen dürfe, so ergibt die histologische Untersuchung des Rhabdoms der Phalangiden eine positive andere Anschauung über die Natur der Rhabdomeren.

Das Rhabdom hat hier eine wabige Struktur, auf seinem Querschnitt sieht man im allgemeinen vier Schichten von Waben. Zentrales und periphere Rhabdomere, die in so mancher Hinsicht verschieden sind, stimmen hierin völlig unter sich überein, an beiden ist der Wabenbau deutlich. Aber auch das übrige Zellplasma ist wabig gebaut, und die Alveolarschicht desselben, die dem Rhabdom anliegt, unterscheidet sich im Bau häufig nur durch ihr geringeres Lichtbrechungsvermögen von dem Rhabdom (PURCELL 122).

Zu ganz derselben Auffassung gelangt WIDMANN (232) in bezug auf die Struktur der rezipierenden Elemente der Spinnen. Im Stäbchenteil der Lichtsinnzellen scheiden diese im ganzen Umfange ein Stäbchengebilde ab. Das Plasma der Zellen ist überall alveolär gebaut, besondere »Neurofibrillen« sind nicht nachweisbar, sondern nur längsgeordnete Reihen von Plasma-

waben. Das »Stäbchengebilde« stellt gleichfalls nicht die freien Endigungen
von Neurofibrillen dar, sondern nur eine besondere Differenzierung des
alveolaren Plasmas der Lichtsinnzellen, die darin besteht, daß am Rande
der Zellen senkrecht zur Zellwand Reihen von stärker brechenden (sich
dunkler färbenden) Alveolen entstanden sind, die von einem Kutikularsaum
bedeckt werden.

b) Zahl und Anordnung der Stiftchen.

§ 20. Mußten die Unterschiede im feineren Bau der Lichtsinnzellen
im allgemeinen hingenommen werden, ohne daß uns zurzeit ein Weg
zum physiologischen Verständnis ihrer Bedeutung ersichtlich war, so sind
bei Betrachtung der Zahl und Anordnung der Stiftchen an der einzelnen
Zelle doch schon Ausblicke auf dies Verhältnis der beobachteten Unterschiede zur vermutlichen Höhe der Funktionsfähigkeit möglich. Wir machen

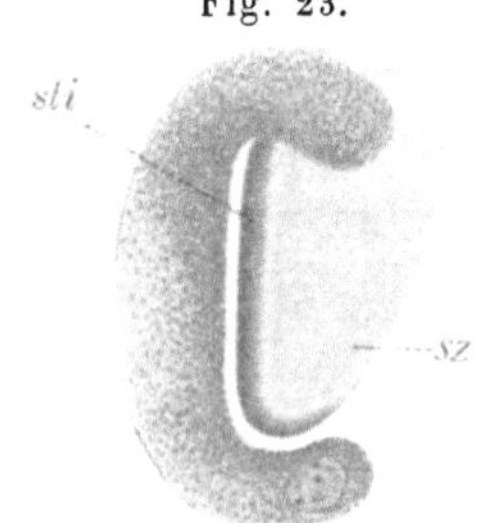

Fig. 23.

Einzelliges Pigmentbecherocell einer Planarie. Stiftchensaum nur an einer Seite der Zelle, glatte Oberfläche ohne
Einfaltung. Nach Hesse.
sti Stiftchensaum, *sz* Sehzelle.

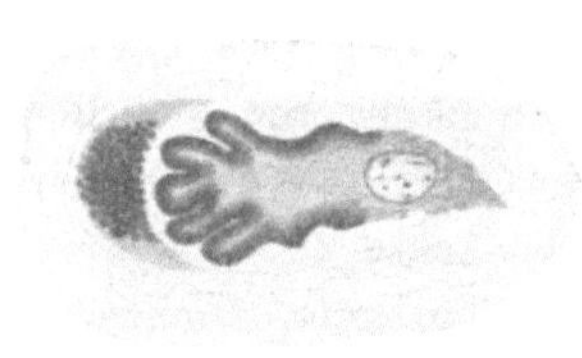

Fig. 24.

Pigmentbecherocell von Tristomum
papillosum. Nach Hesse.
Zeigt die Vergrößerung der Fläche des
Stiftchensaums durch Einfaltungen.

bei dieser Betrachtung allerdings stets die Voraussetzung der qualitativen Gleichheit der Stiftchen der verschiedenen Zellen. Nur unter dieser
Voraussetzung hat eine Vergleichung Sinn, die sich nur auf rein quantitative Unterschiede erstreckt, denn nur wenn die Qualität überall die gleiche
ist, kann sie bei der Vergleichung als konstanter Faktor vernachlässigt
werden. Diese Voraussetzung ist nun selbstverständlich flagrant falsch, denn
selbst mit unseren Methoden, die im Vergleich zu dem Problem äußerst
grob sind, können wir schon Unterschiede der Stiftchen verschiedener
Zellen untereinander nachweisen, die uns als Symptome dafür gelten
müssen, daß hier weitgehende qualitative Verschiedenheiten bestehen.
(Schluß a fortiori!)

Läßt daher hie und da die quantitative Betrachtungsweise im Stich,
so liegt das nicht daran, daß sie prinzipiell unberechtigt wäre, sondern an
dem erwähnten Fehler, der bewußter Weise in die Deduktion eingeführt,
aber zurzeit nicht aus ihr zu eliminieren ist.

Unsere Voraussetzung lautet zunächst, je mehr Stiftchen eine Zelle trägt, desto größer ist ihre Funktionstüchtigkeit.

Wir müssen also in allen Veränderungen der Lichtzellen, die darauf abzielen, mehr Stiftchen unterzubringen, einen »Fortschritt« sehen und nach diesem Gesichtspunkt die Stiftchensehzellen ordnen.

Es stehen dann am Anfang der Reihe Zellen, die nur an einem ganz begrenzten Teil ihrer Oberfläche Stiftchen tragen. Etwa eine flache Kappe von Stiftchen, wie dies z. B. bei Planaria torva (Hesse) (s. Fig. 23) oder den Gehirnaugen von Polyophthalmus pictus (Hesse) und noch sonst vielfach vorkommt (Helix s. Fig. 24, Eucalamus). Wie eine Vermehrung der

Fig. 25.

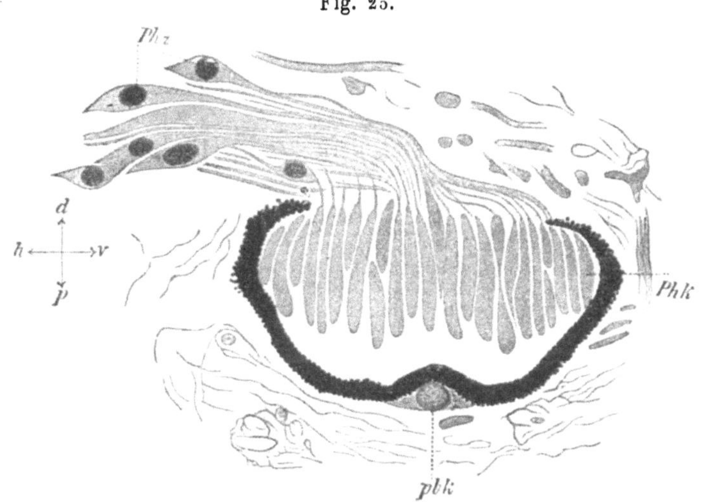

Pigmentbecherocell von Dendrocoelum lacteum. Aus Th. Beer.
Phz Kerne der Lichtsinnzellen, Phk »Sehkolben« der Sinneszellen, pbk Kern der Pigmentbecherzelle.

Stiftchenzahl der einzelnen Zelle möglich ist, zeigen sehr anschaulich die Lichtsinnorgane von Polyophthalmus (Hesse), an den kleinen Seitenocellen hat der Stiftchensaum einige Ein- und Ausbuchtungen, die natürlich eine Oberflächenvergrößerung bewirken. An den großen Seitenocellen ist dieser Prozeß der Oberflächenvergrößerung derart fortgeschritten, daß die ganze dem Pigmentbecher zugekehrte Seite der Lichtsinnzelle fingerförmige Auszackungen trägt, die rings mit feinen Stiftchen besetzt sind. Ganz ähnliche Art der Oberflächenvergrößerung durch Faltenbildung findet sich nicht nur bei der nahe verwandten Armandia polyophthalma, sondern auch im Stamme der Plathelminthen bzw. Tristomum papillosum (Hesse s. Fig. 24).

Geht dieser Prozeß noch weiter, dann kommt es endlich zur Ausbildung eigener Zellabschnitte, die nur durch dünne Verbindungen mit dem übrigen Zellkörper verbunden sind und auf ihrer Oberfläche (ganzen oder nur auf Teilen) die Stiftchen tragen. Solche Sehkolben finden sich z. B. in schöner Ausbildung bei Dendrocoelum lacteum unter den Plathelminthen (s. Fig. 25).

Fig. 26.

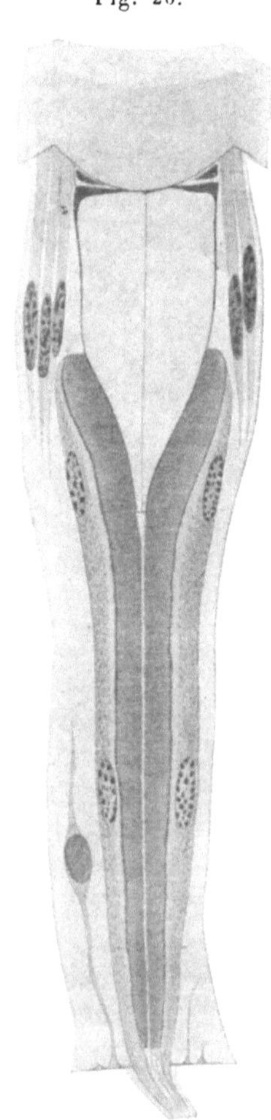

Medianschnitt durch ein Omma des Komplexauges von **Periplaneta orientalis.** Nach Hesse.
Vergr. 700fach.
Zeigt die besonders schön ausgebildeten seitlichen Stiftchensäume der Lichtsinnzellen.

Fig. 27.

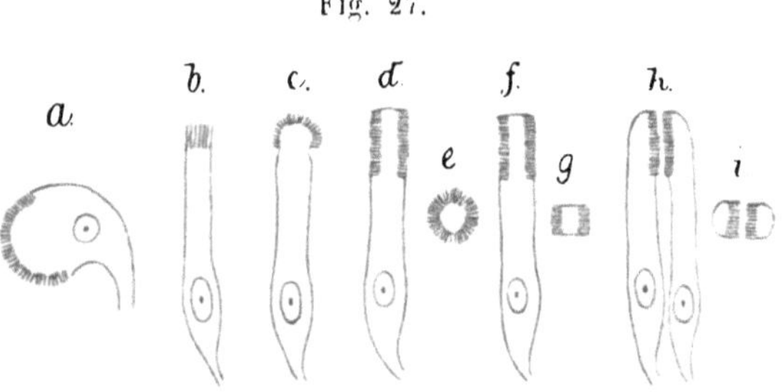

Verschiedenartige Anordnung der Stiftchensäume bei Arthropoden. Nach Hesse.

Bei der aufgeführten Formenreihe hatten die Differenzierungen stets ihren Sitz an den distalen Teilen der Lichtsinnzellen; das ist aber nicht nötig.

Unter den Arthropoden z. B. haben wir alle möglichen Übergänge von Zellen mit einer kleinen Stiftchenkappe am distalen Zellende, bis zu den abweichendsten Formen, die als »innere« Stiftchensäume (s. unten) bezeichnet werden.

Hesse entwickelt die ganze Reihe in folgender Weise: Lichtsinnzellen, die nicht in epithelialem Verbande liegen, nehmen häufig die Form von Fig. 27 a an, wobei sich der Stiftchensaum über einen großen Teil der Zelloberfläche verbreitet (Medianauge der Krustazeen, Stirnauge von Orchesella, Augen der Dipterenlarven). Verbleiben aber die Zellen im epithelialen Verbande, so haben wir die folgenden Formen: Stiftchensaum nur am freien ebenen distalen Ende (Fig. 27 b, Julus, Lithobius), distales Ende kuppelförmig vorgewölbt Fig. 27 c, Stirnauge von Helophilus). Stiftchensäume an den Seitenwänden der Zellen (Fig. 27 d, e, f, g, h und i) und zwar entweder im ganzen Umfang der Zellen (Helophilus, Scolopendra, Steatoda), oder auf zwei entgegengesetzten Seiten (Nebenaugen mancher Spinnen) oder nur auf einer Seite. Im letzteren Falle treten dann die

Stiftchensäume mit denen der Nachbarzellen in Verbindung und es kommt zur Rhabdombildung (z. B. Periplaneta s. Fig. 26).

Endlich kann der Stiftchensaum ganz in die Nähe des Nervenfortsatzes rücken, so daß er sich gewissermaßen zwischen diesen und den eigentlichen Zellkörper einschiebt, ein Beispiel solcher Anordnung liefert Branchiomma.

Eine ganz eigenartige Anordnung haben die Stiftchensäume der Hirudineen, sie liegen hier nicht, wie sonst überall, an der freien Oberfläche der Zellen, sondern in ihrem Innern, an den Wänden besonderer Hohlräume, Vakuolen, die Hesse dementsprechend als Stiftchensaumvakuolen bezeichnet.

Bei Pontobdella liegen diese Vakuolen rings um den Kern herum, auch an der Seite der Lichtsinnzelle, die dem Nerveneintritt zugekehrt ist, bei anderen Formen ist ihr Vorkommen auf die dem Nerveneintritt abgewandte Seite der Zellen beschränkt.

Die Gestalt der Vakuolen ist bei den einzelnen Formen (Genera, Spezies) recht verschieden, ebenso das Verhältnis der Vakuolengröße zur Zellgröße.

Bei Pseudobranchellion findet sich nur eine Vakuole von eirunder Gestalt, bei Piscicola eine durch Scheidewände vielfach zerklüftete Vakuole, deren relative Oberfläche daher wesentlich größer ist als bei Pseudobranchellion.

Sehr unregelmäßig gestaltete Vakuolen hat Pontobdella. Bemerkenswert ist die Form der Vakuole bei Clepsine sexoculata, sie liegt hier in einem stäbchenartig ausgezogenen Teil der Zelle und ihre Gestalt ist dementsprechend die einer schmalen langen Röhre.

Der Anteil, den die Vakuole am Aufbau der ganzen Zelle nimmt, kann sehr verschieden groß sein. Die Zusammensetzung der Vakuolenwandung aus einzelnen Stiftchen ist besonders durch Apathy's Untersuchungen sicher gestellt, die auch deutlich das Netz der »Neurofibrillen« zeigen, sowie seine Verbindung mit der einen Neurofibrille, die in die Zelle eintritt.

Über die absolute Anzahl der Stiftchen, die eine einzelne Lichtsinnzelle trägt, existieren keine Angaben, doch lassen sich aus den sehr genauen Abbildungen von Hesse und Apathy ungefähre Werte ableiten.

So beträgt die Zahl der Stiftchen in den Lichtsinnzellen von

Plathelminthen	Dendrocoelum lacteum	ca. 12—1500
	Euplanaria gonocephala	ca. 14—1500
Nemertinen	Drepanophorus spectabilis	ca. 8—900
Arthropoden	Lepisma saccharinum (distale Sehzellen)	ca. 3000
	Periplaneta orientalis	ca. 6000
Hirudineen	Pseudobranchellion	ca. 4000—5000
	Hirudo	ca. 25—26000

c) Die Bedeutung der Längen- und Dickenunterschiede der Stiftchen.

§ 21. Die quantitativen Unterschiede in der Ausbildung der Stiftchensäume beziehen sich aber nicht nur auf die Zahl ihrer Stiftchen in der einzelnen Zelle, es kommen auch weitgehende Unterschiede in der Länge und Dicke der einzelnen Stiftchen vor.

Da liegt es sehr nahe anzunehmen, daß ein »Stiftchen« um so funktionstüchtiger ist, je länger es einerseits, je dünner es andererseits ist. Bei der Vergleichung der Zellen eines Sehzellen-Verbandes untereinander wird sich dieser Gesichtspunkt auch als fruchtbar erweisen, für die Elemente einer einzelnen Lichtsinnzelle aber können wir ihn nur als möglich andeuten. Es fehlt zurzeit genügendes Material, um seine tatsächliche Berechtigung zu prüfen.

Ein längeres Stäbchen enthält mehr labile lebendige Substanz; bei gleich hoher Erregbarkeit wird also in ihm die Menge des durch Lichtwirkung zerfallenden Stoffes in der Zeiteinheit größer sein, als in einem kleinen Stäbchen. Es ist aber sehr unwahrscheinlich, daß diese Zunahme der Massenzunahme direkt proportional sein sollte. Zunächst ist schon gar nicht gesagt, daß die Zunahme der labilen, lichtzersetzlichen Substanz der Längenzunahme direkt proportional sein müßte, aber auch dies vorausgesetzt ist es physiologisch nicht einmal wahrscheinlich, daß die relative Menge der zerfallenden Substanz in beiden Fällen den gleichen Bruchteil der vorhandenen darstellt. Die verwickelten Verhältnisse der Selbststeuerung des Stoffwechsels, der Restitutionsbedingungen usw. lassen es vielmehr wahrscheinlich erscheinen, daß die Menge der auf gleich starken Reiz in der Zeiteinheit zerfallenden Substanz langsamer wächst, als die Masse der zerfallsfähigen Substanz. Das voluminösere Stäbchen würde dann vielleicht nur schwerer erschöpfbar sein.

Dies alles gilt nur für gleich hohe Erregbarkeit und es würde uns danach verständlich sein, wenn eine Erhöhung der Leistung der Lichtsinnzellen bei gleicher Erregbarkeit durch eine Vermehrung der Zahl, nicht eine Vergrößerung der Dimensionen der »Stiftchen« erreicht würde.

Nimmt mit dem Volumen auch die Erregbarkeit zu, so gelten diese Ausführungen natürlich nicht und es könnte dann das größere Stäbchen auch das ungleich funktionstüchtigere sein.

Was die Dicke der Stiftchen anlangt, so werden ja dünnere insofern häufig als Ausdruck erhöhter Funktionsfähigkeit angesehen werden dürfen, als sie auf gleichem Raum in größerer Zahl stehen können, als dickere Elemente. Darum handelt es sich hier aber nicht, es fragt sich vielmehr, ob wir für das einzelne Stäbchen ein besseres Funktionieren, also in erster Linie eine höhere Erregbarkeit, eine niedrigere Reizschwelle annehmen dürfen, je dünner es ist. Bei der Diskussion dieser Frage ergeben sich ganz analoge Schwierigkeiten wie bei der Diskussion der Bedeutung größerer oder geringerer Länge.

Was das empirische Material anlangt, so existieren über die verschiedenen Dicken der Stiftchen keine genügenden Angaben, was bei den unter 1 μ liegenden Dimensionen dieser Gebilde nicht wundernimmt.

Über die Länge der Stiftchen ist etwas mehr zu sagen, doch sind auch hier die Angaben recht spärlich, wie so vielfach in bezug auf absolute Werte.

Es beträgt die Höhe des Stiftchensaums:

bei Planaria torva   4 μ
Dendrocoelum lacteum 2 μ (größere Zahl wie bei Planaria torva)
Planaria gonocephala 3,5 μ (Zahl etwa gleich der von Dendrocoelum)
Spio   1,5 μ
Ophryotrocha puerilis
       an derselben Zelle $\begin{cases} \text{seitlich } 4\ \mu \\ \text{in der Mitte } 1,3\ \mu. \end{cases}$

Wenn übrigens im Vorstehenden und auch später von Unterschieden der »Erregbarkeit« schlechthin die Rede ist, so muß besonders betont werden, daß es sich hierbei um recht verschiedenes handeln kann.

Die Verschiedenheiten der Erregbarkeit können ihren Ausdruck finden

     1. in Unterschieden der Reizschwelle,
     2. in Unterschieden der Reizhöhe,
     3. in Unterschieden der »relativen Unterschiedsschwelle«.

Bei dem letzteren, äußerst wichtigen Punkte ist zu beachten, daß sowohl der absolute Wert des Minimums der relativen Unterschiedsschwelle ein verschiedener sein kann, als auch, daß dieses Minimum bei verschieden hoher Intensität liegen kann, worüber weiter unten noch einiges zu sagen sein wird.

d) Die Richtung der Stiftchen.

§ 22. Zu erörtern ist noch die Stellung der Stiftchen im Vergleich zu der Richtung des als Reiz wirkenden Lichtstrahls.

Es ist offenbar gleichgültig, in welcher Richtung das Licht die Stiftchensäume trifft, denn wir finden sie ebenso in Stellungen, die der Richtung der Lichtstrahlen parallel, wie in solchen, die unter beliebigem Winkel gegen sie geneigt sind.

Sehr verbreitet ist z. B. die transversale Stellung der Stiftchen. Es trifft dann nicht ein einzelnes Lichtbündel ein Stiftchen, und nur ein Stiftchen, das es der Länge nach durchsetzt, sondern eine Menge Lichtbündel treffen eine große Anzahl Stiftchen alle in ganz gleichmäßiger Weise. Der einzige Unterschied in der Reizung der Stiftchen, die der Lichtquelle am nächsten und jener, die ihr am fernsten liegen, beruht in der etwas geringeren Intensität des Reizes für die letzteren, da ja ein, wenn auch kleiner, Teil von den vorhergehenden Stiftchen schon absorbiert ist.

Diese transversale Stellung der Stiftchen findet sich ungemein verbreitet in den Rhabdomen der Arthropoden, bei denen Längsdurchstrahlung der Stiftchen wohl überhaupt nicht vorkommt.

Es ist beachtenswert, daß die Durchstrahlungsrichtung der Stiftchen in demselben Sehorganen nicht an allen Stellen die gleiche zu sein braucht. So werden z. B. bei Helophilus (Hesse) die Stiftchen in den peripheren Teilen des Auges mehr oder weniger longitudinal durchstrahlt, im »Zentrum« dagegen, dessen Sehzellen besondere Ausbildung zeigen, erfolgt die Durchleuchtung transversal.

Noch auffälliger sind die Verhältnisse im Auge von Lithobius (Fig. 28). Hier sind alle Stiftchen so gestellt, daß das Licht sie quer durchsetzt, das ist aber in den Zellen am Boden des Augenbechers nur durch eine ganz besondere Einrichtung ermöglicht. Es geht von dem Zellkörper ein Fortsatz aus, der nicht sehr stark von der Richtung der Augenbecherachse abweicht und entweder an einer oder an zwei gegenüberliegenden Seiten einen Stiftchenbesatz trägt. Diese Stiftchen stehen nun also wieder senkrecht zur Einfallsrichtung des Lichtes.

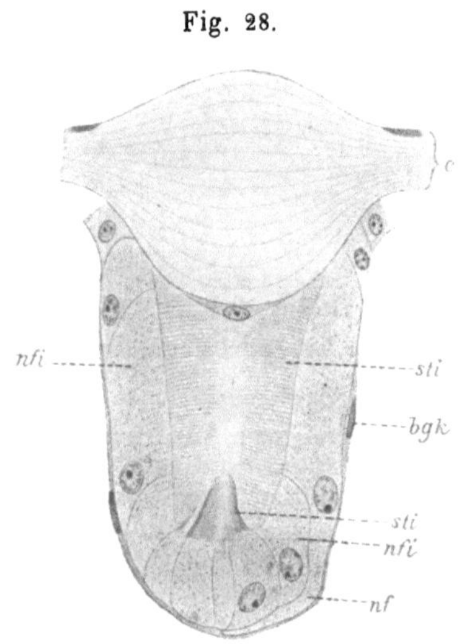

Fig. 28.

Medianschnitt durch ein Auge von Lithobius forficatus. Nach Hesse. Vergr. 700 fach.
sti Stiftchensäume, *nfi* Neurofibrillen, *nf* Nervenfortsatz, *c* Cuticula, *bgk* Kern einer Bindegewebszelle.

Auch das scheint irrelevant, ob das Licht die Zelle in der Richtung vom distalen zum proximalen Ende durchsetzt oder, was anscheinend noch häufiger ist, vom proximalen zum distalen.

Eine besondere physiologische Stellung scheinen die vertierten oder invertierten Sehorgane als solche nicht einzunehmen.

Diese Erörterungen sind in weiten Grenzen unabhängig von der speziellen Vorstellung, die man sich über die Natur der Stiftchen macht. Sie setzen nicht voraus, daß die Stiftchen Neurofibrillen, vielleicht umgewandelte Enden derselben seien, ja sie verlangen nicht einmal unbedingt, daß wirklich die Stiftchen selbst die rezipierenden Elemente seien. Wären nämlich die Stiftchen nur leitende oder gar nur stützende Teile, so würde als aktiv, als rezipierend die zwischen ihnen liegende Substanz angesehen werden

dürfen, die durch die Stiftchen in schmale Streifen geteilt ist, die im allgemeinen mit diesen nach Zahl und Länge übereinstimmen, in der Dicken-
dimension allerdings Unterschiede aufweisen.

Wesentlich ist also nur die Annahme, daß in der Zone des Stiftchensaums die Umsetzung des Lichtes in Erregung lebendiger Substanz
erfolgt.

e) Verschmelzungen der Rhabdome.

§ 23. Gleichviel ob man die einzelnen Rhabdomere als Verschmelzungsprodukte von Stiftchensäumen oder umgewandelte Partien des Plasma-
wabenwerkes ansieht: jedenfalls stellen die Rhabdome Verschmelzungsprodukte der Rhabdomeren dar, durch die eine organische Verbindung
zwischen den Sehzellen einer Retinula hergestellt wird, über deren funktionelle Bedeutung schon einiges gesagt ist. Eine eng begrenzte Zahl von
Zellen tritt durch das Rhabdom in nahe Beziehung, gewöhnlich sind es
ja ihrer 7, manchmal mehr (14), manchmal weniger (3 und 4, s. o.).

Dieser Verschmelzungsprozeß kann nun noch eine Stufe weiter gehen,
und es können sich eine Anzahl Rhabdome zu einem höchst komplizierten
Gebilde vereinigen.

Dieser interessante Fall ist bei den Phalangiden realisiert. Die zwei
natürlichen Gruppen, in die PURCELL (122) sie nach dem Bau ihrer Sehorgane einteilt, differieren wesentlich in bezug auf die Rhabdomverschmel-
zung. Bei der Leiobonumgruppe bleiben die Rhabdome (d. h. die Verschmelzungsprodukte der Rhabdomeren von 4 Sehzellen) normaler Weise
getrennt, nur hie und da findet man bei allen Arten einzelne Paare von
Rhabdomen, man könnte sagen Zwillingsrhabdome.

Dagegen ist es charakteristisch für die Akantholophusgruppe, daß der
distale Teil des Rhabdoms (s. o.) mit allen oder doch den meisten der benachbarten Rhabdome durch Brücken von Rhabdomsubstanzen verbunden
ist, so daß ein unregelmäßiges Netzwerk solcher Substanz auf der ganzen
distalen Fläche der Retina entsteht (PURCELL 122).

2. Lichtsinnzellen mit »Stäbchen«.

§ 24. Es sind recht heterogene Dinge, die in dieser Gruppe unter dem
rein formalen Gesichtspunkt zusammengefaßt werden, daß die lichtrezipierenden Elemente dieser Zellen in besonderen stäbchenförmig gestalteten
Zellabschnitten lokalisiert sind.

a) Plasmatische Stäbchen, in denen keine Stützfibrillen nachweisbar sind.

Diese Gruppe von Lichtsinnzellen steht jenen sehr nahe, bei denen
überhaupt jede plasmatische Differenzierung im Zellkörper fehlt, die man zur
Rezeption des Lichtreizes in Beziehung setzen könnte (s. u.). Ihr Vor-

kommen ist, nach den bisherigen Erfahrungen, auf die Polycladen, Nemertinen und einige Salpen beschränkt.

So beschreibt Hesse bei Leptoplana tremellaris Oerst zwei Typen von Lichtsinnzellen, die beide besondere stäbchenartig gestaltete Abschnitte besitzen, die nach ihrer Lage wohl als die Stellen angesehen werden müssen, an denen die Umsetzung des Lichtreizes in Erregung lebendiger Substanz erfolgt. Diese Stäbchen zeigen in ihrer ganzen Länge eine gleichmäßige faserige Zusammensetzung, irgendwelche besonderen Differenzierungen sind an ihnen nicht zu finden. Ganz ähnlich sind unter den Nemertinen die Sehzellen von Eupolia delineata Holr. gestaltet.

Etwas weiter geht die morphologisch nachweisbare Veränderung bei den Salpen. Die sog. »keulenförmigen« Lichtsinnzellen (Redikorzew 214) bestehen aus einem breiten stumpfen und aus einem schmalen spitzen Ende, welch letzteres als stäbchenartiges Gebilde sich vom Zellkörper unterscheiden läßt. Dieser Teil trägt in einer bedeutenden Verdickung der Zellmembran ein Charakteristikum, das der übrigen Zelle fehlt.

Die Membranverdickungen der einzelnen Zellen verschmelzen untereinander. Der äußeren Ähnlichkeit nach bezeichnet Redikorzew (214) recht unglücklich diese Membranverdickung als »Rhabdomer« und die Gesamtmasse der verschmolzenen Membranen als »Rhabdom«.

Eine Homologisierung mit den gleichnamigen Gebilden der Arthropoden kann wohl nicht ernstlich in Frage kommen, auch die Annahme einer Analogie, einer funktionellen Gleichheit, ist durch nichts gestützt. Solche Membranverdickungen lassen sich viel eher mit den kutikularen Hüllen der Röhrenstäbchen der Kephalopoden und deren Verschmelzungsprodukten vergleichen (s. u.).

b) Plasmatische Stäbchen mit einer Stützfibrille.

Dieser Typus kommt bei Mollusken nicht selten vor; Hesse beschreibt ihn bei Lima, Pecten und Spondylus. Bei den beiden letzteren Formen sind die Stäbchen schlank, kegelförmig. Ihr Aussehen gleicht völlig dem des Plasmas der Sehzellen. Am freien Ende sind sie viel schmäler, als an der Basis. Durchzogen werden sie von einer geschlängelt verlaufenden Stützfibrille, die in der Literatur als »Neurofibrille« bezeichnet wird, und sich durch den Zellkörper bis in den Nervenfortsatz verfolgen läßt.

Bei Lima squamosa ragen von den Sehzellen aus kolbenförmige Gebilde in den Hohlraum des Auges hinein. Sie bestehen aus fein granuliertem Plasma, das ganz dem des Zellkörpers gleicht. Die Stützfibrille im Innern verläuft häufig etwas gebogen und endet mit einer knöpfchenartigen Verdickung.

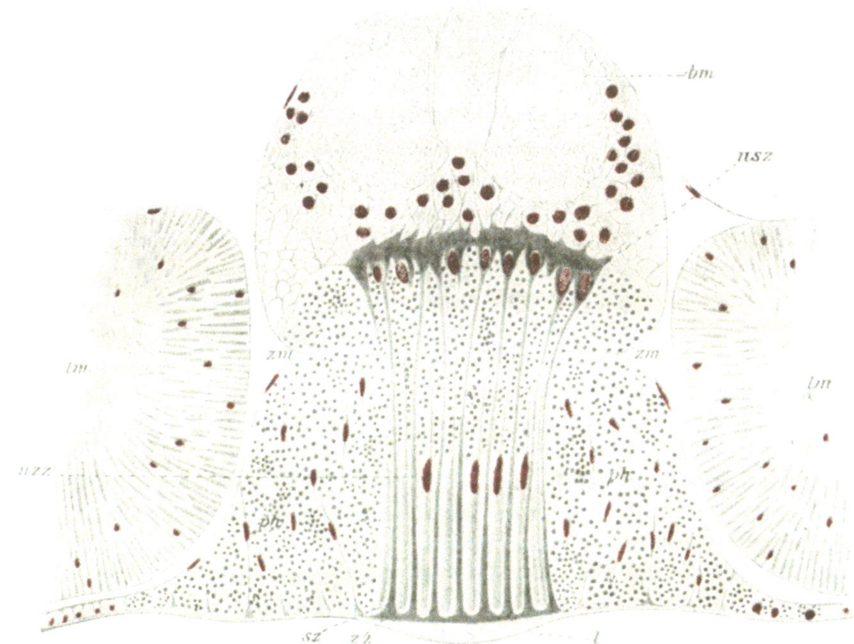

Fig. 1.

Querschnitt durch ein Bauch-Sinnesorgan des Palolo (Eunice viridis Gray). Vergr. 220 nach Merton (210). *l* Linse, *sz* Sinneszelle, *zz* Zwischenzelle, *nsz* Kern der Sinneszelle, *nzz* Kern der Zwischenzelle, *bm* Bauchmark, *lm* Längsmuskulatur.

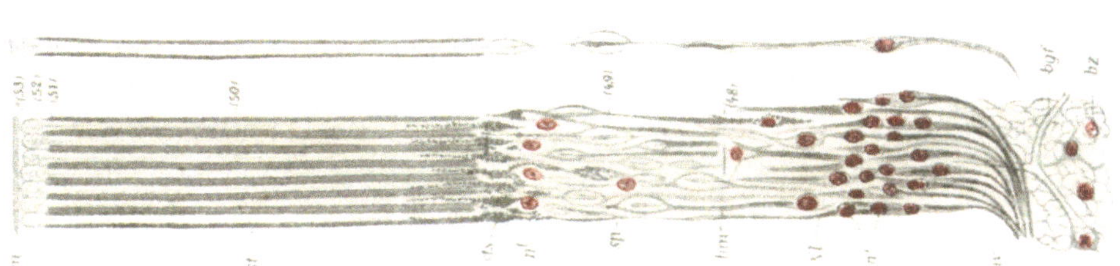

Fig. 2.

Illex coindetii. Schnitt durch die Retina, etwas schematisiert, als Beispiel einer Cephalopodennetzhaut. Vergr. 350 nach Merton (210). *lm* Limitans, *st* Stäbchen, *sts* Stäbchensockel der Sehzelle, *nl* Kerne der Limitanszellen, *sp* spindelförmige Anschwellung der Sehzellen, *bm* Basalmembran, *ns* Kerne der Sehzellen, *nv* Nervenfaser, *bgf* Blutgefäß, *bz* Bindegewebszellen.

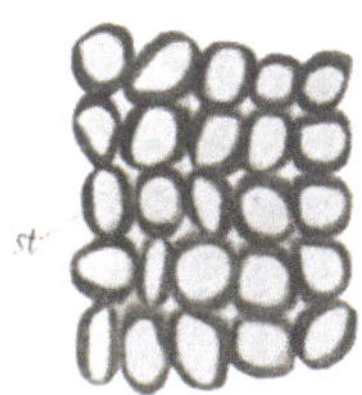

Fig. 3 a.

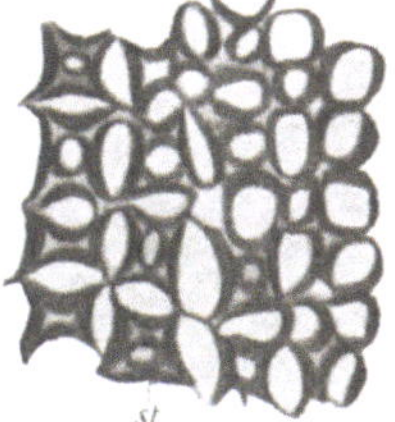

Fig. 3 b.

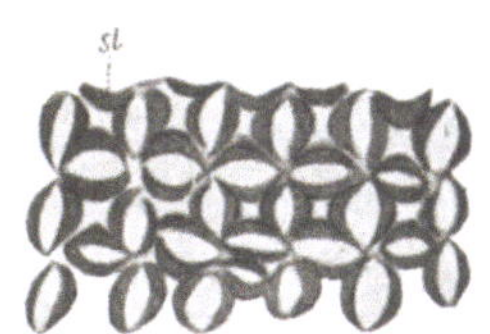

Fig. 3 c.

Querschnitte durch die Stäbchenregion der Retina von Illex coindetii nach Merton (210). Vergr. 1000, zeigt die häufigsten Anordnungen der Stäbchenhüllen.

Verlag von Wilhelm Engelmann in Leipzig.

c) Plasmatische Stäbchen mit einem Bündel von Stützfibrillen.

Hierher gehören die Sehstäbchen der Seesterne (PFEFFER 172). Die Lichtsinnzellen tragen ein zartes vergängliches, stark lichtbrechendes Gebilde, das Stäbchen, dessen Form als die eines Zylinders beschrieben wird, der in der Mitte etwas eingeschnürt ist. Ein Bündel feiner, dicht aneinander liegender Fäserchen steigt in der Zelle auf, tritt in das Stäbchen ein und strahlt hier, gegen das distale Ende hin, pinselförmig auseinander.

d) Röhrenstäbchen.

Diese Gebilde, die bei Würmern weit verbreitet sind, haben das gemeinsame, daß sich an ihnen eine festere röhrenförmige Wand nachweisen läßt, die in ihrem Innern den plasmatischen Inhalt beherbergt, in dem die Stützfibrille eingebettet liegt. Die Röhrenstäbchen kommen in zwei Hauptmodifikationen vor:

1. Bei Nereis, Hesione und Eunice enden die Röhrenstäbchen offen gegen den Hohlraum des Auges. Die Stützfaser (»Neurofibrille«), die den hell gefärbten, schwach granulierten plasmatischen Anteil des Stäbchens durchzieht, endet frei ohne Verdickung (HESSE 126).
2. Bei den Alciopiden kommt noch eine weitere Einrichtung hinzu: Die zylindrischen oder kolbigen Röhrchen enthalten in ihrem matt färbbaren plasmatischen Inhalt auch hier eine Stützfaser, aber diese endet nicht am Ende der Röhre, sondern tritt aus ihr ein wenig heraus und trägt ein merkwürdiges Köpfchen, das ihr aufsitzt wie ein Moosfrüchtchen seinem Stengel (HESSE 126). Die Faser durchsetzt dies Köpfchen und endet mit einer feinen Spitze auf der anderen Seite (s. Fig. 29).

e) Die zusammengesetzten Stäbchen.

Den »Röhrenstäbchen« schließen sich in ihrem Bau die Stäbchen der Kephalopodenretina eng an. Sie sitzen einem besonders differenzierten Teil der Sehzellen auf, dem Stäbchensockel, der Pigment enthält. Dicht oberhalb der Sockel (d. h. am Auge orientiert nach innen) haben die Stäbchen kreisrunde oder elliptische Querschnitte, und ihrer Oberfläche sind Gebilde aufgelagert, die im Querschnitt halbmondförmig aussehen und zu zweien, einander diametral gegenüberliegend, an den Stäbchen angeordnet sind. Körperlich betrachtet sind diese Gebilde also flache Rinnen, die dem Stäbchenteil der Sehzellen anliegen und wohl ähnlich aufzufassen sind wie die Hüllen der Röhrenstäbchen.

Jedenfalls entbehrt die Auffassung, daß diese Hüllen als die Rhabdomere bezeichnet werden dürften, jeder Begründung, dagegen spricht die

Tatsache, daß auch der Stäbchensockel sowie die ganze übrige Sehzelle von einer relativ dicken, stark lichtbrechenden Hülle umgeben ist, für die kutikulare Natur der Stäbchenhüllen.

Nach dem distalen Ende der Sehzellen hin verschmelzen die einzelnen Stücke der Stäbchenhüllen miteinander.

In typischer Weise entstehen dadurch Gebilde von folgender Form)(, wenn sich die konvexen Seiten der Hüllrinnen zweier benachbarten Zellen berühren. Treten noch zwei weitere Zellen hinzu, so entsteht ein vierkantiges, oder besser vierflügeliges Prisma)X(, das sich also aus vier einzelnen rinnenförmigen Stücken zusammensetzt, die sich mit ihren konvexen Seiten zusammenlegen (GRENACHER 133). Wie bei den Phalangiden (s. o.) die Verschmelzungen der Rhabdome, so geht hier die der Hüllrinnen der Sehstäbchen in anscheinend unbegrenzter Weise weiter, und es entstehen so die bizarrsten Formen, wie sie z. B. Taf. I, Fig. 3 zeigt. Diese kutikularen Auflagerungen der Stäbchen reichen nicht bis an die Limitans heran, sondern werden von dem fast beutelartig gestalteten Ende der Stäbchen überragt, in dem Pigment in mehr oder minder großer Menge angehäuft ist (s. Taf. I, Fig. 2).

f) Lichtsinnzellen der Wirbeltiere: »Stäbchen«- und »Zapfenzellen«.

§ 25. Eine eigenartige Stellung nehmen die Lichtsinnzellen der Wirbeltiere ein, die von allen derartigen Gebilden bei Wirbellosen durchaus verschieden sind, im Habitus höchstens mit den Lichtsinnzellen der Kephalopoden verglichen werden könnten und unter der Bezeichnung der Stäbchen- und Zapfenzellen Gegenstand zahlreicher Untersuchungen geworden sind.

Morphologisch sind sie durch recht verwickelte Verhältnisse charakterisiert, die wir einfach als solche hinnehmen müssen, ohne sie im einzelnen mit bestimmten physiologischen Eigentümlichkeiten in Zusammenhang bringen zu können. Gerade hier läßt die physiologisch-anatomische Betrachtungsweise völlig im Stich.

Es wäre niemals möglich gewesen, aus dem Bau eines Stäbchens auf seine außerordentlich niedrige Reizschwelle zu schließen, oder die Funktion der Stäbchen als farbenunempfindlichen Helldunkelapparat auch nur möglich erscheinen zu lassen. Was die Morphologie uns in bezug auf die Typen der Lichtsinnzellen gibt, ist nur die Möglichkeit einer äußerlichen Klassifikation, die nichts mit einer Gruppierung zu funktionell einheitlichen Typen zu tun hat.

Die vergleichende Histologie der Lichtsinnzellen zeigt uns viel mehr verschiedenartige Gestaltungen, als wir aus funktionellen Gründen erwarten könnten. Ob diese Tatsache in dem Sinne zu deuten ist, daß wir nur noch nicht die genügende Anzahl funktioneller Bedingungen kennen, um

Fig. 30.

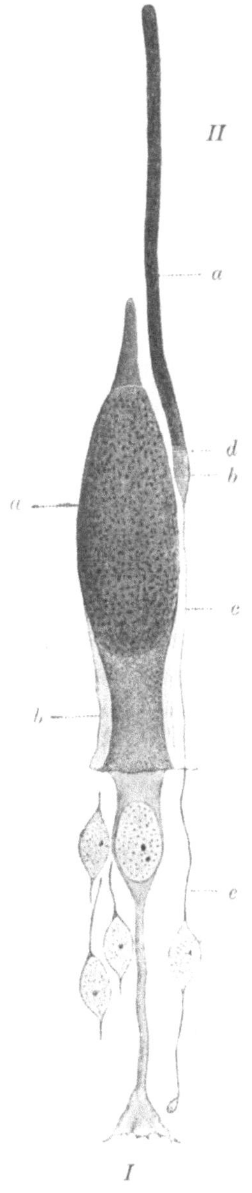

Fig. 29.

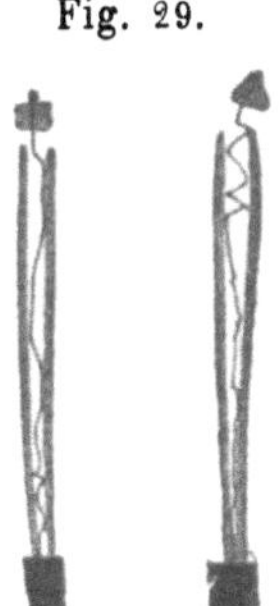

Röhrenstäbchen der Alciopiden.   Aus Th. Beer.

Fig. 31.

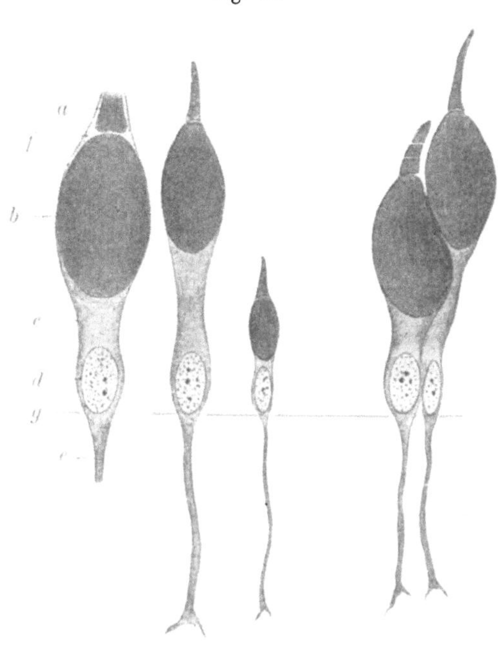

Zapfen von der Plötze (Leuciscus rutilus) nach Greeff.

I Großer Zapfen. *a* Außenglied (unvollständig), *b* Ellipsoid, *c* Myoid, *d* Kern, *e* Faser, *f* Hülle, *g* Membrana limitans externa. *II* schlanker Zapfen. *III* kleiner Zapfen. *IV* Doppelzapfen.

Stäbchen und Zapfen vom Barsch (Perca fluviatilis).

I einfacher Zapfen. *a* granuliertes Ellipsoid, *b* Hülle. *II* Stäbchen. *a* Außenglied, *b* Ellipsoid, *c* fadenförmiger Teil des Innengliedes, *d* Zwischenscheibe, *e* Stäbchenfaser mit Kern und Endkügelchen.

alle morphologischen Typen als sichtbaren Ausdruck physiologischer Gruppen interpretieren zu können, oder ob wir hier wirklich wieder vor einem der zahlreichen Fälle stehen, in denen dieselbe funktionelle Aufgabe auf verschiedenen Wegen gelöst ist, die in einer verschiedenen Gestaltung ihren Ausdruck finden, kann man ja nicht zwingend entscheiden, doch ist die letztere Deutung wohl die wahrscheinlichere.

Jedenfalls fallen zurzeit die Betrachtung der »Stäbchen«- und »Zapfenzellen« unter morphologischen und unter physiologischen Gesichtspunkten weit auseinander.

Wir wollen uns zunächst einen Überblick über die morphologischen Typen der Lichtsinnzellen der Wirbeltiere verschaffen.

Die Bezeichnung dieser Zellen als »Stäbchen«- und »Zapfenzellen« knüpft nur an die speziellen Gestaltungsverhältnisse einer Reihe von Wirbeltieren an, aber die Vorstellung, daß man alle Sehzellen bei Wirbeltieren unter eine der beiden Rubriken einordnen könnte, ist außerordentlich verbreitet, so daß man sich stets bemühte, um jeden Preis das Schema durchzuführen, auch wenn man offenbar den Tatsachen damit Gewalt antut. Gelegentliche Hinweise auf das Unzweckmäßige dieser Art der Schematisierung haben keinen Erfolg gehabt.

Wir wollen die alten Namen völlig fallen lassen, die viel Verwirrung gestiftet haben, und einfach das Problem diskutieren: Wie lassen sich die Lichtsinnzellen der Wirbeltiere zwanglos klassifizieren, wenn man als klassifikatorisches Moment lediglich den Bau der Zellen verwendet?

§ 26. Die zahlreichen Einzelheiten, die im Bau der Sehzellen zu unterscheiden sind, geben genügende Anhaltspunkte für eine Einteilung. Wir können zunächst vier Hauptmomente benutzen:

1. die Außenglieder,
2. die Innenglieder,
3. die Zellkörper und
4. die Art der Verbindung der Zellkörper mit den zentripetal gelegenen Ganglienzellen.

Die Außenglieder sind sehr verschieden gestaltet, sie können zylindrisch sein, wie es für die »Stäbchen« z. B. beim Menschen, bei der Ratte, bei vielen Fischen, beim Frosch usw. zutrifft, wie sie aber auch die »Zapfen« aus der Fovea centralis des Menschen zeigen und ebenso die meisten »Zapfen« aus der Retina der Taube und z. B. der Geckonen. Sie können andererseits kegelförmig gestaltet sein, d. h. die Form zeigen, die für die »Zapfen« in der Netzhautperipherie des Menschen, die ferner für viele Sauropsiden (Chamäleon, Eidechse, Sperling usw.) bekannt, und überhaupt bei sehr vielen der Gebilde, die üblicherweise als Zapfen bezeichnet werden, z. B. bei Perca und anderen Fischen, bei Rana, Triton usw. in charakteristischer Weise vorhanden ist. Mit den Bezeichnungen »zylindrisch« und »kegelförmig« sind natürlich nur zwei besonders typische Formen herausgegriffen, zwischen denen mancherlei Übergänge vorkommen können und auch vorkommen. Jedenfalls aber muß man noch als besondere Gruppe die Außenglieder mit fadenförmig ausgezogenem Ende hinstellen, wie sie z. B. beim Hecht (Esox) vorkommen und sich auch unter den Amphibien, z. B. bei Siredon pisciformis finden.

Die Innenglieder bieten noch weit größere tiefgreifendere Unterschiede in den einzelnen Wirbeltierklassen. Bei den Außengliedern handelte es sich im wesentlichen nur um Unterschiede in der Form, während der Bau keine Besonderheiten aufwies: die Außenglieder bestehen aus stark lichtbrechender Substanz, die in frischem Zustande anscheinend überall homogen erscheint und vielfach durch Sehpurpur oder ähnliche Farbstoffe gefärbt ist. Die Innenglieder aber bieten stets noch morphologische Besonderheiten.

Was zunächst die Formen anlangt, so gilt als ein sehr typischer Fall die Gestaltung, bei der das Innenglied dicker als das Außenglied und von bauchiger Gestalt ist. So trifft man es bei den »Stäbchen« des Menschen und des Schweines, bei den »Zapfen« der Netzhautperipherie des Menschen, den »Zapfen« der meisten Fische, der Amphibien und Säugetiere, auch eine der beiden Stäbchenarten des Frosches hat derartige, leicht bauchige Innenglieder. Demgegenüber fehlt es auch nicht an Formen, deren Innenglied dünner als das Außenglied ist, im extremen Falle sogar fadenartig dünn ist, wie dies bei den »Stäbchen«-Innengliedern der Fische der Fall ist. Viel dünner als das Außenglied, wenn auch nicht gerade fadenförmig, sind die Innenglieder der grünen Stäbchen des Frosches.

Auch der Fall ist realisiert, daß kein nennenswerter Unterschied in der Form und Dicke zwischen Innen- und Außenglied besteht, z. B. bei den »Stäbchen« der Ratte und des Sperlings. Auch bei den »Zapfen« aus der Fovea centralis des Sperlings sind die Innenglieder von demselben Durchmesser, wie die Außenglieder an der Basis, und erfahren nur gegen die Limitans externa hin eine geringe gleichmäßige Verjüngung.

Was den Bau der Innenglieder anlangt, so enthalten sie zunächst anscheinend alle ein Gebilde, das wir als Ellipsoid bezeichnen wollen, obgleich seine Gestalt nur selten diese Bezeichnung rechtfertigt. Über die Bedeutung dieses Gebildes ist nichts bekannt, die Gestalt wechselt von der einer Halbkugel (Stäbchen von Rana) zu der eines Ellipsoids (z. B. Zapfen der Plötze oder des Sperlings) oder der eines Zylinders mit schwach gewölbten Endflächen (Stäbchen vom Sperling). In der Literatur ist dieses Gebilde unter sehr verschiedenen Namen beschrieben (vgl. Greeff). Vom Standpunkte einer vergleichenden Betrachtung aus bietet es nichts interessantes. Außer dem Ellipsoid finden sich in vielen Innengliedern, soweit sie zu sogenannten »Zapfen« gehören, Ölkugeln, die häufig durch Lipochrome gefärbt sind.

Fig. 32.

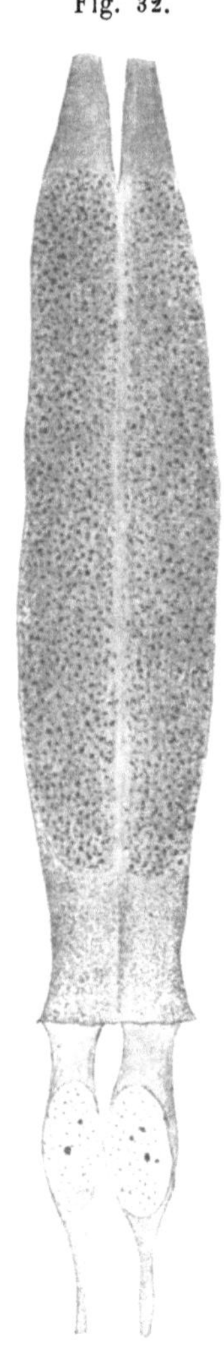

Innenglieder eines Zwillings-
zapfens vom Barsch.
In derselben Vergrößerung wie
Fig. 30 und 31. Die Innenglieder sind miteinander verschmolzen.

Fig. 33.

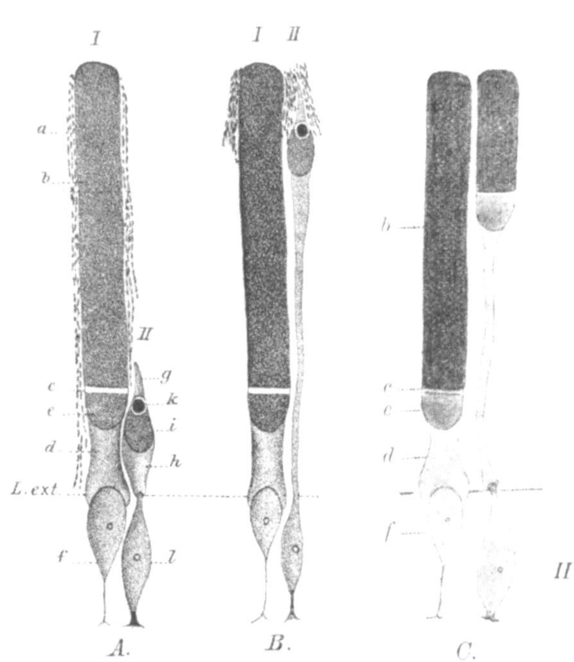

Sehelemente des Frosches nach Greeff.
A. Lichtfrosch, B. Dunkelfrosch, C. rotes (I) und grünes (II) Stäbchen.
a Fortsätze der Pigmentzellen, b Außenglieder der Stäbchen, c helle
Zwischenscheibe, d Innenglied mit e Stäbchenellipsoid, f Stäbchenkorn,
g Zapfenaußenglied, h Zapfeninnenglied, i Zapfenellipsoid, k Ölkugel,
l Zapfenkorn, L.ext. Limitans externa.

Auch die weiteren Struktureigentümlichkeiten der Innenglieder, das Vorkommen noch anderer sphäroidischer Körper außer Öltropfen und Ellipsoid haben zurzeit nur ein speziell histologisches Interesse, und können daher hier nicht näher besprochen werden.

Die Zellkörper bieten bei vergleichender Betrachtung wenig bezeichnendes für eine Einteilung. Sie bestehen stets aus einer kugligen oder ellipsoidischen Anschwellung, die den Kern enthält, der nach Größe und Chromatinverteilung große Verschiedenheiten zeigen kann, ohne daß hierauf typische Unterschiede basiert werden könnten. Etwas charakteristischer ist die Art der Verbindung dieses kernhaltigen Zellabschnittes, mit den Endelementen, den Reizrezeptoren einerseits, andererseits mit jenem Zellabschnitt, der die Verbindung mit den zentripetalen Ganglienzellen vermittelt.

Diese Verbindungsstücke können entweder fadenartig dünn sein oder einen nennenswerten Durchmesser besitzen. Es kann der Kernabschnitt ohne Schaltstück auf die Endelemente folgen, wie das zum Teil bei den

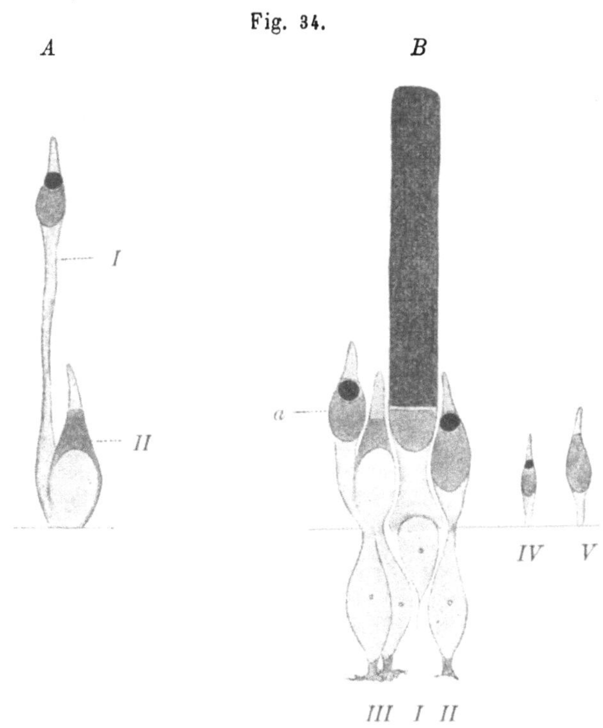

Zapfen der Froschnetzhaut nach GREEFF.

A in Dunkelstellung: I Hauptzapfen mit stark gestrecktem Myoid, II Nebenzapfen; B in extremer Lichtstellung, II einfacher Zapfen mit Ölkugel, III Doppelzapfen, nur der Hauptzapfen hat eine Ölkugel.
IV kleiner einfacher Zapfen mit Ölkugel, V einfacher Zapfen ohne Ölkugel, a Ellipsoid.

»Zapfen« vieler Tiere, z. B. des Menschen außerhalb der Macula lutea, bei den Sauropsiden, Amphibien und Fischen, ebenso auch bei den Stäbchen des Frosches und manchen der Selachier der Fall ist. Es kann dieses Schaltstück zwischen Endelement und Kernstück lang ausgezogen sein, wie z. B. bei den »Stäbchen« der Säugetiere, bei den »Zapfen« aus der Macula lutea des Menschen wie vieler Säugetiere mit Area centralis, bei den »Zapfen« der Area centralis der Vögel. Die sogenannten HENLE'schen Fasern sind ja nichts anderes, als derartige lange, meist fadenartige Schaltstücke.

Die Länge dieses Schaltstückes sowohl wie die Länge des Verbindungs-
stückes des Kernbezirkes mit dem zentripetalen Endapparat der Lichtsinnzelle ist ganz offenbar von Verhältnissen der räumlichen Anordnung abhängig,
worauf wir weiter unten noch zurückkommen.

Endlich ist klassifikatorisch wichtig die Art und Weise, wie das Endelement mit den zentripetalen Ganglienzellen in Verbindung tritt. Hier gibt

Fig. 35.

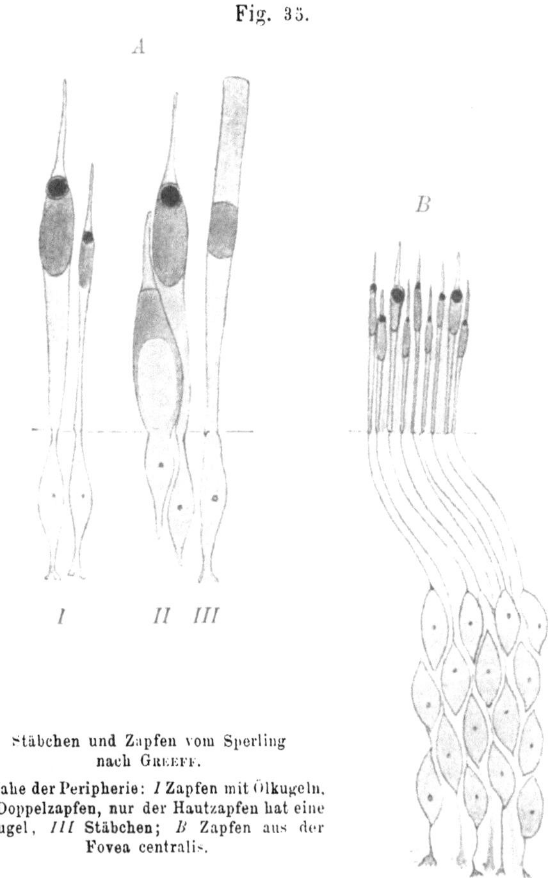

Stäbchen und Zapfen vom Sperling
nach Greeff.

A Nahe der Peripherie: I Zapfen mit Ölkugeln,
II Doppelzapfen, nur der Hautzapfen hat eine
Ölkugel, III Stäbchen; B Zapfen aus der
Fovea centralis.

es, so viel wir bisher wissen, nur zwei Arten der Verbindung. Entweder
endet die Lichtsinnzelle mit einem Endknopf, der mit den Dendriten einer
»inneren Körnerzelle«, d. h. einer der nächsten zentripetalen Ganglienzelle
in Verbindung tritt, wobei es charakteristisch ist, daß eine große Anzahl
von Sinneszellen mit einer Ganglienzelle in Verbindung tritt; oder die
Endigung der Sinneszelle hat den Charakter eines Dendriten, der mit den
Dendriten einer zentripetalen Ganglienzelle funktionelle Verbindungen eingeht;

ob diese anatomisch als Verbindungen per continuitatem oder per contiguitatem anzusehen sind, kann für unsere Zwecke dahingestellt bleiben. Für die Verbindung dieser dendritisch endenden Sinneszellen ist bezeichnend, daß sie meist nur mit je einer zentripetalen Ganglienzelle erfolgt, nur die sogenannten Riesen-Bipolaren können mehrere dendritische Fußstücke von Sehzellen aufnehmen.

§ 27. Läßt man die Formverschiedenheiten der Zellkörper als zu wenig typisch beiseite, und verwendet nur die Formen der Außenglieder, Innenglieder und Fußstücke zur Gruppierung, so ergeben sich folgende Kombinationsmöglichkeiten.

Außenglied: Zylindrisch, konisch oder fadenförmig = 3 Möglichkeiten.
Innenglied: Zylindrisch, bauchig, fadenförmig   = 3   »
Fußstück: Knopfartig oder dendritisch   = 2   »

Das gibt als Zahl der möglichen Kombinationen 3·3·2 = 18. Nicht alle Kombinationen sind bekannt, die folgende Zusammenstellung zeigt nur 10 Gruppen von den 18.

Wenn man in dieser Art vorgeht, so erhält man Gruppen, die untereinander schon immerhin mehr morphologische Merkmale gemeinsam haben, als in den Bezeichnungen »Stäbchen« und »Zapfen« liegt, wenn man diese als Universalbezeichnungen für die Sehelemente der Wirbeltiere verwendet; trotzdem enthalten auch die derart aufgestellten 10 Gruppen von Sehelementen jede noch recht verschieden gestaltete Elemente. Was aber bedeutsamer ist, das ist der Umstand, daß in diesem Schema noch keineswegs alle bekannten Sehelemente der Wirbeltiere zwanglos untergebracht werden können, z. B. die Sehelemente von Petromyzon, Siphonops, Typhlops, Talpa, die (roten) »Stäbchen« des Frosches, lassen sich ohne Gewalt kaum in irgendeine der Gruppen einordnen.

Morphologische Klassifikation der Lichtsinnzellen der
Wirbeltiere.

I. Außenglieder zylindrisch:
  a) Innenglieder zylindrisch:
    1. Fußstück knopfartig: z. B. sogenannten »Stäbchen« der Ratte (Fig. 37), »Stäbchen« der Selachier.
    2. Fußstück dendritisch: z. B. »Stäbchen« vom Sperling, »Zapfen« der Makula beim Menschen (Fig. 38 VI).
  b) Innenglieder bauchig:
    3. Fußstücke knopfartig: z. B. »Stäbchen« des Menschen.
    4. Fußstücke dendritisch: z. B. »Zapfen« der Taubenretina.

    c) Innenglieder fadenförmig:

        5. Fußstücke knopfartig: z. B. »Stäbchen« von Perca (Fig. 30 II),
Esox, Chondrostoma.

        6. Fußstücke dendritisch: z. B. grüne »Stäbchen« des Frosches.

II. Außenglieder konisch:

    a) Innenglieder zylindrisch:

        7. Fußstücke dendritisch: z. B. »Zapfen« aus der Fovea centralis
des Sperlings, »Stäbchen« von Siredon.

    b) Innenglieder bauchig:

        8. Fußstücke dendritisch: z. B. »Zapfen« beim Menschen außerhalb
der Macula lutea, Vögel außerhalb der Area, »Zapfen« vieler
Fische usw.

III. Außenglieder fadenförmig:

    a) Innenglieder zylindrisch:

        9. Fußstücke dendritisch (?): z. B. »Zapfen« von Esox.

    b) Innenglieder bauchig:

        10. Fußstücke dendritisch: z. B. »Zapfen« von Siredon.

§ 28. Wir kommen also zu dem Resultat, daß man von morphologischen Gesichtspunkten aus eine ganze Menge Typen von Sehzellen aufstellen muß, daß aber eine Einteilung in Stäbchen und Zapfen für vergleichende Zwecke ganz unbrauchbar ist, da die beiden Kombinationen von Eigenschaften, die in dem extramakularen Bezirk der menschlichen Retina vorkommen und zur Aufstellung der beiden Typen geführt haben, keine notwendigen Verbindungen der einzelnen Elemente: Gestaltung der Außen- und Innenglieder, des Fußstückes, darstellen, daß diese Elemente vielmehr in sehr verschiedenartigen Kombinationen auftreten können.

Morphologisch finden wir eine Vielheit der Typen und es ist lediglich eine Sache des Taktes, wieviel derartige Typen man aufstellen will.

Ist es aber vielleicht möglich, von physiologischem Gesichtspunkte aus eine Gruppierung vorzunehmen, die weniger auf die äußerlichen Momente der Gestaltung als auf die Leistung Wert legt und so zu einer einheitlicheren Auffassung führt?

Es scheint wohl, daß ein solcher Versuch Erfolg haben könnte.

Wir kennen durch die Untersuchungen am Menschen, die uns hier auch für die Zwecke der vergleichenden Physiologie leiten müssen, tiefgreifende physiologische Unterschiede zwischen den verschiedenen Bezirken der Retina, die parallel gehen mit den baulichen Verschiedenheiten, mit den Unterschieden in der Verteilung von »Stäbchen« und »Zapfen«.

In drei Punkten unterscheiden sich bekanntlich Netzhautperipherie und Macula lutea funktionell wesentlich voneinander.

In dem Schwellenwert, in der Fähigkeit Formen oder Bewegungen zu sehen, und in der Farbentüchtigkeit.

Die Netzhautperipherie hat ungemein niedrige Schwellenwerte, so daß unterhalb einer gewissen Lichtintensität sie allein die Lichtempfindung vermittelt, während das Zentrum schon nichts mehr sieht. Die Netzhautperipherie hat ferner ein relativ hohes Vermögen in der Wahrnehmung von

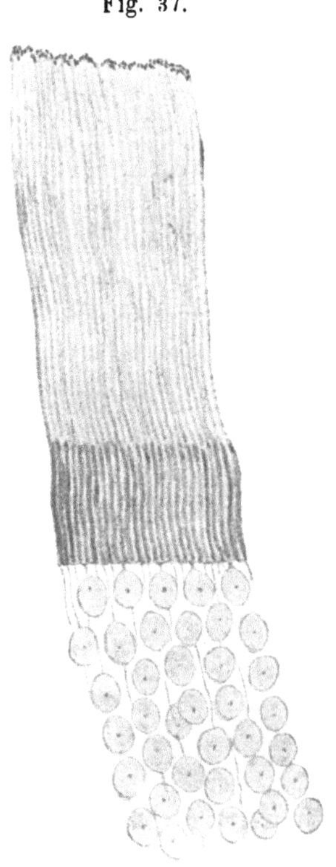

Fig. 36.

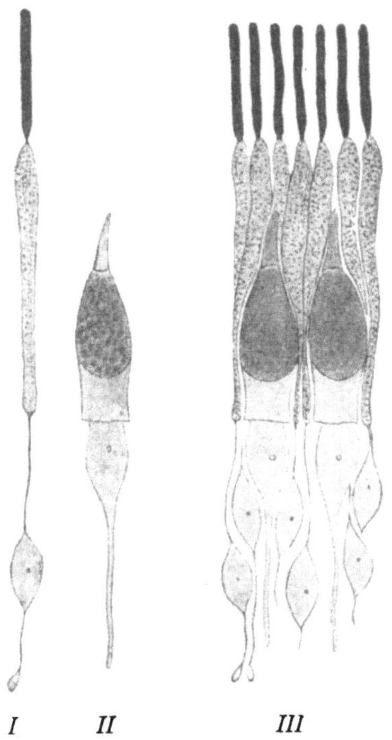

Stäbchen und Zapfen vom Schwein nach GREEFF.
I isoliertes Stäbchen, *II* isolierter Zapfen,
III Gruppe von Stäbchen und Zapfen.

Fig. 37.

Stäbchen der Ratte nach GREEFF.
Dicke der Stäbchen 0,75 μ, Außenglied etwa
dreimal so lang wie das Innenglied.

Bewegungen, dagegen sehr geringe Fähigkeiten wenn es sich um das Erkennen von Formen handelt; gerade umgekehrt wie das Netzhautzentrum, bei dem die Fähigkeit Formen scharf getrennt zu erkennen in höchstem Maße entwickelt ist.

Die Farbentüchtigkeit ist in der Macula lutea am größten, um von da nach außen abzunehmen, wobei zuerst die Fähigkeit erlischt, Grün und Rot, später die, Blau und Gelb zu erkennen. Welche anatomischen Befunde gehen diesem physiologischen Verhalten parallel?

Die Höhe des Schwellenreizes ist eine Eigentümlichkeit, die wir in
erster Linie auf das Endorgan beziehen müssen, auf den Teil der Sehzelle,
in dem der Lichtreiz in Erregung lebendiger Substanz umgewandelt wird,

Fig. 38.

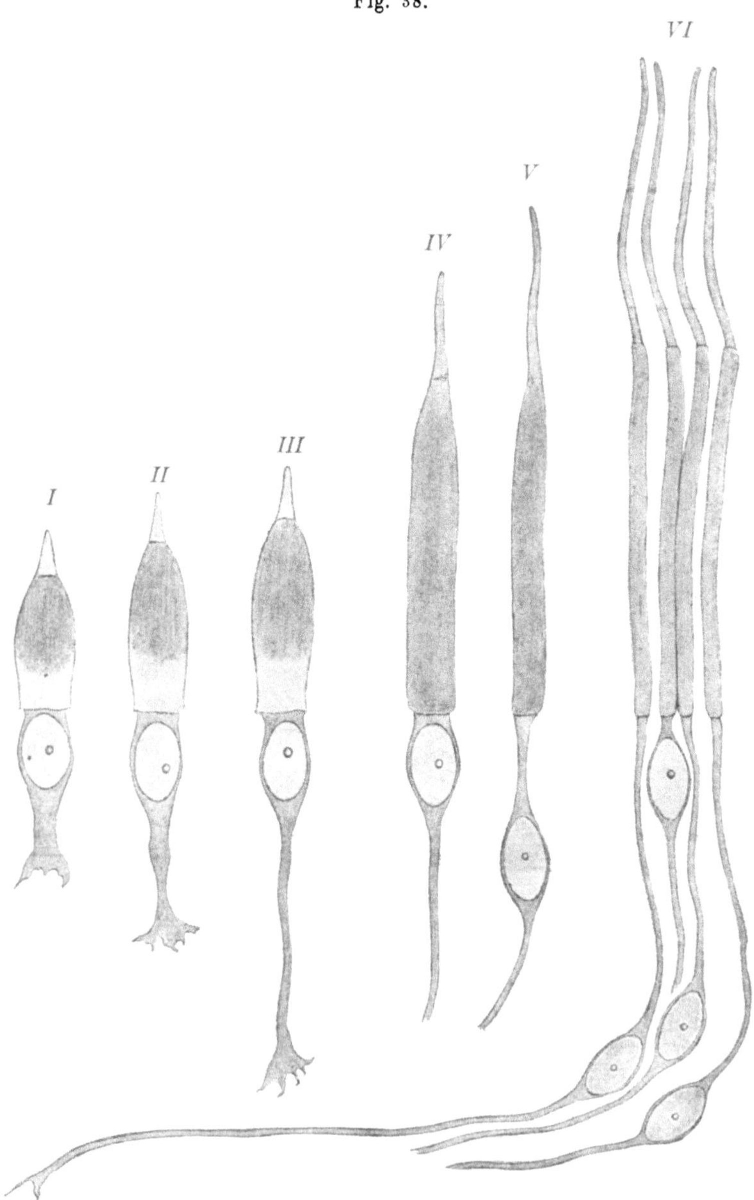

Zapfen aus verschiedenen Gegenden der Netzhaut des Menschen nach GREEFF.
I Dicht an der Ora serrata, *II* 3 mm von der Ora serrata, *III* Mitte zwischen Ora serrata und Papilla,
IV Peripherie der Macula lutea, *V* Macula lutea, *VI* Fovea centralis.

und hier finden wir denn entsprechend der Abnahme des Schwellenreizes
nach der Peripherie hin eine Zunahme der als »Stäbchen« bezeichneten
Elemente, während die Macula lutea, deren Schwellenreiz am höchsten ist,
nur sogenannte »Zapfen« enthält.

Es ist nicht ohne weiteres zu behaupten, daß der niedrige Reizwert,
bei dem die Peripherie schon Lichtempfindungen vermittelt, nur auf der
außerordentlich tiefen Reizschwelle des einzelnen »Stäbchens« beruht, es
könnte auch die Verbindung zahlreicher Elemente mit einer zentripetalen
Ganglienzelle derart wirken, daß durch Summation einzelner Erregungszustände, die einzeln nicht stark genug wären die Ganglienzelle (Bipolare)
zu erregen, eine wirksame Erregung zustande käme.

In diesem Sinne sprechen deutlich die Erfahrungen über die Schwellenwerte verschieden großer Objekte. Es war lange bekannt, daß bei gleicher
Helligkeit Objekte von größerer Fläche gesehen werden, während kleine
unsichtbar sind, und PIPER (193a) konnte feststellen, daß für das dunkel-
adaptierte Auge, d. h. für den Stäbchenapparat der Reizwert eines Objektes proportional der Quadratwurzel der Flächengröße des Netzhautbildes
wächst.

Jedenfalls ist die Funktion des Formensehens bzw. Bewegungs-
sehens nicht als die Leistung eines einzelnen Sehelementes verständlich,
mag dies ein »Zapfen« oder ein »Stäbchen« sein. Der Unterschied im
Formen und Bewegungssehen muß offenbar in der Art der Verknüpfung der
Endelemente mit den zentripetalen Zellen seine Ursache haben. Auch hier
liefert die Histologie den erwarteten Unterschied von Peripherie und Zentrum.
Die Art der Verbindung einer Lichtsinnzelle kann man aus dem Bau ihres
Fußstückes erkennen: die Sehzellen, deren Fußstück knopfartig endet, stehen
in größerer Zahl mit einer Bipolare in Verbindung, die dendritischen Fußstücke verbinden sich meist nur einzeln mit einer Bipolare, nur die Riesen-
bipolaren nehmen mehrere dendritische Fußstücke auf.

Ohne weitere Spekulationen darüber durchzuführen, wie es kommt,
daß die Wirkung einer summierenden Leitung als Bewegungssehen, die einer
isolierten Leitung als Formensehen zum Ausdruck kommt, wollen wir diesen
Parallelismus zwischen Form und Funktion hinnehmen und danach unsere
vergleichenden Vorstellungen über die wahrscheinlichen Leistungen der einzelnen Netzhäute und Netzhautpartien einrichten. Die Prinzipien, nach
denen eine Vergleichung der Leistungen verschiedener Sehepithelien möglich
ist, werden weiter unten auseinandergesetzt werden, hier handelt es sich
nur um die Möglichkeit einer physiologischen Gruppierung der Sehzellen.

Wie aus dem Vorstehenden hervorgeht, kann man die Stäbchen definieren als Sehelemente mit sehr niedriger Reizschwelle und summierender
Leitung, die in einem knopfförmigen Fußstück ihren Ausdruck findet. Nur
das zweite Moment ist histologisch feststellbar.

Die Zapfen würden dann definiert sein als Sehelemente von hohem Schwellenwert und isolierter Leitung, die in einem dendritischen Fußstück ihren Ausdruck hat. Da wir die Höhe der Reizschwelle der Sehelemente der Tiere nicht kennen, weder absolut im Vergleich mit der des Menschen, noch relativ zum Vergleich der verschieden gestalteten Elemente derselben Netzhaut, so können wir stets nur das eine der beiden Kriterien feststellen, das knopfförmige oder dendritische Fußstück. Einer theoretischen Überlegung erscheint aber der Zusammenhang von niederer Reizschwelle und summierender Leitung einerseits, von hoher Reizschwelle und isolierter Leitung andererseits keineswegs als notwendig, wir können uns recht gut vorstellen, daß ein Sehelement mit niederer Reizschwelle auch isolierte Leitung hätte, und umgekehrt, daß Sehelemente von hoher Reizschwelle summierend abgeleitet würden, und würden dementsprechend vier physiologische Typen bekommen.

Wenn man die liebgewordenen Bezeichnungen der Stäbchenzellen und Zapfenzellen aufrechterhalten will, so würde das jetzt möglich sein, wenn man unter Stäbchenzellen die Sehzellen (höchst verschiedener Form) versteht, die knopfförmige Fußstücke haben und summierend abgeleitet werden; als Zapfenzellen würden Sehzellen zu bezeichnen sein, die (bei höchst verschiedenen Formen) mit dendritischen Fußstücken enden und isoliert abgeleitet werden.

Der Fall der Riesenbipolaren, die mehrere dendritische Fußstücke aufnehmen, zeigt deutlich, daß auch diese Art der Unterscheidung nur cum grano salis zu nehmen ist.

In der Definition der »Stäbchen«- und »Zapfen«-Zelle steckt also kein Moment, das auf die Höhe der Reizschwelle Beziehung hätte, es steckt auch nichts darin, was auf den beim Menschen vorhandenen Unterschied der Stäbchen und Zapfen als Hell-Dunkelapparat und Farbenapparat hindeutete.

Die Höhe der Reizschwelle läßt sich experimentell ermitteln und wir würden erwarten »Stäbchen« mit hoher und niederer Reizschwelle zu finden, und ebenso »Zapfen« mit hoher und niederer Reizschwelle. Der Streit, ob den Dunkeltieren die Zapfen fehlen, ist größtenteils ein Definitionsstreit und müßte auf Grund einer derartigen Analyse dessen, was ein Stäbchen und was ein Zapfen ist, von neuem aufgenommen werden, er wird aber durch einfache histologische Untersuchung kaum lösbar sein, da die Reizschwelle sich eben nur physiologisch bestimmen läßt, und außerdem in den Zuständen der Hell- bzw. Dunkeladaptation gewaltige Unterschiede zeigt, die auch für typische »Zapfen« (Hess) beobachtet sind.

§ 29. Die Mannigfaltigkeit in der Gestaltung der Sehzellen wird besonders deutlich werden durch einen Überblick der wesentlichsten Formen, die in den einzelnen Wirbeltierklassen vorkommen.

Bei den Zyklostomen (Objekte: Petromyzon planeri und Myxine glutinosa 23 und 44) findet sich der Form nach nur eine einzige Art von Sehzellen, deren Außenglieder kegelförmig sind. An der Basis der Außenglieder liegt je ein heller Fleck, vielleicht eine Vakuole. Die Innenglieder verjüngen sich rasch und stehen mit dem Zellkörper nur durch einen feinen Fortsatz in Verbindung. Der zentripetale Fortsatz des Zellkörpers tritt in direkte Verbindung mit einer Ganglienzelle. Die Verbindung per continuitatem ist sehr deutlich, es treten mehrere Fußstücke der Sehzellen mit einer leitungvermittelnden Ganglienzelle in Verbindung. Es scheint als bestehe zwischen den Sehelementen ein morphologisch nicht nachweisbarer Unterschied, indem ein Teil Sehpurpur enthält, ein anderer Teil nicht. Die Unterscheidung zweier Arten von Sehelementen ist bei Petromyzon marinus auch schon anatomisch möglich. H. MÜLLER beschreibt hier neben lang gestielten Elementen, die als »Zapfen« bezeichnet werden und in geringer Zahl anzutreffen sind, größere Mengen kurzer etwas abweichend gestalteter Elemente.

Die Sehzellen der Selachier sind nicht häufig untersucht worden. LEYDIG beschreibt bei Haien und Rochen nur eine Art von Sehzellen (als »Stäbchen« bezeichnet), KRAUSE wies »Zapfen« bei Scyllium canicula nach, und HEINEMANN (30) beschreibt bei Narcine zwei Arten Sehzellen, deren eine (Stäbchen) gewaltig überwiegt über die viel kürzeren »Zapfen«. HESSE (200) gibt wieder nur eine Art Sehzellen an, deren Endelemente als »Stäbchen« aufgefaßt werden. RETZIUS (214 a) findet bei Akanthias »Stäbchen« und »Zapfen«, deren letztere er aber nicht näher beschreibt.

Die Außenglieder sind zylindrisch und spitzen sich vitrad kegelförmig zu, so daß sie nur durch ein fadendünnes Verbindungsstück mit den Innengliedern verbunden sind. An den Innengliedern ist häufig keinerlei besondere Differenzierung zu erkennen, z. B. bei Chimaera monstrosa, bei anderen Formen, kommen zum Teil neben undifferenzierten Elementen (Akanthias), Innenglieder vor, bei denen der sklerale Teil sich dunkler färbt wie die Andeutung eines linsenförmigen Körpers. Diese dunklere Zone grenzt sich bei Pristiurus melanostomus, Scyllium, Acanthias vulgaris und Raja asterias mit einer geraden Linie gegen den helleren Teil ab, bei Torpedo ist keine scharfe Trennung vorhanden, es findet ein allmählicher Übergang statt. Die Kernabschnitte der Zellkörper können z. B. bei Torpedo marmorata sich sogar über die Limitans externa sclerad vorwölben.

§ 30. Bei den Teleostiern herrscht große Mannigfaltigkeit in der Gestaltung der Sehzellen. Überall finden sich Gebilde mit zylindrischem Außenglied und fadenförmigem Innenglied, das an seiner Verbindungsstelle mit dem Außenglied einen sehr verschieden gestalteten linsenförmigen Körper enthält. Dieser Typus erleidet aber mehrfache Variationen, so kommen

z. B. bei Gobio fluviatilis zwei Arten solcher Elemente vor, von denen eine Sorte sehr kurze zylindrische Außenglieder und lange Innenglieder hat, während die Außenglieder der anderen Art ca. 3 mal länger, dafür die Innenglieder fast ebensoviel kürzer sind, so daß die Gesamtlänge bei beiden annähernd dieselbe ist.

Beim Hecht (Esox 19) ist das Innenglied überhaupt sehr kurz gegenüber dem 94—100 μ langen zylindrischen Außengliede.

Auch Sehelemente mit kegelförmigen Außengliedern sind bei den Teleostiern anscheinend fast allgemein verbreitet, ihre Innenglieder sind stark bauchig und die Kerne liegen häufig sklerad von der Limitans externa, z. B. bei der Plötze (GREEFF, Fig. 31). Die Innenglieder enthalten stets große linsenförmige Körper, die meist die Gestalt von Ellipsoiden haben. Größenunterschiede dieser Sehelemente sind oft in derselben Netzhaut so bedeutend, daß die Elemente ganz verschieden aussehen.

Endlich kommen noch Sehelemente mit fadenförmigem Außenglied vor, wie z. B. beim Hecht (19).

Außer diesen einfachen Sehzellen finden sich bei Teleostiern sehr verbreitete Gebilde, die auch sonst in den meisten Wirbeltierklassen, die Säugetiere ausgenommen, vielfach vorkommen, es sind Doppel-Sehzellen.

Wir können zwei Typen solcher Doppelelemente unterscheiden, je nachdem die beiden Komponenten gleich groß und überhaupt gleichgebaut sind, oder eine Komponente als Hauptelement, die andere als Nebenelement imponiert. Im ersteren Falle sprechen wir von Zwillingselementen, im anderen von Doppelelementen.

Die Zwillingselemente finden sich vielfach in großer Zahl. Bei Esox sind vielleicht alle die erwähnten Elemente mit fadenförmigem Außenglied Zwillinge, jedenfalls ist die überwiegende Mehrzahl derart gekoppelt (19), auch bei anderen Formen, z. B. Perca (Fig. 32), kommen große Zwillingsgebilde vor, die im ganzen Verlauf ihrer Innenglieder miteinander verwachsen sind.

Den Besitz von Doppelelementen hat man den Teleostiern häufig abgesprochen, aber sie kommen auch vor, z. B. sind die großen Doppelelemente der Plötze (Fig. 31) unzweifelhaft aus Haupt- und Nebenelement zusammengesetzt. Die Verwachsung beschränkt sich hier auf einen kurzen Abschnitt des Innengliedes. Große Unterschiede im Bau, wie sie später z. B. bei Sauropsiden vorkommen, fehlen hier noch zwischen den Komponenten des Doppelelements.

Die Zellkörper sind recht verschieden gestaltet und besonders die Lage des Kernstückes variiert erheblich.

Die Kerne zeigen typische Verschiedenheiten, je nachdem sie zu einem Element mit zylindrischem oder konischem Außengliede gehören.

§ 31. Die Sehzellen der Amphibien sind in ihrem einen Vertreter, dem Frosch, vielfach untersucht worden, aber die Verhältnisse, die er zeigt, sind durchaus nicht für alle Ordnungen der Amphibien gültig. Wir wollen den Frosch nur als Vertreter der Anuren auffassen.

Die Hauptmasse der Sehelemente stellen die gewaltigen zylindrischen Außenglieder der Gruppe von Sehzellen dar, die gewöhnlich als Stäbchen bezeichnet werden. Sie kommen in zwei Formen vor, die in der überlebenden Retina als rote und grüne Stäbchen unterschieden werden und anatomisch viele Differenzen zeigen. Die erste Art der Sehelemente hat relativ kurze Außenglieder (ca. 34 μ) von erheblicher Dicke (ca. 6,13 μ) und ihre Innenglieder sind fadenförmig, oder doch jedenfalls außerordentlich viel dünner, als die Außenglieder, und sehr lang. Am skleralen Ende enthält das Innenglied einen linsenförmigen Körper.

Die zweite Art der Sehelemente ist in den Außengliedern ebenso dick wie die erste, doch sind diese Stücke doppelt so lang wie die Außenglieder des ersten Typus. Die Innenglieder sind breit und kurz und enthalten ein Ellipsoid, wie der erste Typ.

Von diesen »stäbchenartigen« Gebilden schon durch die Größe wesentlich verschieden sind die folgenden 3 oder 4 Typen »zapfenartiger« Sehelemente.

Es sind zunächst Gebilde mit kegelförmigem Außenglied, relativ großem ellipsoidisch geformtem »linsenförmigen Körper« und einem fast zylindrischen, nur wenig verjüngten Innengliede (Fig. 34 *B V*).

Als vierter Typus finden sich Sehelemente, die etwas größer wie Typus III, ihm sonst aber in der Form ähnlich sind, der Unterschied beruht darauf, daß sie im skleralen Teil des linsenförmigen Körpers noch eine Ölkugel enthalten (Fig. 34 *B II*). Dieser Typus kommt in zwei so verschiedenen Größen vor, daß man sie wohl als zwei verschiedene Typen trennen könnte, so daß die kleinen öltropfenhaltigen »Zapfen« als Typus IV zu bezeichnen wären (Fig. 34 *B IV*). Endlich kommen, als Typus V, Doppelemente vor, deren Hauptelement nach der Art des Typus IV gestaltet ist, während das Nebenelement aus konischem Außengliede und bauchigem Innengliede besteht und an dem vitralen Ende des Innengliedes einen großen ellipsoidischen Körper trägt, der kein »linsenförmiger Körper« ist, sondern als Oval zu bezeichnen wäre. Der Unterschied von Oval und linsenförmigem Körper soll derart durchgeführt werden, daß letzterer sich mit Osmiumsäure schwärzt, während ein Oval durch dieses Reagens nur schwach gefärbt wird; durch Jod wird das Oval orange oder weinrot gefärbt, während der linsenförmige Körper sich gelb oder braungelb färbt. Ohne Zusatz von Reagentien unterscheidet sich das Oval durch geringeres Lichtbrechungsvermögen von dem Corpus lentiforme. Die Zellkörper für alle fünf Typen von Sehelementen liegen in wenigen Reihen dicht unter der Limitans externa.

Die Fußstücke sind bei allen fünf Typen, sowohl den stäbchenähn-
lichen wie den zapfenähnlichen, dendritisch gestaltet.

Wir haben also unter Berücksichtigung der Gestaltung der Sehelemente
fünf Typen, bei Verwendung des funktionell bedeutsamen Momentes: der
zentripetalen Verbindung der Sehzellen, aber nur einen einzigen Typus, der
durch die dendritischen Fußstücke charakterisiert ist.

Über die Verteilung der Sehelemente bei den übrigen Amphibien wissen
wir wesentlich schlechter Bescheid. Unter den Urodelen findet man die
großen »Stäbchen« zum Teil in noch größeren Dimensionen wie beim
Frosch.

So beträgt die Dicke der Außenglieder dieser Elemente beim Tlaconetl
(Spelerpes) nach Heinemann (30) 20 μ. Es ist nicht von genügendem Interesse, bis ins einzelne auf den Bau der Sehelemente einzugehen. Heinemann beschreibt für Spelerpes vier Typen stäbchenartiger Gebilde, ferner
zwei zapfenartige Typen, deren einer in bauchigem Innenglied einen linsenförmigen Körper und ein Oval, der andere in dem längeren schlankeren
Innenglied nur einen linsenförmigen Körper enthält. Als siebenter Typus
kommen dann noch Doppelzapfen vor, die aus Vereinigung der beiden
anderen Zapfentypen hervorgehen. Ähnlich sind die Verhältnisse bei
Amblystoma (Axolotl), bei dem aber noch ein weiterer Zapfentypus vorkommt.

Bei Triton, dessen sog. »Stäbchen« auch größer als die des Frosches
sind, weist das Innenglied die Eigentümlichkeit auf, daß es außer dem
linsenförmigen Körper auch noch ein Oval enthält, was bei »Zapfen« ja
nichts außergewöhnliches, bei »Stäbchen« aber doch bemerkenswert ist.

Bei Siredon pisciformis ist außer den großen »Stäbchen« eine
Gruppe von »Zapfen« interessant, die lange, feine, fadenförmige Außenglieder haben, wie sie beim Hecht in ähnlicher Weise vorkommen. Die
bauchigen Innenglieder enthalten linsenförmigen Körper und Oval.

Zu den Urodelen gehört auch der Grottenolm (Proteus anguineus),
dessen rudimentäres Auge Sehelemente enthält, die auf äußerst niederer
Stufe der Ausbildung stehen. Die Kegelform herrscht vor, viele Sehzellen haben auch beim erwachsenen Tier noch gar keine Sehelemente
differenziert.

Etwas höher entwickelt, aber auch noch sehr primitiv, sind die Sehzellen des einzigen Vertreters der Gymnophionen, von dem wir näheres
wissen. Es ist Siphonops annulata, deren Augen gleichfalls, entsprechend
der Lebensweise, ziemlich stark rudimentär sind.

§ 32. Schon bei den Amphibien wurde betont, daß, trotz der großen
Mannigfaltigkeit in der Ausgestaltung der Sehelemente, die Fußstücke der
Sehzellen, soweit wir wissen, alle gleich, alle dendritisch gestaltet sind.

Auch bei den Reptilien scheint dasselbe Verhältnis obzuwalten, auch hier wissen wir nichts über knopfförmig endende Fußstücke, alle die verschiedenen Formen, die in ziemlicher Willkür bald als Zapfen bald als Stäbchen beschrieben worden sind, haben, was ihre zentripetale Verbindung anlangt, alle den Charakter, den wir bei den Zapfen des Menschen finden. Von diesem Standpunkte aus könnte man sagen, die Reptilien besäßen nur Zapfen. Im einzelnen ist die Ausgestaltung der Sehelemente äußerst mannigfaltig.

Bei den Eidechsen finden sich meist kegelförmige, oft sehr fein zugespitzte Außenglieder, daneben aber auch, z. B. bei Anguis fragilis in geringer Zahl und bei den Geckonen (Ascalabotae) ausschließlich, zylindrische, also stäbchenartige Außenglieder.

Die Innenglieder sind bald schlank bald stark bauchig, ihre Unterscheidung in verschiedene Typen ist durch den Besitz oder das Fehlen verschiedenartiger Inhaltskörper ermöglicht.

So haben wir beim Chamäleon nur einen Typus, der am skleralen Ende des Innengliedes einen Öltropfen und am vitralen Ende ein Oval enthält.

Bei Lacerta agilis kommen neben Elementen, die wie bei Chamaeleo beschaffen sind, noch weitere Formen vor, die keine Öltropfen, dafür aber ein sklerad gelegenes Ellipsoid und ein vitrad gelegenes Oval haben. Die Öltropfen des ersten Typus sind gelb, gelbrot oder seltener blaßblau gefärbt.

Bei einigen Lacertinen sind die Öltropfen farblos (Xantusiden).

Bei den Geckonen fehlen sie gänzlich. Doppelelemente kommen sowohl bei Lacerten wie bei Ascalaboten vor, bei letzteren von dem gewohnten Bilde insofern abweichend, als die Außenglieder beider Elemente hier völlig zylindrisch sind.

Die Sehelemente der Ophidier bieten nichts sonderlich bemerkenswertes, es fehlen hier Doppelelemente und Öltropfen. Eine mexikanische Art, die der Tropidonotus nahe steht (Heinemann), enthält in den Innengliedern der zapfenartigen Elemente ein diffus verteiltes gelbgrünes Pigment.

Sehr einfach sind die, als rudimentär zu betrachtenden Sehelemente von Typhlops vermicularis, der Wurmschlange, gebaut.

Die Krokodile zeichnen sich durch den Mangel der Öltropfen aus. Die Außenglieder der Sehelemente sind zum Teil stäbchenartig, zum Teil konisch. Die Innenglieder enthalten Ellipsoid und Oval, wobei als Besonderheit auffällt, daß das Ellipsoid (durch Osmiumsäure blauschwarz) vitrad gelegen ist, das Oval (durch Osmiumsäure gelb) dagegen sklerad, also umgekehrt wie gewöhnlich.

Unter den Elementen mit kegelförmigem Außenglied enthält eine Art, die durch bauchige Innenglieder ausgezeichnet ist, nur Ovale, keine Ellipsoide, wie die schlanken »Zapfen«. Die beiden Typen mit kegelförmigem Außenglied vereinigen sich zu Doppelelementen.

Bei den **Cheloniern** ist es wieder im wesentlichen die Verteilung gefärbter Bestandteile, auf der die Unterscheidung sehr vieler verschiedener Sorten von Sehelementen beruht.

Es treten, bei durchweg konischen Außengliedern, Elemente mit und ohne Öltropfen auf. Von denen ohne Öltropfen enthält ein Teil im skleralen Teil des Innengliedes diffus verteiltes gelbes Pigment, ein anderer nicht.

Bei den ölkugelhaltigen Elementen kommen in sehr verschiedenartiger Verteilung Ovale und Ellipsoide vor, so daß Heinemann (30) vier Arten unterscheidet, dazu kommen noch zwei Arten Doppelzapfen, die einerseits aus je einem ölkugellosen und einem Kugelzapfen, andererseits, was allerdings nur bei **Testudo** beobachtet wurde, aus zwei Kugelzapfen bestehen.

Die Farben der Ölkugeln sind z. B. bei **Testudo** rubinrot, hellgelb, dunkelgelb, graugrün und farblos, diese Farben kommen in verschiedenen Nuancen bei allen Schildkröten vor.

§ 33. Auch bei den **Vögeln** richtet sich das Hauptinteresse nicht auf die Formen der Sehelemente, sondern auf die Verteilung der Farben.

Als Außenglieder kommen zylindrische oder, in der überwiegenden Mehrzahl, kegelförmige Gebilde vor. Die zylindrischen Außenglieder sind besonders häufig bei den Eulen, doch überwiegt z. B. bei **Strix noctua** doch noch die Zahl der kegelförmigen Außenglieder etwas (32).

Bei **Nyctaëtos lacteus** treten dagegen die kegelförmigen Außenglieder ganz gegen die zylindrischen zurück, die etwa so lang wie bei den Eulen, aber doppelt so dick sind.

An Farben finden sich besonders gelbe und rote Töne, seltener blaue. Kühne (98) konnte aus der Retina des Huhnes drei Farbstoffe extrahieren, die lichtbeständig waren: einen gelbgrünen, den er Chlorophan nennt, einen rein gelben, das Xantophan, und einen purpurfarbenen, das Rhodophan.

Vielfach kommen auch ungefärbte Öltropfen vor, so z. B. bei **Cypselus apus**, wo etwa ein Drittel hellgelb bzw. farblos erscheint. Farblose Öltropfen finden sich auch sehr verbreitet bei den Nachtvögeln, so hat **Nyctaëtos lacteus** (Kühne) nur kaum merklich gefärbte Kugeln, bei den Eulen ist die Mehrzahl farblos, daneben kommen aber auch orangerote und hellgelbe Tropfen vor. Auch die scharfblickenden Tagraubvögel haben lebhaft gefärbte Kugeln nur in relativ geringer Zahl, ebenso auch viele Sturniden (Stare).

Über die Zellkörper ist nichts besonderes zu bemerken, dagegen bietet die Ausbildung der Fußstücke noch eine interessante Tatsache. Während die Mehrzahl der Vögel an allen Elementen dendritische Fußstücke hat, besitzen die Nachtraubvögel knopfförmige Fußstücke (Ramon y Cajal).

Morphologisch kann hier kein Zweifel bestehen, daß diese Elemente homolog sind mit Gebilden, die die typischsten »Zapfen« im alten Sinne darstellen, trotzdem haben sie die Eigentümlichkeit, die wir gerade als die am besten bezeichnende der Stäbchen ansahen, offenbar aus funktionellen Gründen angenommen.

§ 34. Die »Stäbchen« und »Zapfen« der Säugetiere bieten wenig bemerkenswertes. Hier ist eine Homologisierung mit den entsprechenden Gebilden des Menschen wohl unbedingt berechtigt. Die Unterschiede beziehen sich wesentlich auf die relativen Längenverhältnisse von Innen- und Außenglied sowie auf die Dicke des Innengliedes im Verhältnis zu jener des Außengliedes.

In manchen Ordnungen, z. B. bei den Nagetieren, verwischen sich die morphologischen Unterschiede der Stäbchen und Zapfen mehr oder weniger vollständig, nur die Unterscheidung durch die Fußstücke bleibt stets möglich. Die Stäbchen haben stets knopfartige Fußstücke, die Zapfen dendritische, wie dies ja auch bei den Fischen der Fall ist.

Die absoluten Dimensionen der Sehelemente sind bei den Wirbeltieren ganz außerordentlich verschieden. So sind die wohlausgebildeten Sehelemente (»Zapfen«) von Anguis fragilis nur 20 μ lang, in der Area centralis des Sperlings messen die Elemente ca. 24 μ. Beim Schwein messen die »Stäbchen« 50 μ, beim Menschen etwa 60, bei der Ratte 68 und ebensoviel beim Frosch, beim Hecht sind die einzelnen Elemente 92—100 μ lang und dieser Wert: 100 μ, der wohl kaum jemals erheblich überschritten wird, findet sich auch bei den Stäbchen von Perca sowie in der Fovea centralis des Chamäleon. Die Sehelemente der menschlichen Macula lutea messen nur 85 μ. Auf die Dickenverhältnisse und damit auf die Frage der Flächenausnutzung der Sehelemente kommen wir bei der Lehre vom Sehepithel noch zurück.

3. Lichtsinnzellen mit Phaosom.

§ 35. Dieser Typus ist nicht sehr verbreitet, man kennt ihn in erster Linie bei den Oligochaeten, bei denen er in zwei Formen auftritt, deren eine bei den Terricolen, die andere bei den Limicolen vorkommt.

Stylaria lacustris L., eine Naide, mag als Beispiel der letzteren Gruppe dienen. Die Lichtsinnzellen liegen hier unmittelbar unter der Cuticula des Körpers, die sie nur an einer ganz beschränkten Stelle berühren. Ein als Nervenfaser gedeuteter Fortsatz verläßt die Zelle am basalen Ende (s. Fig. 39 *nf*).

Im Plasma liegt kaudal und distal vom Kern ein länglich ovaler Körper (Fig. 39 *ph*) von geringerer Färbbarkeit als das übrige Plasma, das

Phaosom (Hesse 184). Außerdem ist die Zelle morphologisch noch charakterisiert durch einige sogenannte »akzessorische Vakuolen« (Fig. 39 *v*), die proximal und rostral vom Kern gelegen, voneinander und von der Zelloberfläche nur durch dünne Plasmawände getrennt sind. Sie enthalten keinen färbbaren Inhalt und ihre Ausbildung ist bei den verschiedenen Zellen nicht gleich.

Etwas anders sind die Lichtzellen der Lumbriciden gebaut (Fig. 40).

Sie liegen zwischen den Epithelzellen so eingefügt, daß sie nirgends bis an die Cuticula heranreichen. Nur selten erstrecken sie sich soweit nach außen, daß sie etwa $^3/_4$ der Epithelhöhe einnehmen. Ihr Plasma ist heller, als das der übrigen Epidermiszellen, der Kern etwas größer und mehr rund. Die Gestalt ist verschieden, es findet sich eine Reihe von Übergängen zwischen schlanken Formen, die noch an Epithelzellen erinnern,

<table>
<tr><td align="center">Fig. 39.</td><td align="center">Fig. 40.</td></tr>
</table>

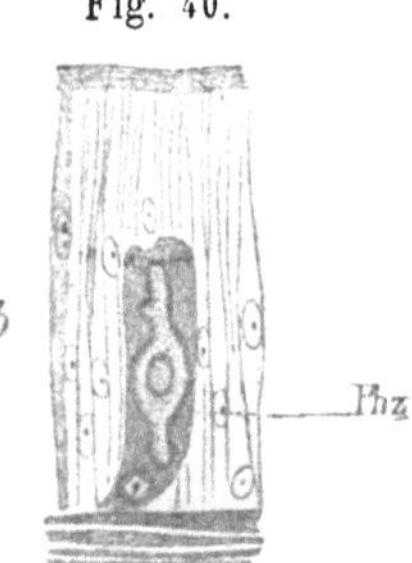

<table>
<tr><td align="center">Sehzelle von Stylaria lacustris. Nach Hesse.
Vergr. 900fach.
ph Phaosom, *v* akzessorische Vakuolen, *pzk* Kerne
von Pigmentzellen, *nf* Nervenfaser.</td><td align="center">Lichtsinnzelle von Lumbricus rubellus.
Nach Th. Beer. Vergr. 400fach.
Phz Lichtsinnzelle.</td></tr>
</table>

bis zu unregelmäßig polyedrischen oder rundlichen Gebilden, die wie Fremdlinge im Epithel erscheinen (Hesse 129). Das basale Ende zieht sich zu einem feinen Faden, einer Nervenfaser aus. Daß wir in diesen Gebilden Lichtsinnzellen zu erblicken haben, ist schon aus topographischen Gründen wahrscheinlich, wird aber fast sicher durch den Nachweis (Hesse), daß die Lichtreizbarkeit des Regenwurms in derselben Weise über den Körper verteilt ist, wie die fraglichen Sinneszellen. Am Vorderende liegen die Zellen am dichtesten, hier ist auch die Lichtreizbarkeit am höchsten, zahlreich sind sie auch am Hinterende, das ebenfalls durch hohe Reaktionsfähigkeit gegen Licht ausgezeichnet ist. Am übrigen Körper ist die Lichtreizbarkeit gering, entsprechend dem spärlichen Vorkommen der Sinneszellen.

Morphologisch sind die Lichtsinnzellen durch den Besitz von Phaosomen gekennzeichnet: es sind abgegrenzte Stellen des Plasmas, deren Ränder sich mit Hämalaun dunkel färben, während das Innere heller bleibt.

Die dunkel gefärbte Zone ist weder nach außen gegen das Plasma noch nach innen durch scharfe Grenzlinien abgesetzt, der Übergang ist ein allmählicher.

Die Gestalt der Phaosomen ist bei den einzelnen Arten verschieden und oft so bezeichnend, daß man geradezu die Art an dem Phaosom erkennen kann. Sie sind rund, eirund, langgestreckt, gerade oder gewunden, einfach oder mehrfach verzweigt, auch wechselt ihre Gestalt etwas mit der Form der Zellen. Als Beispiele des verschiedenen Grades der Formentwicklung mögen die Zellen der folgenden drei Arten dienen: Allolobophora arborea mit einfach eiförmigem Phaosom, Lumbricus herculeus, bei dem das Phaosom in die Länge gezogen und gebogen ist, und endlich Lumbricus rubellus, wo das langgestreckte wurstförmige, oft haken-, bogen- oder S-förmig gewundene und vielfach verzweigte Phaosom die sonderbarsten Bilder liefert.

Als zweite Tiergruppe, deren Lichtsinnorgane durch »Phaosomen« gekennzeichnet sind, sind die Salpen zu nennen.

Die Sehzellen haben (Typus: Salpa africana maxima, Solitärform) im Habitus eine gewisse Ähnlichkeit mit Pflanzenzellen. Außer dem Kern enthalten sie einen annähernd kugligen oder auch linsenförmigen Körper, der gegen das umgebende Plasma scharf abgegrenzt ist und sich stärker als dieses färbt. Weiter kommen im Zellinnern große Vakuolen vor, zwischen denen das körnige Plasma strangförmig angeordnet ist.

Insoweit besteht also eine große prinzipielle Ähnlichkeit mit den Sehzellen von Stylaria lacustris mit ihrem »Phaosom« und den »akzessorischen Vakuolen« (s. o.). Was das Aussehen der Zellen so besonders eigentümlich gestaltet, das sind die außerordentlich stark verdickten Zellmembranen, die ihren optischen Eigenschaften nach ganz den Phaosomen gleichen.

Es ist, wie unten noch ausgeführt werden wird, der Besitz von Phaosomen durchaus keine durchgängige Eigentümlichkeit aller Lichtsinnzellen der Salpen, bei mehreren Formen fehlen diese Gebiete vollkommen und es sind auch keinerlei andere Einrichtungen nachweisbar, die als Ersatz des Phaosom angesprochen werden könnten.

Diese Tatsache ist wichtig, insofern sie zeigt, daß die Phaosomen nicht, oder doch nicht allein, die Zellorganellen sein können, in denen die Umsetzung des Lichtreizes in Erregung lebendiger Substanz erfolgt, diese Fähigkeit muß offenbar [auch] das, morphologisch nicht besonders charakterisierte Plasma der Lichtsinnzellen haben. Trotzdem bleibt bei den Formen, bei denen das Phaosom überhaupt vorkommt, diese Bildung ein Charakteristikum, ein diagnostisches Merkmal, der Lichtsinnzellen.

Zur Vorsicht bei der kausalen Verwertung dieses diagnostischen Merkmals mahnt übrigens die Tatsache, daß Phaosphären, d. h. große lichtbrechende Körper, wie sie z. B. auch in den Sehzellen der Skorpione und Phalangiden nachgewiesen sind (Purcell 122), sich bei diesen Formen auch in den Leber- und Hypodermiszellen finden, so daß man eine direkte kausale Beziehung zur Lichtrezeption nicht annehmen kann. Purcell hält die Gebilde für Stoffwechselprodukte.

Noch eine Art Lichtsinnzellen muß hier erwähnt werden, obgleich es sehr fraglich ist, ob der »Binnenkörper«, durch dessen Besitz sie ausgezeichnet sind, als Phaosom angesprochen werden kann. Es sind die Elemente des sogenannten Medianauges der Krustazeen. Bei einigen Copepoden (Eucalanus und Calanus) liegt im Plasma ein bandförmiger, geschlängelter Körper, der sich stärker als das übrige Plasma färbt (Fig. 41 bk). Ob er für die Umsetzung des Lichtes in Erregung der

Fig. 41.

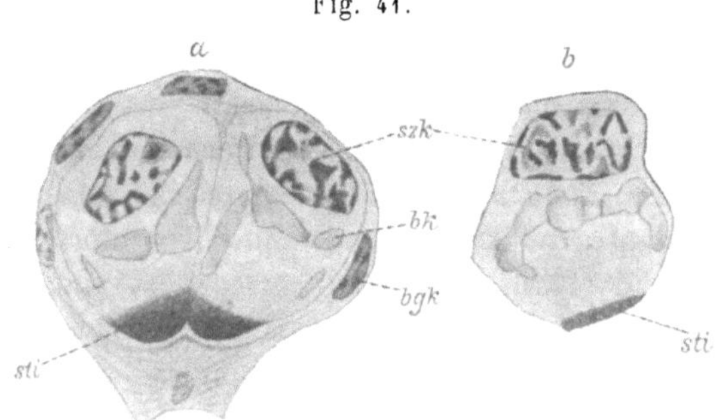

Sehzellen von Eucalanus elongatus. Nach Hesse. Vergr. 900 fach.
sti Stiftchensaum, bk Binnenkörper, szk Kerne der Sehzellen, bgk Kern einer Bindegewebszelle.

lebendigen Substanz Bedeutung hat, ist deshalb zweifelhaft, weil die Zelle noch außerdem einen »Stiftchensaum« hat, wie er so verbreitet als Charakteristikum von Lichtzellen vorkommt (s. u.). Als notwendig kann er sicher nicht angesehen werden, da er bei Eucalanus attenuatus ebenso regelmäßig fehlt, wie er bei Eu. elongatus und Calanus gracilis vorkommt (Hesse 179). Auch hier gelten die Ausführungen über die Bedeutung des Phaosom als diagnostisches Merkmal, die an sein Vorkommen bei Salpen geknüpft wurden.

4. Lichtsinnzellen verschiedener Struktur.

a) Lichtsinnzellen ohne spezifische bauliche Eigentümlichkeiten.

§ 36. Daß die Einwirkung des Lichtes auf die lebendige Substanz nicht an die Ausbildung bestimmter Apparate gebunden ist, wurde oben schon betont.

Unbeschadet der Richtigkeit dieser Tatsache brauchte es aber durchaus nicht Sinneszellen zu geben, an denen der Nachweis besonderer

Strukturen unmöglich wäre, die zu ihrer Leistung in funktionelle Beziehung gebracht werden könnten. Gibt es solche Fälle doch, so müssen sie das betonte Prinzip ganz besonders demonstrativ zur Anschauung bringen.

Es wären hier drei Fälle anzuführen, wo bei Anwendung moderner Untersuchungsmethoden sich keinerlei charakteristische Plasmadifferenzierungen gezeigt haben, obgleich die Natur der fraglichen Zellen als Lichtsinnzellen nicht bezweifelt werden kann.

Göppert (109) hat diese eigenartigen Zellen in den Lichtsinnorganen der Salpen beschrieben. Es fand bei vielen Formen regelmäßig Phaosomen (s. o.), bei anderen fehlten sie ebenso regelmäßig.

Auch andere bauliche Eigentümlichkeiten, z. B. akzessorische Vakuolen, stark verdickte Zellmenbranen können vorhanden sein oder völlig fehlen, bei Zellen, die in Pigmentbecherocellen gelegen und durch den Besitz eines Nervenfortsatzes als Sinneszellen charakterisiert sind.

Jede Andeutung irgendwelcher besonderen Zellorganoide des Lichtsinnes fehlen z. B. bei Salpa pinnata Forsk. prol. sol. Bei Salpa democratica mucronata Forsk. prol. sol. fehlen die Phaosomen, doch sind die Verdickungen der Zellwände (s. o.) vorhanden, nach der Abbildung zu urteilen fehlen auch akzessorische Vakuolen.

Nach Redikorzew (214) kommen Lichtsinnzellen von kuglicher Gestalt, denen alle charakteristischen Bauelemente fehlen, nur bei Salpa scutigera-confederata vor und zwar bei der Solitär- wie der Kettenform.

Es können aber eigentlich auch die oben beschriebenen Sehzellen der Polycladen und Nemertinen hier erwähnt werden, da eine Plasmadifferenzierung bei ihnen gleichfalls fehlt. Sie sind nur insofern schon etwas in ihrer Form spezialisiert, als sie einen als Sehstäbchen gedeuteten Fortsatz tragen, der im Pigmentbecher des Ocells gelegen als der rezipierende Teil angesprochen werden kann.

Die Analogie mit den Salpen ist um so vollständiger, als auch bei letzteren Zellen mit ähnlicher Form gefunden werden (§ 24).

Falls die sog. Ocellen der Aszidien wirklich Organe der Lichtrezeption sind, wofür bündige Beweise fehlen (Seeliger 268), so würden auch ihre Zellen nach Seeliger's Beschreibung als Lichtsinnzellen ohne spezifische bauliche Eigentümlichkeiten aufzuführen sein.

Der zweite Fall betrifft die Lichtsinnzellen der Diadematiden (Seeigel) die von den Sarasin (72 a) beschrieben, allerdings nicht als Lichtsinnzellen erkannt worden sind. Diese Forscher beschreiben die Lichtsinnzellen als »lichtbrechende Körper« entsprechen den damaligen Anschauungen über den Bau von Pigmentbecherocellen. Die bei Diadema setosum näher untersuchten Zellen sind durch Vakuolenbildung im Innern und eine ziemlich dicke Wandung ausgezeichnet, Merkmale, die auf die Funktion der Lichtrezeption deuten könnten, fehlen.

Als dritter Fall wären die Lichtsinnzellen der Pflanzen aufzuführen, die nirgends besondere Strukturen bieten, die als Rezeptionsapparate aufzufassen wären.

b) Lichtsinnzellen von Spadella und Eunice.

Eine besondere Stellung nehmen die Apparate ein, die bei Spadella hexaptera zur Rezeption des Lichtreizes dienen und deren Verbreitung bei den übrigen Chaetognathen höchst wahrscheinlich ist, so daß die Sonderstellung dieser interessanten Tiergruppe auch in den Lichtsinnorganen seinen Ausdruck findet.

Die langgestreckten Sehzellen, die in fünf Pigmentbechern liegen, haben einen längsovalen Kern, der nahe ihrem äußeren Ende liegt. Nach innen verschmälert sich die Zelle und geht in ein »Stäbchen« über, das am lebenden Tier stark lichtbrechend, sich am konservierten dunkel färbt. Nach innen schließt sich an das Stäbchen eine eigenartige Bildung an, ein Körper bald von der Form eines Spitzgeschosses, bald von der eines schlanken Kegels. Die Basis des »Knaufes« des Stäbchens (HESSE) ist genau so groß, wie die des Stäbchens, und liegt diesem an, öfters getrennt davon durch eine schmale ungefärbte Zone (vielleicht einen künstlichen Riß?).

Das zugespitzte Ende des »Knaufes« ist stark färbbar, fast so wie das Stäbchen, der übrige Teil nimmt die Farbe viel weniger intensiv an.

Die Spitze des »Knaufes« zieht sich in eine feine Fibrille aus, die ein Stück distal eine knöpfchenartige Verdickung trägt und dann noch eine Strecke weit im Zellkörper verfolgt werden kann.

An einer bestimmten Stelle des Lichtsinnorgans (Mitte des lateralen Pigmentbechers) sind die Sehzellen etwas abweichend ausgebildet: das wenig färbbare Ende des »Knaufes« ist bedeutend stielartig verlängert, ragt weit in den Pigmentbecher hinein, dessen Randebene es sonst nicht überschreitet, und geht dann erst in das Stäbchen über, das von der Richtung des Stieles seitlich abgebogen ist.

HESSE faßt das »Stäbchen« dieser Lichtsinnzelle als eine ganz außerordentlich verdickte »Neurofibrille« auf, und glaubt deshalb noch die Elemente eines anderen Lichtsinnorganes den Lichtzellen von Spadella in der Darstellung anreihen zu müssen, bei denen es sich nach seiner Ansicht ebenfalls um riesig verdickte Neurofibrillen handelt: es sind die »Bauchaugen«, d. h. die segmentalen Lichtsinnorgane des Palolowurmes Eunice viridis Gray.

»Sie bestehen aus einem zylindrischen Bündel lang ausgezogener Zellen von säulenförmiger Gestalt« und sind von einer halbkugligen Pigmentmasse umgeben (s. Taf. I, Fig. 1).

Proximal verdünnen sich die Sehzellen und gehen in Nervenfasern über. Durch das distale Zellende verläuft der Länge nach eine dicke

Faser, die sich mit Eisenhämatoxylin tiefdunkel färbt und sich am distalen Ende erheblich verdickt. Gegen den Kern hin wird sie sehr dünn. Anscheinend setzt sie sich als sehr feine (Primitivfibrille) durch die Nerven fort. Hesse sieht in ihr den Teil der Zelle, der die Lichtwahrnehmung vermittelt.

Inwieweit für die Auffassung beider Lichtsinnorgane (Spadella und Lysidice) etwas gewonnen ist, wenn man die eigentümlichen Gebilde, die sie enthalten, als verdickte Neurofibrillen anspricht, soll unten erörtert werden.

Die »Bauchaugen« von Lysidice sind übrigens als »Augen« nicht mit Sicherheit anzusprechen, vielleicht haben sie gar nichts mit dem Lichtsinne zu tun.

c) Die faserförmigen Sehzellen von Drepanophorus spectabilis und die Zwischenzellen bei Pecten und Spondylus.

Hesse (136) beschreibt bei Drepanophorus (Nemertine) eine Gruppe ganz sonderbar gestalteter Lichtsinnzellen, die in der Achse des Pigmentbechers verlaufen. Sie sind wie Fasern gestaltet und färben sich mit Eisenhämatoxylin außerordentlich stark. Ihre distalen Enden scheinen ein wenig verdickt zu sein. In der Nähe der Öffnung des Pigmentbechers enthält jede Faser einen schlanken, fast spindelförmigen Kern. Jenseits des Kerns nehmen die Zellen wieder die frühere Fasergestalt an. Ihre Fortsetzungen gehen wahrscheinlich in den Sehnerven ein. Nach der ganzen Lage dieser Zellen ist kaum daran zu zweifeln, daß sie im Dienste des Lichtsinnes stehen.

Etwas ähnliches ist anscheinend bei Pecten und Spondylus beobachtet worden. Hier kommen in der Retina außer den Stäbchen (s. o.) noch sog. »Zwischenzellen« vor. Ihr Zellkörper ist dünn fadenförmig, nur um den Kern schwillt er an. Sie enden mit einer kleinen Verbreiterung im Niveau der Siebmembran der Retina, d. h. in der Höhe der Basen der Retinastäbchen (Hesse). Die Verbindung dieser Zellen mit Nervenfasern sichert ihre nervöse Natur.

d) Die Sehzellen der Nebenretina von Vespa crabro L. und einigen Seesternen.

Ein Fibrillenbündel durchzieht diese Zellen von der Basis bis gegen das freie Ende; um den Kern herum splittert es sich in Einzelfibrillen auf, die den Kern von allen Seiten umgeben und deren punktförmige Querschnitte man an entsprechend geführten Schnitten um den Kern herumlaufen sieht. Jenseits des Kernes vereinigen sich die Fibrillen wieder, um am Ende der Zelle pinselartig, gleichsam zu einem Fibrillenkegel, auseinander zu strahlen. Die Enden der Fibrillen scheinen dabei ein wenig über das Zellplasma hinauszuragen (HESSE).

HESSE hält sie für Sehzellen, was auch nach der Lage wahrscheinlich ist, solche Nebenretinae finden sich ja weit verbreitet.

Ähnlich findet sich in den Sehorganen der Seesterne (PFEFFER 190), auch bei Siphonostoma und Eunice ist ähnliches zu finden. Bei den Seesternen ist nur das Fibrillenbündel in einem Stäbchen untergebracht (s. o.).

e) Die Sehzellen in den Rückenaugen der Oncidien.

Die Lichtsinnzellen der Rückenaugen der Käferschnecken lassen sich keinem der Typen anreihen. Wie STANTSCHINSKY (234a) beschreibt, enthält der distale Teil, der sich in den Nervenfortsatz auszieht, wabiges stark färbbares Plasma und den runden Kern. Er ist von dem proximalen Teil durch eine scharfe konkave Grenze geschieden, in deren Mitte ein stark gefärbtes kleines Gebilde, der »Knopf« liegt. Der proximale Teil der Zelle erscheint am Rande ganz durchsichtig und enthält in der Mitte ein wabiges Protoplasmaklümpchen mit einigen dunkel gefärbten Punkten.

Zusammenfassung.

§ 37. Es wäre sicherlich vom Standpunkte der allgemeinen Wissenschaftslehre aus unbefriedigend, eine Reihe von Typen der Lichtsinnzellen anzuerkennen, die durch kein gemeinsames Band derart verknüpft wären, daß sie im Grunde doch nur als Varianten desselben Themas aufgefaßt werden dürfen.

Dies Bedürfnis nach Vereinheitlichung, dies Suchen nach dem, was allen Lichtsinnzellen gemeinsam ist, hat denn zu Versuchen geführt, in mehreren der aufgezählten Typen noch letzte Elemente histologisch nachzuweisen, die, bei aller sonstigen Verschiedenheit der Typen, das innere Band darstellen sollten, was sie verknüpft.

Ein großzügiger Versuch dieser Art ist in den theoretischen Teilen der Arbeiten enthalten, durch die HESSE unsere Kenntnisse der Sehorgane so außerordentlich bereichert hat.

Der einheitliche Gedanke, der allen den Untersuchungen zum Grunde liegt, ist der: daß die Neurofibrille nicht nur das leitende Element des Nervensystems sei, sondern auch überall in die Lichtsinnzellen eindringe, und hier das rezipierende Element darstelle. Ob es sich dabei um freie Endigungen von Neurofibrillen handele oder um Umbiegungen der endlosen Neurofibrille (APATHY), das läßt HESSE dahingestellt.

Nur eine Gruppe von Lichtsinnzellen entzieht sich auch nach HESSE's Darstellung völlig der Einordnung in diesen Zusammenhang: die Lichtsinnzellen mit Phaosomen. Bei allen übrigen Typen glaubt er seine Anschauungen bestätigt zu finden.

So ist der Stiftchensaum nach seiner Auffassung dadurch für die Lichtrezeption bedeutungsvoll, daß jedes Stiftchen mit je einer »Primitivfibrille« zusammenhängt, die kontinuierlich den Körper durchzieht und deren Gesamtheit sich zu der »Elementarfibrille« zusammenschließt, die durch den Nervenfortsatz die Zelle verläßt. Die eigentümlichen Bildungen in den Lichtsinnzellen von Spadella und Eunice, die wir unter keinen Typus subsumieren mochten, hält Hesse für enorm verdickte einzelne Neurofibrillen.

Auch in den Stäbchen sieht Hesse in den fibrillären Strukturen, die in so verschiedener Form dort nachgewiesen werden können, Neurofibrillen, und hält sie für die Rezeptoren des Lichtreizes.

Nach zwei Seiten hin sind diese Ausführungen einer Kritik zugänglich. Es wird sich darum handeln zu prüfen

1. die tatsächlichen Grundlagen und
2. den Erklärungswert.

1. Die tatsächlichen Grundlagen.

Der springende Punkt bei allen den histologischen Angaben Hesse's ist der: Ist es möglich, die direkte Verbindung der Endapparate mit der Fibrille (»Neurofibrille«), die die Zelle verläßt, nachzuweisen?

Hesse hat sehr wohl gefühlt, daß dies die schwache Seite seiner Ausführungen ist, und immer von neuem versucht, die feinen Fibrillen zu zeigen, die die Stiftchensäume mit der Neurofibrille verbinden sollen. Feine fibrilläre Strukturen des Zellplasmas konnten oft nachgewiesen werden, aber den überzeugenden Beweis des direkten Zusammenhanges dieser Plasmafibrillen einerseits mit den Stiftchensäumen (denn um die Stiftchensaumzellen handelt es sich hier zunächst nur), andererseits mit der Neurofibrille, hat er doch nicht zu erbringen vermocht.

Ist der Grund hierfür ein mehr zufälliger, oder hat Hesse hier eine Unmöglichkeit versucht?

Es läßt sich unschwer zeigen, daß das letztere der Fall ist.

Zum Beweis sei an die Zahl der Stiftchen in den einzelnen Zellen erinnert. Nehmen wir z. B. die Lichtsinnzellen von Dendrocoelum lacteum, die nach den obigen Angaben ca. 12—1500 Stiftchen enthalten.

Diese Stiftchen sind auf »Sehkolben« angeordnet, die mit dem übrigen Zelleib nur durch einen dünnen Fortsatz in Verbindung stehen. Nach Hesse's Abbildungen kann derselbe kaum dicker sein wie 1 μ. Die Sehkolben sind mindestens 5 μ dick bei 20—25 μ Länge, so daß ihre Oberfläche 320—400 μ^2 beträgt, während der Querschnitt des Verbindungsstücks nur 0,785 μ^2 mißt, d. h. über 500 mal kleiner ist als die Sehkolbenfläche. Auf diesen engen Raum aber müßten sich, wenn Hesse's Annahmen richtig wären, die ganzen 12—1500 Fabrillen zusammendrängen. Der Raum für die einzelne Fibrille würde (bei Annahme von 1350 Fibrillen) von $0{,}000581 \, \mu^2$ betragen, d. h. der Durchmesser würde $0{,}0242 \, \mu$ sein, also etwa $^1/_{40} \, \mu$.

Ein hypothetisches Gebilde von dieser Dimension ist natürlich mikroskopisch nicht nachweisbar. Es ist aber noch recht dick zu nennen im Vergleich zu den Massen, auf die man kommt, wenn man z. B. für Hirudo der Annahme Hesse's folgt, daß auch hier die Stiftchen des Vakuolensaums mit Elementarfibrillen in Verbindung stünden. Ihre Zahl betrug ca. 32000, die »Neurofibrille«, welche die Zelle verläßt, ist sicher nicht dicker wie $1 \, \mu$ (sie ist sogar dünner), die einzelne Elementarfibrille dürfte hier also höchstens $0{,}0000314 \, \mu^2$ Raum einnehmen, d. h. ihr Durchmesser nur $0{,}0056 \, \mu$ oder wenig mehr wie $^1/_{200} \, \mu$ betragen.

Der tatsächliche Nachweis des Zusammenhanges der Stiftchensäume mit der Neurofibrille ist also mit unseren derzeitigen Hilfsmitteln überhaupt unmöglich. Die Größenordnung von $5 \, \mu\mu$ liegt im Bereich der Wirkung des Ultramikroskops.

Gegen die Zahlen der vorstehenden Rechnungen mögen im einzelnen Ausstellungen erhoben werden, das Resultat zu ändern werden sie nicht imstande sein. Den äußerst bedenklichen Raummangel zu erkennen, den ein kontinuierlicher Verlauf optisch nachweisbarer Neurofibrillen von den Stiftchensäumen an durch die Zelle hindurch zur Folge haben müßte, dazu bedarf es keiner speziellen Berechnung, sondern nur einer etwas aufmerksamen Betrachtung der Abbildungen Hesse's und Apathy's.

Diese ganzen Ausführungen setzen übrigens voraus, daß es die Stiftchen sind, in denen die Umsetzung des Lichtreizes in Erregung lebendiger Substanz erfolgt. Wie oben angedeutet ist das keineswegs bewiesen. Die Annahme, daß das Plasma zwischen den Stiftchen die eigentlich lichtreizbare Substanz sei, wird den bisherigen Beobachtungen auch völlig gerecht.

2. Der Erklärungswert der Annahme von Neurofibrillen in Lichtsinnzellen.

Es ist aber noch eine andere Art der Kritik an Hesse's Anschauungen möglich. Unsere Fragestellung lautet ja jetzt so:

Ist die Annahme einer fibrillären Verbindung von Stiftchensaum und Neurofibrille berechtigt, obgleich sie sich nicht beweisen läßt?

Die Berechtigung dieser Annahme könnte nur dann zugestanden werden, wenn sie einen besonderen Erklärungswert hätte.

Dieses sollte darin liegen, daß man überall im Nervensystem das gleiche Gebilde, eben die Neurofibrille nachweisen könnte, daß sich »die gleichen Neurofibrillen[1]), wie in den »Stäbchen« (HESSE 184, S. 597), auch in den proximalen Teilen der Sehzellen und den Nervenfasern finden, und man so zu dem Schluß kommt, die Neurofibrille sei an ihren Enden direkt lichtreizbar.

Dies ist aber inkonsequent: einerseits wird betont, die Neurofibrillen der Nerven, der proximalen Ganglienzellen usw. seien identisch, seien völlig gleich, denen in den rezipierenden Endelementen (Stiftchensäumen, Stäbchen, nach HESSE 116 und 117), andererseits läßt sich über die Tatsache nicht hinwegkommen, daß diese nach dem histologischen Bilde ganz gleichen Neurofibrillen in ihrer Kontinuität nicht lichtreizbar sind (z. B. Sehnervenausbreitung der Vertebraten-Retina und viele andere), dagegen an den Endigungen (oder gar Umbiegungsstellen?) diese Reizbarkeit in hohem Maße besitzen. Der unbefangene Schluß aus diesen beiden Tatsachen kann doch wohl nur der sein, daß eine Methode, die Elemente als völlig gleich erscheinen läßt, von denen wir annehmen, daß sie physiologisch himmelweit verschieden in ihren Eigenschaften sind, uns keinerlei Aufschluß über die Funktion der fraglichen Gebilde zu geben imstande ist.

Daß der Erfolg histologischer Torturen an Neurofibrillen und an Endelementen von Lichtsinnzellen in bezug auf die Färbung mit bestimmten Mitteln der gleiche ist, das kann im günstigsten Falle als ein Ausdruck von Ähnlichkeiten im Aggregatzustande gedeutet werden, ist aber nicht im geringsten imstande, die physiologische Tatsache der tiefgreifendsten Verschiedenheit dieser beiden Elemente irgendwie zu erschüttern, die bestehen muß, wenn die Neurofibrillen die leitenden Elemente, die Stiftchen die rezipierenden sind.

Die Annahme, daß es »Neurofibrillen« seien, die als Rezeptoren des Lichtreizes überall Verwendung finden, hätte doch nur dann einen Erklärungswert, wenn Lichtreizbarkeit eine bekannte Eigenschaft von Neurofibrillen wäre. Das ist aber nicht der Fall, wir finden im Gegenteil bei den Gebilden, die üblicherweise als Neurofibrillen bezeichnet werden, absolut keine Lichtreizbarkeit. Rechnet man jetzt Gebilde, die in außerordentlichem Maße lichtreizbar sind, zu den Neurofibrillen, so hat man damit nicht etwa das allgemein wissenschaftliche Prinzip der Vereinfachung durch Zusammenfassung angewandt, sondern hat nichts getan, als einem Begriff ein neues Merkmal hinzugefügt, das für einen großen Teil seines Umfanges gar keinen Sinn hat, wodurch der Begriff also nur verschwommener gemacht wird. Eine Erklärung irgendwelcher Art, d. h. eine Zusammenfassung unter dem Gesichtspunkte des Gemeinsamen und damit eine Vereinfachung der gegebenen empirischen Mannigfaltigkeit liegt also überhaupt nicht vor.

---

[1] Von mir gesperrt.

Wenn wir uns vollends auf den Standpunkt stellen, daß die sog. »Neurofibrillen« nichts anderes als Stützfasern sind (GOLDSCHMIDT, KOLTZOFF), ein Standpunkt der wohl bald der allgemeine werden dürfte, so ist an eine unmittelbare Beziehung dieser Fasern zur Lichtrezeption natürlich nicht mehr zu denken.

Bei dem als tief berechtigt anerkannten Streben, einen einheitlichen Typus der Lichtsinnzelle aufzustellen, ist dies Resultat scheinbar wenig befriedigend.

Der Versuch einer Zusammenfassung der verschiedenen Sehzellen-Typen auf Grund morphologischer Merkmale muß als durchaus verfehlt abgelehnt werden. Aber muß denn das Einheitliche, das Gemeinsame immer in der Form, in der Struktur liegen?

Die Lichtsinnzellen bilden durch ihre physiologische Eigentümlichkeit der außerordentlichen Lichtreizbarkeit einen Typus von solcher Eigenart, daß dadurch wohl das Bedürfnis nach Einheit befriedigt werden kann.

Warum freilich diese gleiche Funktion einen so verschiedenen formalen Ausdruck findet, das ist eine Frage, die an das große Problem des Verhältnisses von Funktion und Form rührt, das an dieser Stelle nicht aufgerollt werden kann.

2. Das Sehepithel.

Allgemeines.

§ 38. Die Lichtsinnzelle stellt, soweit unsere Erfahrungen darüber reichen, eine funktionelle Einheit dar, sie übermittelt in einem bestimmten Zeitdifferential stets nur einen einzigen intensiv und qualitativ bestimmten Zustand vermittels des Nervenfortsatzes an die zentralen Teile des Lichtsinnapparates.

Wie hoch auch die einzelne Lichtsinnzelle differenziert sein mag, alle Einrichtungen an ihr können nur dazu dienen, sie geeigneter für die Aufnahme bestimmter Intensität und Qualitäten des Lichtes zu machen, sie können dagegen nie ein Nebeneinander verschiedener Lichteindrücke ermöglichen.

Gerade eine solche Gleichzeitigkeit, ein Nebeneinander verschiedener Erregungszustände eines Sehorganes ist aber funktionell von der allergrößten Bedeutung.

Die Intensität und Qualität des Erregungsvorganges in einem einzelligen Lichtsinnorgane ist stets notwendig bedingt durch den intensivsten Reiz, der von außen auf die Zelle einwirkt, ganz gleichgültig, ob dieser Reiz biologisch wichtig oder unwichtig ist.

Die wichtigsten Dinge: Nahrungsmittel, Hindernisse, Feinde könnten nicht wahrgenommen werden, solange das Licht, das von ihnen ausgeht, nicht den Wert des Maximums der jeweiligen Beleuchtung erreicht, was ja nur höchst ausnahmsweise der Fall sein würde, z. B. wenn die fraglichen Objekte in dunkler Umgebung selbst Licht ausstrahlten, oder wenn alles stärkere oder direkte Licht von der Sehzelle abgeblendet wäre.

Eine solche Leistung: Gleichzeitigkeit mehrerer verschiedener Erregungszustände in bezug auf den Lichtreiz, ist nur möglich bei einer Vermehrung der Zahl der Lichtsinnzellen, und diese Einrichtung finden wir deshalb auch überall, wo Lichtsinnorgane überhaupt ausgebildet sind.

Ein Tier, das nur eine einzige Lichtsinnzelle hätte, gibt es nicht.

Wohl gibt es Lichtsinnorgane, die nur eine einzige Sehzelle enthalten, z. B. bei Tristomum molae, Arca Noae, Amphioxus, Rotatorien u. a., aber dann treten eben diese Organe in der Mehrzahl auf. Sie sind nach verschiedenen Seiten gerichtet, das Licht bestimmter Richtungen ist bei jeder einzelnen Zelle abgeblendet, so daß weitgehende Unterschiede in der Intensität und Qualität der einzelnen gleichzeitigen Erregungszustände bestehen.

Bei einer solchen Anordnung beeinflussen sich die Sehzellen nicht in ihrer Gestaltung, diese ist vielmehr, was äußere Faktoren anlangt, wesentlich von den anderen — sekundären — Bestandteilen der Sehorgane abhängig.

Nur in wenigen Fällen erfolgt die Vermehrung der Sehzellen ausschließlich durch die Vermehrung der Zahl einzelliger Lichtsinnorgane, meist tritt daneben, und gewöhnlich sogar in viel höherem Grade, eine Sehzellenvermehrung in demselben Lichtsinnorgan ein, es entsteht ein Verband von Lichtsinnzellen.

Es wäre nun aber verfehlt, die Bedeutung eines solchen Verbandes ausschließlich darin sehen zu wollen, daß er es ermöglicht, daß gleichzeitig verschiedene Lichteindrücke rezipiert werden. Es wird unten noch genauer gezeigt werden, daß vielfach für das Sehen von Beleuchtungsdifferenzen naher Punkte derartige Einrichtungen gar nicht gebraucht werden können aus Mangel der geeigneten weiteren zentralen Querleitungen. Der Wert der Sehzellenverbände liegt dann anscheinend genau wie die Differenz der einzelnen Sehzelle in einer Steigerung der Intensität des Lichteindruckes, die gleichfalls durch Summation der Wirkung mehrerer Zellen leichter zu erreichen sein dürfte, als bei einer einzigen Zelle, die relativ bald ihr Erregungsmaximum erreicht.

Die enge räumliche Vereinigung einer Anzahl von Lichtsinnzellen macht besondere Einrichtungen nötig, die sich unter dem Gesichtspunkte der optimalen Raumausnützung betrachten lassen.

Mag die Bedeutung des Sehzellenverbandes im einzelnen Falle in der

Steigerung der Intensität des Lichteindruckes oder in der Zerlegung desselben in Erregungszustände mehrerer Zellen liegen: stets wird es hierfür besonders günstig sein, wenn möglichst viele Sehzellen auf möglichst engem Raume zusammenstehen.

Um dies zu erreichen, können die mannigfachsten Wege eingeschlagen werden.

Fig. 42.

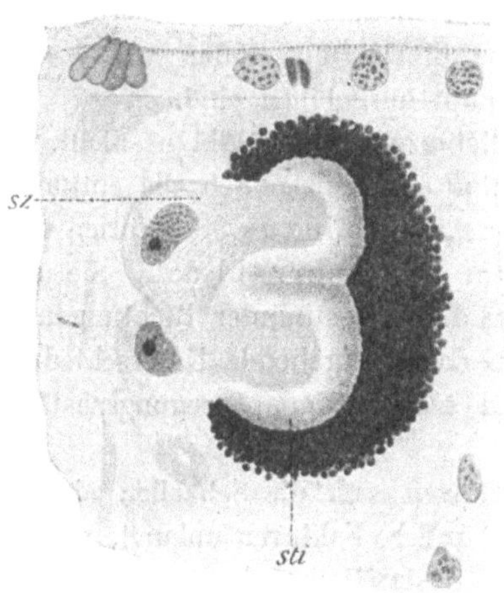

Pigmentbecherocell von P anaria torva. Nach HESSE.
sti Stiftchensaum, *sz* Lichtsinnzelle.

Fig. 43.

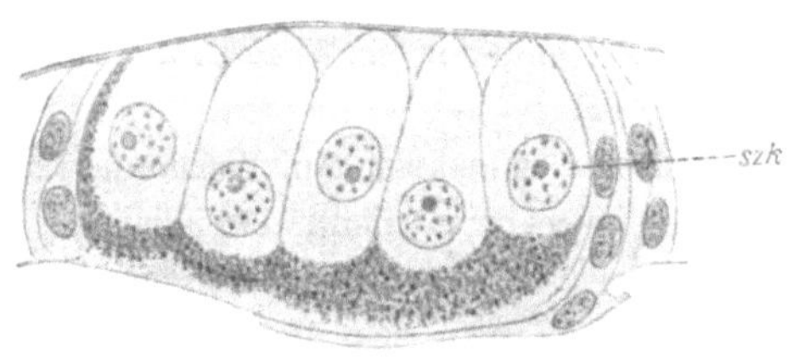

Querschnitt durch ein Ocell von Stylaria lacustris.
Nach HESSE. Vergr. 900 fach.
szk Kern einer Sehzelle.

Fig. 44.

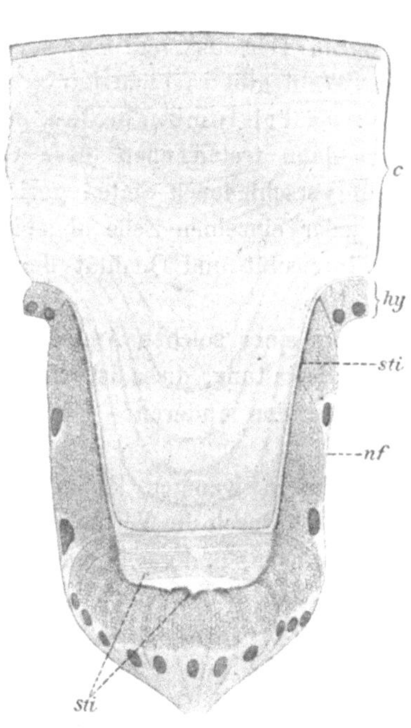

Medianschnitt durch ein Auge von Julus spec.
Nach HESSE. Vergr. 900 fach.
c Cuticula, *hy* Hypodermis, *sti* Stiftchensäume,
nf Nervenfortsatz.

§ 39. Die primitivste Form eines Verbandes von Sehzellen stellen z. **B.** die Pigmentbecherocellen von Planaria torva dar, die nur drei Sehzellen enthalten (s. Fig. 42), oder die Sehorgane von Stylaria lacustris. Diese letzteren enthalten je fünf Lichtsinnzellen, die in einer Reihe nebeneinander liegen (s. Fig. 43), ohne daß ihre dem Licht zugewandten Teile verjüngt wären, um so auf kleinerem Raume Platz zu finden. Im Gegenteil, die Lichtsinnzellen sind größer als die indifferenten Epidermiszellen dieser Naide (HESSE).

Eine eigenartige Stellung nehmen die Sehorgane einiger Seesterne ein, bei denen (Asteropecten pentacanthus und A. mülleri) die Sehzellen auf dem Augenpolster diffus verteilt sind. Hier läßt sich auch der Über-

Fig. 45.

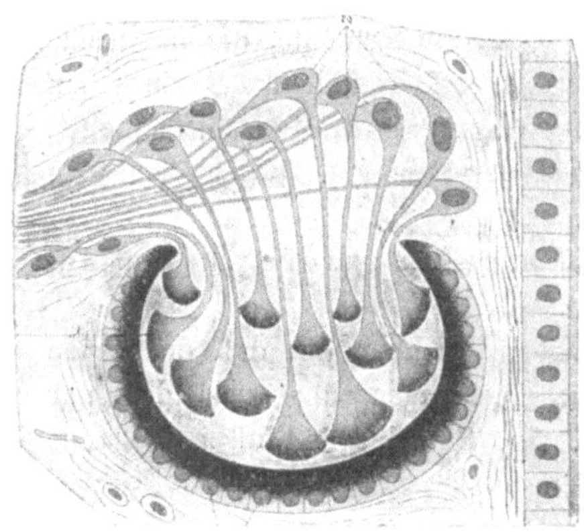

Pigmentbecherocell von Euplanaria gonocephala.
Nach HESSE.

Fig. 46.

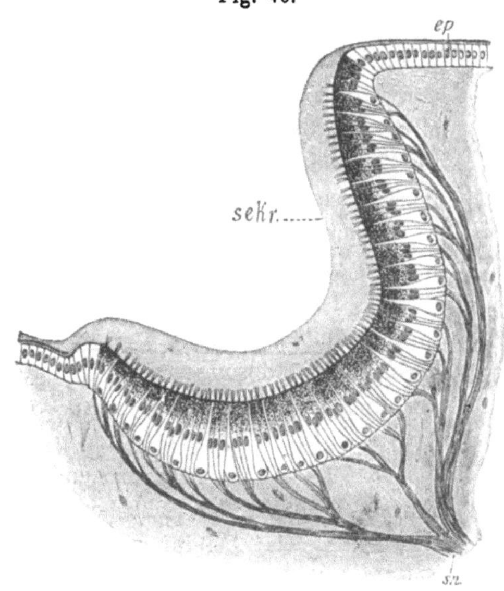

Epitheliales Pigmentbecherocell von Patella.
Schematisch nach HESSE.
ep Epithel, *sekr* Sekretmasse, die das Sehepithel deckt,
sn Sehnerv.

gang zu der nächsthöheren Stufe verfolgen, denn eine weitere Gruppe von Formen (Palmipes, Solaster, Pteraster, Astropsis usw.) trägt ihre Sehzellen nur auf einzelnen Stellen der Augenpolster, die als Augengruben ausgebildet sind.

Die Verteilung der Sehzellen auf der Wand einer Grube ermöglicht es, auf der Flächeneinheit der Körperoberfläche mehr Zellen unterzubringen, als es bei deren Ausbreitung möglich wäre. Die Menge der Lichtenergie, die diese größere Anzahl von Zellen zugeführt erhält, ist ja natürlich nur so groß, wie es der Fläche des Querschnittes

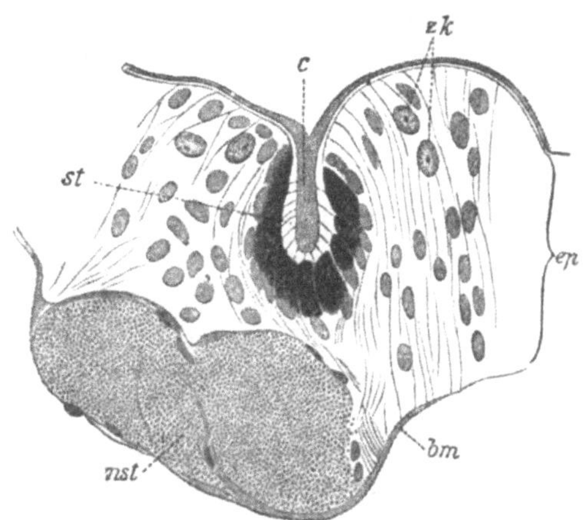

Epitheliales Pigmentbecherocell von Ranzania sagittar a.
Nach HESSE aus TH. BEER. Vergr. 850 fach.
c Cuticula, *zk* Zellkern, *st* Sehstäbchen, *ep* Epidermis,
nst Nervenstrang, *bm* Basalmembran.

des Hohlraumes entspricht, aber wenn die absolute Größe dieser Energie-
menge bedeutend genug ist, so reicht sie doch aus, um die mehrfache
Anzahl von Zellen zu erregen.

Und noch in einer weiteren Beziehung bedeutet das Grubenauge eine
funktionelle Veränderung gegenüber dem flächenhaft ausgebreiteten Sehepithel. Bei diesem ist die Intensität des Lichtreizes für alle Zellen gleich,
beim Grubenauge dagegen sehr verschieden für die Elemente, die im Grunde
der Grube liegen, und die, die dem Rande näher stehen. Es bestehen
also auch bei konstanter äußerer Reizung physiologische Verschiedenheiten
im Zustande der Zellen, die in der Achse des Sehorgans liegen, von den
peripheren Elementen.

Solche Grubenaugen finden sich bei Mollusken und (Polychaeten) Anneliden weit verbreitet (Fig. 46 und 47).

Es ist, wie die Fig. 46 und 47 zeigen, nicht nötig, daß die Zellen
ihre Gestalt wesentlich ändern, wenn sie eine Augengrube auskleiden, nur
geringe Veränderungen sind nötig, um den Gewölbeabschluß im Grunde
der Grube möglich zu machen.

§ 40. In der überwiegenden Mehrzahl der Fälle treten aber doch
Formänderungen der Sehzellen zum Zweck besserer Raumausnutzung auf.
Das Prinzip ist bei ihnen allen dasselbe: die Teile der Sehzellen, die für
die Rezeption des Lichtreizes unbedingt erforderlich sind, also vor allem
die Stäbchen und Stiftchensäume in ihren verschiedensten Formen, werden
dicht aneinander gelagert und der übrige Zellkörper mit diesen rezipierenden
Teilen nur durch eine, oft ziemlich lange, schmale, ja fadenartige Verbindung in Zusammenhang gehalten.

Bei primitiver Gestaltung, so z. B. bei Spadella hexaptera (Fig. 48),
ist die Differenz in der Dicke der Sehstäbchen und der Zellkörper nicht
sehr groß und der Übergang erfolgt gleichmäßig und allmählich von der
Grenze des Stäbchens an. Die dickeren Enden der Sehzellen, in denen die
Kerne liegen, nehmen aber immerhin einen beträchtlich größeren Raum ein,
als die Sehstäbchen, welche den Pigmentbecher vollständig erfüllen, während
die Zellkörper außerhalb derselben liegen. Es ergibt sich aus dem Dicken-
verhältnis der Zellkörper und Stäbchen notwendig, daß die ersteren nicht
in der direkten Verlängerung der Stäbchen liegen können, sondern, besonders in den peripheren Teilen, einen Winkel mit deren Richtung bilden
müssen.

Das tritt vielfach noch in weit höherem Grade hervor, so z. B. bei
Pecten jacobaeus (Rawitz), wo die Körper der Sehzellen, die durch stark
verjüngte Verbindungsstücke mit den Stäbchen in Verbindung stehen, seitliche Ringwülste um den eigentlichen Bezirk der Retina bilden (s. Taf. II).

Ist das Verbindungsstück zwischen Stäbchen und Zellkörper (kern-

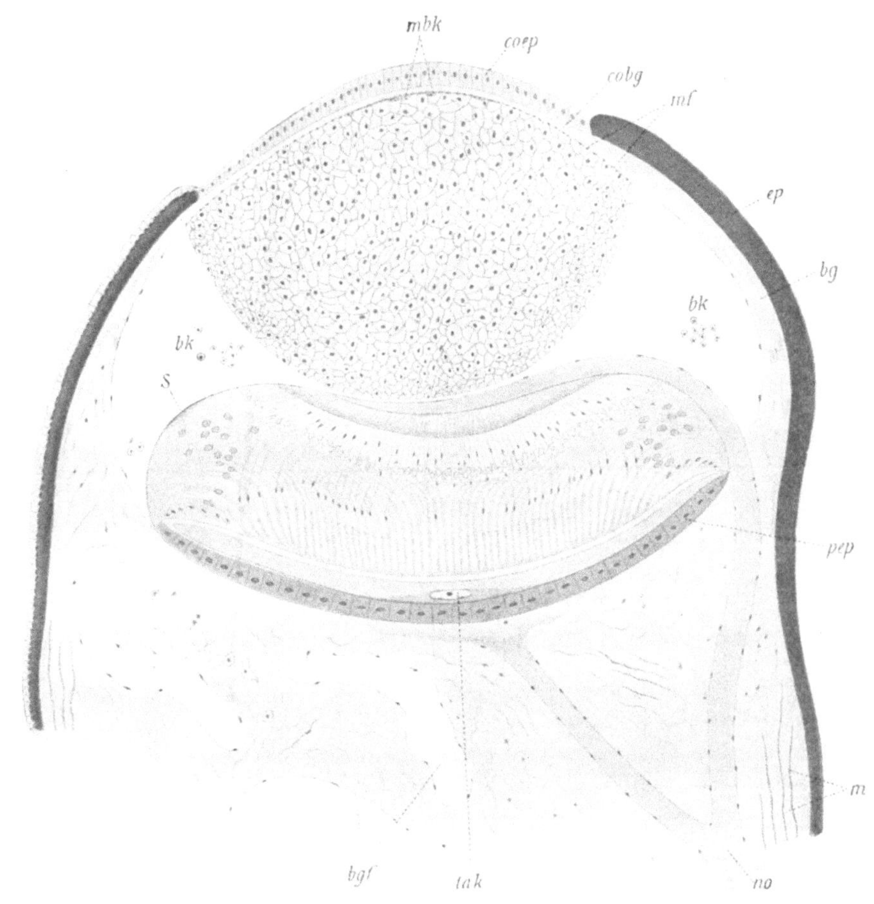

Schema des Auges von Pecten jacobaeus im Medianschnitt nach Hesse.
Vergr. ca. 160 fach.

tak Kern des Tapetum, *pep* Pigmentepithel, *bg* Bindegewebe, *ep* Epidermis, *mf* Muskelfaser, *cobg* bindegewebiger Teil der Cornea, *coep* Corneaepithel, *bgf* Blutgefäß.

Verlag von Wilhelm Engelmann in Leipzig.

haltigem Teil) sehr lang und fadenförmig, so können sehr viele Zellkörper
auf demselben Flächenraume, wie die zugehörigen Stäbchen untergebracht
werden, indem es dann, bei verschiedener Länge der einzelnen Verbindungsstücke, möglich ist, daß sich die Zellkörper in mehrere Reihen ordnen, ja
es können sogar mehr Zellkörper untergebracht werden, als Endelemente
auf dem betreffenden Flächenstück liegen, wie man in der Umgebung der
Fovea centralis des Wirbeltierauges sieht, wo nicht nur die Sehzellen des
betreffenden Bezirkes selbst, sondern auch die der Fovea, in der ja die
Zellkörper fehlen, ihren Platz finden.

Die Wirbeltiere sind überhaupt das typische Beispiel für diese Art der
Raumausnützung durch die Sehzellen, die hier zu hoher Vollkommenheit
entwickelt ist.

Fig. 48.

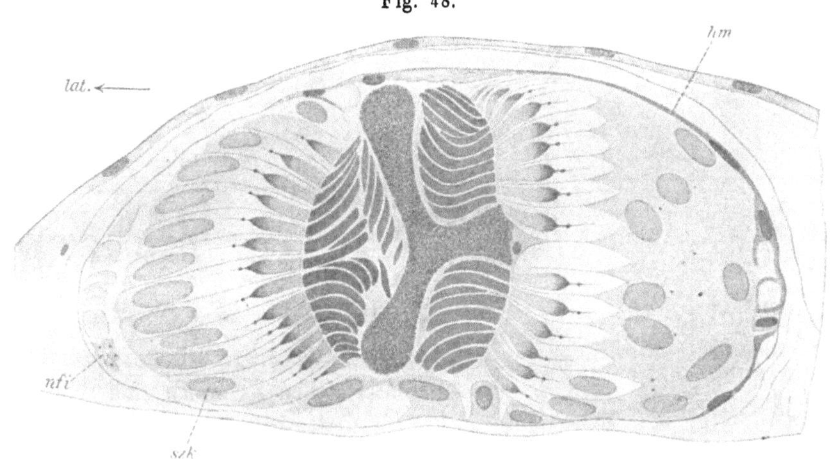

Querschnitt durch ein Ocell von Spadella hexaptera. Nach Hesse. Vergr. 900 fach.
szk Kern einer Sehzelle, nfi »Neurofibrille«, hm Hüllmembran.

Nicht überall stellt das Sehepithel, wie es etwa bei den Wirbeltieren
der Fall ist, ein gleichartiges, ungemischtes Epithel dar, es kommen vielmehr bei vielen Formen: Anneliden (littorale Raubanneliden), Lamellibranchiaten, Kephalopoden, zwischen den Sehzellen noch Gebilde
anderer Natur vor. Sie können zweierlei Art sein: zunächst Sekretzellen,
die zur Abscheidung der Füllmasse des Auges (Glaskörper, Emplem) dienen.
Bei vielen Formen wechseln ganz regelmäßig Sekretzellen und Sinneszellen
miteinander ab (Eunice torquata, Kephalopoden), bei anderen dagegen reduziert sich die Zahl der Sekretzellen, so daß z. B. Phyllodoce im ganzen
Sehepithel nur eine einzige Sekretzelle aufzuweisen hat (Hesse 126).

Dann aber können auch ganz indifferente Zellen, denen man keine besondere Funktion zuschreiben kann, zwischen den Sehzellen stehen, so daß
diese dadurch über einen größeren Raum verteilt werden.

Am stärksten ausgebildet ist diese Eigentümlichkeit bei den Heteropoden, bei denen die Mehrzahl der Sehzellen auf einige schmale Streifen
im Augengrunde beschränkt sind, während zwischen diesen Streifen, und
besonders in den peripheren Teilen der Augen, nur mehr vereinzelte Seh-

Fig. 49.

Fig. 50.

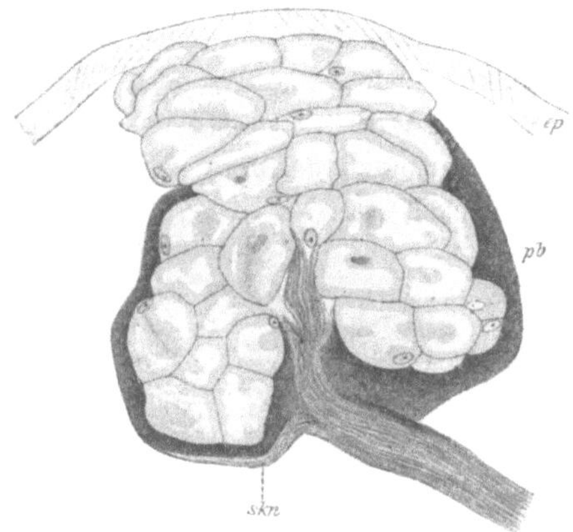

Pigmentbecherocell von Mesobdella gemmata.
Nach Hesse. Vergr. 400 fach.
skn Nerv zur Sinnesknospe, ep Epidermis, pb Pigmentbecher.

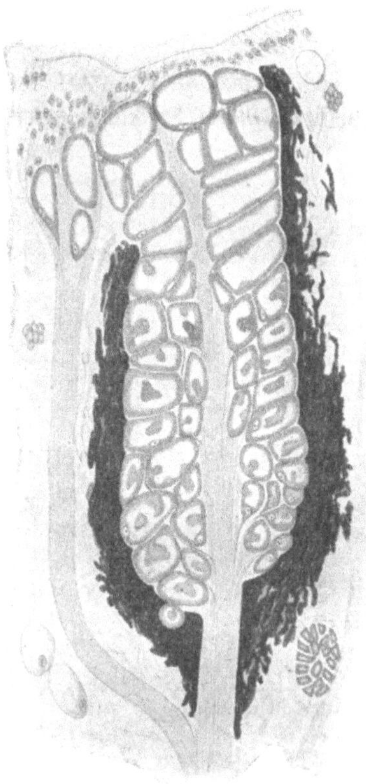

Pigmentbecherocell von Hirudo medicinalis.
Nach Hesse. Vergr. 270 fach.

zellen zwischen großen Mengen indifferenter Zellen zu finden sind.

Auch bei Wirbeltieren kommt
etwas derartiges vor, bei den Formen,
bei denen auch bestimmte Netzhaut-
abschnitte der Nebenretinae vor der
Hauptmasse getrennt sind. Diese
Trennung bzw. die Verbindung mit
der Hauptretina sind dann durch indifferente Zellen erreicht (Brauer).

§ 41. Die bisher besprochenen Fälle hatten alle insofern etwas gemeinsames, als überall die Anordnung der Sehzellen in Form eines einfachen, flächenhaft ausgebreiteten Epithels erfolgte, aber auch das ist keine
absolute Notwendigkeit.

Zunächst kann die Schicht der Sehzellen verdoppelt werden, es können
zwei Schichten übereinander liegen, derart, daß ihre rezipierenden Elemente
in zwei verschiedenen Ebenen liegen. So sind die Sehzellen z. B. bei Agrion
und Aeschna angeordnet (s. Fig. 51).

Aber auch bei dieser Verteilung bleibt doch das Prinzip der flächenhaften Anordnung gewahrt. Ganz anders bei manchen Hirudineen: hier bilden die Sehzellen in den Ocellen, die mit einer größeren Anzahl von Zellen ausgestattet sind, einfach ungeordnete Zellhaufen (s. Fig. 49 und 50).

In einem solchen Sehorgan, wie es am besten Hirudo zeigt, liegen in dem tiefen Pigmentbecher auf relativ kleinem Flächenraum viele Sehzellen, unter denen, vermöge ihrer Lage zur Lichtquelle, auch physiologische Verschiedenheiten in bezug auf den Grad der Reizung gleichzeitig bestehen können, also alle jene Bedingungen erfüllt sind, denen auch das Gruben- oder Becherauge nachkam.

Fig. 51.

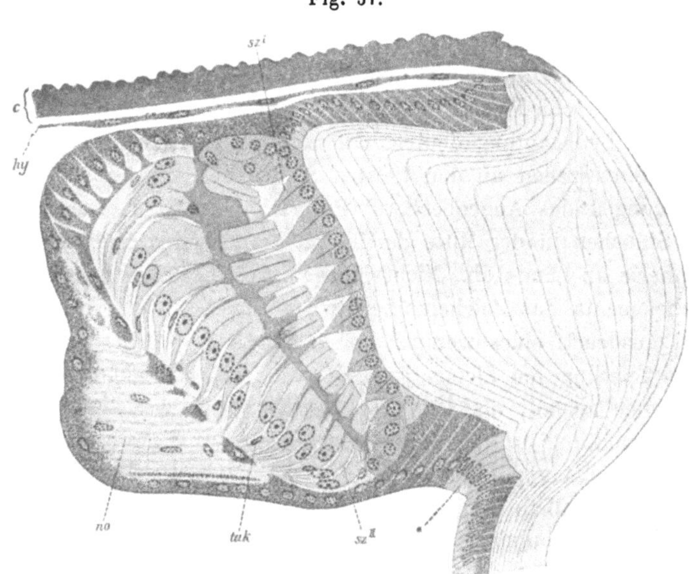

Medianschnitt durch ein seitliches Stirnauge von Agrion spec. Nach HESSE. Vergr. 400 fach.
sz I distale Sehzellen, sz II proximale Sehzellen, no Sehnerv, c Cuticula, hy Hypodermis, tak Kern einer Tapetumzelle.

§ 42. Der optische Raum, in dem wir alle sichtbaren Objekte unserer Umgebung lokalisieren, ist in seiner Eigentümlichkeit wesentlich bedingt durch die Funktion des Sehepithels, und hierauf beruht eine Eigenschaft, die den Gesichtsraum erheblich vom geometrischen Raum unterscheidet; der Gesichtsraum ist nicht homogen (vgl. POINCARÉ), die Punkte des geometrischen Raumes, die sich beim Menschen einerseits auf der Fovea centralis, andererseits auf der Netzhautperipherie abbilden, sind in keiner Weise als einander gleichwertig zu erachten.

Die vergleichende Lehre vom optischen Raum der Tiere läßt sich umfassend erst abhandeln, wenn die Lichtbrechungsverhältnisse und vor allem

die Bewegungsmöglichkeiten der Sehorgane erörtert sind. Hier soll nur ein
Blick auf das Verhältnis der bevorzugten Stellen der Sehepithelien, der
Areae centrales zur Lebensweise der Tiere geworfen werden. Entsprechend
der Hauptbedeutung der Lichtsinnorgane als Vermittler der Regulation von
Bewegungen tritt die Lage dieser bevorzugten Stellen zur Bewegungsrichtung deutlich hervor.

Eine physiologische Verschiedenheit im Zustande der Sinneszellen eines
Sehepithels könnte, wie wir sahen, im einfachsten Falle dadurch erreicht
werden, daß ganz gleichartige Zellen dem Licht verschieden große Flächen
darböten und so verschieden stark erregt würden. Wesentlich vollkommener
wird aber die Unterscheidung der Lichteindrücke an verschiedenen Stellen
des Sehorgans sein, wenn die Lichtsinnzellen verschieden intensiv auf den
Lichtreiz reagieren. Ein äußeres Zeichen für quantitative Unterschiede in
der Reaktion auf Lichtreize hat man in den Größenunterschieden der Lichtsinnzellen an verschiedenen Punkten des Sehorgans. In diesem Sinne dürfen
wir wohl die Beobachtung deuten, daß z. B. in den Grubenaugen der Seesterne die Sinneszellen an den tiefsten Stellen viel dichter stehen, wie an
den Wandungen des Augenbechers (Pfeffer). In der Retina von Pecten
sind die Stäbchen in der Mitte der Retina am längsten und nehmen gegen
die Peripherie an Länge ab. Nicht immer ist eine größere Länge und Dicke
eines Sehelements das Zeichen überlegener Funktion, manchmal ist es im
Gegenteil Ausdruck eines weniger hohen Grades der Differenzierung, z. B.
sind beim Sperling die Elemente der Fovea centralis viel kleiner, dünner
und zierlicher gebaut, als jene der Netzhautperipherie. Für die gegenwärtige Betrachtung ist nur die Feststellung eines Unterschiedes verschiedener Bezirke von Interesse.

Kann schon allein dadurch der Erregungszustand einer Sinneszelle ein
»Lokalzeichen« bekommen, daß er in seiner Intensität von den anderen
Sehzellen abweicht, so wird dies in noch viel höherem Maße der Fall sein,
wenn der Unterschied im Erregungszustand ein qualitativer ist. Es
können bestimmte Stellen des optischen Raumes besonders stark zur
Wirkung kommen, wenn sie durch qualitativ andere Zellen »gesehen«
werden, wie der übrige optische Raum. Unter diesem Gesichtspunkte wird
uns die überaus verbreitete Erscheinung verständlich, daß die Sehorgane
mehrere Typen von Sehzellen in ganz bestimmter Anordnung enthalten.

Schon bei Tieren, die nur ganz wenige Sehzellen in einem Sehorgan
enthalten, können für verschiedene Bezirke des optischen Raumes verschiedene Zellen vorgesehen sein.

So besitzt z. B. unter den Plathelminthen Leptoplana tremellaris
Oerst. zwei verschiedene Augentypen, die großen sog. Gehirnhofaugen und
kleine Tentakelaugen, und die Lichtsinnzellen beider Organe sind höchst
charakteristisch im Bau unterschieden (Hesse).

Um gleich einen ganz außerordentlichen Fall dieser Art zu nennen, seien die Heteropoden erwähnt. Hesse (165) beschreibt bei ihnen vier ganz verschiedene Typen von Lichtsinnzellen. Den einen derselben lernten wir schon früher kennen, ein Umwandlungsprodukt von Zellen mit Stiftchensäumen (s. § 19), die zu Plättchensätzen zusammengewachsen sind, die anderen drei Arten sind einfacher gebaut und zeigen die Eigenarten von Stiftchensaumzellen noch deutlicher, über die histologischen Details gibt Hesse genaue Auskunft.

Die Hauptretinazellen mit ihren Plättchensätzen stehen in doppelter Phalanx in der Horizontalebene, von den drei anderen Arten Lichtsinnzellen liegt die eine als geschlossene Gruppe an dem nach außen gerichteten Ende des Sehepithels, die zweite kommt zwischen der Streifenretina und dem peripheren Teil des Auges zerstreut vor und zwar nahe dem Retinastreifen zahlreicher, weiterhin spärlich. Endlich findet sich der vierte Typus im ventralen Teile des Auges verteilt.

Bei den Heteropoden sowohl wie bei Leptoplana und noch bei manchen anderen Tieren ist durch die verschiedenartige Verteilung der Sehzellen der optische Raum in Kugelsektoren geteilt, die in ihrer Einwirkung auf das Nervensystem als qualitativ verschieden angesprochen werden dürfen. Es ist aber auch möglich, daß eine Verschiedenheit der Einwirkung des optischen Raumes derart erreicht wird, daß die Flächen verschiedener Kugelschalen qualitativ verschiedene Eindrücke hervorrufen. So darf man wohl den Befund interpretieren, daß bei Agrion (s. Fig. 51) und Aeschna in den Stirnaugen zwei Schichten von Lichtsinnzellen hintereinander liegen, so daß offenbar die Objektpunkte, die die eine Fläche maximal erregen, auf einer anderen Kugelfläche liegen, wie die Punkte, durch die die andere Retinafläche erregt wird. Es würde dadurch z. B. erreicht werden, daß die Bewegung eines Körpers, der sich im Visierradius nähert oder entfernt, genau erkannt werden könnte, unabhängig von der Veränderung der Bildgröße, auf die wir ja bei der Beurteilung von Bewegung im Visierradius angewiesen sind.

Die weiteste Verbreitung unter den Differenzierungen einzelner Ab-

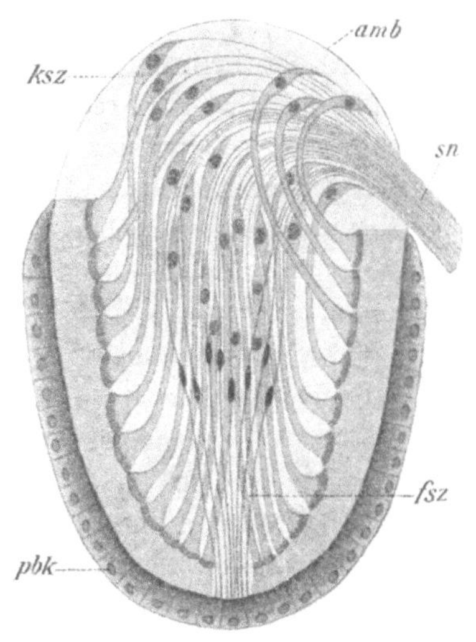

Fig. 52.

Medianschnitt durch ein Pigmentbecherocell von Drepanophorus spectabilis. Nach Hesse. *fsz* faserförmige Sehzellen, *ksz* kolbige Sehzelle, *amb* das Auge vorn abschließende Membran, *sn* Sehnerv, *pbk* Kern der Pigmentbecherzellen.

schnitte des Sehepithels hat unstreitig die besondere Ausbildung des Zentrums der Sehorgane zu einem Bezirk besonders scharfer Auffassung der Lichteindrücke, mit anderen Worten, die Ausbildung einer Area centralis.

Die Gestaltung, die dies Gebilde im Stamme der Wirbeltiere erfährt, wird weiter unten näher dargestellt werden, hier soll nur die weite Verbreitung des Prinzips an einigen Beispielen aus der Fülle des Materials der Wirbellosen erläutert werden.

Schon im Stamme der Plathelminthen kommt eine derartige Bildung vor. Bei Drepanophorus spectabilis Qtof. (s. Fig. 52) wird das Zentrum des Verbandes der Lichtsinnzellen von einem Bündel faserförmiger Sehzellen eingenommen, die in der Peripherie nicht vorkommen, die Fasern verlaufen in der Richtung der Achse des Pigmentbecherocells (HESSE 136).

Unter den Arthropoden ist eine besondere Ausgestaltung des Mittelpunktes der Retina als Area centralis bei Myriapoden und Spinnen vielfach bekannt, auch bei Insekten kommt derartiges vor, z. B. die strichförmige Area bei Acilius sulcatus.

Hier zieht quer durch die Retina eine Spalte, an deren beiden Seiten Sehelemente von besonderer Ausbildung stehen, sie sind nicht nur 3—5 mal länger und schlanker als die übrigen Sehelemente, sondern weichen auch in der Form von diesen ab.

Auch bei Kephalopoden ist die Ausbildung einer Area centralis bekannt: HESS (209a) fand einen etwas über dem Äquator gelegenen horizontalen Streifen, der sich in der Pigmentierung von den umgebenden Partien unterscheidet und in dem auf 1 mm² 105000 Stäbchen stehen, während die Nachbarpartien nur ca. 40000 aufweisen, und CHUN (189) fand bei Bathyteuthis eine, auf einen kleinen Bezirk beschränkte ganz außergewöhnliche Verlängerung der »Sehstäbchen«, die hier 400 bis 500 μ lang sind, die längsten Sehelemente, die bisher überhaupt im Tierreich beschrieben worden sind, wohl viermal länger, als die längsten Sehelemente, die wir bei Wirbeltieren kennen, und ebenso besitzen die Alciopiden in der Mitte der Retina eine Stelle deutlichsten Sehens, in der die Sinneselemente am dichtesten stehen (DEMOLL 236).

Das Sehepithel der Wirbeltiere.

§ 43. Am Sehepithel der Wirbeltiere können wir, als an einem speziellen Beispiel, verfolgen, in wie mannigfacher Weise die allgemeinen Regeln, die wir für die Verbände von Lichtsinnzellen aufstellten, zur Durchführung gelangen.

In erster Linie handelt es sich um eine möglichst günstige Raumausnutzung. Eine relativ sehr große Anzahl von Zellen soll auf kleinem Raum untergebracht werden. Dabei können die Zellkörper in ganz anderer Weise, mehrschichtig, oder in anderen Meridianen als die zugehörigen Endelemente untergebracht werden, so daß die Art der Raumausnutzung für beide etwas verschieden ausfällt. Für die Außenglieder einer bestimmten Form von Sehelementen ist die maximale Zahl, die auf einer gegebenen Fläche untergebracht werden kann, durch die Dicke, durch den Querschnitt bestimmt. Wählt man als Flächeneinheit den qmm und dividiert mit der Flächengröße der betreffenden Außenglieder in diesen Wert, so erhält man die Zahl von Sehelementen, die im Maximum auf einem solchen Flächenraum stehen könnten. Diese Werte sind ungeheuer verschieden in den verschiedenen Klassen der Vertebraten, wie folgende Zusammenstellung einiger Beispiele zeigt. Es würde die mögliche Maximalzahl von Sehelementen auf 1 qmm in Tausenden betragen bei

Mus decumanus	1400
Chamaeleo (Fovea centralis)	756
Passer domesticus (Fovea centralis)	444
Perca	250
Argyropelecus	250
Homo (Fovea centralis)	160
Sus scrofa	183
Chamaeleo (Peripherie)	125
Anguis fragilis	115
Passer domesticus (Peripherie)	75
Gobio fluviatilis	77
Rana	23
Amblystoma	5,1
Spelerpes	2,5

Eine ausführliche Tabelle dieser Werte findet sich bei Besprechung der physiologischen Augentypen.

Diese Werte schwanken also um das 600 fache, von fast $1\,^1/_2$ Million bis zu 2500. Tatsächlich werden viele dieser möglichen Zahlen gar nicht erreicht, da meist die Raumausnutzung keine ganz ideale ist. Fast vollständig deckt sich die berechnete Maximalzahl für die Elemente der Fovea centralis des Menschen mit den üblichen Angaben über die Zapfenzahl in diesem Bezirk. Die schon sehr niedrige Zahl für den Frosch, 23000, ist wohl noch zu hoch, da hier die Stäbchen noch meßbare Zwischenräume zwischen sich lassen.

Genauer erhält man die wirkliche Zahl der Sehelemente auf 1 qmm, wenn man auf einer bestimmten gemessenen Strecke am Retinaquerschnitt (oder Flächenbild) die wirklich vorhandenen Elemente zählt und dann auf den qmm umrechnet.

Ist also infolge unvollständiger Raumausnutzung die Zahl der Elemente einer bestimmten Form und Größe oft geringer, als der berechneten Maximalzahl entspricht, so wächst die Gesamtzahl der Elemente wieder dadurch, daß mehrere Etagen verschiedenartig gebauter Elemente auf demselben Retinastück stehen können.

Das beste Beispiel einer solchen Doppelausnutzung der Retinafläche bieten die Fische, bei denen die Innenglieder der langen, stäbchenartigen Elemente, die die Hauptmasse der Sehelemente bilden, fadenförmig sind, infolgedessen viel weniger Platz einnehmen als die zylindrischen Außenglieder und so für die kürzeren »Zapfen« reichlich Platz übrig lassen. Ähnlich liegen die Verhältnisse bei Amphibien. Zwischen den Innengliedern der plumpen zylindrischen Elemente, die in Masse auftreten, bleibt reichlich Raum für die verschiedenartigen Sorten der sogenannten »Zapfen«.

Bei Säugetieren ist im allgemeinen eine derartige Verteilung nicht zu beobachten, doch kommt sie z. B. beim Schwein in ganz charakteristischer Weise vor, indem hier die Stäbcheninnenglieder eine entsprechende Deformation erleiden und den bauchigen Zapfen zwischen sich fassen (s. Fig. 36).

Die Zahl der Sehelemente, die so gewissermaßen als Lückenbüßer zwischen den größeren Elementen stehen, ist meist geringer als die der überragenden Formen. Es können aber auch Sehelemente von anatomisch gleichem Bau in zwei Etagen angeordnet sein, wie das z. B. bei den Sehelementen von Petromyzon der Fall ist, wo ganz regelmäßig ein Sehelement der oberen und unteren Reihe abwechselt.

Während bei allen anderen Wirbeltieren die rezipierenden Elemente mit fast mathematischer Genauigkeit in einer Ebene angeordnet sind, machen die Macrochiropteren (Pteropus, fliegender Hund) hiervon eine Ausnahme. Kolmer (267) fand, daß hier die Retina eigenartige kegelförmige Papillen zeigt, auf deren Oberfläche die Sehelemente angeordnet sind, eine Anordnung, durch welche die Schichten der Retina mancherlei Verlagerungen erfahren. Die Basen und die freien Enden der Netzhautstäbchen stehen in bis zu 100 μ verschiedenen Höhen. Die Länge der Stäbchen beträgt 54 μ, wovon 30 auf das Außenglied entfallen.

Eine Reihe genauerer Bestimmungen, über die Zahl der Endelemente auf der Flächeneinheit verdanken wir A. Schäfer (226), die die Zahl der Sinneszellen (Stäbchen + Zapfen) auf einem Quadrat von 23 μ Seitenlänge bestimmte. Aus ihren Angaben berechnet sich die Zahl der Elemente pro 1 qmm in Tausenden folgendermaßen:

Karpfen (Cyprinus)	510
Schill (Lucioperca sandra)	170
Forelle (Salmo)	303
Rana esculenta	95

Ochsenfrosch (R. mugiens)	142
Schildkröte (Testudo graeca)	76
Gans (Anser)	284
Huhn (Gallus)	265
Hänfling (Acanthis)	321
Kauz (Syrmium aluco)	680
Mäusebussard (Buteo vulgaris).	321
Grünling (Fringilla chloris)	170
Rotkehlchen (Crithacus rubeculus)	293
Kaninchen (Lepus cuniculus)	472
Fledermaus (Vespertilio murinus)	472
Igel (Erinaceus europaeus)	340
Rind (Bos taurus)	358
Pferd (Equus caballus)	303
Schaf (Ovis aries)	340
Hausratte (Mus rattus)	530
Affe (Pithecus)	189
Delphin (Delphinus delphis)	283
Ziege (Capra)	283
Hase (Lepus timidus).	378
Katze (Felis domestica)	397
Schwein (Sus scrofa).	425
Hund (Canis familiaris)	227
Meerschweinchen (Cavia cobaya)	303

Die Zahlen stimmen nicht ganz mit denen überein, die oben mitgeteilt wurden, was auf der verschiedenen Art der Bestimmung beruht. Die Zahlen SCHÄFER's sind als die prinzipiell besser bestimmten anzusehen.

§ 44. Viel mehr Raum als die Endelemente erfordern im allgemeinen die Körper der Sehzellen mit ihren Kernen. Der Teil der Retina, der diese Abschnitte enthält, wird nach altem Herkommen in der Histologie als die »äußere Körnerschicht« bezeichnet.

Übertrifft der Durchmesser des Zellkörpers, der seine größte Dimension stets im Bereich des Kerns hat, den Durchmesser des Sehelementes nicht, so ist nur eine einfache Lage von »äußeren Körnern« zu erwarten, entsprechend der einfachen Phalanx der Sehelemente, oder es kann, bei Einschiebung kleinerer Netzhautelemente unter längere, die Andeutung einer zweiten Reihe zustande kommen.

Für die Sehelemente mit stark bauchigem Innengliede, die nach alter Nomenklatur zu den Zapfen gehören, trifft dies Verhältnis häufig zu, ebenso aber auch für zylindrische Sehelemente, die besonders dick sind, und so

finden wir denn die am wenigsten stark entwickelten äußeren Körnerschichten bei Formen mit dicken Sehelementen.

Bei Petromyzon entspricht jeder der Etagen der Sehelemente eine
einfache Schicht von Sehzellkörpern. Bei Lacerta viridis und Tropidonotus,
wo nur Sehelemente mit bauchigen Innengliedern vorkommen, liegen die
Kerne der Sehzellen in einer etwas unregelmäßigen, stellenweise in zwei
Reihen. Beim Frosch, Salamander und Axolotl mit ihren gewaltig dicken
»Stäbchen« genügen, trotz der dazwischenliegenden zahlreichen Zapfen,
zwei Schichten, um alle Zellkörper zu beherbergen, ebenso bei Alligator
und Schildkröte, die wieder nur »Zapfen« besitzen. Auch der Stör hat nur
zwei Schichten.

Beim Perlhuhn sind etwas unregelmäßig zwei bis drei Schichten vorhanden, bei der Taube nur zwei Schichten, die meisten Vögel haben ihrer
drei, einige vier Reihen. So ist es z. B. in der Fovea centralis des Sper-
ings mit ihren äußerst dünnen Elementen. Drei Schichten von Kernen
haben auch Hecht und Forelle, sowie Triton cristatus. Vier bis fünf
Schichten kommen bei Fischen häufig vor, z. B. beim Barsch, ja einige
haben sechs Schichten, z. B. Bleye, Schleie und Kaulbarsch (Denissenko 49).

Unter den Säugetieren schwankt die Zahl der Schichten, entsprechend
recht verschiedener Dicke der Endelemente, im allgemeinen zwischen vier
und sieben Schichten, und das dürfte auch genug sein, um auch eine sehr
bedeutende Menge feiner dünner Sehelemente unterzubringen, wie es z. B.
bei der Ratte nötig ist.

Demgegenüber ist es sehr auffallend, daß man bei einigen Säugetieren
ganz enorm viel dickere »äußere Körnerschichten« findet, obgleich weder
die Endelemente besonders dünn noch die Zellkörper besonders voluminös
sind. In erster Linie sind hier die Wassersäugetiere zu nennen. Am
wenigsten stark tritt diese Eigentümlichkeit noch bei den Bartenwalen hervor, doch hat Balaenoptera physalus auch immerhin schon 12 Schichten
»äußere Körner«.

Unter den Pinnipediern haben Halichoerus, Odobaenus und Phoca
vitulina 20 Schichten, Otaria jubata 23, Macrorhinus leoninus 25 und
Phoca barbata 26—28. Ganz ähnlich sind die Werte für die Denticeten.
Hier hat Phocaena 20, Delphinapterus 22 und Hyperoodon sogar 31
Schichten äußere Körnerzellen übereinander.

Die Schicht der äußeren Körnerzellen stellt im allgemeinen nur das
Sinnesepithel dar, es liegen keine anderen Elemente in ihr, abgesehen von
den Landolt'schen Kolben, die von den Bipolaren direkt versehen werden,
es muß also die Zahl der Kerne, die die äußere Körnerschicht enthält,
gleich sein der Zahl der Endelemente, jedenfalls in Bezirken, die den normalen Bau zeigen und nicht als Fovea centralis besondere Anordnungen
der Zellkörper aufweisen.

Für eine Reihe von Tieren ist diese Berechnung durchgeführt und hat eine sehr gute Übereinstimmung der berechneten Zahlen ergeben, so z. B. bei Petromyzon, bei Columba, Bubo, Ovis, Sus, Cricetomys, Equus, Gulo und Homo, hier enthält das Sinnesepithel wirklich nur die Sinneszellen. Die Art der Berechnung aus den Zahlenverhältnissen der Elemente auf Querschnitten involviert einen recht bedeutenden Fehler, der wohl auf fast 100% steigen kann, so daß, wenn auch die Rechnung etwa doppelt so viele äußere Körnerzellen ergeben würde als Endelemente, doch noch nicht mit Sicherheit auf das Vorkommen von Zellen im Sehepithel geschlossen werden könnte, die keine Sinneszellen sind. So berechnet sich z. B. beim Rinde die Zahl der äußeren Körner auf 1,8 der Sehelemente, was noch innerhalb der Fehlergrenzen liegen könnte.

Wenn dagegen beim Tiger 3,5 mal so viel äußere Körnerzellen berechnet werden, wie Stäbchen auf denselben Flächenraum, so liegt das sicher außerhalb der Fehlergrenzen, und wir können mit Sicherheit behaupten, daß hier auch andere Zellen als die Sehzellen vorkommen müssen. Noch erheblich größer sind die Unterschiede in der Zahl der Sehzellen und der äußeren Körnerzellen bei den Wassersäugetieren; so übertrifft die Zahl der äußeren Körner jene der Sehelemente bei Delphinapterus um das 5fache, bei Hyperoodon sind es 6mal so viel, bei Odobaenus und Phocaena 7, Balaenoptera physalus 9, Otaria jubata 10, Phoca barbata 11, Phoca vitulina 13 und bei Macrorhinus gar 15mal so viel.

Die Wassersäugetiere und der Tiger sind durchaus nicht die einzigen Säugetiere mit so bedeutender Entwicklung der äußeren Körner. So hat z. B. Lutra vulgaris mit 12 Reihen äußerer Körner fast 5mal so viel Zellen wie Endelemente, während andere Raubtiere, z. B. Gulo borealis mit 5 Reihen und der Löwe mit 8 Reihen, Zahlen aufweisen, die denen der Sehelemente entsprechen. Unter den Beuteltieren zählt man bei Aepyprymnus rufescens 17 Reihen äußerer Körner, was einer Zahl von 730 bis 740000 auf 1 qmm entspricht, sicherlich viel mehr als Sehelemente auf diesem Raume vorhanden sind. Der Beuteldachs (Perameles) wiederum hat mit 6 Reihen äußerer Körner nicht mehr Zellen, als der Zahl seiner dünnen Stäbchen entspricht.

Welche Bedeutung diese überzähligen Zellen haben, kann erst weiter unten erörtert werden.

§ 45. Die Lagen der äußeren Körner beginnen unmittelbar vitrad von der Limitans externa. In den mittleren Partien der Netzhaut kommt es anscheinend nicht vor, daß sich Verbindungsteile zwischen die Sehelemente und die Kerne ihrer Zellen einschieben. Dagegen grenzen die äußeren Körner nicht überall direkt an die Granulosa externa, sondern bei manchen Sauropsiden schiebt sich zwischen die Körner und die Granulosa eine

Schicht, die unter dem Namen der Henle'schen Faserschicht bekannt ist und in der Area centralis sich auch bei anderen Wirbeltierklassen findet. Diese Schicht entsteht durch eine starke Verlängerung der vitralen Teile der Zellkörper, die zu dünnen Fasern ausgezogen sind.

Bei Lacerta viridis und Tropidonotus natrix finden sich solche Fasern in der ganzen Retina, jede Faser verläuft hier einzeln zur Granulosa externa. Bei anderen Formen, z. B. Adler und Falken, finden sich ebenfalls diese Henle'schen Fasern, verlaufen hier aber derart, daß eine ganze Gruppe zu einem Strang vereinigt der Granulosa zuzieht.

§ 46. Von wesentlicher Bedeutung für die Funktion eines Sehepithels erschien der Besitz qualitativ verschiedener Endelemente, wie sie ja die Wirbeltiere in Menge haben (s. o.) und die gesetzmäßige Verteilung dieser verschiedenen Elemente auf die Fläche des Sehepithels. Es wird also die weitere Aufgabe sein, darzustellen, welche qualitativen räumlichen Verschiedenheiten das Mosaik der Sehelemente bei den Wirbeltieren aufzuweisen hat.

Von einer systematischen Kenntnis der Topographie der Netzhautelemente sind wir noch weit entfernt, die Angaben über die Verteilung der einzelnen Arten von Sehelementen sind immer mehr gelegentlich gemacht.

Für Fische haben wir einige Daten, die Th. Beer (115) angibt, zu erwähnen.

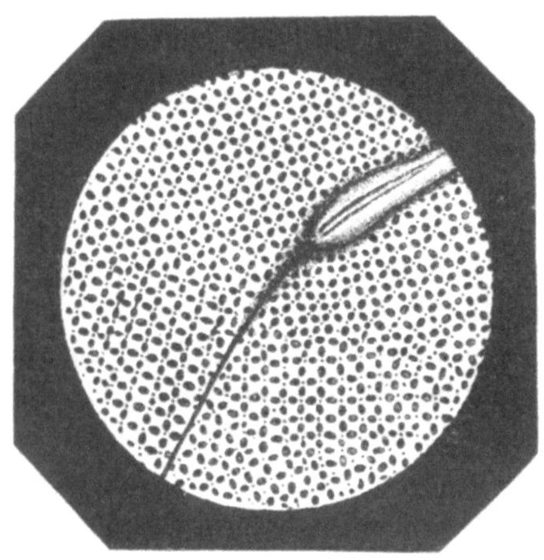

Fig. 53.

Blennius ocellas (9 cm lang). Kleiner Teil der unteren Hälfte des ophthalmoskopischen Gesichtsfeldes. Unterer Teil der Papille und Ursprung des Processus falciformis. Ophthalmoskop. Vergr. ca. 80 fach. Nach Th. Beer. Man sieht die Anordnung der Netzhautelemente.

Bei Scorpaena scrofa stehen die zwei Arten von Sehelementen auf große Strecken und bis weit in die Peripherie hin in ganz geraden Linien. Es wechselt immer eine Reihe, die nur aus großen Zapfen besteht, mit einer Reihe ab, in der zwischen je 2 großen Zapfen ein kleiner angeordnet ist.

Die ganz ähnliche Anordnung der Sehelemente bei Blennius ocellaris zeigt Fig. 53, hier sind die Querschnitte der großen Zapfen deutlich elliptisch.

Bei Amphibien fällt die Betrachtung des Sehepithels von der Fläche die Verteilung der beiden Typen von Sehelementen mit zylindrischem Außengliede durch die verschiedene Färbung auf. Die Elemente mit den kurzen

Außengliedern sind grün und liegen in viel geringerer Zahl als die roten zwischen diesen einzeln verteilt, ohne daß ein Bezirk besonders reich an ihnen wäre.

Etwas reichlicher sind die Angaben über die Verteilung der einzelnen Elemente in der Retina der Vögel, jedenfalls so weit sie durch den Besitz verschieden gefärbter Ölkugeln leicht voneinander zu unterscheiden sind. So gibt Heinemann an (30), daß sich beim amerikanischen Ziegenmelker (Siphonorhis americana) in den unter dem Horizontalmeridian gelegenen Netzhautpartien auffallend wenige und kleine Ölkugeln finden, namentlich fehlen die roten und gelben ganz, im oberen Abschnitt kommen diese reichlich vor und auch die übrigen Ölkugeln sind größer als im unteren Retinateil.

Beim Sperber ist die Netzhautperipherie ärmer an roten und gelben Kugeln, als die Mitte, während bei einer Ralle gerade peripher reichlich rote und gelbe Kugeln vorkamen, während sie zentral fast ganz fehlten.

Über die Zahlenverhältnisse der einzelnen farbigen Öltropfen haben wir einige Angaben. Bei Cypselus apus kommen auf 30 bis 35 hellgelbe resp. farblose Öltropfen etwa je ein roter und ein orangefarbener, bei Hirundo rustica sind etwa 5 % der Öltropfen rot und ebenso viele orange, bei Falco buteo machen rote und orange Öltropfen zusammen ca. 26 % der Gesamtzahl aus.

Was die absolute Menge der Öltropfen anlangt, so wird angegeben, daß bei Falco buteo 11,26 Tropfen auf 1 qmm entfielen, bei der Eule 11,89, die in diesem Falle ungefärbt sind.

Bei Huhn und Taube ist ein Bezirk, der beim Huhn als »gelber«, bei der Taube als »rotes Feld« bezeichnet wird, durch besonders reichliches Auftreten der roten Tropfen charakterisiert, während in den übrigen Netzhautbezirken rote, gelbe, grüne und farblose Kugeln in verschiedenster Kombination zusammenliegen. Im Bereiche des roten bzw. gelben Feldes fehlen »Stäbchen« innerhalb eines Bezirkes von 9×7 mm Durchmesser vollständig (Hess).

Vom Turmfalken erwähnt Kühne, daß je eine rubinrote Kugel mit einer kleineren orangefarbenen zusammenliegt, zwischen diesen Paaren liegen eine größere Anzahl gelbgrüner und farbloser.

Bei den Säugetieren liegen die Verhältnisse relativ einförmig, es handelt sich im wesentlichen immer nur um das verschiedene Zahlenverhältnis der Zapfen zu den Stäbchen, das in den einzelnen Netzhautbezirken sehr verschieden ist.

§ 47. Wir haben bis jetzt nur die Verteilung der Sehelemente auf einem mittleren Stück Netzhaut betrachtet, ohne zu berücksichtigen, daß es Bezirke gibt, die in sehr charakteristischer Weise von der Struktur der übrigen Retina abweichen.

Es sind dies die Gegend der **Ora terminalis** und die Gegend der **Area centralis**.

Die Besonderheiten der Ora terminalis sind relativ rasch erledigt, sie bestehen eigentlich nur darin, daß die spezifischen Netzhautelemente immer spärlicher werden und schließlich ganz verschwinden. An ihre Stelle tritt das Epithel der Pars ciliaris und iridica retinae. Die Art und Weise des Aufhörens der Netzhaut ist etwas verschieden.

Bei Fischen z. B. erfolgt der Übergang sehr plötzlich, während bei Säugetieren allmählich die Außenglieder kürzer werden, die »Zapfen« an Zahl mehr und mehr abnehmen und endlich mit einem typisch gestalteten Wulst epithelialer Zellen das Sinnesepithel sein Ende erreicht.

Viel interessanter und wichtiger sind die Veränderungen, die die Netzhaut in den Bezirken erfährt, die wir als Areae centrales bezeichnen. Es sollen hier nur die Veränderungen des **Sinnesepithels** besprochen werden, die höchst charakteristischen Leitungsverhältnisse der Area kommen erst weiter unten zur Darstellung.

§ 48. Die Veränderung der Sehelemente im Bereiche eines Bezirkes, der in bevorzugter Weise als Area centralis ausgestattet ist, besteht durchweg darin, daß **mehr** Elemente auf der Flächeneinheit untergebracht werden. Das wird einerseits dadurch erreicht, daß die einzelnen Elemente dichter stehen als an anderen Netzhautstellen, und daß die einzelnen Elemente dünner werden.

Auch Veränderung in den Längenmaßen kommen zur Beobachtung, doch sind diese nicht eindeutig. Während bei Fischen und Säugetieren die Länge der Sehelemente in der Area größer ist, als in den außerhalb dieses Bezirkes gelegenen Netzhautteilen, werden bei Vögeln umgekehrt die Elemente in der Area nicht nur dünner, sondern auch kleiner, z. B. beim Sperling (Greeff).

Entsprechend der relativen Vermehrung der Sehelemente im Bezirk der Area sind eine größere Anzahl von Zellkörpern unterzubringen, und man muß daher erwarten, daß die äußere Körnerschicht hier eine Verdickung erfahren würde. Das trifft aber nicht in dieser Allgemeinheit zu.

Chievitz (78 a, b, 89 a), dem wir die ausführlichsten vergleichenden Studien über die Area centralis verdanken, betont, daß sich die äußeren Körnerschichten im Bereich der Area verschieden verhalten, je nachdem, ob sie in den übrigen Teilen der Retina mit vielen oder wenigen Zellagen ausgestattet sind. Bei den Formen, deren äußere Körnerschicht sehr dick ist, verdünnt sie sich im Bereiche der Area, die dünnen äußeren Körnerschichten dagegen erfahren in der Area eine Verdickung.

Die Netzhäute mit besonders dicken äußeren Körnerschichten gehören wohl zu denen, die, wie oben erwähnt, noch andere als die Sehzellen in der äußeren Körnerschicht enthalten und es scheint, daß diese anderen »überzähligen« Zellen in der Area fehlen auch bei den Formen, die sie in der Netzhautperipherie besitzen.

Die Verdickung der dünnen äußeren Körnerschichten ist einfach auf Rechnung der Vermehrung der Sehelemente zu setzen.

Diese Veränderungen in der relativen Zahl der Sehelemente und äußeren Körnerzellen sind typisch für eine Area centralis und in ihrer funktionellen Bedeutung verständlich, wie unten gezeigt werden wird.

Eine andere Veränderung, die auch noch gelegentlich an der Area vorkommt, ist nicht unbedingt bezeichnend für diese Region, es ist die Entwicklung einer HENLE'schen Faserschicht, deren Vorkommen in anderen Netzhautpartien schon erwähnt wurde. Eine Eigenschaft mancher Areae dagegen, die anscheinend in der übrigen Retina sich nicht wieder findet, ist die Entwicklung langer Fasern zwischen der Limitans externa und den Körpern der Sehzellen, also gewissermaßen eine HENLE'sche Faserschicht sklerad von den äußeren Körnern, während die normale vitrad liegt. Als Beispiel sei die Area centralis des Sperlings angeführt (GREEFF).

Das Vorkommen einer Area centralis ist sehr verbreitet in allen Klassen der Wirbeltiere, kommt aber, soviel wir wissen, nicht allen Vertebraten zu (CHIEVITZ). Ihr Vorkommen oder Fehlen scheint in keiner Beziehung zu der Nähe der Verwandtschaft der einzelnen Formen zu stehen. Die Form, Ausdehnung und Lage der Area centralis ist für jede Spezies ganz charakteristisch, zeigt aber große Verschiedenheiten unter den einzelnen Formen.

Am verbreitetsten ist eine rundliche Area im Augenhintergrunde, mehr oder minder in seiner Mitte. Daneben kommen aber auch anders gestaltete Areae vor. So hat z. B. das Pferd eine horizontal stehende streifenförmige Area, während sich bei Zahnwalen (nur bei Embryonen nachgewiesen) eine vertikal stehende streifenförmige Area findet. Auch bei Krokodil und Frosch finden sich horizontale streifenförmige Areae.

Am reichsten ausgestattet sind in dieser Hinsicht die Vögel. Hier kommen in einem Auge mehrere getrennte Areae vor, z. B. zwei runde Areae (H. MÜLLER).

Auch die Kombination von runder und streifenförmiger Area kommt vor und zwar sowohl eine wie zwei runde Areae mit einer streifenförmigen kombiniert. Die Kombination zweier Areae centrales finden wir auch bei Säugetieren.

Hier kommt, wie bei den Vögeln, eine runde Area vor, die dem binokularen Sehen dient, und dementsprechend um so mehr lateral gelegen ist, je größer die Divergenz der Augenachsen ist. So liegt diese Area beim Pferd ganz nahe der Ora terminalis retinae am lateralen Ende der Streifenarea, die in horizontaler Richtung dicht oberhalb des unteren Tapetumrandes den Augenhintergrund durchzieht.

Beim Rind ist der Abstand der runden Area von der Retinagrenze etwas größer, sonst ist die Anordnung dieselbe, ebenso beim Schwein. Bei Schaf und Ziege fehlt dagegen die Streifenarea.

Die spezielle Entwicklung einer Area als Fovea centralis wird bei Darstellung des Gehirnteils der Retina erwähnt werden.

3. Die zentralen Verbindungen der Lichtsinnzellen.

Allgemeines.

§ 49. Die einfachste reizleitende Verbindung eines Sinnesorganes mit einem Bewegungsorgan (Erfolgsorgan) ist wohl in den Einrichtungen der Pflanzen gegeben. Beim euphotometrischen Laubblatt vermittelt eine Reihe von Zellen, denen wir besondere physiologische Fähigkeiten, z. B. in bezug auf Reizleitung, anatomisch nicht ansehen können, die Verbindung der lichtreizbaren Zellen der Blattspreite und den Zellen, die die Bewegung vermitteln. Im Prinzip bleibt das Bild der Verbindung vom Lichtsinnorgan und Bewegungsorgan immer dasselbe, stets ist eine Reihe von Zellen zwischen beide eingeschaltet, die im Tierreich allgemein den Charakter von Ganglienzellen haben, also in ganz spezieller Weise ausgestattet sind.

Bei der primitivsten Form des Nervensystems, das wir kennen, bei den Nervennetzen z. B. der Coelenteraten, erfolgt die Verbindung der Lichtsinnorgane mit dem Nervennetz in ganz derselben Weise, wie die Verbindung der übrigen Sinnesorgane, und durch Lichtreize werden auch ganz dieselben Reaktionsbewegungen ausgelöst, wie durch andere, mechanische, thermische oder chemische Reize.

In dem Maße, wie eine immer weitergehende Zentralisierung der Leistungen des Nervensystems erfolgt, schließen sich die Lichtsinnorgane mehr und mehr den zentralen Partien der Nervensysteme an, bzw. es bilden die Zentren, die den optischen Sinnesorganen dienen, einen bedeutenden, nicht selten den größten Teil der nervösen Zentralorgane überhaupt.

Die Erkenntnis der direkten Beziehungen bestimmter Teile des Zentralnervensystems zu den Lichtsinnorganen ist häufig dadurch sehr erschwert, daß diese Teile nicht räumlich von den übrigen Teilen, die anderen Funktionen dienen, getrennt sind.

Bei der Mehrzahl der Wirbellosen zieht sich das proximale Ende der Lichtsinnzelle in einen langen Nervenfortsatz aus und nur in wenigen Fällen wissen wir bisher, in welcher Weise die Endbäumchen dieser Nervenfasern untereinander und zu anderen Elementen des Zentralnervensystems in Beziehung stehen.

Bei vielen von den Tieren, bei denen die zentralen Stationen des Lichtsinns räumlich von den rezipierenden Elementen getrennt sind, sind sie gegenüber der Masse des übrigen Zentralnervensystems als Ganglion opticum anatomisch zusammengefaßt, so daß dadurch eine erste Orientierung über den relativen Anteil dieser Centra am Aufbau des ganzen Zentralnervensystems möglich ist.

So übertrifft z. B. (s. Fig. 54) bei Kephalopoden das Ganglion opticum (nach HENSEN 138) im allgemeinen das ganze übrige Zentralnervensystem an Größe. Beim Nautilus allerdings, mit seinem primitiven Auge, fehlt ein getrenntes Ganglion opticum ganz, was deutlich zeigt, daß die weniger differentierten Eindrücke des Sinnesorgans auch zentral weniger verarbeitet werden.

Über die Art und Weise, wie die nervösen Fortsätze der Sehzellen untereinander und mit anderen Nervenelementen in Verbindung treten, können wir nur in vereinzelten Fällen bei Wirbellosen etwas sagen.

Den Verlauf der Nervenfasern durch die in der Vierzahl vorhandenen optischen Ganglien hat GRENACHER für Mysis vulgaris und flexuosa (Schizopoden) beschrieben. Die Nervenfasern verdünnen sich zentral erheblich und treten in das erste Ganglion, wo sie nicht weiter zu verfolgen sind, S. 120: »Hinter demselben aber erscheinen sie wieder, um sich hier einer möglichst vollständigen Kreuzung zu unterwerfen, derart, daß die vom äußersten rechten Rande des ersten Ganglion kommenden Fasern zum äußersten linken Rande des zweiten Ganglion treten, und umgekehrt, und nur die in der Achse des Augenstiels gelegenen ziemlich gerade durchtreten.«

Fig. 54.

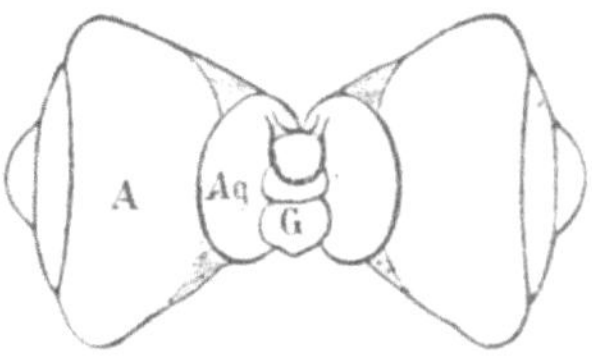

Gehirn und Augen eines 16 cm langen Todarodes veranyi (Kephalopod). Nach TH. BEER. Natürliche Größe.
A Auge, Ag Augenganglion, G Gehirn.

Zwischen dem zweiten und dritten Ganglion unterliegen die Fasern einer ganz gleichen abermaligen Kreuzung, S. 121: »Nach dem abermaligen Heraustreten aus diesem erfolgt eine nochmalige, aber, wie es scheint, nicht so streng geregelte, vielleicht nur partielle Kreuzung; hierauf treten die Fasern ein in das vierte Ganglion ... und treten endlich aus diesem in das Innere des Cephalothorax zum eigentlichen Zentralnervensystem« ...

§ 50. Über den viel interessanteren Punkt, die Verbindung der Sehnervenfasern mit den Ganglienzellen, konnten die älteren Forscher nichts ermitteln. Erst die GOLGI-Methode hat auch hier einiges Licht gebracht. Allerdings sind erst wenige Untersuchungen an Wirbellosen mit ihr ausgeführt.

RETZIUS (220) beschreibt für Daphnia den Bau der optischen Zentren.

Hinter dem Komplexauge, und mit ihm durch eine ganze Anzahl isolierter Stränge (optischer Bahnen) verbunden, liegt zunächst ein größeres

Ganglion opticum, dem sich zwei dicht aneinander liegende kleine Ganglien anschließen, die ihrerseits mit dem Gehirnganglion verbunden sind.

Fig. 55.

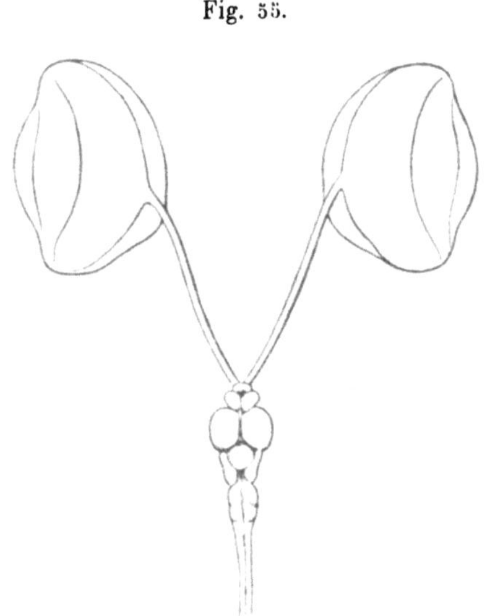

Lophius piscatorius. Vergleichende Darstellung von
Gehirn- und Augengröße. Nach Th. Beer.

Fig. 57.

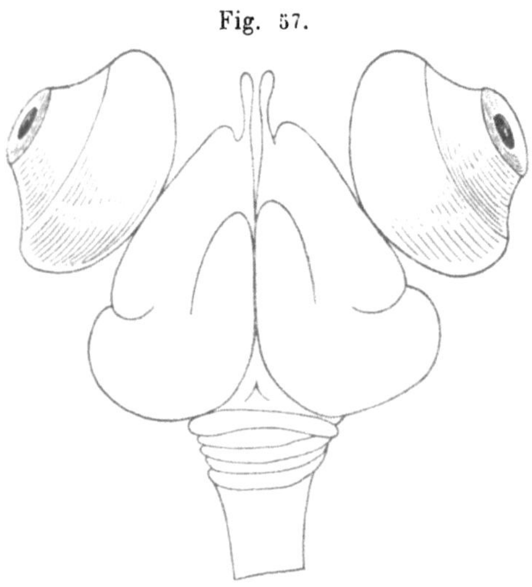

Anser domesticus. Gehirn und Auge.

Fig. 56.

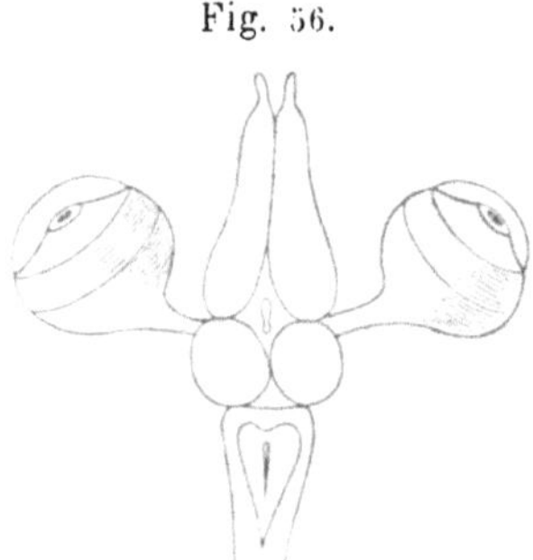

Rana. Gehirn und Auge.

Fig. 58.

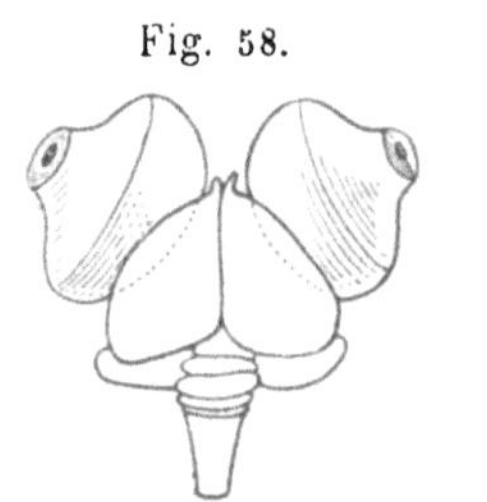

Cypselus apus. Gehirn und Auge.

Die Ganglien bestehen alle aus einer Rindensubstanz, die die Kerne der Ganglienzellen enthält, und einer Marksubstanz, in der die Verzweigungen der Nervenenden erfolgen.

Die Sehfaserstränge treten aus dem Auge in das große Ganglion opticum, durchsetzen die Rindenschicht und enden mit konisch erweiterten und fein verästelten Füßchen in dem Geflecht des Markes. Über die Verzweigungen der Ganglienzellen in den Ganglien gibt Retzius (220) folgendes an:

Es gibt drei Typen der Verbindung. Erstens Zellen, die sich nur in der Marksubstanz des Ganglions verzweigen, dem sie angehören. Zweitens

Zellen, die in jede Abteilung des optischen Ganglion einen Ast senden, sich dort verästeln, und außerdem noch einen mehr oder weniger starken Ast nach hinten in das Hirnganglion senden und so alle drei Ganglien miteinander verbinden. Schließlich gibt es noch Zellen, welche sich nur in einer Abteilung der optischen Ganglien und im Hirnganglion verzweigen.

Jedenfalls zeigt diese Anordnung, daß auch hier, wie wir das bei Wirbeltieren in so ausgedehntem Maße kennen lernen werden, zwei Systeme von Elementen vorkommen: Solche die eine direkte Verbindung zwischen Sinneszellen und Gehirn herstellen (Projektionsbahnen), und solche, durch deren Verzweigungen Verbindungen der Nervenenden desselben Niveaus vermittelt werden (Assoziationsbahnen).

Noch größer, oder jedenfalls noch deutlicher hervortretend, ist die Ähnlichkeit zwischen dem Bau der zentralen Leitungsapparate bei Wirbeltieren und Kephalopoden.

Die Trennung des Sinnesepithels von dem Gehirnteil der Netzhaut, die wir in der Darstellung auch für die Wirbeltiere durchgeführt haben, ist bei den Kephalopoden anatomisch feststellbar.

Die »Netzhaut« dieser Tiere besteht nur aus der Schicht der Sinneselemente, deren Basalenden sich in Nervenfasern verlängern, die zu zahlreichen Bündeln vereinigt, den Bulbus verlassen und in das Ganglion opticum eintreten, das, ein bohnenförmiges Gebilde (*Ag* in Fig. 54), zwischen Bulbus und Gehirn liegt, äußerlich mehr dem Gehirn angehörig, dessen voluminösesten Teil es bildet.

Die Retinalfasern senken sich in die Rinde des Ganglion opticum ein und enden hier mit feinen Endbäumchen, die mit den Verzweigungen einer Kategorie von Zellen in Verbindung treten, in denen wir das Analogon der Bipolaren zu erkennen haben (Lenhossék). Die Bipolaren liegen zu einer »inneren Körnerschicht« vereinigt und senden zentral ihre Fortsätze in das Marklager des Ganglion opticum, das die Ganglienzellen enthält, die dem Ganglion nervi optici der Wirbeltiere entsprechen und deren Fortsätze auch hier die Verbindung des Ganglion mit dem Gehirn vermitteln, in dem sie zu einem kurzen, dicken »Tractus opticus« zusammentreten, der dem Nervus und Tractus opticus der Wirbeltiere zu parallelisieren wäre.

In bester Analogie mit dem Bau der Wirbeltierretina finden sich ferner im Augenganglion der Kephalopoden noch Zellen, die durchaus den Horizontalzellen der Retina entsprechen und deren Verzweigungen in der plexiformen Schicht erfolgen, wo sie offenbar eine Verbindung zwischen den Endausbreitungen der Sinneszellen oder der Bipolaren vermitteln.

Wenn wir bedenken, daß eine Homologie, d. h. eine genetische Beziehung, zwischen Wirbeltiernetzhaut und Ganglion opticum der Kephalopoden nicht besteht, wird diese auffallende Ähnlichkeit im Bau die Annahme einer ähnlichen Funktion sehr nahe legen.

Der Gehirnteil der Wirbeltier-Retina.

§ 51. Bei den Wirbeltieren liegt durchgängig ein beträchlicher Teil der zentralen Elemente in unmittelbarer räumlicher Verbindung mit dem Sehepithel und bildet mit ihm zusammen den Gehirnteil der »Netzhaut«.

In einer vollständigen Organologie des Sehorgans müßten außer diesen retinalen Ganglienzellen und ihren Verbindungen natürlich auch die höheren Centra des optischen Sinnes im Gehirn Gegenstand der vergleichenden Darstellung sein, aber hierzu fehlt es zurzeit noch an Material.

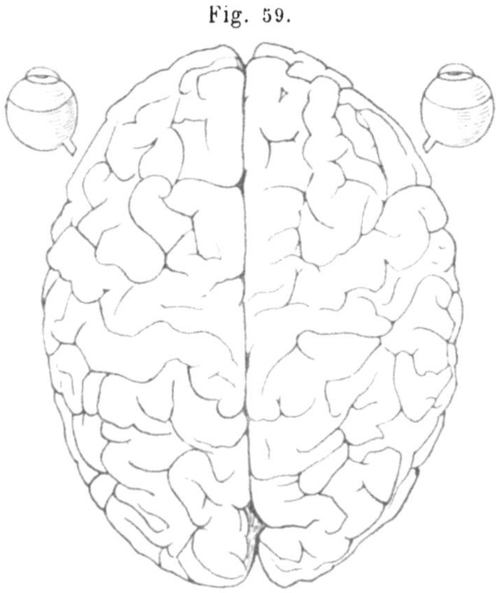

Fig. 59.

Mensch. Gehirn und Auge.
Da die Augen von oben gesehen durch das Gehirn verdeckt sind, wurden sie seitwärts verschoben gezeichnet.

Der Anteil des Zentralnervensystems, den die Retina enthält, zeigt nur relativ wenige qualitative bauliche Unterschiede innerhalb der Wirbeltierreihe, während die weiteren zentralen Verbindungen wahrscheinlich außerordentlich weitgehende Unterschiede darbieten werden.

Rabl machte wohl zuerst darauf aufmerksam, daß mit einer stärkeren Entwicklung des peripheren Sehorgans auch das zentrale, die Sehzentren, rein quantitativ eine Vergrößerung erfahren dürften, und bringt die starke Entwicklung des Sehhirns bei rasch beweglichen Tieren mit diesem Postulat in Beziehung. So treffend dieser Hinweis auch ist, so ist es zurzeit mangels genügender Untersuchungen nicht möglich, diese Beziehung im einzelnen näher durchzuführen.

Die vorstehenden Figuren, die die Unterschiede zeigen, welche zwischen Augengröße und Gehirngröße bei den verschiedenen Wirbeltierklassen bestehen, geben in dieser Hinsicht kein richtiges Bild. Der Anteil, den die Summe der Sehzentren am Gesamtaufbau des Gehirns nimmt, ist bei den verschiedenen Klassen ungemein wechselnd, so daß eine Vergleichung der ganzen Gehirne mit den Sehorganen kein Bild von der wachsenden Entwicklung der Zentralteile gibt. Nehmen wir die Extreme: Lophius und Homo, so ist es wohl sicher, daß die Gesamtmasse der Sehzentren beim Menschen im Vergleich zur Augengröße voluminöser ist, als beim Sehteufel, aber sicher nicht in dem Maße, wie es bei Vergleichung der Augengrößen mit der Größe des ganzen Gehirns scheint.

Die generelle Gestaltung der Netzhaut.

§ 52. Von funktionellem Standpunkte aus muß man an der Retina zwei ganz verschiedenartige Teile unterscheiden: das Sinnesepithel und den Gehirnteil der Netzhaut.

Nur mit dem zweiten Teil haben wir es hier zu tun, aber die nahe anatomische Zusammengehörigkeit beider zwingt zu einem orientierenden Überblick über die Gesamtgestaltung der Netzhaut, über den Anteil, den die einzelnen Schichten am Aufbau der Retina nehmen.

Wenn wir zunächst die Gesamtdicke der Netzhaut mit der Größe der Augen vergleichen, denen sie angehört, so ergibt sich, daß die kleinen, ja die rudimentären Augen die relativ dicksten Netzhäute haben. Das Verhältnis der Netzhautdicke zur Länge der Augenachse beträgt z. B. bei

Typhlops vermicularis .	1 : 5,4	bei 0,44 mm	Achsenlänge.
Tropidonotus spec. . .	1 : 19,2	» 2,2 »	»
Rana esculenta . . .	1 : 22,3	» 6,0 »	»
Chamaeleo spec. . .	1 : 37,0	» 8,0 »	»
Cypselus apus . . .	1 : 44	» 8,5 »	»
Acanthias spec. . . .	1 : 78	» 17,5 »	»
Homo	1 : 98	» 24,0 »	»
Macrorhinus leoninus .	1 : 193	» 55,0 »	»

Funktionell ist diese Art der Vergleichung der relativen Werte von gar keiner Bedeutung, es kommt hier vielmehr alles auf die absoluten Dimensionen der Netzhäute an. Da zeigt sich denn, daß bei gewaltigen Unterschieden in der Augengröße die Dicke der Netzhäute ganz dieselbe sein kann. Die Unterschiede, die überhaupt vorkommen, sind nicht sehr groß, sie schwanken etwa um das Fünffache im äußersten Falle. Bei Augen von so verschiedener Größe, wie die von Frosch, Chamäleon, Dornhai, Mensch und Elefantenrobbe sind, betragen die Unterschiede der Netzhautdicke kaum ein Viertel des Wertes, die Achsenlängen schwanken ca. 40 mal stärker.

Die folgende Tabelle gibt zunächst die Dicke der ganzen Retina und in der zweiten Kolumne die Dicke des zentralen Anteils der Netzhaut. Bei den meisten Augen ist die Grenze beider Teile ja ohne weiteres in die äußere plexiforme Schicht zu verlegen, denn hier enden die Sinneszellen. Wie im vorigen Kapitel festgestellt wurde, gibt es aber eine Reihe von Tieren, bei denen schon innerhalb der Schicht der äußeren Körnerzellen Elemente vorkommen, die nicht zum Sinnesepithel gehören. Um auch bei ihnen einen Wert zu bekommen, der als Maß für die Entwicklung des zentralen Anteils gelten kann, wurde festgestellt, um das Wievielfache die Zahl der äußeren Körnerzellen jene der Endelemente übertrifft, und nur der entsprechende Bruchteil der Schichtdicke wurde zum Sinnesepithel gerechnet.

Name	Dicke der Retina in μ	Dicke des zentralen Teils der Retina in μ	Dicke des Sinnesepithels der Retina in μ
Typhlops vermicularis . . .	82	50	32
Lepidosternum spec.	100	74	26
Tropidonotus spec.	133	—	—
Petromyzon planeri	152	107	45
Columba livia	175	113	60
Cypselus apus	192	100	92
Phocaena communis	200	166	34
Testudo geometrica	215	159	56
Chamaeleo spec.	216	89	27
Platydactylus spec.	217	118	99
Cottus gobio.	240	126	114
Homo	244	126	118
Rana esculenta	252	161	91
Acanthias spec.	257	189	68
Perca fluviatilis	267	133	134
Macrorhinus leoninus . . .	280	202	78
Acerina vulgaris	330	136	194
Phoca vitulina.	340	252	88
Balaenoptera physalus . . .	340	268	72
Hyperoodon rostratus . . .	340	280	60
Serranus cabrilla	400	246	154
Maena vulgaris	400	206	194
Delphinapterus.	410	345	65
Phoca barbata.	434	350	84
Odobaenus rosmarus. . . .	434	324	110

Wenn also z. B. bei Macrorhinus die Gesamtdicke der Retina 280 μ beträgt und davon 120 μ auf äußere Körnerschicht + Granulosa externa entfallen, während die Zahl der Stäbchen nur $^1/_{15}$ von jener der äußeren Körnerzellen ist, so wird als Sinnesepithel gerechnet: Schicht der Endelemente 70 μ und $120 \cdot {}^1/_{15} = 8$ μ für die Unterbringung der entsprechenden Zellkörper und Endverzweigungen, so daß als zentraler Teil der Retina 202 μ übrig bleiben.

Viel ist aus dieser Zusammenstellung nicht zu entnehmen, doch zeigt sie immerhin schon, daß die Unterschiede in der Dicke der zentralen Teile der Retina größer sind als jene der ganzen Netzhäute. Während die Werte für die ersteren nur um das 5,3 fache schwanken, beträgt die Variationsbreite für letztere das 7 fache, es sind also die Unterschiede, die es in der Verarbeitung der Erregungszustände des Sinnesepithels gibt, größer als jene, die sich auf die quantitative Entwicklung der Endelemente selbst beziehen.

Durch alle derartigen groben Vergleiche kann man aber zu keinem Verständnis der funktionellen Gestaltung der Netzhaut gelangen.

Die Verknüpfung der Netzhautelemente.

§ 53. Einen Einblick in die Verknüpfungen der Netzhautelemente haben erst die Bilder gegeben, die mit der Versilberungs- und der Methy-

Fig. 60.

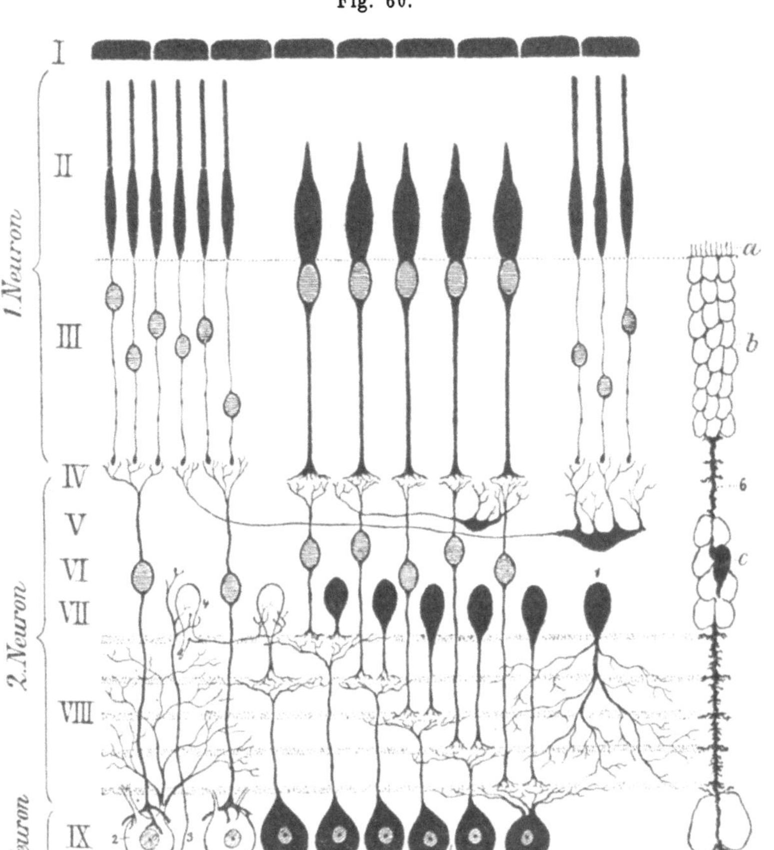

Schema des Baues der menschlichen Retina. Darstellung nach dem Golgi'schen Verfahren. Nach Greeff. I Pigmentepithelschicht, II und III Sehepithel: II Stäbchen und Zapfenschicht, III Körner der Sehzellen, IV äußere plexiforme Schicht, V Schicht der horizontalen Zellen, VI Schicht der bipolaren Zellen, VII Schicht der Amakrinen, VIII innere plexiforme Schicht, IX Ganglienzellenschicht, X Nervenfaserschicht. — 1. Diffuse Amakrinezellen, 2. diffuse Ganglienzellen, 3. zentrifugale Nervenfasern, 4. Assoziations-Amakrinen, 5. Neurogliazellen, 6. Müller'sche Radiärfasern. — *a* Faserkorb, *b* seitliche Buchten, *c* Kern.

lenblaumethode erhalten wurden, und nach den Ergebnissen, die auf diesem Wege gewonnen sind, können wir zwei Grundtypen der Leitung unterscheiden, die offenbar funktionell von durchgreifender Bedeutung sind:

1. Projektionsbahnen und
2. Assoziationsbahnen.

Anatomisch betrachtet ist der Bau der Wirbeltiernetzhaut ganz außerordentlich einförmig. Man darf getrost behaupten, daß bei allen Vertebraten dieselben Elemente die Netzhaut zusammensetzen, Unterschiede bestehen dagegen in weitem Umfange in bezug auf die Zahl der einzelnen Elemente und ihre Verbindungen.

Von organologischen Standpunkte aus haben daher die histologischen Unterschiede der einzelnen Klassen ein durchaus untergeordnetes Interesse, und es sollen hier nur die vorkommenden Zelltypen erwähnt werden, auf deren Zahl und Art der Verbindung wir von funktionellem Standpunkte aus den größten Wert legen müssen.

Bekannt sind als Elemente der inneren Körnerschicht:

1. Die horizontalen Zellen, die die äußeren Schichten der inneren Körnerschicht bilden. Bei Säugetieren nur bei elektiver Färbung von den Bipolaren zu unterscheiden und in zwei Schichten angeordnet, stellen sie bei Fischen eine, als gesonderte Schicht imponierende zwei- bis dreifache Lage großer Zellen dar, die schon bei gewöhnlicher Färbung auffallen, und vielfach unter besonderen Namen (tangentiale Fulkrumzellen usw.) beschrieben worden sind (s. Fig. 64 c).

2. Die Bipolaren: Sie stellen die Verbindung des Sinnesepithels mit den Ganglienzellen des Ganglion nervi optici dar und werden in ihrer Gesamtheit auch als Ganglion retinae bezeichnet. Die Möglichkeit der histologischen Unterscheidung von Bipolaren, die zu den »Stäbchen« gehen, von solchen, die mit »Zapfen« in Verbindung treten, ist vergleichend von großem Interesse, doch fehlen noch genügende Daten, um dies Merkmal allgemeiner auszunutzen.

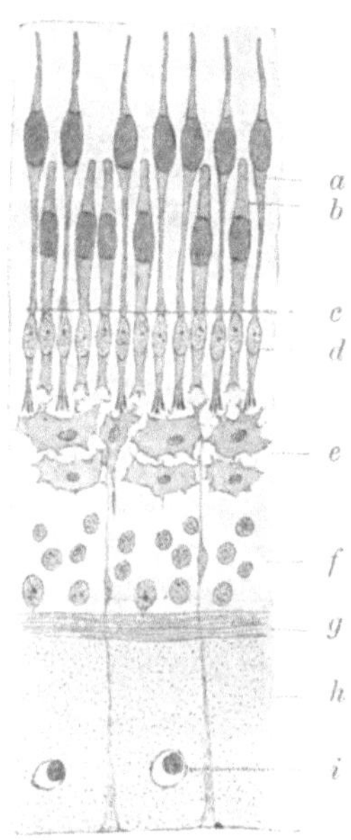

Fig. 64.

Retina von Petromyzon Planeri.
Nach Greeff.
a und b Sehelemente, c Membrana limitans externa, d äußere Körner, e Horizontalzellen, f innere Körner, g Nervenfaserschicht, h innere plexiforme Schicht, i Ganglienzellenschicht.

3. Die Amakrinen gehören zu den wesentlich horizontal verzweigten Zellen. Ein Teil stellt, früher als Spongioblasten bezeichnet, die innerste Schicht der inneren Körner dar, während eine weitere Anzahl als diffuse Amakrinen und Assoziationsamakrinen bezeichnet wird und vielfach Verbindungen in der inneren plexiformen Schicht eingeht.

In der Schicht des Ganglion nervi optici liegen vorwiegend Ganglienzellen, die Optikusfasern entsenden, doch kommen daneben versprengte Amakrinen vor.

Beim Menschen sind wir gewohnt, die Gesamtheit der horizontalen und queren nervösen Verbindungen des Sinnesepithels erst nach innen von der äußeren plexiformen Schicht anzutreffen. Das ist eine Vorstellung, an der wir bei vergleichenden Untersuchungen nicht festhalten dürfen.

Wie oben gezeigt wurde, liegen bei einer Anzahl Wirbeltiere in der äußeren Körnerschicht viel mehr Zellkerne, als der Zahl der Endelemente entspricht. Es beginnt hier offenbar die zentrale Verarbeitung der Lichtreize schon innerhalb des Gebildes, das wir nach äußerlichen Merkmalen die äußere Körnerschicht nennen.

Über die Natur dieser »überzähligen Zellen« läßt sich eine Vorstellung gewinnen, wenn man eine Erfahrung hinzuzieht, die über das Vorkommen von Zellen vorliegt, welche dem Bezirk der äußeren Körnerschicht angehören und doch keine Sinneszellen sind. Sie finden sich in den verschiedensten Klassen der Wirbeltiere in rudimentären Augen.

So besteht bei Proteus anguineus die äußere Körnerschicht aus zwei ganz verschiedenartigen Elementen, die in zwei Schichten geordnet sind. In der ersten (skleralen) Schicht liegen die Körper der Sehzellen, die die kurzen, plumpen Endelemente über die Limitans externa hervorstrecken. Bei der wenig dichten Lage der Endelemente reicht die eine Schicht vollkommen zur Aufnahme der Sehzellenkörper aus. Die zweite (vitrale) Schicht wird von rundlichen Zellen mit großen Kernen gebildet, die anscheinend je mit einer Sehzelle in protoplasmatischer Verbindung per continuitatem stehen. Kohl bezeichnet sie als »Zwischenganglienzellen«. Die Zahl der äußeren Körnerzellen ist hier also doppelt so groß wie die der Endelemente. Ganz dieselbe Einrichtung findet sich bei Siphonops annulata, und unter den Reptilien bietet Typhlops vermicularis ein Beispiel genau gleichen Verhaltens.

Noch auffallender ist die Zusammensetzung der äußeren Körnerschicht von Talpa europaea. Die Sehzellen sind nicht sehr zahlreich, und ihre Körper finden in zwei Schichten, deren Zellen ziemlich weit voneinander liegen, reichlich Platz. Sie sind nun durch plasmatische Verbindungen mit Zellen verknüpft, die etwa in der Mitte der äußeren Körnerschicht liegen und die Kohl als »eingeschobene Ganglienzellen« bezeichnet. Diese Zellen ihrerseits stehen zu mehreren in Verbindung mit sogenannten »Zwischenganglienzellen«, wie sie schon bei Proteus usw. beschrieben wurden. Die beiden Arten der Sehelemente Zapfen und Stäbchen, sind in ihrer Ableitung scharf getrennt, indem zu einer »eingeschobenen« und einer »Zwischenganglienzelle« immer nur entweder »Stäbchen« oder »Zapfen« abgeleitet werden.

Wir haben also bei rudimentären Augen, bei den Augen der Wassersäugetiere und endlich — vielleicht als Vertreter einer größeren Gruppe — bei Tiger und Fischotter und einigen Beuteltieren mehr Zellen in der äußeren Körnerschicht, als den Sehelementen entspricht.

Nur bei den rudimentären Augen sind wir über die Art der Verknüpfung der »überzähligen« Zellen mit den Sehzellen unterrichtet, und es ist nicht ohne weiteres sicher, daß auch in den beiden anderen Fällen diese Zellen die-selbe Bedeutung haben. Immerhin hat die Annahme eine gewisse Wahrschein-lichkeit, doch reicht sie allein n i c h t aus, wie unten gezeigt werden wird.

Mag die Bedeutung dieser überzähligen Zellen sein, welche sie wolle, jedenfalls lehrt ihr Vorkommen, daß die grob sichtbaren Teile der Netz-haut: äußere Körnerschicht, innere Körnerschicht usw., bei verschiedenen Tieren nicht ohne weiteres miteinander verglichen werden dürfen, da sie nicht stets aus den sprechenden Elementen zusammengesetzt sind.

Funktionell sind offenbar Querleitungen d. h. Projektionsbahnen und Horizontalleitungen d. h. Assoziationsbahnen durchaus voneinander verschie-den, und wir müssen versuchen, aus ihrer verschiedenen Entwicklung Schlüsse auf die Leistungen eines Sehorgans zu ziehen.

Die Projektionsbahnen.

§ 54. Relativ am einfachsten liegen die Verhältnisse für die Projek-tionsbahnen. Wir haben hier offenbar einen günstigsten Fall für die Er-reichung einer möglichst hohen Leistung der Retina. Wenn eine einzelne Sinneszelle durch eine Bipolare mit einer Ganglienzelle des Ganglion nervi optici in Verbindung gesetzt wird, so besteht die am vollständigsten isolierte Leitung, die wir überhaupt haben können; die Zahl der »Inner-vationsbezirke« der Netzhaut ist ebenso groß wie die der Endelemente. Das ist ein Zustand, der wohl nur in der Area centralis des Menschen, der Affen (?) und der Vögel realisiert ist. In zwei Richtungen kann sich der Zustand der Projektionsbahnen einer Retina von diesem Grenzfall entfernen. Es können in erster Linie anstatt eines Neuron (der Bipolaren) mehrere Neurone zwischen Sehepithel und Ganglion nervi optici eingeschoben werden, und zweitens können mehrere Endelemente mit den Bipolaren, mehrere Bipo-laren mit einer Ganglienzelle in Verbindung treten, so daß der Innervations-bezirk sehr viel größer wird als die Fläche, die ein Sehelement bedeckt.

Was die erste Möglichkeit, die Einschaltung mehrerer Neurone, zu bedeuten hat, ist völlig unklar. Wie schon erwähnt, kommt dieser Zustand in rudimentären Augen vor, und es ist nicht unwahrscheinlich, daß er sich auch bei anderen, nämlich für Sehen bei schwacher Beleuchtung einge-richteten Augen (Wassersäugetiere, Tiger) findet.

Biologisch liegt danach die Vermutung nahe, daß eine derartige Ein-richtung der Anpassung an das Sehen bei schwacher Beleuchtung aufzu-fassen ist, doch läßt sich physiologisch zurzeit nicht übersehen, in welcher Weise eine solche Einrichtung wirkt.

Klarer liegen die Dinge für den zweiten Fall, für die Vereinigung mehrerer Sehelemente durch eine Bipolare, mehrere Bipolaren auf eine Ganglienzelle.

Unter sonst gleichen Bedingungen ist die S e h s c h ä r f e eines Auges um so größer, je k l e i n e r die Innervationsbezirke seiner Retina sind. Wir

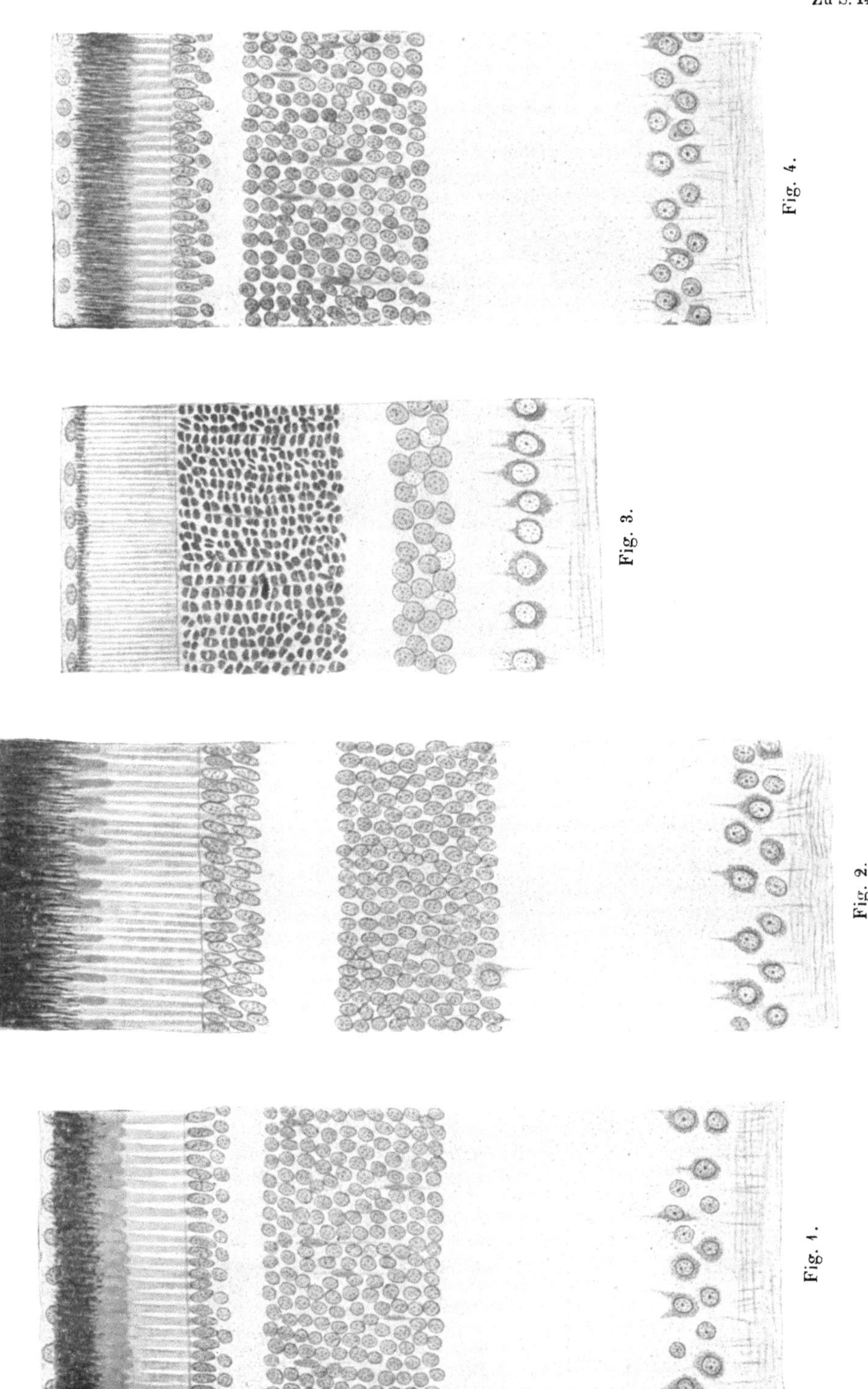

Alle Figuren nach P. Chiarini. Vergr. 510 fach. Netzhautschnitte von: Fig. 1. Lacerta agilis, Fig. 2. Corvus cornix, Fig. 3. Canis familiaris, Fig. 4. Lacerta agilis mit Lichtstellung des Pigmentes. Netzhäute 1—3 zeigen die Dunkelstellung des Pigmentes.

Verlag von Wilhelm Engelmann in Leipzig.

müssen in bezug auf die Sehschärfe zwei verschiedene Dinge auseinanderhalten: das Distinktionsvermögen und die Fähigkeit des Bewegungssehens im Sinne Aubert's.

Das Distinktionsvermögen, d. h. die Fähigkeit zwei Punkte getrennt aufzufassen, und damit auch die Fähigkeit Formen zu unterscheiden steht in einer relativ einfachen Beziehung zur Ausbildung der Projektionsbahnen, zur Größe der »Innervationskreise« der Netzhäute. Der Eindruck, den die Reizung der Sehelemente eines Innervationskreises macht, ist einheitlich, wir können die Sache so betrachten, als wäre seine Fläche von einem einzigen rezipierenden Elemente eingenommen. Die Bedingung, daß zwei Punkte getrennt aufgefaßt werden können ist nun einfach die, daß zwischen zwei erregten Innervationskreisen ein nicht erregter (oder durch Kontrast gegensinnig erregter) liegt, d. h. die Feinheit des Distinktionsvermögens ist eine Funktion des Durchmessers des Innervationskreises, den wir mit ϱ bezeichnen wollen, und zwar können wir das Distinktionsvermögen proportional $\frac{1}{\varrho}$ setzen.

Ganz anders liegen die Dinge für das Bewegungssehen. Ganz allgemein kann man, — wie Best (258) es speziell für das Komplexauge der Insekten ausgesprochen hat — sagen: die Bewegung eines Gegenstandes kann dann wahrgenommen werden, wenn die Lichtmehrung oder Lichtminderung im Bereich des erregten Sehelementes dazu genügt, wobei die gegensinnige Änderung der Belichtung in den benachbarten Elementen (Lichtminderung bzw. Lichtmehrung) die Merkbarkeit unterstützt. In dieser Bedingung sind Momente enthalten, die von der Größe des Innervationskreises unabhängig sind, und die einerseits auf die Leistungen der Assoziationsbahnen hinweisen, andererseits von der Größe der Unterschiedsschwelle der einzelnen Elemente abhängen.

Betrachten wir zunächst die Erfahrungen beim Menschen: Das Distinktionsvermögen hat in der Tat seine Grenze, sobald nicht ein ganzer Zapfen, der nicht erregt ist, zwischen zwei erregten Elementen liegt. Für das Sehen von Bewegungen dagegen fand Basler (217a), daß schon eine Verschiebung von einer halben Zapfenbreite (1,5 μ) hinreicht, um foveal eine Bewegung merklich zu machen, d. h. wir können foveal eine Bewegung erkennen, die zwischen zwei Punkten erfolgt, welche wir nicht mehr als getrennt zu unterscheiden vermögen. Das ist für die vergleichende Physiologie des Gesichtssinnes eine höchst wichtige Erkenntnis.

Verfolgen wir nun weiter, wie sich das Distinktionsvermögen und die Fähigkeit Bewegungen zu erkennen mit dem Winkelabstande vom Netzhautzentrum ändert, so erlaubt die beistehende Tabelle einen guten Überblick. Der Wert des Distinktionsvermögens der Fovea ist in willkürlichen Maße gleich 5000, der dazugehörige Wert des Bewegungssehens doppelt so hoch angesetzt. Die Werte für das Bewegungssehen in den verschiedenen Netzhautbezirken ist nach Basler's Angaben berechnet. Zunächst bleibt nasal und temporal das Bewegungssehen in einem Bezirk merklich von derselben Schärfe wie im Zentrum, in dem das Distinktionsvermögen schon auf die Hälfte sinkt. Im weiteren Verlauf ist (nasal) bemerkenswert, daß zwischen dem Winkelabstand von 13,0 und 26,5° in Bewegungssehen nur eine geringe Abnahme stattfindet (25%), während das Distinktionsvermögen in dieser Zone im Verhältnis von 2,05 : 1 sinkt. Während das

Fig. 62.

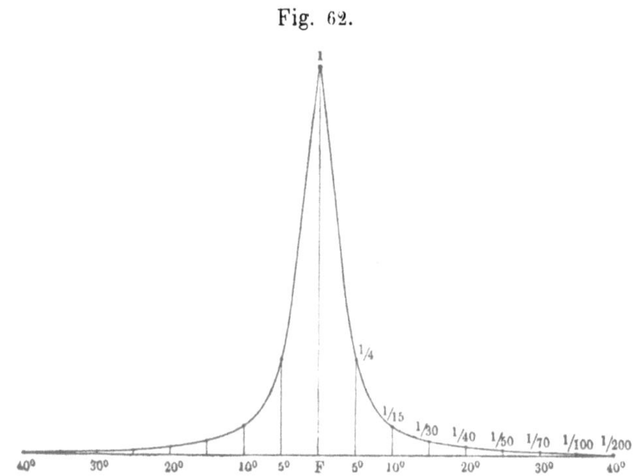

Abnahme der Sehschärfe von der Fovea gegen die Peripherie der Netzhaut nach Dor.

zentrale Bewegungssehen das zentrale Distinktionsvermögen nur um das doppelte übertrifft, beträgt dies Verhältnis in 26,5° Abstand vom Zentrum schon 16,2 : 1 (nasal) bzw. temporal 14,2 : 1 (s. Fig. 62). Für die vergleichende Physiologie des Gesichtssinnes müssen wir hieraus den Schluß ziehen, daß wir aus dem Bau der Retina nur Schlüsse auf das Distinktionsvermögen, aber keine auf die Fähigkeit des Formensehens ziehen können.

Abstand vom Netzhautzentrum in Grad	Distinktionsvermögen	Bewegungsempfindung			
		nasal	temporal	nach oben	nach unten
0	5000	10000	10000	10000	10000
3,5	2500	10000	10000	5000	4000
7,5	625	4000	2900	2000	1340
13,0	172	1670	[blinder	670	670
18,5	139	1430	Fleck]	—	—
26,5	83	1340	1180	—	—
35,0	50	—	—	—	—

In der vorigen Auflage dieser Organologie hatte sich der Verfasser der Annahme von FRANZ (207) angeschlossen, wonach das Distinktionsvermögen proportional $\frac{1}{\varrho^2}$, das Bewegungssehen dagegen proportinal $\frac{1}{\varrho}$ sein sollte. Auf die Irrtümlichkeit dieser Auffassung, die jetzt korrigiert ist, hat BEST (278) hingewiesen.

§ 55. Um die Größe der Innervationskreise festzustellen, müssen wir wissen, wieviel Ganglienzellen des Ganglion nervi optici auf 1 mm² Retina liegen.

Man kann den Wert an Schnitten direkt für einen bestimmten Teil der Netzhaut bestimmen, oder den Durchschnittswert der ganzen Retina dadurch finden, daß man die Fläche der ganzen Netzhaut und die Zahl der Nervenfasern im Optikus bestimmt, dann erhält man die Zahl der Nervenfasern pro 1 mm², einen Wert, der dasselbe bedeutet, wie die Zahl der Ganglienzellen. Sehr genau sind beide Arten der Bestimmung nicht, doch orientieren sie gut über die großen Verschiedenheiten der einzelnen Tiere.

Der reziproke Wert der Zahl, welche angibt, wieviel Ganglienzellen auf einen mm² entfallen, gibt die Größe des Innervationsbezirkes. Wir nehmen zum Zweck der Vergleichung an, daß dieser Bezirk, dessen Größe in μ^2 (s. u. Tabelle) wir kennen, ein Kreis sei, und können daher seinen Radius ϱ angeben.

Name	Innervationsbezirk der Retina in μ^2	Distinktionsvermögen $\left(\text{proportional } \frac{1}{\varrho}\right)$
Homo area centralis.	20	10 000
Lacerta agilis (extrafoveal)	47	6 520
Corvus cornix.	53	6 100
Equus caballus laterale Area centralis .	80	5 000
Ovis aries Area centralis.	97	4 550
Canis familiaris extrafoveal	100	4 480
Mustelus laevis Augengrund	115	4 220
Homo extrafoveal	130	3 900
Torpedo spec. Augengrund.	200	3 160
Centrina centrina Augengrund	278	2 660
Ovis aries extrafoveal	360	2 370
Acanthias acanthias Augengrund (und Raja batis)	670	1 720
Equus caballus streifenförmige Area . .	1 040	1 380
Acanthias acanthias Peripherie.	1 430	1 190
Macrorhinus leoninus	10 000	450
Odebaenus rosmarus.	16 100	352
Phocaena und Delphinapterus	33 000	225
Balaenoptera physalus	77 000	160

Den kleinsten Innervationskreis, den wir kennen, hat die menschliche Fovea centralis, er beträgt ca. 20 μ^2, sein Radius also ca. 2,52 μ.

Wir nehmen nun für den Menschen als Maß für die Feinheit des Distinktionsvermögens in diesem Bezirk die Zahl 10000 als willkürliche Einheit an und können dann berechnen, wie mit wachsendem Radius des Innervationskreises diese Fähigkeit abnimmt.

Es ist hierbei wohl zu bemerken, daß diese Zahlen nur ein Maß für die absolute Leistung der Retina geben, dagegen kein Bild der absoluten Sehschärfe des Auges. Für die letztere kommen die absoluten Dimensionen der ganzen Bulbi in Betracht, so daß große Augen bei geringerer Leistung der Netzhaut in bezug auf die Gesamtleistung doch besser gestellt sein können, wie kleine Augen mit hoher Netzhautleistung (s. unten).

Bei der Betrachtung der Projektionsbahnen der Retina ist noch ein Moment in Betracht zu ziehen, über dessen Bedeutung wir zurzeit noch nichts wissen. Es ist nämlich fraglich, ob es funktionell genau dasselbe bedeutet, wenn eine Ganglienzelle mit einer größeren Anzahl Sinneszellen so verbunden ist, daß sie selbst nur mit 2 oder 3 Bipolaren, jede Bipolare aber mit vielen Sinneszellen verbunden ist, oder wenn die Ganglienzelle mit ebensovielen Bipolaren in Verbindung steht, wie Sinneszellen mit einer Bipolaren. Hier ist eine Fülle von Möglichkeiten gegeben und wahrscheinlich auch realisiert.

Bei dieser Art der Vergleichung haben wir aber einen Ansatz gemacht, der wahrscheinlich nicht richtig ist, und zu dessen kritischer Erörterung wir zunächst einen Blick auf die Ausbildung des anderen Leitungssystems der Netzhaut werfen müssen, auf die Assoziationsbahnen.

Die Assoziationsbahnen.

§ 56. Experimentelle Erfahrungen über die Funktion der Assoziationsbahnen haben wir nicht, wir sind auf Wahrscheinlichkeitsschlüsse angewiesen.

Lag bei den Projektionsbahnen deutlich zutage, daß sie die Verbindung der erregten Sehelemente mit dem Zentralnervensystem zu besorgen haben, so weisen die Assoziationsbahnen darauf hin, daß sie das Substrat für jene Prozesse abgeben, durch die die einzelnen Sehelemente sich gegenseitig beeinflussen, ihren Erregungszustand verändern.

Erschien das Distinktionsvermögen als eine Funktion der Projektionsbahnen, so haben wir eine Reihe von physiologischen Erscheinungen, die wir auf die Anwesenheit der Horizontalverbindungen beziehen können, vor allem die gesamten Phänomene der Kontrastwirkungen und wahrscheinlich auch die Erscheinungen des Sehens von Bewegungen.

Bevor wir aber diese Interpretation näher erörtern, müssen wir uns über die Entwicklung der Assoziationsbahnen in den verschiedenen Netzhäuten klar werden, da die anatomischen Daten ein Führer für die physiologische Auslegung sein werden.

Es sind zwei Systeme von Assoziationszellen vorhanden. Das erste System liegt distal von den Bipolaren der inneren Körnerschicht, das zweite proximal von ihnen.

Wir beginnen mit der Betrachtung des letzteren, dem System der Amakrinen. Amakrinen fehlen in keiner Netzhaut, die bisher untersucht wurde, und fehlen weder in der Peripherie noch in der Area centralis.

Während sie bei den Säugetieren meist relativ gering entwickelt sind und nur als eine Zellage (die früheren »Spongioblasten«) erscheinen, bilden sie bei Fischen, wo sie stark entwickelt sind, mehrere Schichten. Bedeutungsvoll für die Auffassung der Funktion der Amakrinen ist die Tatsache, daß sie in der Umgebung der menschlichen Fovea stark an Zahl zunehmen, und hier nicht eine einfache Schicht bilden, sondern zwei bis drei, wie sie bei Fischen zu beobachten sind.

Bei den Sauropsiden erreicht die Zahl der Amakrinen ihr Maximum, die gewaltig dicke innere Körnerschicht (Lacerta 9 Schichten, Krähe 8) besteht zum größten Teil aus diesen Zellen.

Das andere System sind die Horizontalzellen, die distal von den Bipolaren liegen. Über ihre Verbreitung im Tierreich ist viel weniger leicht etwas zu sagen.

Bei den Fischen treten sie als sehr deutlich getrennte Schichten (meist 2) großer platter Zellen hervor, die schon ohne die modernen Färbemethoden erkannt und früher wohl als »tangentiale Fulcrumzellen« bezeichnet wurden.

Um ein Bild von ihrer Verbreitung zu erhalten muß man zur Rechnung seine Zuflucht nehmen, die überhaupt über die quantitative Entfaltung der Assoziationsbahnen eine Orientierung ermöglicht.

Wenn wir zunächst ganz von der Schichteneinteilung der Retina absehen, und nur berechnen, wieviel Zellen (mit Ausschluß der Stützzellen) auf der Flächeneinheit der Retina liegen, so haben wir die Menge der Projektions- und Assoziationsbahnen zusammen.

Um hiervon die Projektionsbahnen zu subtrahieren, stehen folgende Daten zur Verfügung:

1. Die Zahl der Endelemente auf die Flächeneinheit, und
2. die Zahl der Ganglienzellen auf die Flächeneinheit.

In den meisten Fällen schiebt sich, wie wir sicher wissen, nur ein Neuron zwischen Sinnesepithel und Ganglion nervi optici, und die Gesamtzahl der Zellen dieses Neurons kann nur zwischen der Zahl der Sinneszellen und der Zahl der Ganglienzellen liegen.

Wenn wir voraussetzen, daß eine Ganglienzelle des Ganglion nervi optici mit halb so vielen Bipolaren in leitender Querverbindung steht, wie die Bipolare Sinneszellen zusammenfaßt, so läßt sich die Zahl der Bipolaren berechnen.

Nennen wir die Zahl der Sinneszellen S, die der Zellen des Ganglion nervi optici G, so ist die Zahl der Bipolaren B:

$$B = \sqrt{\frac{S}{2G}}$$

	S Zahl der Endelemente auf 1 mm²	G Zahl der Ganglienzellen auf 1 mm²	B $\sqrt{\frac{2G}{S}}$ pro 1 mm²	Zahl der inneren Körnerzellen pro 1 mm²	Zahl der Zellen für Horizontalleitungen pro 1 mm²
Homo (Peripherie) . . .	90	2,8	11,2	19	7,8
Ovis { (Area).	150	10	27,4	62	34,6
Ovis { (Peripherie) . . .	122	2,8	13,0	32	19,0
Equus { (Peripherie zwischen Ora und lateraler Area) .	150	0,3	4,75	11	6,25
Equus { (laterale Area) .	179	12,6	33,5	30	—3,5
Corvus cornix	77	9,9	19,6	310	290
Lacerta agilis.	48	11	16,2	250	234

In den Fällen, die in der Tabelle angeführt sind, ersieht man sofort die außerordentliche Entwicklung des Systems der Assoziationsbahnen bei den Sauropsiden, bei denen die Zahl dieser Elemente die Summe aller Elemente der Projektionsbahnen (Sinneszellen, Bipolaren und Ganglienzellen) um das mehrfache an Zahl übertrifft. Für diese Fälle ist es ganz gleichgültig, wie hoch man die Zahl der Bipolaren ansetzt, denn selbst wenn man sie als gleich zahlreich mit den Sinneszellen ansetzen würde, also den oberen, nicht erreichbaren Grenzwert wählte, bliebe doch die überwiegende Masse der Zellen für die Horizontalleitungen übrig.

Einen zweiten lehrreichen Fall zeigen die Zahlen für die laterale Area (Bezirk des binokularen Sehens) beim Pferd. Hier ergibt die Rechnung auf 10 % genau die Zahl der wirklich vorhandenen inneren Körnerzellen, so daß hier überhaupt Assoziationsbahnen zu fehlen scheinen. Aber dieser Schluß wäre voreilig, denn wenn wir in diesem Falle den Ansatz machen, daß jede Zelle des Ganglion nervi optici mit 2 Bipolaren, jede Bipolare mit 7 Sinneszellen in Verbindung stände, so hätten wir nur 25,2 Tausend Bipolaren nötig und der Rest bliebe für die Assoziationszellen. Jedenfalls lassen diese Daten erkennen, daß man schon rein rechnerisch eine grobe Orientierung über die Entwicklung der Assoziationsbahnen erhalten kann.

Diese Methode erweist sich auch geeignet, um die Frage nach der Natur der überzähligen Zellen, die in der äußeren Körnerschicht der Wassersäugetiere und einiger anderer Formen (s. oben) vorkommen, um einen weiteren Schritt vorwärts zu bringen.

Es wurde gezeigt, daß diese Zellen mit Wahrscheinlichkeit zum Teil dem Projektionssystem angehören, in dem — wie bei den rudimentären Augen — mehrere Stationen von Ganglienzellen zwischen Sinnesepithel und Ganglion nervi optici eingeschalten werden.

Die Rechnung zeigt aber, daß diese Art der Verwendung allein nicht zur Erklärung der massenhaften Zellen hinreicht. Als Beispiel sei Macrorhinus leoninus, die Elefantenrobbe, angeführt.

Die Zahl der Endelemente beträgt hier 80000, die der Ganglienzellen 100 auf 1 qmm. Würde durch eine einzige Zwischenstation von Bipolaren die Verbindung hergestellt, so müßten ihrer nach dem obigen Ansatz 2000 vorhanden sein, indem jede Sinneszelle mit 40 Bipolaren, jede Bipolare mit 20 Ganglienzellen in Verbindung treten würde. Wenn aber auch die Zahl der Zwischenstationen sehr viel größer wäre, z. B. vier, indem je 4 Zellen der distalen Stationen mit einer der folgenden proximalen in Verbindung treten, so würde das nur eine Erhöhung der Zahl der Projektionszellen auf 26- bis 27000 zur Folge haben.

Nun beträgt aber die Zahl der »äußeren Körner« auf 1 qmm 1250000, d. h. die Zahl der überzähligen Zellen zirka 1170000 und außerdem die Zahl der inneren Körner etwa 110000, so daß selbst bei einer sehr großen Zahl von Zwischenstationen zwischen Sinnesepithel und Ganglion nervi optici, doch noch etwa 1,2 Millionen Zellen übrig bleiben würden, die nicht auf Projektionsbahnen zu rechnen wären.

Wenn also nicht in den Netzhäuten dieser Tiere Leitungsverhältnisse vorkommen, die jedes Analogon mit bekannten Fällen entbehren, müssen wir auf eine enorme Ausgestaltung der Horizontalverbindungen schließen.

Name	Zahl der Stäbchen pro mm² (Maximum) in Tausenden	Zahl der Kerne der äußeren Körnerschicht in Tausenden	Verhältnis
Melamphaes . . .	345	224,9	—
Cyclothone	102	115,6	—
Oneirodes	286	160	—
Polyipnus	72	250	3,47
Halicmetus	286	810	2,83
Setarches	180	1000	5,55
Chauliodus	232	3000	13,0
Coloconger	139	9000	64,8
Macrurus	180	2000	11,1
Opisthoproctus . .	139	4000	28,8

Ganz ebenso liegen die Verhältnisse bei einer Anzahl von Tiefseefischen. Aus den Abbildungen, die BRAUER (234) von den Netzhäuten gibt, kann man die mögliche Maximalzahl der Stäbchen pro cm^2 Retina berechnen und diese mit der Zahl der Kerne der äußeren Körnerschicht vergleichen, die BRAUER selbst berechnet hat. Das Ergebnis ist in der vorstehenden Tabelle enthalten.

Bei den ersten drei aufgezählten Formen ist die errechnete Maximalzahl der Stäbchen größer, als jene der Kerne, was daher rührt, daß die Zahlen für die Stäbchen Maximalzahlen sind. Hier finden sich keine überzähligen Zellen in der äußeren Körnerschicht. Bei Polyipnus und Halicmetus ist die Zahl der Kerne schon so erheblich höher, als jene der Stäbchen, daß mit Sicherheit auf die Anwesenheit überzähliger Zellen zu schließen ist und bei den übrigen vier Spezies überwiegt die Zahl der Kerne ganz außerordentlich die maximale Zahl der Stäbchen.

Das Bild von den Reizleitungseinrichtungen der Netzhaut wäre unvollständig, wenn wir nicht die Existenz zentrifugaler Fasern im Auge behielten, die in Verbindungen mit den Amakrinen treten, also mit Zellen des Systems der Assoziationsbahnen. Welche Bedeutung diese Bahnen haben, die augenscheinlich Impulse der höheren Zentren zu den Neuronen der Retina leiten müssen, ist zurzeit völlig unklar, und über die Entwicklung dieses Systems bei verschiedenen Tieren ist kaum etwas bekannt.

So bleibt uns hier das unsichere Gefühl nicht erspart, daß wir ein ganzes System von Leitungsbahnen nicht bei der Bildung unserer Anschauungen über die Funktion der Netzhautelemente berücksichtigt haben, wodurch diese leicht fehlerhaft werden können.

Die Area centralis retinae.

Die besondere Ausgestaltung, die das Sinnesepithel in dem Bezirk des schärfsten Sehens, der Area centralis retina, gewinnt, wurde bereits oben, bei Beschreibung des Sehepithels erwähnt, hier müssen die Veränderungen betrachtet werden, die der Gehirnteil der Retina im Bereich der Area erfährt.

Von geringer Bedeutung ist es, ob auf der Area centralis eine Fovea sitzt, oder nicht. Es gibt viele Areae ohne Fovea, bei denen dementsprechend die Veränderungen in der Anordnung der Netzhautelemente fortfallen, die wir bei der menschlichen Fovea gewöhnt sind, wo eine große Anzahl Zellen, die aus dem Bereich der Fovea seitlich herausgerückt ist, in ihrem Umkreis Platz finden muß. Es entstehen derart um die Fovea Verdickungen der Schichten, andererseits können die seitwärts verlagerten Elemente nur durch schräg verlaufende Verbindungsfäden (HENLE'sche Fasern usw.) mit den Sinneselementen in Konnex bleiben, die das Bild des Baues dieser Netzhautpartie äußerlich am auffälligsten machen.

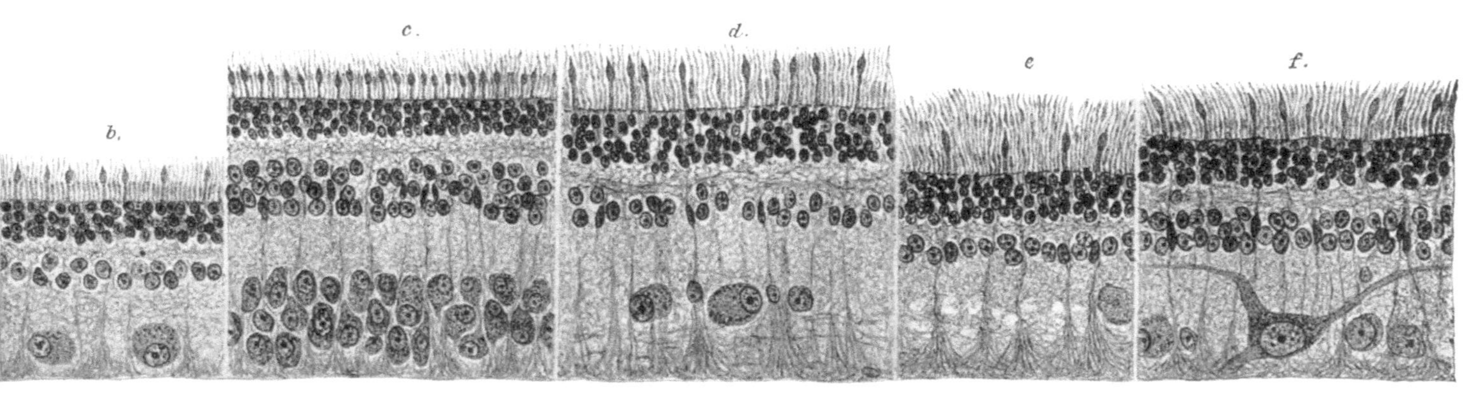

Netzhaut des Pferdes. Vergr. 260 fach nach Zürn.

b Stück zwischen Ora terminalis und lateraler Area centralis. *c* Laterale Area centralis. *d* Zwischen Area centralis und Papilla nervi optici. *e* Aus dem Centrum des Augenhintergrundes. *f* Gebiet der streifenförmigen Area centralis, 3 bis 3,5 cm medial von der Papilla nervi optici·

Verlag von Wilhelm Engelmann in Leipzig.

Sehen wir von diesen Punkten ab, so zeigt der Gehirnteil der Netzhaut auch da typische Bauunterschiede zwischen Zentrum und Peripherie, wo keine Fovea äußerlich das Zentrum erkennen läßt.

Auf Grund der vorstehenden Ausführungen über die Leitungen in der Retina können wir diese Veränderungen in großen Zügen funktionell verstehen.

In jeder Area nimmt die Zahl der Zellen des Ganglion nervi optici auf die Flächeinheit zu, d. h. es entfällt in diesen Bezirken eine geringere Anzahl von Endelementen auf eine Ganglienzelle, und da außerdem (s. oben) die Endelemente in der Area stets dünner werden und dichter stehen, müssen die Innervationsbezirke ganz bedeutend kleiner, das Distinktionsvermögen dementsprechend sehr viel besser sein, als im peripheren Teil. Beim Menschen entfällt in der Area centralis auf je ein Endelement eine Zelle des Ganglion optici, in der übrigen Retina im Mittel erst auf 130 Sinneselemente eine Ganglienzelle.

Ähnliche Unterschiede zeigen andere Tiere. Wenn man aus Zürn's (186) Abbildungen die Proportion zwischen Ganglienzellen und Endelementen berechnet, so betragen sie:

beim Pferd

im Bereich zwischen Ora serrata und lateraler Area centralis   1 : 500

zwischen lateraler Area und papilla nervi optici . . . . 1 : 240

in der streifenförmigen Area centralis . . . . 1 : 137

in der lateralen Area . . . . 1 : 14

beim Schaf

in der Area centralis . . . . 1 : 14

zwischen Area und Papilla nervi optici . . . . 1 : 44

Diese Veränderung der Projektionsbahnen ist ohne weiteres verständlich als ein Mittel zur Erreichung eines höheren Distinktionsvermögens. Es gehen aber auch Veränderungen an den Horizontalleitungen vor sich.

Chievitz fand, daß sich die innere Körnerschicht, die ja außer den Bipolaren die Systeme der Assoziationsbahnen enthält, in der Area centralis gleichfalls stets verdickt. Auf die geringe Vermehrung der Bipolaren ist diese Verdickung nicht zu schieben, sie betrifft vielmehr vorwiegend die Amakrinen, deren bedeutende Zunahme an Zahl für die menschliche Area ja bekannt ist.

Besonderes Interesse beansprucht das System der Horizontalzellen, d. h. also das äußere System der Assoziationsbahnen, denn von ihm wissen wir, daß es beim Menschen in der Area vollständig fehlt, nur der Peripherie zukommt.

Die Untersuchungen von Chievitz legen die Vermutung sehr nahe, daß wir hierin ein generelles Verhalten des äußeren Assoziationssystems zu sehen haben, wenn auch der Beweis nicht schlagend ist, da Chievitz die Verbindungen der Elemente nicht (durch Golgifärbung oder Methylenblau) dargestellt hat.

Chievitz unterscheidet zwei Typen von äußeren Körnerschichten, dicke und dünne. Bei den letzteren liegen nur die Körper der Sehzellen in der Körnerschicht, für die dicken äußeren Körnerschichten wurde im vorstehenden der Nachweis erbracht, daß es sich hier um Zellen des äußeren Assoziationssystems handelt, die im Bereich der Körnerschicht gelegen sind.

Während nun die Retinae mit dünner äußerer Körnerschicht in der Area eine Zunahme der Schichtendicke zeigen, entsprechend der Zunahme der Endelemente auf die Flächeneinheit, nimmt bei den dicken äußeren Körnerschichten die Dimension ab, obgleich ja auch hier durch Zunahme der Sinneselemente eine Verdickung zu erwarten wäre. Es schwinden offenbar Elemente, die nicht zum System der Projektionsbahnen gehören, und wir gehen wohl nicht fehl in der Vermutung, daß es Horizontalzellen sind, die hier verschwinden.

Wenn wir versuchen, uns ein Bild von der Funktion dieser Systeme von Zellen zu machen, die der assoziativen Verbindung der Netzhautelemente dienen, so können wir mit den Amakrinen beginnen. Ihre Entwicklung darf in erster Annäherung als proportional der Anzahl der Endelemente angesehen werden. Nimmt diese, wie im Bereich der Area centralis zu, so wird auch die Zahl der Amakrinen vermehrt. Dagegen scheint es keinen Einfluß auf ihre Zahl zu haben, ob die Endelemente isoliert zu einer Ganglienzelle des Ganglion nervi optici abgeleitet werden, oder ob deren viele in konzentrierter Leitung zusammengefaßt werden.

Da nun anscheinend das Bewegungssehen proportional der Feinheit des Mosaiks der Endelemente ist — unabhängig von isolierter oder konzentrierter Leitung in den Projektionsbahnen — so liegt es nahe, eine Funktion der Amakrinen beim Bewegungssehen anzunehmen. Die Wahrnehmbarkeit von Bewegungen hing, wie wir sahen (Best), von der Fähigkeit ab, Lichtmehrung und Lichtminderung im Bereich zweier benachbarter Elemente aufzufassen, und diese Fähigkeit ist ceteris paribus, d. h. bei gleicher Unterschiedsschwelle der einzelnen Elemente, von der Intensität der Kontrastwirkung abhängig, die zwischen den Elementen durch Vermittelung von Assoziationszellen zustande kommt.

Wir kommen also auf die Vorstellung, daß die Amakrinen dem Kontrast und damit dem Bewegungssehen dienstbar sind.

Was aber hat das System der Horizontalzellen, das äußere System der Assoziationsbahnen zu tun? Weder ein feines Distinktionsvermögen, noch eine hohe Fähigkeit, Bewegungen aufzufassen, hat die Gegenwart der Horizontalzellen zur Voraussetzung, fehlen sie doch in der Area centralis des Menschen, die beide Funktionen leistet, völlig. Dagegen scheint eine nahe Beziehung dieses Assoziationssystems zum Sehen bei schwacher Beleuchtung zu bestehen. Bei den Fischen generell gut ausgebildet, erreichen die Horizontalzellen bei einer Reihe von Tiefseefischen, wie wir oben sahen, eine geradezu enorme Entwicklung und nicht minder bedeutend ist ihre Zahl bei Wassersäugetieren und — um ein Dämmerungstier des Landes anzuführen — beim Tiger.

Der Nervus opticus.

§ 57. Die Verbindung von Retina und Gehirn wird durch den Nervus opticus vermittelt, der seiner Entstehung und seinem Bau nach ein Gehirnteil, eine interzentrale Bahn ist.

Für die Eigentümlichkeiten im Bau dieser Bahn können wir kaum physiologische Gesichtspunkte als maßgebend erkennen, denn es erscheint funktionell ziemlich gleichgültig, ob die Nervenfasern gekreuzt oder ungekreuzt bis zum Chiasma verlaufen, ob sie sich im Chiasma zu Blättern oder Bündeln ordnen, ob viel oder wenig Gliazellen zwischen die Nervenbündel eingelagert sind usw., ja selbst die Frage der totalen oder partiellen Kreuzung im Chiasma hat physiologisch ein relativ geringes Interesse.

Wir haben hier also ein Gebiet rein deskriptiv-anatomischen Inhaltes, und für die erheblichen Mannigfaltigkeiten, die tatsächlich vorkommen, werden wir vielmehr entwicklungsphysiologische, mechanische Faktoren als wirksam ansehen müssen, wie funktionelle. Das Problem der spezifischen Gestaltung der Sehnerven ist wesentlich ein historisches und daher nomotetisch nicht zu lösen.

Die Nervenfasern sind bei ihrem Austritt aus den Zellen des Ganglion nervi optici marklos, und ziehen auf der vitralen Seite der Netzhaut zur Papilla nervi optici. Während bei den meisten Formen auf diesem ganzen Wege noch keine Markscheiden vorhanden sind, kommen andererseits Fälle vor, in denen einzelne Nervenfaserbündel schon weit von der Papille sich mit Markscheiden umkleiden und so als opake Schicht der klar durchsichtigen Netzhaut aufliegen. Im Augenspiegelbild ist ein derartiges Einstrahlen markhaltiger Bündel gegen die Papille sehr auffällig.

Am bekanntesten ist wohl das starke horizontale Markbündel beim Kaninchen und Hasen. Nasal wie temporal von der Papille ist in der Horizontalen je ein ziemlich breiter Streifen von Nervenfasern markhaltig.

Vielfach kommen bei Fischen in der Retina markhaltige Nervenfasern vor, ohne daß ein systematisches oder physiologisches Gruppenmerkmal daraus zu entnehmen wäre.

Der Verlauf der Nervenfasern im Optikus bietet bei einer Reihe von Formen das Bild einer Überkreuzung größerer Partien von Fasern, eines Chiasma nervi optici.

Beim Huhn überkreuzen sich die inneren Optikusfasern derart, daß die Fasern der linken Retinahälfte in der rechten Hälfte des Optikus liegen, und umgekehrt. Die äußeren Optikusfasern beteiligen sich nicht an dieser Kreuzung (SCHWALBE).

In ganz ähnlicher Weise kreuzen sich die inneren Fasern bei Petromyzon planeri (LANGERHANS), die dorsalen Fasern treten an die ventrale Seite des Optikus, die nasalen an die temporale Seite, auch bei Myxine glutinosa, Typhlichthys, subterraneus, Proteus anguineus, Typhlops vermicularis und Talpa europaea (KOHL).

In allen diesen Fällen bleiben die peripheren Faserschichten ungekreuzt. Irgendwelche funktionelle Bedeutung für diese Merkwürdigkeit kann man sich kaum vorstellen, es liegt hier wohl nur der Erfolg irgendeines Entwicklungsprozesses vor, dessen mechanische Bedingungen wir nicht ermitteln können, die aber auch kaum zur Leistung des fertigen Organs in Beziehung stehen.

§ 58. Die Stelle, an der der Sehnerv die Augenhäute durchsetzt, ist funktionell dadurch wichtig, daß ihr im Gesichtsfeld der »blinde Fleck« entspricht. Meist entfernt sich dieser Punkt nicht sehr weit vom hinteren Augenpol, doch kommen Unterschiede vor, die nicht unbeträchtlich sind. Ein wirklich zentraler Sehnervenaustritt ist selten (Ursus, Meles, Castor, Felis lynx, Monodon, Delphinapterus, Otaria, Halichoerus, Manatus).

Annähernd im horizontalen Meridian, aber temporal vom hinteren Augenpol erfolgt der Austritt bei einer Reihe Spezies, bei denen z. B. bei Wolf und Seehund der Abstand vom Augenpol nur gering ist, bei Känguruh, Antilope, Schaf und auch beim Hecht schon bedeutender, bei Vögeln und Reptilien aber häufig sehr beträchtlich ist. Seltener liegt die Austrittsstelle nasal wie beim Menschen, so bei einigen Selachiern (Raja clavata und Squalus acanthias). Das Extrem bildet in dieser Richtung Halicore dugong, wo der Austritt ganz stark nasal erfolgt.

Auch erheblichere Abweichungen aus der Horizontalen kommen vor, wobei die Abweichung nach oben selten ist, wie sie z. B. beim Murmeltier, und bei einer Reihe Zahn- und Bartenwalen beobachtet wird (Phocaena, Hyperoodon, Balaena).

Die Durchtrittsstelle des Optikus durch die Sklera ist nur bei den Säugetieren in der typischen Weise durch Bindegewebsmaschen gegliedert, die dieser Bildung den Namen der Lamina cribrosa eingetragen hat, bei den niederen Klassen der Wirbeltiere ist das Bindegewebe an dieser Stelle nur schwach angedeutet und es tritt die Bedeutung der Gefäßverbindungen zwischen Pialscheide des Optikus und Chorioidea als gestaltendes Moment viel deutlicher in den Vordergrund (F. W. HOFFMANN 58).

§ 59. Die Zahl der Nervenfasern ist ein Wert, dessen Kenntnis physiologisch von wesentlichem Interesse ist, weil man aus ihr, in Verbindung mit der Kenntnis der Flächenausdehnung der Retina, einen Schluß auf die Größe der Innervationskreise ziehen kann, der allerdings nur als Mittelwert gelten kann und besonders für eine Area centralis keine Bedeutung hat.

Genaue Zählungen erfordern eine Bestimmung der Zahl der Nervenbündel, die, von Bindegewebsscheiden umhüllt, einen sehr verschieden großen Anteil des Optikusquerschnittes ausmachen, und direkte Zählung der Fasern in den einzelnen Bündeln. Derart ist ja für den Menschen die Zahl der Fasern bestimmt. Eine ungefähre Orientierung über die Faserzahl erhält man schon, wenn man auf einem, mit dem Zeichenapparat entworfenen Bilde des Optikusquerschnittes die Fläche der Nervenbündel planimetrisch bestimmt und diesen Wert durch die Fläche des Querschnittes einer einzelnen Nervenfaser dividiert. Die Zahl gibt dann den Maximalwert der Fasern, die durch die gegebene Fläche durchtreten können.

Eine einfache Vergleichung der Gesamtdicke des Optikus mit der Faserdicke gewährt nur eine sehr rohe Orientierung über die wirkliche Zahl der Fasern, ja auch die Vergleichung der Faserzahlen wird ganz schief, indem manche Formen (z. B. Chimaera) kaum Bindegewebe im Optikus aufweisen, der also wirklich aus einem gewaltigen Bündel von Nervenfasern besteht, bei anderen dagegen der Nervenstamm durch breite, grobe Bindegewebszüge zerteilt ist, die einen erheblichen Teil des ganzen Querschnittes ausmachen (z. B. Odobaenus rosmarus, das Walroß).

§ 60. Die Dicke sowohl wie die charakteristische Gestaltung des Optikus wird wesentlich bestimmt durch die Anordnung des Bindegewebes, und die vergleichende Anatomie des Sehnerven ist daher vorwiegend eine solche des Bindegewebes.

Von dem Zustande des menschlichen Optikus, der in etwa 1200 Bündel geteilt ist, die durch vollständige Bindegewebsscheiden getrennt sind, haben wir alle Übergänge zu Formen, die völlig bindegewebelose Sehnerven besitzen, wie Chimaera monstrosa. Schon bei den übrigen Selachiern (Plagiostomen und Rajiden) treten stets bindegewebige Septa in den Nervenstamm ein. Bei den Teleostiern werden wieder Anordnungen gefunden, die von höchst spärlicher Entwicklung des Bindegewebes an zu hoher Kompliziertheit überleiten, doch kann man hier nicht einfach von einem durch Septen geteilten Optikus sprechen. Von alters her (MALPIGHI, HALLER) ist der Optikus der Teleostier als bandförmig bezeichnet worden, da er sich nach Entfernung der Duralscheiden als flaches Band auseinanderfalten läßt. Selbst bei Formen, die einen gewaltig verwickelten Querschnitt aufweisen, wie etwa Serranus cabrilla (Fig. 64, k) ist es möglich, alle einzelnen Falten zu verfolgen. Hier dringt das Bindegewebe gar nicht in

Form von Septen zwischen die Falten ein, ein Befund, der den Gedanken nahe legt, daß die Zerteilung des Optikus in einzelne Bündel in der Ent-

Fig. 63.

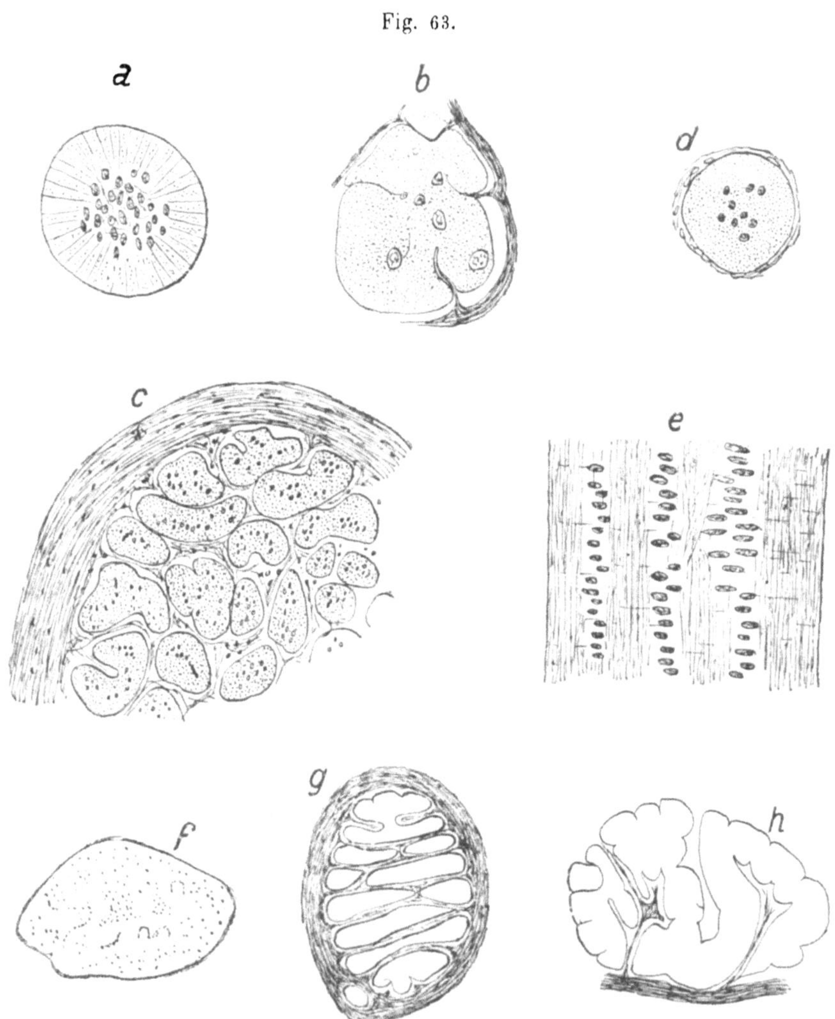

e ein Längsschnitt, alles andere Querschnitte durch Sehnerven.
a Großer Ammocoetes von Petromyzon planeri, *b* Protopterus annectens, *c* Ceratodus forsteri, *d* Larve von Pelobates fuscus während der Metamorphose, *e* Salamandra maculata, *f* Chimaera monstrosa, *g* Mustelus vulgaris, *h* Acanthias vulgaris. Alle Figuren nach Studnička aus Kallius.

wicklung gar nicht primär durch Einwachsen der Septen entstanden sei, sondern daß beide Prozesse voneinander relativ unabhängig erfolgen, etwa so, wie es für die Entwicklung von Extremitätenskelett und Muskulatur experimentell nachgewiesen ist.

Für die Orientierung über die Einzelheiten in der Gestaltung der Sehnerven mag auf die Arbeit von STUDNIČKA (149) verwiesen werden, sowie auf GREEFF's Darstellung in diesem Handbuch. Fig. 63 und 64 geben einige charakteristische Typen von Optikusschnitten im Bilde wieder.

In der Nähe des Bulbus ist der Sehnerv häufig anders gestaltet, wie in seinem übrigen Verlauf, er zerfällt hier z. B. bei den Siluriden (WELS)

Fig. 64.

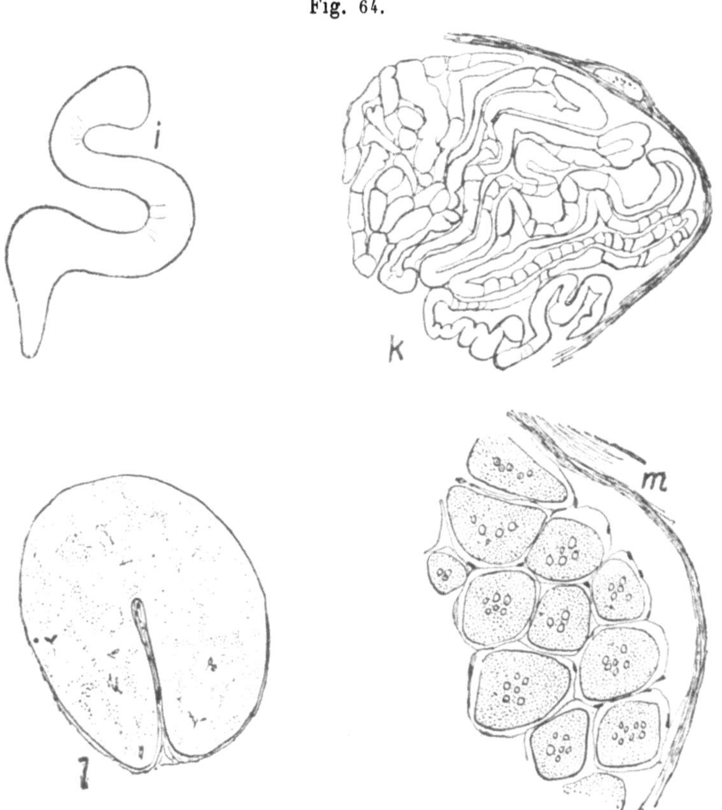

Sehnervenquerschnitte.
i Von Acipenser sturio in der Nähe des Auges, *k* Serranus cabrilla, *l* Emys europaea, *m* Tropidonotus natrix.
Nach STUDNIČKA aus KALLIUS.

in eine Anzahl einzelner Bündel, die getrennt durch die Sklera treten und in der Retina eine Anzahl (bis zu 10) getrennte Papillae nervi optici bilden (DEYL). Außer beim Schlammpeizger (Cobitis) ist eine derartige Mehrheit der Sehnervenpapillen bei Polypterus senegalus beobachtet (STUDNIČKA).

§ 61. Die Überkreuzung der beiden Sehnerven, das Chiasma nervorum opticorum, hat seit langem auf anatomischer Seite lebhaftes Interesse erregt.

Es handelt sich einerseits um den Modus der Überkreuzung (blätter- oder bündelartig) und andererseits um die Frage der totalen oder partiellen Faserkreuzung.

Die einfachste Art der Überkreuzung kommt bei Teleostiern vor, bei denen die Optici übereinander hinwegziehen, ohne sich zu durchkreuzen (z. B. Esox, Fundulus, Gadus u. a.) wobei nach PARKER (1936b) es etwa gleich häufig vorkommt, daß der rechte oder linke Nerv dorsal liegt. Unter 1000 Fällen, die sich auf je 100 Exemplare von 10 Spezies bezogen, fand PARKER 486 mal den linken, 514 mal den rechten Nerven dorsal. Bei den Pleuronektiden herrscht dagegen meist ein Typus ganz gewaltig vor, während der andere nur als Varietät vorkommt und zwar liegt in der überwiegenden Mehrzahl der Fälle der linke Nerv dorsal (MAYHOFF 270). Beim Hering tritt der Optikus des rechten Auges ungeteilt durch einen Schlitz im Optikus des linken Auges (WEBER), bei anderen Formen (Abramis) spalten sich die Nerven bei der Durchkreuzung (HANNOVER).

Über das Chiasma der Selachier sind wir noch nicht hinreichend unterrichtet, doch scheint es, daß hier neben einfachen Formen der (totalen) Überkreuzung im ventralen Teil schon jener Typ auftritt, der bei Amphibien und Säugetieren eine immer höhere Ausbildung erfährt: die bündelweise Durchkreuzung. Jeder Optikus zerfällt in eine Menge Bündel, die sich alternierend überkreuzen.

Bei den Amphibien ist, wie bei Selachiern und Teleostiern, die Überkreuzung der Optici eine totale und der Modus ist stets derart, daß Auflösung in zahlreiche mehr oder weniger dünne Bündel erfolgt, die sich wie ein Mattengeflecht durchwirken (FRITZ). Außer durch das mikroskopische Bild wird die totale Kreuzung bei Teleostiern und Amphibien auch durch Degenerationsversuche sichergestellt (FRITZ, KRAUSE).

Bei den Säugetieren ist der Typus der Durchkreuzung wie bei den Amphibien der bündelweise, aber hier tritt zum ersten und einzigen Mal im Wirbeltierstamm eine unvollständige Kreuzung der Fasern auf. Durchaus nicht allen Säugetieren eigen, bildet das ungekreuzte Bündel, das sich mit Hilfe der Degenerationsmethode darstellen läßt, beim Kaninchen einen äußerst dünnen Faden (GUDDEN, SINGER und MÜNZER), stellt beim Hund schon ein stärkeres Bündel dar, das bei der Katze noch bedeutender entwickelt ist. Bei Maus und Meerschweinchen besteht eine totale Kreuzung der Nervenfasern.

Es liegt nahe, bei diesem allmählichen, stärkeren Hervortreten des ungekreuzten Bündels bei den Säugetieren an eine Beziehung zu der Ausdehnung des binokularen Gesichtsfeldes zu denken (JOHANNES MÜLLER), das ja beim Kaninchen kaum entwickelt, bei Hund und Katze schon eine größere Ausdehnung gewinnt und bei Mensch und Affen, mit ihrem starken ungekreuzten Faseranteil im Sehnerven, seine größte Entwicklung unter den Säugetieren gewinnt.

Vor einer Überschätzung dieser Beziehung warnt aber die Erfahrung bei Sauropsiden, bei denen niemals partielle Kreuzung vorkommt, obgleich bei manchen Vögeln das binokulare Gesichtsfeld eine erhebliche Ausdehnung hat (s. unten) z. B. bei den Eulen. Diesem Unterschied zwischen Vögeln und Säugetieren entspricht ein weiterer, der offenbar in enger Beziehung zu dem ersteren steht: bei Säugetieren sind die Bewegungen beider Bulbi reflektorisch außerordentlich fest miteinander verbunden, wir finden nur konjugierte Augenbewegungen, während bei den Sauropsiden anscheinend durchgängig eine derartige Verknüpfung fehlt, so daß die Bewegungen beider Augen ganz unabhängig voneinander sind, was ja für das Chamäleon allgemein bekannt ist, aber auch bei anderen Sauropsiden, speziell bei Vögeln sich leicht feststellen läßt.

Bei Reptilien und Vögeln überkreuzen sich, wie alle neueren Untersuchungen übereinstimmend zeigen (GROSS, SINGER und MÜNZER), die Optici stets total, aber meist nach einem anderen Typus, wie bei Amphibien und Säugetieren. Kommen bei Reptilien noch bündelweise Kreuzungen vor (höhere Schlangen), so gibt es bei Vögeln nur den Typ, der für die Sauropsiden bezeichnend ist, die blätterförmige Überkreuzung.

Die Zahl der Blätter variiert von einigen wenigen (2—3 Blätter bei den niederen Lacertiliern) bis zu recht erheblichen Zahlen (11—12 Blätter bei der Gabelweihe, 17—18 bei der Dohle).

Eine genauere Beziehung der Kompliziertheit der Kreuzung zur allgemeinen Organisationshöhe der Formen besteht kaum, indem z. B. die Eule mit ihren hochentwickelten Augen eine Überkreuzung mit 3—4 Blättern hat (SINGER und MÜNZER).

Von funktionellem Standpunkte aus läßt sich ja überhaupt dieser Mannigfaltigkeit kaum ein Interesse abgewinnen.

Über die Verteilung der Gliazellen in Optikus und Chiasma ist in den einschlägigen Arbeiten vielerlei tatsächliches zusammengetragen, was dort zu vergleichen ist, ebenso die Literatur, die über diesen Gegenstand, im Vergleich zu seiner geringen allgemeinen Bedeutung, erstaunlich reich ist. Man vergleiche besonders FRITZ, GROSS, SINGER und MÜNZER.

b) Die Hilfsapparate der Lichtsinnorgane.

1. Lichtbrechende und bildentwerfende Apparate.

Lichtdurchlässige Gewebe.

§ 62. Nur die allerwenigsten Lichtsinnzellen liegen frei an der Körperoberfläche und sind so ohne weiteres für die Lichtstrahlen zugänglich, wie etwa bei Stylaria (s. Fig. 43). Die große Mehrzahl ist in mehr oder weniger dicker Schicht von Geweben bedeckt, die das Licht erst passieren muß, um zum Ort seiner Wirkung zu gelangen.

Diese Gewebsschichten, die zwischen der Körperoberfläche und den Sinneszellen liegen, müssen notwendig lichtdurchlässig, durchsichtig sein. In dieser physikalischen Beschaffenheit liegt eine wichtige physiologische Funktion der betreffenden Gewebe.

Parallel mit der Eigenschaft der Durchsichtigkeit gehen häufig morphologische Veränderungen gegenüber den, gewöhnlich nicht durchsichtigen, umgebenden Geweben.

Kann man nun auch meist nicht sagen, wozu diese Veränderungen notwendig sind, in welcher kausalen Beziehung sie zu der Durchsichtigkeit stehen, so stehen sie doch offenbar in dem Verhältnis einer funktionellen Abhängigkeit (funktionell im mathematischen Sinne) zu den, ihrem Wesen nach unbekannten, Veränderungen, die die Lichtdurchlässigkeit der Gewebe bedingen, also primär notwendig sind.

So liegen z. B. bei Planarien die Pigmentbecherocellen etwas unter der Epidermis. Die dünne Gewebsschicht, die sie von ihr trennt, ist unpigmentiert, so daß bei dunkelgefärbten Formen die Augen von einem hellen Hof umgeben scheinen. Das Epithel ist über dem Ocell etwas anders beschaffen als in der Nachbarschaft, die Zellen sind ein wenig niedriger, und es fehlen ihnen völlig jene eigenartigen stäbchenförmigen Gebilde von unbekannter Bedeutung, die sonst so charakteristisch für die Epidermis der Turbellarien sind (Hesse).

Als Ideal für die Eigenschaft dieser Gewebe muß man im allgemeinen die beiden Forderungen stellen: Sie müssen das Licht möglichst ungeschwächt durchlassen und müssen ferner möglichst keine qualitativen Änderungen des gegebenen Lichtes bewirken, durch Extinktion oder Schwächung bestimmter Strahlengattungen.

Daß auch Gewebe, die die erste Forderung gut erfüllen, in Hinsicht auf die zweite Fähigkeit mancherlei Mängel zeigen, wurde schon oben bei der Betrachtung des Lichtes in der Natur erwähnt.

Lichtbrechende Gewebe.

§ 63. Bei dieser einfachen Eigenschaft der Lichtdurchlässigkeit bleibt es aber in den meisten Fällen nicht. Die Gewebe, welche das Licht passiert, bevor es die Sinneszellen erreicht, haben sehr häufig noch die Eigenschaft, das Licht besonders stark zu brechen, stärker als die umgebenden Teile der Körperbedeckung.

Diese Eigenschaft allein würde aber noch keinen Vorteil in der Lichtverteilung bedingen, wenn nicht noch etwas anderes hinzukäme. Die Wölbung der stärker lichtbrechenden Gewebe, die es erst ermöglicht, daß diese Teile als Linsen wirken und so auf bestimmten Stellen das Licht konzentrieren, während andere Teile weniger Licht erhalten, als sie ohne diese Einrichtungen bekommen würden.

Die Bildung solcher besonders stark lichtbrechender Teile geht übrigens nicht nur von den bedeckenden Geweben, also den sekundären Teilen der Lichtsinnorgane aus, sondern auch die Lichtsinnzellen selbst beteiligen sich hieran.

Nicht alle besonders stark lichtbrechenden Teile, die sich in einem Lichtsinnesorgan, an einer Lichtsinnzelle finden, stehen notwendig in Beziehung zur Lichtkonzentration oder zum Zustandekommen des »Bildes« der Außenwelt.

Betrachten wir zunächst vergleichend die stärker lichtbrechenden Teile der Lichtsinnzellen selbst.

In einer Reihe von Fällen handelt es sich um stark lichtbrechende Körper, die ihrer Lage nach sicher vom Lichte passiert werden müssen, bevor dieses zu dem Orte gelangt, wo es in Erregung lebendiger Substanz umgesetzt wird.

So ist bei Arca Noae (Mollusk) die Sehzelle zunächst von einer konvex-konkaven cuticularen Kappe bedeckt, die etwas über die benachbarte Cuticularfläche hervorragt, also geeignet ist, Licht zu sammeln, und darunter ist der Mittelteil der Sehzelle angeschwollen, besonders durchsichtig, stark lichtbrechend und dient offenbar als eine Art »Linse« (Carriére, Hesse).

Ganz ähnlich liegen die Verhältnisse unter den Würmern bei Branchiomma, wo auch jede Sehzelle einen linsenförmigen Körper enthält, der unter der Cuticula liegt und einen Teil der Sehzelle bildet. Bei Sabella hat die »Linse« birnenförmige Gestalt.

Anders wird vielleicht der sogenannte Glanzkörper (Apathy, S. 715) in den Sehzellen der Hirudineen beurteilt werden müssen. Es ist dies ein stark lichtbrechendes Gebilde, häufig von komplizierter Form, das im Innern der Lichtsinnzellen gelegen ist. An seiner Grenzfläche gegen das Plasma hin, die als Stiftchensaum ausgebildet ist (s. oben), erfolgt anscheinend die Umsetzung des Lichtreizes in Erregung der lebendigen Substanz. Immerhin ist es möglich, daß auch dieses Gebilde nicht ohne Bedeutung für die Konzentration des Lichtreizes auf einzelne Stellen der Lichtsinnzelle ist, und nicht ausgeschlossen scheint auch eine derartige Funktion für die Phaosphären der Salpen und des Eucalanus (s. oben).

Eine ganz andere Stellung nehmen nun aber sicher eine große Gruppe von stark lichtbrechenden Teilen von Sehzellen ein, die das Gemeinsame haben, daß wir in ihnen die Zellteile sehen müssen, die der physiologischen Umsetzung des Lichtreizes dienen. Der Glanzkörper der Hirudineen-Lichtzellen läßt sich möglicherweise auch schon hierher rechnen.

Man kann vielleicht ganz allgemein sagen, daß die Teile der Sehzellen, die der Verarbeitung des Lichtreizes dienen, stets stärker lichtbrechend sind als die übrige Zelle, so weit sie überhaupt morphologisch erkennbar charakterisiert sind.

So ist es durchgehends bei den weitverbreiteten Stiftchensäumen (s. oben), besonders bei den als Verschmelzungsprodukte von Stiftchensäumen aufgeführten Rhabdomen der Arthropoden.

Auch an den Sehzellen der Wirbeltiere sind die Stäbchen und Zapfen stark lichtbrechend, und jedes Stäbchen ist imstande, ein Bild der Außenwelt zu entwerfen.

Diese Fähigkeit, die die ersten Beobachter in großes Erstaunen setzte, ist aber nur ein physikalisches Kuriosum (Boll), das keinerlei Bedeutung für das Sehen hat. Von Bedeutung könnte nur die Eigenschaft der totalen Reflexion des Lichtes in den Stäbchen sein, durch die ein Lichtstrahl in ihnen gefangen wird und so gezwungen ist, seine ganze Energie an das Stäbchen abzugeben, das bei einfachem Durchgange ihm nur wenig hätte abnehmen können (Brücke).

Die große Masse der Einrichtungen, die als Lichtsammler Verwendung finden, die also das Licht auf bestimmte Stellen des Rezeptionsapparates in besonders hohem Maße konzentrieren, gehören nicht den Sehzellen selbst an, sondern den Geweben, die die spezifischen Elemente bedecken.

Weit verbreitet ist die Verwendung der Körpercuticula als lichtbrechendes Medium.

In der einfachsten Form findet sie sich etwa an den segmentalen Sehorganen von Eunice viridis (Hesse 126). Hier ist die Cuticula verdickt und setzt sich an den Rändern mit einer Wölbung scharf gegen die Umgebung ab. In den mittleren Teilen ist die Cuticula völlig planparallel, so daß sie hier nur eine Verschiebung, aber keine Richtungsänderung der Lichtstrahlen bewirken kann, während die Wölbung am Rande geeignet erscheint, den Lichtsinnzellen Strahlen durch Brechung zugänglich zu machen, die sie sonst nicht mehr erhalten würden.

In ähnlich unvollkommener Weise ist bei den am tiefsten stehenden Insekten für die Lichtbrechung Sorge getragen. Bei Machilis (Podure) ist die Cuticula über dem paarigen Stirnauge nur wenig verdickt und schwach vorgewölbt, über dem unpaaren Auge ist sie etwa doppelt so dick (Hesse 118). Ja bei den Phryganidenlarven ist unter den zahlreichen Facetten nur eine mit einer verdickten und gewölbten Cuticula versehen. Die Chitinhaut über den übrigen Facetten unterscheidet sich von den umgebenden Teilen der chitinigen Kopfhaut nur durch ihre glattere Oberfläche und ihre Durchsichtigkeit

Bei der großen Mehrzahl der Insekten aber gestaltet sich die stark verdickte und gewölbte Cuticula, an der vielfache Schichtung bemerkbar ist, zu den Gebilden, die als Cornealinse der Insekten bekannt sind.

Zur Demonstration der Mannigfaltigkeit der Gestaltung, die dieses »geformte Sekret« (BIEDERMANN) aufweist, sei nur auf einige Beispiele hingewiesen.

Bei fast ebener Oberfläche bildet die Cuticula im Auge von Julus (Fig. 44) nach innen eine gewaltige Verdickung, bei Aega (Fig. 68) sind Vorder- und Hinterfläche der Cornealinse fast gleich stark gewölbt, bei Myrmeleon (Fig. 69) ist die Vorderfläche stärker gewölbt als die Hinterfläche, und im Stirnauge von Agrion zeichnet sich die Cornealinse durch eine außerordentliche Unregelmäßigkeit der Gestaltung nach innen aus, bei stark und gleichmäßig gewölbter Außenfläche.

Bei starker Ausbildung der Cuticula, wie sie bei den Insekten üblich, haben die Matrixzellen keine Bedeutung für die Lichtbrechung, ihre Körper sind zu flachen napfförmigen Resten geworden, die möglichst unauffällig den starken Cuticularbildungen anliegen.

In anderen Fällen aber übernehmen die Epithelzellen selbst die Funktion der Lichtbrechung.

Das ist vor allem bei den Pflanzen der Fall. Am vollkommensten sieht man es außer den bisher bekannten Einrichtungen der Pflanzen an dem euphotometrischen Laubblatt von Fittonia Verschaffelti, einer Acanthacee. Hier hat eine der zwei Zellen, die das Lichtsinnorgan bilden, die Gestalt einer Linse. Ihr klarer Inhalt ist stärker lichtbrechend als der der umgebenden Zellen, eine Eigenschaft, die anscheinend auf größerem Gerbstoffgehalt beruht. Der Zellkern ist klein, rund und fast ganz homogen. Die Fähigkeit dieser Zelle, das Licht auf bestimmten Stellen der unterliegenden Gewebe zu konzentrieren, ist durch Beobachtung festgestellt (HABERLANDT 197).

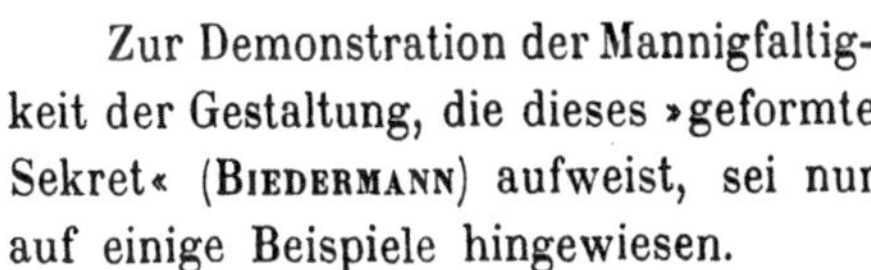

Fig. 65.

Längsschnitt durch ein entpigmentiertes Omma von Machilis spec. Vergr. 400 fach. Nach HESSE.

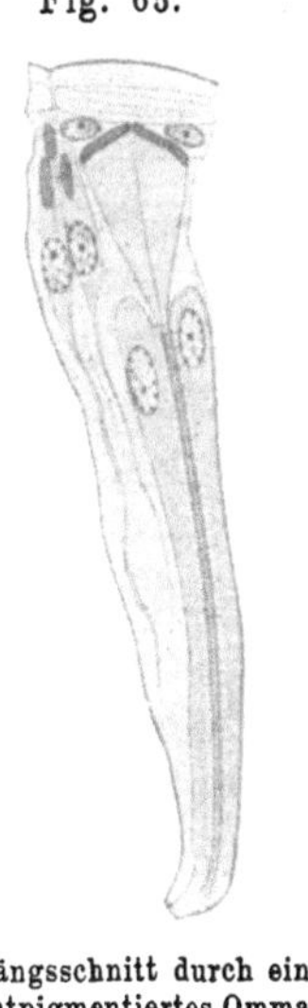

Fig. 66.

Medianschnitt durch drei Ommen des Komplexauges von Macroglossa stellatarum. Vergr. 300 fach. Nach HESSE.
kk Kerne der Kristallkegelzellen, sogenannte SEMPER'sche Kerne, *pz* Pigmentzelle, *szk* Kerne der Sehzellen, *Rh* Rhabdom, *r* distaler fadenförmiger Abschnitt der Retinula.

Über das Vorkommen ähnlicher Einrichtungen bei Tieren ist kaum etwas bekannt.

Vielleicht gehört hierher die Beobachtung von Schlampp (104) über das, was er als die »akzessorische Hornhaut der Epidermis« bei Proteus anguineus nicht gerade glücklich bezeichnete: es handelte sich um eine besonders starke Anhäufung der einzelligen Schleimdrüsen, die in der ganzen Haut häufig sind. Schlampp glaubt, daß sie das Eindringen des Lichtes befördern. Dagegen macht Kohl (23) geltend, daß die dichteste Zusammendrängung von Schleimzellen gar nicht im Bereich des Auges, sondern ventral davon gelegen sei, so daß Lichtstrahlen, die hier die Haut durchdringen, das Auge nicht treffen könnten.

Fig. 67.

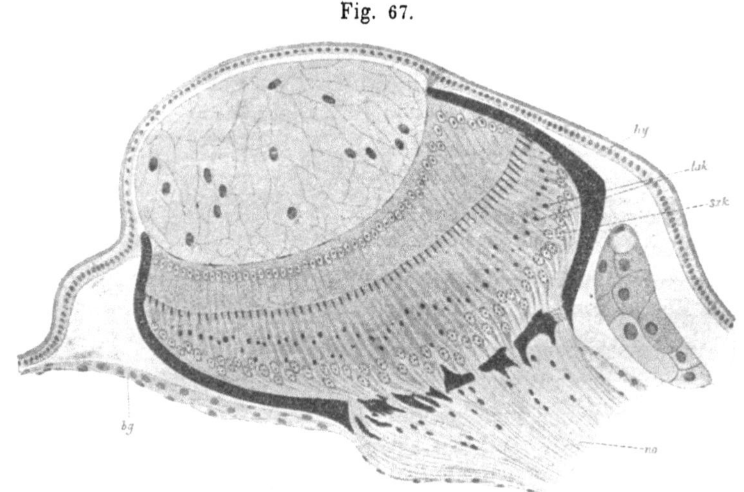

Medianschnitt durch das Stirnauge von Cloëon spec. Vergr. 330 fach. Nach Hesse.
szk Kern einer Sehzelle, *tak* Kerne der Tapetumzellen, *hy* Hypodermis, *no* Sehnerv, *bg* Bindegewebe.

Jedenfalls treten die Epithelzellen als Teile des lichtbrechenden Apparates in ihrer Bedeutung völlig zurück gegenüber dem Anteil, den das Bindegewebe an der Bildung derjenigen brechenden Augenmedien nimmt, die durch Umwandlung der Körperwandung enstehen.

Zieht man allerdings in Betracht, daß die Zellen, die z. B. bei den Vertebraten die Linse bilden, entwicklungsgeschichtlich vom äußeren Körperepithel abstammen, so gewinnen die Epithelzellen wieder eine wesentlich höhere Bedeutung.

Das Bindegewebe bildet ja hauptsächlich die Vertebratencornea und nimmt auch an den entsprechenden Bildungen bei Wirbellosen einen wesentlichen Anteil, mag es nun der bindegewebigen Kapsel des Bulbus oder dem subkutanen Bindegewebe entsprechen.

Als letzte Gruppe lichtbrechender Teile müssen nun noch jene erwähnt werden, die entweder ganz Zellprodukte, geformte Sekrete, sind oder bei denen doch die Hauptmasse aus Zellprodukten oder Umwandlungsprodukten von Zellen besteht.

Es wurde schon darauf hingewiesen, daß die Wirbeltierlinse hierhin gehört. Sie entsteht aus epidermalen Zellen und besteht in fertigem Zustande der Hauptmasse nach aus Linsenfasern, d. h. Zellen, die eine sklerotische Umwandlung erfahren haben. Der zellige Charakter dieses Gebildes tritt entwicklungsgeschichtlich und vergleichend anatomisch scharf hervor (s. unten).

Fig. 68.

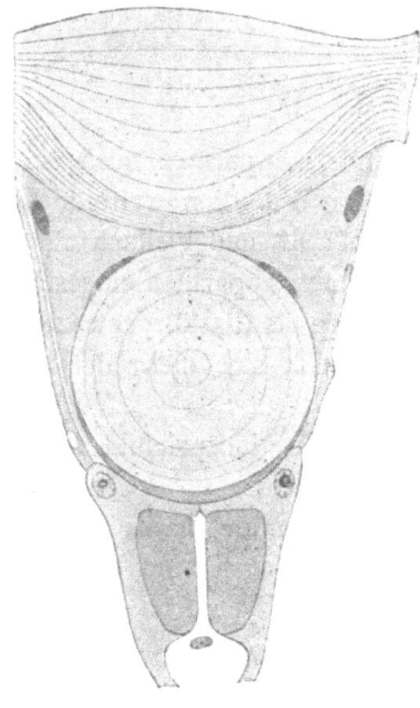

Medianschnitt durch ein Omma von A e g a , entpigmentiert und etwas schematisiert. Vergr. 270 fach. Nach Hesse.

Fig. 69.

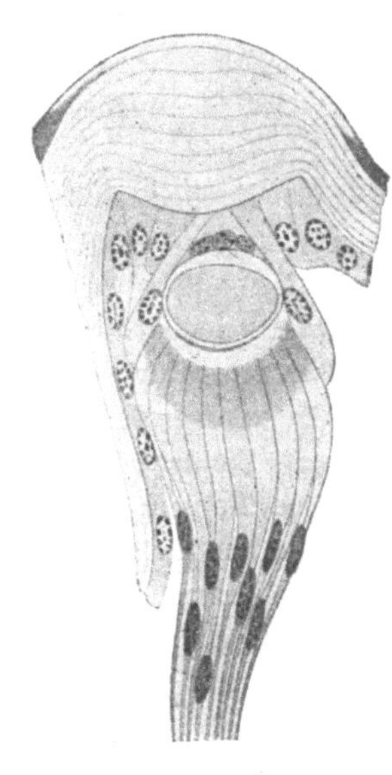

Medianschnitt durch ein Auge der Larve von M y r m e l e o n s p e c., entpigmentiert. Vergr. 510 fach. Nach Hesse.

Unter den Wirbellosen finden wir zwei Prinzipien bei der Bildung von Apparaten, die der »Kristallinse« entsprechen. Es sind einerseits Formen rein zelligen Ursprungs, die über dieses Stadium, das bei den meisten Wirbeltieraugen nur passagär ist, nie hinauskommen.

Auf diesem Stadium steht z. B. die einzige bisher bekannte, aus Zellen aufgebaute Linse bei A r t h r o p o d e n . Die Linse im Stirnauge von C l o ë o n (♂) (Fig. 67), deren zahlreiche, dicht aneinander schließende Zellen von deutlichen Zellmembranen umgeben sind, während die Linse als Ganzes keine Kapsel hat (Hesse).

Denselben Wert haben morphologisch die Linsen von Pecten jacobaeus (Tafel II), wo die einzelnen dicht aneinander gepackten Zellen durch eigentümliche Plasmastrahlungen ausgezeichnet sind, die ganz an die organischen Radien in den Sphären bei der Zellteilung erinnern (Hesse).

Der andere Typus von »Linsen« bei Wirbellosen wird repräsentiert durch die Kristallkegel der Arthropoden. Eine kleine Anzahl, anscheinend stets vier Zellen, scheiden stark lichtbrechende Massen ab, die in verschiedenster Ausgestaltung dann als »Kristallkegel bezeichnet werden.

Die Bezeichnung als »Kegel« entspricht häufig durchaus nicht der wirklichen Form. Bei Periplaneta ist sie wohl berechtigt, auch bei Makroglossa (Fig. 66), Machilis (Fig. 65) und vielen anderen Spezies. Dagegen würde man der Form nach bei Myrmeleon (Fig. 69) wohl besser von einer Linse und bei Äga (Fig. 68) von einer Kugel sprechen.

Bei den Heteropoden (Carinaria mediterranea) ist die Linse gleichfalls nicht aus Zellen aufgebaut, sondern ist ein Sekretionsprodukt.

§ 64. Endlich muß zu den lichtbrechenden Apparaten noch ein Gewebe gerechnet werden, das zwar weniger die Funktion weiterer Lichtkonzentration hat, aber hell durchsichtig sein muß und vielfach als Füllmasse zwischen den dioptrischen und rezipierenden Apparaten eingeschoben wird. Es ist das Gewebe, das beim Wirbeltierauge als Glaskörper bezeichnet wird. Für eine vergleichende Betrachtung empfiehlt sich mehr der indifferente Name Emplem (Grenacher).

In dem Emplem haben wir wohl stets ein Sekretionsprodukt zu sehen, ihm kommt nie ein zelliger Aufbau zu.

Bei Würmern und Mollusken tritt die Sekretnatur dieses Teiles sehr deutlich hervor. Ein Sekretpfropf füllt die Napfaugen und schützt das Sinnesepithel vor direkter Wassereinwirkung.

So wechseln bei Nereis cultrifera Sinneszellen und Sekretzellen im allgemeinen regelmäßig miteinander ab, doch ist die Zahl der Sekretzellen etwas geringer als die der Sehzellen, bei Eunice torquata ist die Zahl beider Zellarten etwa die gleiche. Die Sekretzellen geben proximal einen Sekretfaden ab, der in die lichtbrechende Substanz übergeht, welches die Augenblase erfüllt, die Sekrete der Zellen setzen das Emplem zusammen.

Bei Phyllodoce laminosa (Fig. 70) liegt nur eine große Sekretzelle an der Ansatzstelle des Sehnerven und drängt an dieser Stelle die Sehzellen auseinander. Diese Zelle scheidet das ganze Emplem ab (Hesse).

Unter den Lamellibranchiaten mag Lima squamosa (Anisomyaria) genannt werden, bei der ebenfalls mit voller Klarheit ersichtlich ist, wie die Sekretzellen, die zwischen den Sehzellen liegen, durch zahlreiche Fäden mit der homogenen Füllmasse des Auges derart zusammenhängen, daß eine Grenze zwischen Zelle und Füllmasse gar nicht gezogen werden kann.

Selbst bei der hoch differenzierten Gruppe der Kephalopoden sind die Elemente, welche das Emplem bilden, noch nicht räumlich von den Sehzellen getrennt, sondern liegen zwischen den sogenannten »Sockeln« der Sehzellen als sogenannte Limitans- oder Homogenea-Zellen (Grenacher). Jede Zelle zieht sich in einen feinen Faden aus, der durch die sogenannten Rhabdome hindurchzieht und sich mit der Emplemmasse verbindet.

Auch bei den komplizierten Augen der Alciopiden einerseits, der Heteropoden andererseits läßt sich das Emplem als Sekret erweisen.

Bei den letzteren sind es die Zellen der Pigmenthaut, die die Füll-masse absondern, d. h. die Zellen, die den Verbindungs-teil einnehmen, der sich zwischen Corneagrenze und Retina einschiebt. Man er-kennt an den Zellen deutlich die Sekretfäden, durch die sie mit dem Emplem zusammen-hängen (Hesse 125).

Bei den Alciopiden be-steht eine eigentümlich ge-baute »Glaskörperdrüse«, die an der distalen Retinagrenze (d. h. dem Analogon der Ora terminalis der Wirbeltiere) in das Augeninnere einmündet, die also eine besonders hohe Differenzierung eines kleinen Teiles der Zellen darstellt, die den Pigmenthautzellen der Heteropoden analog (nicht homolog) sind (Hesse 126).

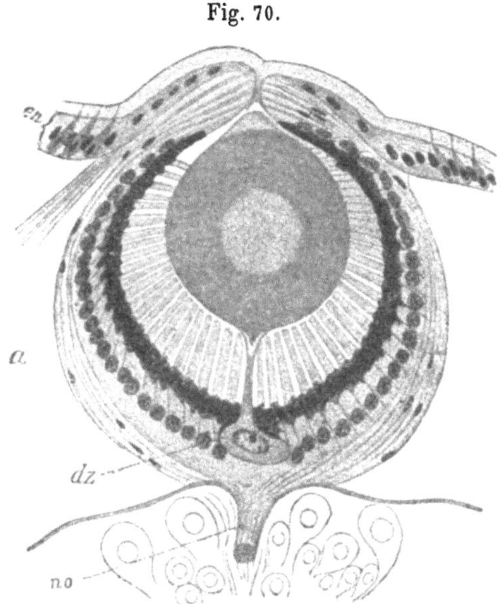

Medianschnitt des Auges von Phyllodoce laminosa.
Vergr. 700 fach. Nach Th. Beer.
dz Drüsenzelle, die das Emplem liefert, *en* Epidermis, *no* Nervus opticus.

Inwieweit auch der Glaskörper des Wirbeltierauges als Sekretions-produkt anzusehen ist, wird unten erörtert werden (Rabl).

In den primitivsten Fällen schützt das Emplem das Sinnesepithel vor der direkten Berührung mit dem Seewasser, wie es z. B. im Auge von Nautilus der Fall ist. Eine dioptrische Funktion kommt ihm nur insofern zu, als es die Helligkeit des Netzhautbildes erhöht. In dieser Bedeutung tritt uns das Emplem bei den Augen der polychäten Anneliden entgegen, die entweder ganz geschlossen sind oder noch durch eine kleine Öffnung mit dem Seewasser in Verbindung stehen.

Das Emplem hat nicht immer eine gallertartige Beschaffenheit, wie wir es vom Glaskörper her kennen, sondern es kann auch durch Augenflüssig-

keiten dargestellt werden, bei denen, wie bei dem gallertartigen Emplem,
es vielfach eine kaum abzuweisende Annahme ist, daß bestimmte Zellen
seine Absonderung übernommen haben. So beschreibt Grenacher (133) für
die Kephalopoden einen Gürtel von Pigmentzellen zwischem dem Corpus
epitheliale und der eigentlichen Retina, also etwa dem Orbiculus ciliaris
des Wirbeltierauges vergleichbar, in dem die Zellen an ihrer freien Oberfläche eigentümlich uneben, wie gezähnelt aussehen, was Grenacher als den
Ausdruck einer sekretorischen Tätigkeit auffaßt, durch die diese Zellen das
Emplem, die Augenflüssigkeiten, liefern.

Bildentwerfende Apparate.

§ 65. Nach diesen allgemeinen Erörterungen können wir zur Betrachtung der bildentwerfenden Apparate übergehen, wie sie sich in den Augen
der Arthropoden, Heteropoden, Kephalopoden, im Auge von Pecten und bei
den Vertebraten finden.

Auf welcher anatomischen Grundlage auch immer die höchst verschiedenen dioptrischen Apparate ruhen, die physikalischen Eigenschaften, die
maßgebend für die Entstehung eines Bildes der Außenwelt sind, zeigen nur
eine geringe Zahl von Variationen.

Wir betrachten daher zunächst die optischen Prinzipien, die in
den Augen mit Bildern der Außenwelt zur Verwirklichung gelangt sind.

Eine Veränderung des Ganges der Lichtstrahlen, wie sie zur Erzeugung
eines irgendwie gestalteten Bildes oder auch nur zur Konzentration des
Lichtes notwendig ist, kann auf dioptrischem oder katoptrischem Wege zustande kommen.

In der überwiegenden Masse der Fälle sind dioptrische Einrichtungen
getroffen, ja ein Organ, das nur durch katoptrische Wirkungen ein Bild entwirft, ist nicht bekannt.

Auch ganz ohne Zuhilfenahme brechender Medien kann ein Bild der
Außenwelt nach dem Prinzip der Camera obscura entworfen werden. Ob
derartige Einrichtungen biologisch verwertet werden, ist zweifelhaft, doch
lassen sich einige Befunde in dieser Weise deuten.

Am längsten bekannt ist in dieser Hinsicht das Auge von Nautilus. Es
besteht aus einem einfachen Hohlraum ohne brechende Medien, der nur durch
eine Öffnung von 2,5 mm Durchmesser sich nach außen öffnet. Die innere
Augenachse ist 14 mm lang (Hensen 138). Sehr vollkommen können die
Bilder in diesem Auge wohl kaum sein. Ganz ähnlich ist die Einrichtung
bei Nereis pelagica (Hesse 126), auch hier kann das Licht, das sonst
allerseits durch Pigment abgeblendet wird, nur durch einen sehr engen
unpigmentierten Bezirk ins Innere des Blasenauges gelangen, dem, außer
einem strukturlosen Emplem, alle lichtbrechenden Medien fehlen.

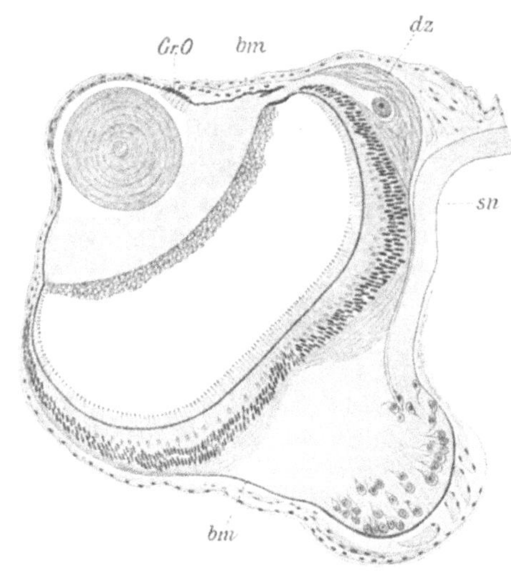

Fig. 1.

Auge von Vanadis formosa (Alciopide).
Vergr. 100 fach nach Hesse.
Gr.O Greefsches Organ des Alciopidenauges.
bm Basalmembran.
dz Sekretzelle.
sn Optischer Nerv.

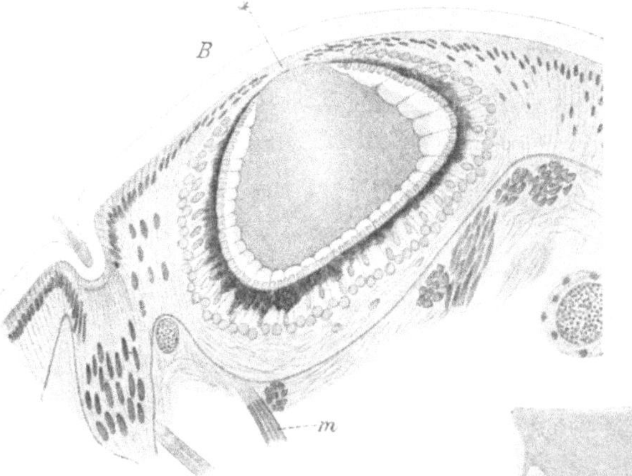

Fig. 2.

Hinteres Pigmentbecherocell vo
Nereis cultrifera nach Hess
Vergr. 230 fach.

Fig. 3.

Ein Stück der Wand des Ocells von
Nereis cultrifera im Medianschnitt.
Vergr. 760 fach nach Hesse.

lk Emplem.
st Stäbchen.
dzk Kern der Zwischenzellen.
szk Kern der Sehzellen.

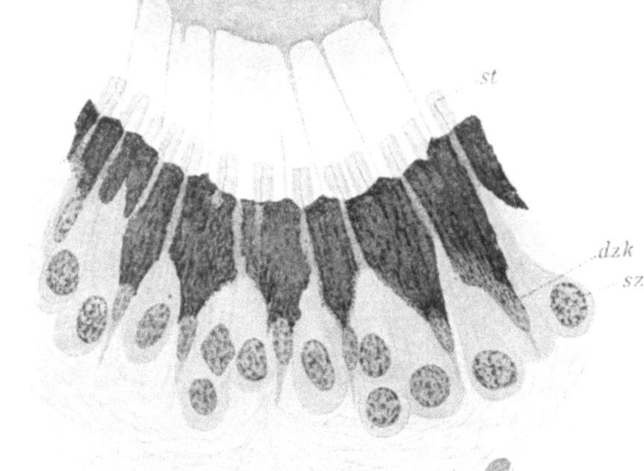

Verlag von Wilhelm Engelmann in Leipzig.

Bei Nereis cultifera ist die unpigmentierte Öffnung der Blase so groß, daß hier wohl kaum an die Entstehung eines Bildes mehr gedacht werden kann (Taf. V, Fig. 2.)

Eine Abschätzung dessen, was mit einer Camera obscura optisch zu erreichen ist, geben die Tabellen, die Schmidt (161) nach Miethe mitteilt (l. c. S. 126).

Zieht man in Betracht, daß es sich um kleine Augen und, absolut betrachtet, enge Diaphragmenöffnungen handelt — z. B. bei Nereis —, durch die das Bild entworfen wird, daß ferner der Abstand der lichtreizbaren Elemente von der Ebene des Loches sehr klein ist, so ersieht man, daß durch eine derartige Einrichtung sehr lichtstarke und relativ scharfe Bilder entstehen können.

Ein Maß für die Unschärfe des Bildes einer Lochkamera gibt der Durchmesser des Bildes eines Punktes, der abgebildet wird.

Für die Schärfe des Bildes gibt es eine optimale Dimension des Loches, die etwa zwischen 50 und 100 μ liegt, unterhalb dieser Größe tritt die Beugung, die das Bild verschlechtert (s. u.), störend hervor.

Bei einem Lochdurchmesser von 50 μ hat das Bild eines Punktes bei 10 mm Abstand der lichtrezipierenden Schicht von der Lochebene einen Durchmesser von 138 μ, bei 2 mm Abstand nur ca. 28 μ, bei 1 mm ca. 14 μ, usw., so daß diese optischen Fehler bei kleinen Augen ziemlich unbedeutend werden können. Zwischen 30 und 50 μ Lochdurchmesser sind, bei kurzem Abstand von Bildebene und Lochebene, die Bilder so gut wie gleichwertig.

Das gewöhnliche optische Hilfsmittel, mit dem wir Bilder entwerfen, ist die Linse. Auch in den Tieraugen ist sie weit verbreitet, doch kommt sie wohl nie als homogene Linse vor, sondern ist so eingerichtet, daß die verschiedenen Schichten verschieden hohe Brechungsexponenten haben und zwar das Licht um so stärker brechen, je näher sie dem Linsenkern sind. Hierdurch wird die Brechkraft der ganzen Linse höher, wie sie sein würde, wenn sie homogen wäre und den Brechungsindex des Kernes besäße (Helmholtz 128).

Bringt man eine Linse in ein Medium von demselben Brechungsexponenten wie die Linsensubstanz, so wird dadurch die Brechkraft der Linse aufgehoben, soweit sie auf dem Prinzip beruht, daß jede sphärische Trennungsfläche zwischen zwei Medien von verschiedenem Brechungsvermögen ein Bild der äußeren Objekte zu entwerfen imstande ist. Sie ist also z. B. bei der Cornea der Wirbeltiere, deren Wirkung ganz auf diesem Prinzip beruht, völlig aufgehoben.

Da das Brechungsvermögen organisierter Gebilde meist nicht sehr weit von jenem des Wassers entfernt ist, so würde sich für viele Tiere eine Insuffizienz des dioptrischen Apparates ergeben, solange die Tiere gezwungen sind, im Wasser zu sehen.

Es sind zwei Arten optischer Systeme bekannt, deren Brechkraft unabhängig von der Krümmung der Begrenzungsflächen ist, und die also auch im Wasser, ja in Flüssigkeiten von noch höherem Brechungsvermögen ihre Wirkung ausüben können: Die Etagenloupe und der Linsenzylinder.

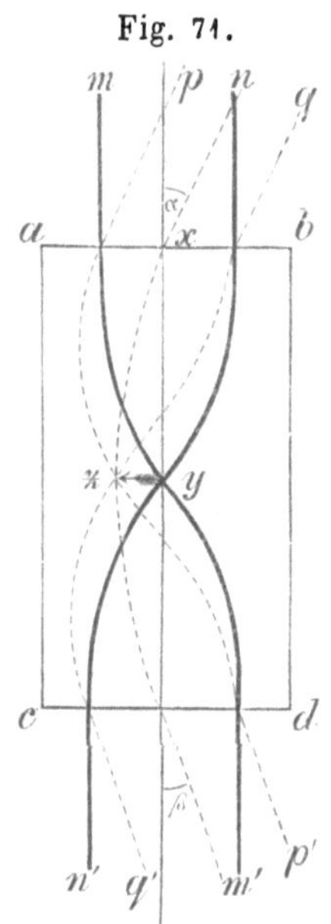

Fig. 71.

Strahlengang in einem Linsenzylinder, der länger als seine Brennweite ist. Schema. Nach Exner. *z—y* Bild.

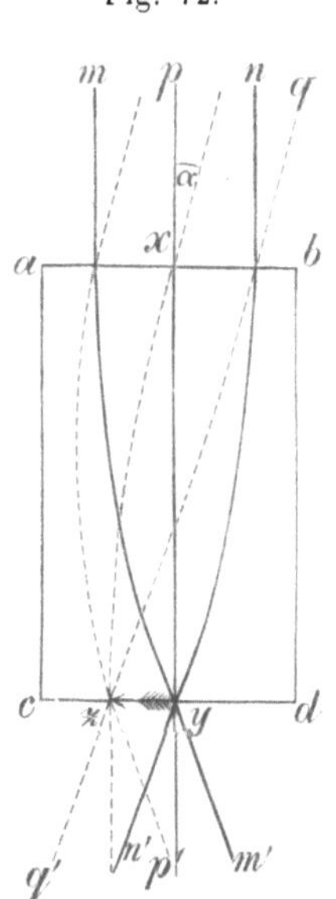

Fig. 72.

Strahlengang in einem Linsenzylinder, dessen Brennweite gleich seiner Länge ist. Nach Exner. *z—y* Bild.

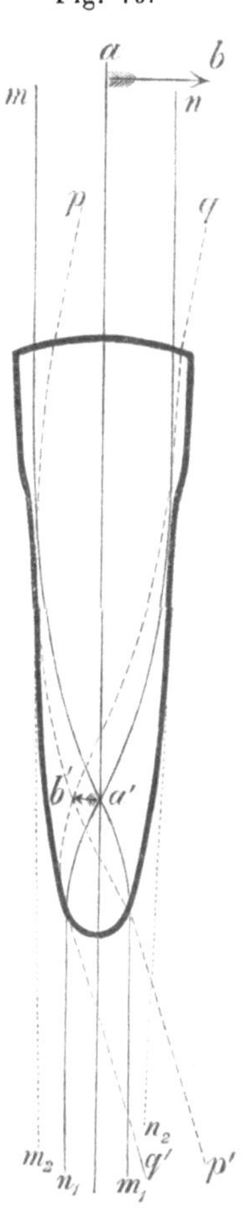

Fig. 73.

Strahlengang im Linsenzylinder eines Einzelomma von Lampyris splendidula. Nach Exner. *a—b* Gegenstand. *b'—a'* Bild.

Die Etagenloupe ist von Matthiessen beschrieben worden. Er wies nach, daß ein Satz von Kugelschalen, die einer Achse aufgereiht und deren Begrenzungsflächen einander parallel sind, die Wirkung einer Sammellinse zeigt, wenn der Brechungsindex der Kugelschalen in der Richtung des Ganges der Lichtstrahlen abnimmt und die Konkavität derselben dem einfallenden Lichte zugewandt ist. Diese Linsenwirkung ist auch bei planen Endflächen des ganzen Systems erhalten (s. auch Exner 90, S. 8).

Die Wirkungen der Etagenloupe sind aber nur ziemlich geringe und um erheblich Effekte zu erzielen, müßten die Differenzen des Brechungsvermögens der aufeinanderfolgenden Schichten recht erheblich sein, so daß sie schon bei einfacher mikroskopischer Untersuchung erkenntlich sein würden.

Es hat aber die mikroskopische Anatomie der dioptrischen Apparate solche Befunde noch nicht erhoben, so daß wir zurzeit nicht behaupten können, daß dieses optische Prinzip — in der belebten Natur — irgendwo Verwendung gefunden habe.

Anders steht es mit dem Linsenzylinder. Exner (90) bezeichnet mit diesem Worte einen geschichteten Zylinder, bei dem der Brechungsindex von der Achse gegen die Mantelfläche kontinuierlich abnimmt. Ein solcher Linsenzylinder fungiert in gewisser Beziehung ähnlich wie eine Linse, er entwirft ein Bild der äußeren Objekte und die Entstehung dieses Bildes erfolgt auch bei vollkommen ebenen Grenzflächen.

Der Strahlengang ist ein wesentlich anderer, wie bei der Brechung durch eine Linse.

Während bei der Linse die Hauptstrahlen verschiedener Objektpunkte nach der Brechung divergieren, treten sie beim Linsenzylinder, wenn seine Länge gleich der Brennweite ist, parallel aus, wie aus Fig. 72 zu ersehen ist.

Wie sich der Strahlengang gestaltet, wenn die Länge des Linsenzylinders größer als seine Brennweite ist, zeigt schematisch Fig. 71, während Fig. 73 einen einzelnen Fall dieser Art, wie er bei Lampyris splendidula realisiert ist, in genauer Darstellung nach Exner's Untersuchungen wiedergibt.

Die Brennweite eines Linsenzylinders ist seiner Länge umgekehrt proportional, wenn diese gewisse Grenzen nicht überschreitet.

Die Größe der Fläche, die durch einen Linsenzylinder abgebildet werden kann, ist durch Höhe und Dicke des Zylinders eng begrenzt. Für die optische Wirkung kommen die unteren äußeren Teile nicht in Betracht, sie können abgestutzt werden, so daß ein abgestumpfter Kegel entsteht, wie das bei den Kristallkegeln der Arthropoden in weitem Umfange geschehen und z. B. auch aus Fig. 73 zu ersehen ist.

Ob die Leistungen eines dioptrischen Apparates auf Linsenwirkungen beruhen oder nach dem Prinzip des Linsenzylinders erfolgen, muß stets im einzelnen Fall ermittelt werden.

Bei Limulus sind die Leistungen des dioptrischen Apparates merklich die gleichen, ob man ihn in Luft, in Wasser oder sogar in Anilin (Brechungsindex = 1,5803) untersucht, woraus deutlich hervorgeht, daß die Grenzflächen gegen das umgebende Medium nahezu keine Rolle spielen und die ganze Brechung im Innern des dioptrischen Apparates stattfindet.

Sphärische Grenzflächen können die Wirkung eines Linsenzylinders noch verstärken, und natürlich läßt sich auch eine Steigerung der optischen Leistungen dadurch erzielen, daß dem Linsenzylinder noch ein anderes optisches Hilfsmittel vorgesetzt wird, wie z. B. die Cornea der Arthropoden, die ihrerseits wahrscheinlich auch wieder nach dem Prinzip des Linsenzylinders wirkt.

Fig. 74.

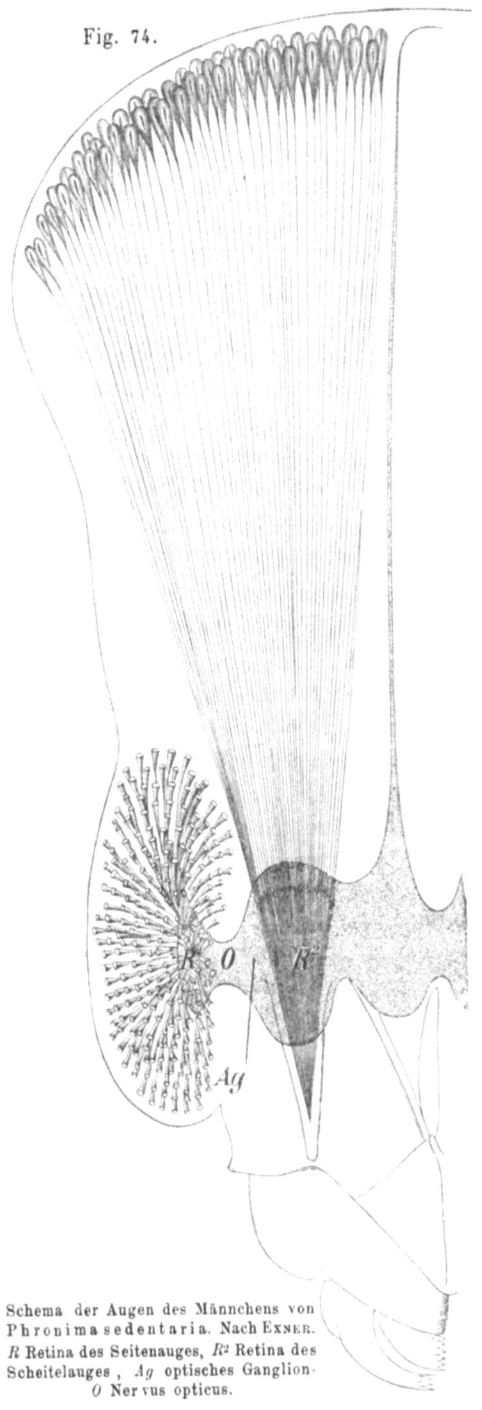

Schema der Augen des Männchens von
Phronima sedentaria. Nach Exner.
R Retina des Seitenauges, R² Retina des
Scheitelauges , Ag optisches Ganglion.
O Nervus opticus.

Fig. 75.

Schema des Strahlenganges in einem
Kristallkegel des Scheitelauges von
Phronima sedentaria. Nach Exner.

§ 66. Gegenüber der ungeheueren Bedeutung der Dioptrik bei der Änderung des Strahlenganges im Auge, spielen katoptrische Prinzipien nur eine geringe Rolle.

Es ist nur ein Fall bekannt, wo die Katoptrik wesentlich in Betracht kommt, um ein Bild zu entwerfen: nämlich im Scheitelauge des Männchens von Phronima sedentaria (Fig. 74).

Mehrere Prinzipien vereinigen sich hier, um ein Bild zustande zu bringen. Es erscheint unmöglich, auf dioptrischem Wege ein Bild vermittels der unsymmetrisch gebauten, ungeheuer langen und dünnen Kristallkegel darzustellen. Der dünne Faden des Kegels ist ja ca. 15 mal so lang als die distale Anschwellung (s. Fig. 74).

Der Vorgang ist nun der, daß an der gekrümmten Oberfläche des Kristallkegels (Linsenwirkung) das Licht gebrochen wird und dann im Innern des Kristallkegels (nach dem Prinzip des Linsenzylinders) ein Bild entsteht. Auf diese Art kann Licht zu dem fadenförmigen Teil des Kristallkegels gelangen, das nicht genau in der Richtung der Achse einfällt. In dem fadenförmigen Teil nun wird das Licht durch totale Reflexion, also katoptrisch, zur Spitze geleitet (Fig. 75), wo dann die rezipierenden Elemente gelegen sind. Ein eigentliches Bild erzeugt also dieser Kristallkegel, wie auch viele andere, nicht, sondern er stellt ein ganz eng begrenztes Stück der Außenwelt als einen Lichtpunkt dar, dessen Helligkeit von der Gesamtmenge des Lichtes abhängt, die von der ganzen dargestellten Fläche ausgesandt wird.

Die Bilder in den Sehorganen.

§ 67. Mit dieser Bemerkung über die Qualität der »Bilder« im Auge von Phronima (der Teilbilder des zusammengesetzten Auges) haben wir schon eine Frage gestreift, die noch näher erörtert werden muß:

Wie sind, rein physikalisch betrachtet, die Bilder der verschiedenen Tieraugen beschaffen?

Diese Frage soll hier bei Besprechung der dioptrischen Apparate erledigt werden. Sie hat zunächst gar nichts mit der Frage zu tun: was können die einzelnen Tiere sehen, und wie sehen sie? Denn auch das ideal vollkommenste Bild im Auge hätte biologisch nicht die geringste Bedeutung, wenn nicht Rezeptionsapparate vorhanden wären, die in ihrer Vollkommenheit ebensoweit gehen, wie das physikalische »Bild«.

Die Eigenschaften, welche für die Funktion der Bilder im Sehorgan wesentlich sind, sind wohl hauptsächlich:

Die Schärfe,
die Größe,
die Helligkeit.

Früher hat man auf einen anderen Punkt noch großen Wert gelegt: auf die Stellung des Netzhautbildes und seine geometrische Ähnlichkeit mit den Objekten der Außenwelt.

Die Einsicht, daß das tausendfach disputierte Problem: warum sehen wir die Gegenstände aufrecht, obgleich das Netzhautbild verkehrt steht? gar kein Problem, sondern eine falsche Fragestellung ist, basiert auf ungenügenden erkenntnistheoretischen Begriffen, diese Einsicht darf wohl jetzt überall vorausgesetzt werden, so daß zu ihrer Erläuterung keine vergleichende Betrachtung der Stellung der Netzhautbilder zu den Objekten nötig wäre.

Immerhin gewährt eine solche Betrachtung einiges Interesse.

Bei den Wirbeltieren wie auch bei den Würmern und Mollusken, soweit bei letzteren überhaupt Netzhautbilder vorkommen, herrscht eine große Einförmigkeit. Stets ist das Netzhautbild verkehrt, mag es durch Linsen entstehen oder nach dem Prinzip der linsenlosen Camera obscura.

Anders bei den Insekten.

Die einfachen Insektenaugen zeigen auch stets umgekehrte Bilder, die Komplexaugen der Insekten und Krebse dagegen entwerfen, das ist jetzt experimentell festgestellt, aufrechte Bilder der Außenwelt (Exner).

A. Die Bilder in den Facettenaugen.

Je nach der Lage der rezipierenden Elemente (Retinula) in Beziehung zu den Kristallkegeln unterscheidet Exner (90) zwei Arten von Bildern: Appositions- und Superpositionsbilder.

Als Beispiel der Appositionsbilder sei das Auge von Limulus (des Molukkenkrebses) erwähnt. Hier entsteht das Bild unmittelbar hinter den distalen Enden der Kristallkegel, so daß einer der Lichtpunkte, aus denen er sich zusammensetzt, stets nur Licht durch einen einzigen Kristallkegel erhält.

Beim Superpositionsbild, dessen Typus Exner am Auge von Lampyris splendidula (dem Glühwürmchen) studierte, liegt die Bildebene ein erhebliches Stück hinter den Enden der Kristallkegel, und die Gewebsschicht zwischen Kristallkegel und Netzhaut ist durchsichtig, so daß ein einzelnes Netzhautelement von Strahlen getroffen werden kann, die aus mehreren Kegelspitzen austreten.

Diese letzteren Bilder (Superpositionsbilder) sind ceteris paribus heller, aber weniger scharf, als die Appositionsbilder.

Die beiden Typen der Bilder sind nicht streng voneinander geschieden, insofern, als die Augen mit Superpositionsbild durch Wanderung des Pigments nach hinten so verändert werden können, daß die Bilder fast zu Appositionsbildern werden, indem ein Netzhautelement infolge der vermehrten Abblendung durch das Pigment fast nur Licht von einem Kristallkegel aus erhalten kann. So hat Lampyris nur bei Dunkelstellung des Pigmentes ein Superpositionsbild, bei Lichtstellung fast ein Appositionsbild.

Besonders günstig für diese wechselnde Funktionsweise sind eine Reihe von Augen eingerichtet, deren Sehelemente in zwei Abschnitte geteilt sind, deren einer den Kristallkegeln dicht anliegt, während der andere von diesen entfernt, weiter distal gelegen ist.

Es kommt dieser letztere Teil wesentlich für die Rezeption des helleren Superpositionsbildes in Betracht, der vordere für das schärfere Appositionsbild.

Die Fähigkeit solchen Wechsels findet sich nur bei Nachttieren, d. h. Insekten und Krebsen, die sowohl bei hellem wie bei ganz schwachem Licht zu sehen vermögen, z. B. bei Hydrophilus, bei den Nachtfaltern und mehreren Krebsen: Peneus, Palinurus, Sycionia, Pisa usw.

Tiere mit Appositionsbild sind dagegen nicht imstande, sich lichtstärkere Superpositionsbilder zu schaffen, haben es aber auch nicht nötig, da es ausschließlich Helltiere sind (Exner), z. B. Hummel, Wespe, Fliege, Libelle, und unter den Käfern Dorcadion aethiops und einige Elateriden (Schnellkäfer).

Bevor die physikalischen Bedingungen der Entstehung aufrechter Bilder im Façettenauge durch Exner (149) experimentell klargelegt worden waren, und sich ergeben hatte, daß Johannes Müller (186) mit seiner Theorie des musivischen Sehens der Wahrheit schon äußerst nahe gekommen war, war eine andere Anschauung diskutierbar. Gottsche hatte die Beobachtung gemacht, daß jede einzelne Facette eines Komplexauges ein umgekehrtes Bild des kleinen Bezirks der Außenwelt entwarf, von dem aus sie überhaupt Licht erhielt, und er behauptete darauf hin, das Bild des Komplexauges bestehe aus lauter kleinen umgekehrten Bildern einzelner Teile der Außenwelt.

Seine Beobachtung war unvollständig: er hatte bei der Präparation der Facetten die Kristallkegel, gerade die wichtigsten Teile des optischen Apparates vernichtet, und die umgekehrten Bildchen der Corneafacetten, die er beobachtete, haben physiologisch keinerlei Interesse. Aber der Einwand, der von vielen Seiten gemacht wurde: ein Sehen dieser Art sei undenkbar, denn es müßte außerordentliche psychische Fähigkeiten erfordern, alle diese kleinen umgekehrten Einzelbilder wieder umzudrehen und so ein richtiges Bild der Außenwelt zu bekommen, dieser Einwand ist, wie schon angedeutet, gegenstandslos.

Nach einem vergleichend anatomischen Befunde schien es, als hätte es wirklich Wesen gegeben, die so sahen, wie Gottsche und nach ihm noch andere Forscher sich das Sehen der Arthropoden im allgemeinen vorstellten.

Die seltsame, längst verschwundene Gruppe der Trilobiten hat, wie die Untersuchung ihrer Reste auf Dünnschliffen ergab, facettierte Augen gehabt, in denen die Lichtbrechung nicht durch Kristallkegel (nach dem Prinzip des Linsenzylinders) zustande kam, sondern in deren jedem eine regelmäßige Linse lag, wie sie in den einfachen Augen der Insekten so verbreitet sind (untersucht an Phakops fecundus. Exner 90). Diese Komplexaugen stellten also Aggregate von Einzelaugen dar, deren jedes ein kleines verkehrtes Bildchen hätte entwerfen müssen. Aber derartige Bilder sind, das können wir mit Sicherheit behaupten, in jenen Augen nie zustande gekommen. Zieht man die absolute Größe der Einzelaugen in Betracht, so ergibt sich, daß infolge der Beugung gar keine »Bilder« entstehen konnten, daß vielmehr jedes Auge nur eine einzige Beugungsscheibe als »Bild« hat liefern können, so daß der Erfolg derselbe war, wie beim Komplexauge der Insekten. Die Gesamtheit der Beugungsbilder der Einzelaugen bilden ein aufrechtes Bild der Außenwelt.

Noch in anderer Hinsicht als in bezug auf die Stellung kann das Netzhautbild Unähnlichkeiten mit der empirischen Außenwelt zeigen: es kann der Projektion des Sehfeldes geometrisch unähnlich sein.

Nur ein Beispiel sei angeführt:

Bei Squilla mantis hat das Auge die Form einer horizontal gestellten Walze. Es muß bei solcher Gestaltung des Auges das Netzhautbild einer horizontalen Linie viel größer, wahrscheinlich um das vielfache größer sein als das Bild derselben Linie, wenn sie vertikal gestellt ist (Exner 90).

Eine solche Verzerrung in bestimmter Richtung kann von biologischer Bedeutung sein. Exner (90) weist darauf hin, daß auch wir ähnliche Verzerrungen in der Physik als Kunstgriffe anwenden, z. B. werden die Vorderflächen von Thermometerröhren häufig derart geschliffen, daß der dünne Hg faden breit erscheint und so viel besser beobachtet werden kann.

B. Die Bilder der Linsenaugen.

a) Die Schärfe der Netzhautbilder.

§ 68. Für weit wichtiger als diese geometrischen Beziehungen zwischen Netzhautbild und Außenwelt müssen wir die Schärfe des Netzhautbildes betrachten.

Das physikalische Ideal eines Bildes ist erreicht, wenn das von einem Punkt ausgehende Licht wieder zur punktförmigen Vereinigung gebracht wird, wenn also die Größe der Zerstreuungskreise $= 0$ wird.

Physiologisch brauchen wir diese Bedingung nicht zu stellen, es wird schon ein Bild als ideal angesehen werden dürfen, bei dem die Zerstreuungskreise nicht größer sind, als ein Element der rezipierenden Schicht des Auges.

Ja als ein, den gegebenen Umständen nach vollkommen hinreichendes Bild muß schon ein solches betrachtet werden, dessen Zerstreuungskreise kleiner sind, als der Bezirk der Netzhaut, welcher von einer einzelnen Optikusfaser versorgt sind.

Ungenauigkeiten des Bildes im Auge können auf mehrfache Art zustande kommen.

Es kann in erster Linie die Substanz der brechenden Medien nicht vollkommen homogen und durchsichtig sein, so daß das Bild eines einzelnen Lichtpunktes hierdurch verzerrt wird.

Es kann die Wölbung der brechenden Flächen in ein und demselben Meridian verschieden stark sein, wissen wir doch, daß selbst die so vorzügliche gewölbte menschliche Cornea vielerlei Abweichungen von dem normalen Krümmungsverlauf zeigt.

Es kann das bestehen, was wir als Astigmatismus bezeichnen: verschiedene Meridiane der brechenden Medien können verschieden stark gewölbt sein, so daß nirgends ein punktförmiges Bild eines Lichtpunktes entstehen kann.

Endlich kann die Brechkraft des optischen Systems in einem bestimmten Augenblick zu groß oder zu klein für das betreffende Auge sein, so daß das, als ideal scharf angenommene Bild vor oder hinter der rezipierenden Schicht entsteht, diese selbst aber nur von Zerstreuungskreisen getroffen wird, wir haben es dann mit kurzsichtigen oder übersichtigen Augen zu tun.

Inwieweit diese einzelnen Möglichkeiten realisiert sind, ist Gegenstand des speziellen Teils dieses Kapitels.

b) Die Größe des Netzhautbildes.

§ 69.   Die lineare Größe des Netzhautbildes ist in hohem Grade maßgebend für die Funktionstüchtigkeit eines Sehorgans.   Da mit der absoluten Größe eines Auges die Größe des Netzhautbildes sehr rasch steigt, indem das Bild dem Quadrat der Brennweite proportional ist, sind große Augen in dieser Hinsicht sehr im Vorteil gegenüber kleinen.   Nur durch eine feinere Ausnutzung der Netzhautfläche durch dünnere Sinneselemente könnte dieser Nachteil der Kleinheit wett gemacht werden, eine Methode, die in der keineswegs unbegrenzten Verkleinerungsfähigkeit der Sehelemente sehr bald ihre Grenze erreicht.

Die folgende Tabelle der absoluten Bildgrößen für gleiche Winkelgröße bei den verschiedenen Augen zeigt die gewaltigen Unterschiede, die hier vorkommen.

Die Bildgrößen sind für einen Winkel von 34,5′ berechnet, d. h. es ist der Winkel gewählt, unter dem bei 1 m Abstand vom Auge eine Kreisscheibe bei einem Durchmesser von 1 cm erscheinen würde.

Als Brennweite ist, zum Zweck der Vergleichung der verschiedenen Augen, die Strecke zwischen dem Mittelpunkt des Linsensystems und der Mitte der Schicht der rezipierenden Netzhautelemente definiert.

Es ist das natürlich nur ein Näherungswert, aber solange nicht experimentell bestimmte bessere Werte vorliegen, leistet er bei der Vergleichung gute Dienste.

Die »Flächenverkleinerung« gibt an, um wieviel kleiner das Bild eines Gegenstandes, der unter 34,5′ Winkel erscheint, gegenüber dem Gegenstande selbst ist, wenn sich der Gegenstand in 1 m Entfernung befindet, also einen wirklichen Durchmesser von 1 cm (bei Kreisform) hat.

Die lineare Verkleinerung stellt nur die Wurzel der Flächenverkleinerung dar.

Name	Brennweite in mm	Bildgröße in qmm	Flächenverkleinerung 1 m Entfernung	Lineare Verkleinerung 1 m Entfernung
Acilius sulcatus (Stirnauge) .	0,23	0,000415	19 000 000	4360
Alciope spec.	0,30	0,000708	11 400 000	3370
Bathytroctes.	0,57	0,00258	3 150 000	1770
Salticus (Dorsalauge)	0,70	0,00385	2 050 000	1432
Argyropelecus affinis. . . .	1,00	0,00785	1 040 000	1020
Dissomma.	1,29	0,0130	605 000	778
Dolichopteryx	1,70	0,0227	347 000	588
Gigantura chuni	1,91	0,0282	280 000	528
Torpedo spec.	2,23	0,0380	206 000	454
Periophthalmus	2,25	0,0396	204 000	452
Odontostomus	2,75	0,0591	133 000	365
Squatina squatina	3,43	0,0920	85 200	292
Cricetomys	3,80	0,113	69 400	263
Boa constrictor	4,2	0,138	57 100	237
Perameles.	4,60	0,166	47 300	217
Rana	5,00	0,196	40 200	202
Carassius auratus	5,10	0,204	38 500	196
Raja batis.	5,40	0,228	34 500	186
Esox lucius	5,70	0,255	30 800	176
Anableps tetroph-　Wasser	5,70	0,255	30 800	176
thalmus　　　　　Luft	5,30	0,224	35 600	189
Scyllium canicula	6,67	0,349	22 500	150
Aepyprymnus	8,50	0,568	13 900	118
Spinax spinax.	8,83	0,612	12 800	116
Lepus cuniculus	10,10	0,708	11 400	112
Nisus	10,40	0,845	9 300	96
Carcharias carcharias . . .	10,75	0,900	8 720	97
Acanthias acanthias	12,5	1,22	6 430	80
Phocaena communis	13,2	1,37	5 760	76
Sus scrofa.	13,30	1,38	5 700	76
Halichoerus gryphus	14,00	1,53	5 140	72

Name	Brennweite in mm	Bildgröße in qmm	Flächen-verkleinerung 1 m Entfernung	Lineare Verkleinerung 1 m Entfernung
Odobaenus rosmarus. . . .	14,50	1,65	4 760	69
Chelone midas.	14,50	1,65	4 760	69
Homo	16,20	2,02	3 880	62
Chimaera monstrosa. . . .	16,25	2,09	3 760	61
Otaria jubata	17,3	2,35	3 350	58
Delphinapterus leucas . . .	18,0	2,55	3 080	56
Hyperoodon rostratus . . .	18,0	2,55	3 080	56
Selache maxima	19,0	2,84	2 770	53
Balaena mysticetus	20,0	3,15	2 500	50
Macropus rufus	20,7	3,39	2 330	48
Lamna cornubica	23,0	4,15	1 900	44
Equus bruchelli	25,5	4,87	1 620	40
Felis leo	25,5	4,87	1 620	40
Bubo spec.	27,0	5,17	1 530	39
Struthio camelus.	32,0	8,02	978	31
Macrorhinus.	34,0	8,67	910	30
Balaenoptera physalus . . .	40,0	12,27	640	25

Die beiden extremen Werte der Brennweiten: im Stirnauge von Acilius sulcatus und im Walfischauge sind um das ca. 180fache voneinander verschieden, die Bildgrößen dementsprechend um das ca. 30000fache.

Doch auch innerhalb engerer systematischer Gruppen kommen sehr bedeutende Unterschiede vor. So ist die Brennweite des Auges von Cricetomys um das ca. 10fache kleiner, als die des Walauges, d. h. das Bild ist 100mal kleiner. Es müßten also beim Hamster entweder die Endelemente 100mal feiner oder die Nervenfasern auf der Flächeneinheit 100mal zahlreicher sein, wie bei Balaenoptera, um in beiden Augen gleiche Sehschärfe zu erzielen.

Bessere Werte, als sie im vorstehenden durch eine rohe Überschlagsrechnung gewonnen sind, liefert natürlich die direkte Bestimmung der Bildgröße eines Gegenstandes von bekannter Dimension in bekannter Entfernung.

ALEXANDER SCHÄFER (226) hat solche Messungen ausgeführt, indem sie durch zwei runde drehbare Spiegel von bekannter Distanz zwei Bilder einer Bogenlampe im Auge entwarf und den Abstand beider Bilder auf der Rückseite des Bulbus direkt maß.

Rechnet man ihre Angaben, die nicht alle bei gleicher Entfernung vom Bulbus und gleicher Spiegeldistanz gewonnen sind, derart um, daß die Bildgröße für eine Entfernung von 1 m vom Bulbus und einen Abstand der Spiegel von 1 m (Gegenstandgröße) gilt, so erhält man folgende Zahlen:

Name	Bildgröße in mm	Name	Bildgröße in mm
Cyprinus	1,2	Lepus timidus . .	7,8
Lucioperca . . .	2,8	Vespertilio. . . .	0,4
Salmo.	2,4	Erinaceus	2,5
Rana esculenta .	3,5	Cavia	3,2
Rana mugiens. .	5,8	Bos.	18,2
Testudo graeca .	1,8	Equus.	19,2
Anser	4,7	Ovis.	13,7
Gallus.	5,5	Mus rattus . . .	2,1
Acanthias	4,0	Pithecus.	9,1
Syrnium.	8,4	Delphinus	7,6
Buteo	9,8	Capra	10,0
Fringilla.	2,6	Felis domestica .	8,7
Crithacus	2,7	Sus	10,0
Lepus cuniculus .	7,2		

Auch hier kommen, obgleich durchaus nicht die extremsten Formen zur Untersuchung kamen, schon lineare Differenzen von 0,4 (Vespertilio) bis 19,2 (Equus) vor, also Unterschiede um das 48 fache linear, das 2300 fache in der Flächenentwicklung des Bildes.

In der Größe des Netzhautbildes sehen wir einen Faktor, der, unabhängig von den relativen Maßen, die ja mit Vorliebe Gegenstand vergleichender Betrachtung sind, sich als eine einfache Funktion der absoluten Dimension eines Sehorganes erweist. Daß infolgedessen die Sehschärfe gleichfalls abhängig von der absoluten Größe eines Auges ist, wird weiter unten ausführlich auseinandergesetzt werden.

Hier müssen wir noch eine Eigenschaft erörtern, die von einer absoluten Größe im Auge abhängt.

Geht ein Lichtbündel durch einen Spalt oder sonst eine enge Öffnung in einem Schirm, so erleidet er an den Rändern der Blende eine Beugung und es kann ein durch eine Blende entworfenes Bild niemals ganz scharf sein, es liefert stets jeder Lichtpunkt ein Beugungsbildchen.

Die Größe dieses Bildchens ist umgekehrt proportional der absoluten Größe des Durchmessers der Blende.

Unter Berücksichtigung des Brechungsindex des Glaskörpers (bzw. des Emplems), der im Mittel zu 1,4 angenommen werden kann, ergibt sich für eine Wellenlänge des Lichtes $\lambda = 0,00056$ mm als Ausdruck für die Winkelgröße des Beugungsbildchens (φ) der Ausdruck $\varphi = \dfrac{0,84}{h}$, wenn h den Durchmesser der Pupille in mm bedeutet. Der Winkel φ ist in Minuten ausgedrückt (s. Drude).

Die Größe des Beugungsbildchens bezeichnet die physikalische Leistungsgrenze der auflösenden Kraft jedes optischen Apparates, denn damit zwei

Lichtpunkte durch ein Fernrohr, einen photographischen Apparat, oder ein Auge noch getrennt abgebildet werden können, muß ihr Winkelabstand $> \varphi$ sein. Für das menschliche Auge ist, bei stark verengter Pupille ($h = 2$ mm), dieser Winkel $\varphi = 0,42'$.

Die physiologisch bestimmte Grenze der trennenden Kraft des Auges liegt bei ca. $1'$, d. h. also: der Fehler im menschlichen Netzhautbilde, der durch Beugung am Pupillarrand entsteht, ist so gering, daß er kaum störend auf das Sehen einwirken kann.

In der Tat ist die absolute Größe des Beugungsbildchens nicht größer als das Außenglied eines Zapfens der Fovea.

Beträgt bei einem Pupillardurchmesser von 1 mm die Größe des Beugungsbildchens noch nicht $1'$ und ist es daher funktionell bedeutungslos, so wächst doch dieser Wert mit abnehmender Pupillargröße sehr rasch und erreicht Werte, die die auflösende Kraft mancher Augen ganz außerordentlich gering machen.

Die Größe des Beugungsbildes bei verschiedenen Pupillardurchmessern gibt die folgende Tabelle:

Pupillar-durchmesser mm	Beugungsbild Winkelgröße	Pupillar-durchmesser mm	Beugungsbild Winkelgröße
0,5	1,68'	0,05	16,8'
0,2	4,20'	0,02	42,0'
0,1	8,4'	0,01	84,0'

Bei Wirbeltieren spielt der Fehler, den die Beugung bedingt, wohl nirgends eine nennenswerte Rolle. Selbst in den winzigen Augen mancher Tiefseefische bleiben die Winkelwerte der Beugungsbilder so gering, daß sie vernachlässigt werden dürfen, z. B. für Argyropelecus affinis (Pupille 0,67 mm) $1,24'$. Bei einer Reihe von Wirbellosen wird dagegen der Durchmesser der Blende so gering, daß Beugungsbilder von bedeutender Winkelgröße entstehen.

Name	Pupillen-Durchmesser in μ	Beugungsbild in Bogenminuten
Salticus (Springspinne) . . .	0,34	2,5'
Alciope contrainii	0,272	3,1'
Epeira diadema	0,13	6,4'
Oncidium peronii	0,035	23,8'

Durch die unabwendbaren optischen Nachteile der absolut engen Blende wird den kleinen und kleinsten Augen schon bald eine Grenze für die Möglichkeit der weiteren Unterscheidung von Einzelheiten gesetzt, die größere Augen ohne weiteres überschreiten können.

c) Die Helligkeit der Bilder.

§ 70. Von ganz anderen Faktoren als von der absoluten Größe eines Auges hängt die Helligkeit des Bildes ab.

Die geometrische Optik zeigt, daß die Helligkeit durch folgende Formel darstellbar ist: $H = i \, \sin^2 \varphi \; \dfrac{n'^2}{n^2}$.

Hierin bedeutet i die Lichtintensität, n und n' Brechungsindizes, und zwar n den Brechungsindex des Objektraumes, n' den des Bildraumes, und φ ist ein Winkel, dessen Sinus durch das Verhältnis des Pupillenradius zur Brennweite gegeben ist.

Die Diskussion dieser Formel ergibt ohne weiteres einige biologisch interessante Tatsachen.

Bei konstanter Lichtintensität (i) und konstantem Winkel φ ist die Helligkeit offenbar proportional dem Ausdruck

$$\frac{n'^2}{n^2}.$$

Der Objektraum, in dem gesehen wird, kann drei verschiedene Indizes haben, entsprechend den drei Möglichkeiten, daß in Luft, in Süßwasser und Seewasser gesehen wird. Der Brechungsindex ist

$$\text{für Luft} \quad n_l = 1{,}0000$$
$$\text{für Süßwasser } n_s = 1{,}3335$$
$$\text{für Seewasser } n_m = 1{,}3393$$

Der Brechungsindex des Bildraumes (n'), d. h. des Glaskörperraumes oder des Emplemraumes schwankt, soviel bekannt, in engeren Grenzen. Matthiessen (91 a, S. 71) gibt für den Glaskörper folgende Werte:

$$\text{Rind} \quad n' = 1{,}3348$$
$$\text{Hecht} \quad n' = 1{,}3350$$
$$\text{Dorsch} \quad n' = 1{,}3353$$
$$\text{Hund} \quad n' = 1{,}3358$$
$$\text{Pferd} \quad n' = 1{,}3361$$
$$\text{Knöllwal} \quad n' = 1{,}3360$$
$$\text{Delphin} \quad n' = 1{,}3361$$
$$\text{Seiwal} \quad n' = 1{,}3363$$
$$\text{Huhn} \quad n' = 1{,}3364$$
$$\text{Roche} \quad n' = 1{,}3414$$

Man ersieht hieraus ohne weiteres, wie der relativ hohe Brechungsindex des Glaskörpers beim Sehen in Luft ein Faktor ist, der die Helligkeit des Netzhautbildes steigert, daß andererseits, unter sonst gleichen Bedingungen (also auch bei gleicher Lichtintensität!), beim Sehen in Wasser die Helligkeit geringer ist, als beim Sehen in Luft.

Je höher der Brechungsindex des Glaskörpers, um so heller, ceteris paribus, das Bild.

Die geringen Unterschiede der Brechungsindizes der Glaskörper sind für das Sehen in demselben Medium ohne Belang. Die Helligkeiten bei einem Brechungsindex von 1,3348 (Rind) und 1,3364 (Huhn), die etwa die Extreme für Lufttiere darstellen, würden nur Helligkeitsunterschiede bedingen, die sich wie 17819 zu 17860 verhalten. Wir können 1,338 als mittleren Brechungsindex für alle Wirbeltieraugen annehmen.

Nennenswerter ist der Einfluß, den ein Übergang von Luft in Seewasser für die Helligkeit des Bildes hat. Bei sonst gleichen Werten sinkt (bei gleicher Lichtintensität) die Helligkeit des Netzhautbildes von 1790 auf 998, also fast auf die Hälfte. Für Süßwasser wäre der entsprechende Wert: 1007.

Am bedeutendsten läßt sich bei gegebener Lichtintensität die Helligkeit variieren durch Veränderung der Pupillenweite, d. h. durch Veränderung des Winkels φ. Unter sonst gleichen Bedingungen entsprechen den verschieden großen Winkeln φ die folgenden Helligkeiten:

$$\varphi = 1^\circ - H = 1,00$$
$$\varphi = 2^\circ - H = 3,94$$
$$\varphi = 3^\circ - H = 8,85$$
$$\varphi = 4^\circ - H = 15,7$$
$$\varphi = 5^\circ - H = 24,5$$
$$\varphi = 10^\circ - H = 97,2$$
$$\varphi = 15^\circ - H = 216$$
$$\varphi = 20^\circ - H = 376$$
$$\varphi = 25^\circ - H = 575$$
$$\varphi = 30^\circ - H = 802$$
$$\varphi = 35^\circ - H = 1060$$
$$\varphi = 40^\circ - H = 1320$$
$$\varphi = 45^\circ - H = 1640$$

Oder, wenn man dieselbe Tatsache anders ausdrücken will, kann man sagen: Die Helligkeit kann bei Schwankungen der Lichtintensität von 1 bis 1640 konstant erhalten werden, wenn der Winkel φ gleichzeitig von 45° bis 1° variiert.

Zur Bestimmung von φ müßte eigentlich die Pupillenweite gemessen werden, was nur intra vitam bei einer bestimmten Lichtintensität geschehen könnte, wobei schwer vergleichbare Werte erhalten werden dürften. Es erscheint daher zweckmäßiger, von folgender Überlegung auszugehen: Die Pupille kann zwei extreme Dimensionen erreichen, die eine bei sehr starker, die andere bei sehr schwacher Beleuchtung. Die absoluten Intensitäten, bei denen beide Zustände erreicht werden, sind für die einzelnen Tiere verschieden, sie sind aber biologisch insofern gleich, als sie das Minimum der Beleuchtung darstellen, bei der volle Kontraktion der Iris oder das Maximum, bei dem volle Dilatation stattfindet.

Für das Maximum der Kontraktion liegen einige Beobachtungen vor; für das Minimum kann man sich auch ohne direkte Beobachtung derart helfen, daß man zahlreiche vergleichbare Werte für diesen Faktor erhält.

Bei sinkender Lichtintensität wird nämlich für alle Augen ein Stadium erreicht, in dem die Pupille annähernd gleich der Größe der Linse ist, in dem also der Pupillarrand gerade den Linsenrand deckt. Dieser Zustand wird auch beim Menschen erreicht. Bei vielen Tieren geht die Dilatation weiter, aber für Verstärkung der Lichtintensität der Bilder — rein physikalisch — hat das Licht, das als Nebenlicht ins Auge dringt, ohne die Linse passiert zu haben, keine Bedeutung. Wir können also, wenn wir die Helligkeiten der Bilder bei Dunkelstellung der Iris vergleichen wollen, ausgehen von dem Wert Linsenradius : Abstand der Pupillarebene von der Retina im Augengrund. Dieser Wert kann als der des Öffnungswinkels betrachtet werden. Sein Zahlenwert, als Bruch ausgedrückt, würde dem in der photographischen Technik üblichen Ausdruck für die Helligkeit, bei der photographiert wird, der Apertur des Systems entsprechen. Die folgende Tabelle gibt die Zahlenwerte der Apertur, die man erhält, wenn man die Brennweite durch den horizontalen Linsenradius dividiert. Als Brennweite ist gerechnet die Strecke von der Mitte der Achse des wirksamen dioptrischen Apparates zur Mitte der rezipierenden Netzhautschicht.

Nur für die Vergleichung der Bildhelligkeit bei schwacher Beleuchtung sind diese Zahlen brauchbar, bei stärkerer Beleuchtung und dementsprechend engerer Pupille ist die Apertur viel geringer. Während sie z. B. für den Menschen bei maximal erweiterter Pupille 1 : 4,5 beträgt, ist ihr Wert bei mittelweiter Pupille nur 1 : 6,5 und sinkt bei maximal verengter Pupille auf 1 : 20. Beim Seehund variiert der Wert von 1 : 3,2 bei erweiterter, zu 1 : 34 bei kontrahierter Pupille, und für Uhu und Strauß sind die Minimalwerte ebenfalls kleiner wie 1 : 25.

Maximale Apertur der Linsenaugen.

Balaenoptera physalus	1 : 5,88
Salticus spec. (Stirnauge)	1 : 5,80
Acilius sulcatus (Larve, Scheitelauge) . .	1 : 5,72
Amphitretus spec.	1 : 5,20
Homo sapiens	1 : 4,50
Bubo spec.	1 : 4,30
Struthio camelus	1 : 4,05
Tinnunculus elegans	1 : 3,57
Macrorhinus leoninus	1 : 3,45

Odobaenus rosmarus	1 : 3,28
Phoca vitulina	1 : 3,20
Phocaena communis	1 : 3,15
Felis leo	1 : 3,14
Bathytroctes proroscopus (Fovea lateralis)	1 : 3,00
Gigantura chuni	1 : 2,98
Phoca barbata	1 : 2,90
Equus bruchelli chapmanni	1 : 2,81
Mustelus laevis	1 : 2,81
Otaria jubata	1 : 2,73
Carcharias carcharias	1 : 2,70
Raja batis	1 : 2,70
Anableps tetrophthalmus (Luftauge)	1 : 2,57
Acanthias acanthias	1 : 2,55
Cranchiade n. gen. n. spec. (Chun)	1 : 2,51
Dissomma anale (Erwachsen)	1 : 2,41
Delphinapterus leucas	1 : 2,40
Selache maxima	1 : 2,38
Argyropelecus affinis	1 : 2,38
Macropus rufus	1 : 2,37
Chimaera monstrosa	1 : 2,31
Acilius sulcatus (Larve, Bauchauge)	1 : 2,27
Squatina squatina	1 : 2,27
Lamna cornubica	1 : 2,25
Aepyprymnus rufescens	1 : 2,24
Odontostomus hyalinus	1 : 2,22
Dissomma anale (0,7 cm lang)	1 : 2,21
Spinax spinax	1 : 2,18
Balaena mysticetus	1 : 2,18
Hyperoodon rostratus	1 : 2,12
Halichoerus gryphus	1 : 2,08
Dolichopteryx spec.	1 : 2,03
Anableps tetrophthalmus (Wasserauge)	1 : 2,00
Bathytroctes proroscopus (Augengrund)	1 : 2,00
Scyllium canicula	1 : 2,00
Torpedo spec.	1 : 2,00
Dissomma anale (2,1 cm lang)	1 : 1,93
Cricetomys spec.	1 : 1,85
Periophthalmus kolreuteri	1 : 1,82
Perameles spec.	1 : 1,77
Epeira spec.	1 : 1,70
Cyclothone spec.	1 : 1,48

Besser als die Angabe der Apertur zeigt die folgende Zusammenstellung die Helligkeitsunterschiede der verschiedenen Augen. Sie gibt für die Lichtintensität 1, und für einen Wert von $\frac{n'^2}{n^2}$, der für Lufttiere einerseits, Wassertiere andererseits als konstant angesetzt ist, die Helligkeit des Netzhautbildes in willkürlicher Einheit.

Unterschiede um mehr als das 22 fache, wie die Tabelle sie zeigt, lassen erkennen, in wie weiten Grenzen bei gleicher äußerer Beleuchtung die Netzhautbilder der verschiedenen Tiere verschieden hell sein können.

Name	Helligkeit der Netzhautbilder	Name	Helligkeit der Netzhautbilder
Acilius (Stirnauge)	31	Bubo	120
Bathytheutis	51	Chimaera	142
Amphitretus	51	Delphinapterus	142
Balaenoptera	51	Halichoerus	142
Raja batis	67	Tinnunculus	154
Mustelus laevis	76	Equus bruchelli	175
Odobaenus	76	Felis leo	175
Phoca vitulina	76	Spinax spinax	179
Macrorhinus	76	Hyperoodon	179
Homo	77	Felis tigris	208
Salticus	77	Torpedo	212
Acilius (Bauchauge)	86	Equus	230
Carcharias	96	Epeira	295
Selache maxima	96	Dissomma	312
Scyllium canicula	107	Macropus	322
Otaria jubata	107	Aepyprymnus	322
Alciope	117	Odontostomus	395
Acanthias	117	Bathytroctes	395
Balaena	117	Dolichopteryx	395
Gigantura	117	Cricetomys	405
Lamna cornubica	117		

Die Tabelle gibt die Tiere nach der Helligkeit der Bilder geordnet, und man ersieht deutlich, daß weder absolute Größe noch systematische Stellung maßgebend dafür sind, wie hell in einem bestimmten Auge das Bild ist. Der Wert 117 für die Bildhelligkeit wird z. B. erreicht von dem kleinen Wurm Alciope und vom Grönlandswal, von einem Tiefsee-Teleostier (Gigantura) und von zwei Selachiern, die von sehr verschiedener Größe sind (Acanthias und Lamna).

Das wesentliche Moment, wenn es auch nicht allein maßgebend ist, stellen die natürlichen Beleuchtungsbedingungen der Tiere dar: ein Dunkeltier hat im allgemeinen bei gleicher Beleuchtungsintensität ein helleres Netzhautbild, als ein Helltier. So treffen wir z. B. die Tiefsee-Teleostier

vorwiegend am Ende der Reihe (Odontostomus, Dolichopteryx, Bathytroctes),
ebenso den nächtlichen Hamster.

Alle Angaben über die dioptrischen Einrichtungen, die bisher gemacht
wurden, beziehen sich auf zentrale Strahlenbündel. Die weit überwiegende
Bedeutung, die derartige Strahlen, die nur geringe Winkel mit der optischen
Achse einschließen, für die physiologische Optik des menschlichen Auges
haben, enthebt uns bei vergleichendem Vorgehen nicht der Notwendigkeit,
einen Blick auf die Verwertung jener Strahlen zu werfen, die unter großen
Winkeln mit der Achse die optischen Medien treffen.

Die Lehre von der Periskopie der Linse, wie die Eigenschaft genannt wird, die bestimmte Linsen befähigt, nicht nur zentral einfallende
Strahlen zu Bildpunkten zu vereinigen, ist mehrfach Gegenstand mathematischer Betrachtung gewesen.

Von einer großen Zahl von Linsen wird zu optischen Leistungen nur
ein kleiner Teil benutzt, der direkt die Achse umgibt, andere Linsen wieder
müssen auch Strahlen sammeln können, die unter erheblichem Winkel gegen
die Achse einfallen.

Fick (41) betonte, daß durch die Lage und Krümmung der Linsen-
flächen des menschlichen Auges schon recht günstige Bedingungen für die
»Periskopie« des Auges geschaffen werden, viel besser aber scheinen in
dieser Hinsicht die Fische gestellt zu sein, bei denen nach Matthiessen (48)
selbst Strahlen, die unter einem Winkel von 45° gegen die Achse geneigt
einfallen, zu Bildern in der Netzhautebene vereinigt werden, die also in
hohem Maße aplanatisch sind. Wenn er allerdings hieran den Satz knüpft,
daß eine nicht ganz vollkommen aplanatische Linse für die Fische dasselbe
bedeuten müßte, wie Blindheit, so liegt darin eine erhebliche Überschätzung
der Bedeutung des dioptrischen Apparates für gutes Sehen.

Die dioptrischen Apparate der Wirbeltiere.

A. Die Cornea.

§ 71. Die Bedeutung der Cornea als lichtbrechendes Medium ist bei
den verschiedenen Wirbeltieren eine ungemein wechselnde.

Während sie im allgemeinen das erste brechende Medium ist, das der
Lichtstrahl bei seinem Gang durch das Auge zu passieren hat, ist bei den
Ophidiern die sog. »Brille« noch der Hornhaut vorgesetzt, d. h. die verwachsenen durchsichtigen Lider sind wie ein Brillenglas vor dem Auge angebracht (s. Fig. 157).

Die brechende Kraft der Hornhaut beruht auf der Stärke der Krümmung ihrer Vorderfläche und ist, wie jede Brechung, die auf dem Prinzip
der sphärischen Fläche beruht, in ihrem Maß wesentlich abhängig von
dem Unterschied des Brechungsvermögens der Hornhautsubstanz und des

Mediums, das der Lichtstrahl bereits passiert hat, sie ist also unvergleichlich viel größer für Tiere, die durch die Luft sehen, als für solche, die durch Wasser sehen.

Das Brechungsvermögen der Hornhautsubstanz zeigt in der Wirbeltierreihe nur geringe Unterschiede, es beträgt nach MATTHIESSEN beim

Barsch . . .	1,3815	Pferd . . .	1,3786
Dorsch . . .	1,3770	Mensch . . .	1,3771
Eule . . .	1,3777	Schnäpel . .	1,3805
Huhn . . .	1,3676	Finwal . . .	1,3834

Der Brechungsindex des Süßwassers ist 1,3335, der des Seewassers bei 2 % Salzgehalt 1,3393.

Bei Süßwassertieren wirkt also die Hornhaut wie eine ganz schwache Sammellinse, bei Salzwassertieren wie eine ganz schwache Zerstreuungslinse.

Diese Werte der Hornhautbrechung im Wasser sind aber so gering, daß sie überhaupt vernachlässigt werden können, denn die hintere Brennweite beträgt unter den angegebenen Bedingungen z. B. bei Phocaena 6800 mm (MATTHIESSEN), d. h. über 331 mal so viel als die ganze Augenachse lang ist.

Als Teil des dioptrischen Apparates kommt die Cornea also bei Wassertieren gar nicht in Betracht.

Bei den Landtieren ist der Anteil, den die Hornhautbrechung an der Leistung des gesamten dioptrischen Apparates nimmt, in den einzelnen Ordnungen recht verschieden.

Wie aus den folgenden Daten hervorgeht, nimmt die Bedeutung der Hornhautbrechung im Verhältnis zur Brechung der Linse bei den höheren Wirbeltieren zu, und auch innerhalb der Säugetiere sind es gerade die hochdifferenzierten Formen der Primaten, bei denen die Hornhautbrechung stärker wird als jene der Linse und so unter allen Wirbeltieren die höchste Bedeutung für die Entstehung des Bildes gewinnt, ist doch beim Menschen die brechende Kraft der Cornea 1,6 mal so groß, wie jene der Linse. Nur die Vögel, jedenfalls die scharfsichtigen Räuber unter ihnen, haben noch höhere Werte: beim Turmfalken ist die Hornhautbrechung 1,7 mal stärker wie die der Linse, beim Seeadler gar 1,94 mal.

Die folgende Tabelle gibt einen Überblick über diese relative Zunahme der Hornhautbrechung, φ und φ_1 bedeuten die Brennweiten.

Die Brechkraft der Cornea ist eine einfache Funktion ihres Brechungsindex und ihrer Krümmung, also eines absoluten Maßes, unabhängig von den Dimensionen des Bulbus, dem sie angehört. Vom morphologischen Standpunkte aus ist es aber interessant, zu vergleichen, wie stark die Wölbung der einzelnen Hornhäute wäre, wenn man sie auf ein Idealauge von bestimmter Dimension gesetzt denkt.

Verhältnis der Brechkraft des Hornhaut- und Linsensystems
nach MATTHIESSEN [1]).

Auge	Hornhautsystem φ mm	Linsensystem φ_1 mm	$\varphi_1 : \varphi$
Blauwal (über Wasser) . .	314,3	40,5	0,13
Karpfen » » . .	38,0	6,6	0,17
Hecht » » . .	48,0	9,5	0,20
Wels » » . .	26,0	5,6	0,21
Delphin » » . .	67,5	14,0	0,21
Roche » » . .	78,0	16,4	0,21
Löwe	59,6	35,7	0,60
Elch	61,6	39,7	0,64
Schaf	50,6	34,3	0,68
Maultier	71,6	55,0	0,77
Katze	31,7	25,0	0,79
Pferd	78,8	64,4	0,82
Rabe	25,8	36,7	1,42
Meerkatze	27,0	41,9	1,56
Mensch	31,2	49,2	1,60
Turmfalke	22,0	37,2	1,70
Seeadler	34,8	67,6	1,94

Für die funktionelle Betrachtung ist diese Vergleichung natürlich ohne Wert.

Eine Anschauung dieses Verhältnisses kann man gewinnen, wenn man den Hornhautdurchmesser als gegeben annimmt und die Höhen der einzelnen Corneae im Verhältnis zu dieser Dimension berechnet. Aus einer solchen Darstellung geht hervor, daß z. B. die Hornhäute der Fische nicht immer flach zu sein brauchen (cf. Gigantura), und daß sich innerhalb derselben Klasse (Mammalia) alle möglichen Fälle von sehr starker bis zu ganz flacher Krümmung finden.

Die Angabe einer bestimmten Brennweite einer sphärischen Fläche ist nur möglich, wenn die Krümmung der brechenden Flächen überall dieselbe ist. Im strengen Sinne ist dies bei keiner Cornea irgendeines Tieres der Fall, selbst die Hornhäute der Primaten, die recht scharfe Bilder zu entwerfen imstande sind, sind nicht überall gleichmäßig gekrümmt, ja es handelt sich nicht einmal nur um stetige Veränderungen der Krümmung in bestimmten Meridianen, sondern um ganz regellose kleine Abweichungen von der sphärischen Fläche, die direkt optische Fehler darstellen.

In der Nähe des Hornhautscheitels sind diese Unregelmäßigkeiten so gering, daß sie praktisch vernachlässigt werden können, und auf diese Partien beziehen sich die gemachten Angaben.

---

1) Es sind nicht alle Tiere aufgezählt, die MATTHIESSEN nennt, und die Reihenfolge ist verändert.

Unregelmäßige Verzerrungen des Bildes, wie sie durch Abweichungen von der sphärischen Fläche zustande kommen, würden, sobald sie irgend erhebliche Werte erreichen, das Sehen in höchstem Maße stören, und so bleiben denn auch diese Fehler bei Lufttieren überall innerhalb enger Grenzen, so daß sie ohne Bedeutung sind.

Anders bei Wassertieren, bei denen die Notwendigkeit einer optisch möglichst vollkommenen Ausgestaltung der Cornea, wie erwähnt, nicht besteht.

Zwar haben die stationären Wassertiere weder durchgängig sehr flache, fast platte Hornhäute, wie vielfach behauptet worden ist (Plateau), noch sind dieselben alle mit Facetten oder dergl. optisch unbrauchbaren Stellen versehen.

Die Werte der brechenden Kräfte für Hornhäute von Wassertieren können ganz erheblich sein, z. B. beträgt die Brennweite der Cornea des Karpfen für Luft 38,0 mm, also nicht sehr viel mehr als jene der Katze (34,7), und die starke Wölbung der Hornhäute, die z. B. bei manchen Tiefseefischen beobachtet wird (Argyropelecus, Gigantura, nach Brauer), läßt mit Sicherheit erkennen, daß ihre brechende Kraft in der Luft nicht geringer sein würde, als bei irgendeinem Lufttier, aber diese Fähigkeit kommt biologisch gar nicht in Betracht.

Andererseits kennen wir auch Hornhäute bei Wassertieren, die zu optischen Funktionen absolut ungeeignet erscheinen. Bei einigen Spariden z. B. (Sargus, Chrysophrys, Pagellus usw.) findet man oft Vorwölbungen, die der Form nach als Ceratoconus bezeichnet werden können, obgleich sie natürlich nichts mit dem gleichnamigen pathologischen Befunde am menschlichen Auge zu tun haben. Auch facettenartige Abflachungen trifft man hier häufig, die sogar so stark sein können, daß man ophthalmoskopisch zwei stark verzerrte Bilder des Augenhintergrundes sieht, was für den Fisch, wenn er in Luft sehen müßte, eine monokuläre Diplopie bedeuten würde (Beer 115).

Für nicht stationäre Wassertiere sind optische Fehler der Hornhaut natürlich in dem Maße schädlich, als die Zeit ihres Aufenthalts außerhalb des Wassers wächst.

Sind Unregelmäßigkeiten der Hornhautkrümmung unter allen Umständen für das Sehen in Luft nachteilig, so gilt das nicht ohne weiteres von gesetzmäßigen Verschiedenheiten der Brechkraft in verschiedenen Richtungen, von der Refraktionsanomalie also, die man als Astigmatismus bezeichnet.

Überall, wo ein nennenswerter Unterschied zwischen der Länge des horizontalen und vertikalen Corneadurchmessers besteht, ist Astigmatismus vorhanden. Die geringen Differenzen dieser beiden Maße beim Menschen bedingen nur einen äußerst geringen »physiologischen« Astigmatismus.

Der Unterschied im Brechungsvermögen des horizontalen und vertikalen Meridians muß aber bei vielen Tieren sehr erheblich sein, wie aus der folgenden kleinen Tabelle hervorgeht.

Name	Horizontal in mm	Vertikal in mm	Horiz. : Vertikal
Troglodytes	11,0	10,5	1 : 1,048
Elephas	20,0	19,0	1 : 1,053
Lepus timidus . . .	13,0	12,0	1 : 1,083
Cervus capreolus . .	16,0	14,0	1 : 1,143
Bos	29,0	22,5	1 : 1,244
Equus	32,0	24,0	1 : 1,333

Der Astigmatismus ist bei den Affen nur gering. Bei Dasypus, Petrogale, Macropus und anderen fehlen überhaupt meßbare Unterschiede im horizontalen und vertikalen Corneadurchmesser, bei den Artiodactylen und Perrissodactylen erreicht die Abweichung sehr bedeutende Werte.

Auch in bezug auf diese Eigenschaft der Cornea sind die Wassertiere nicht an die Grenzen gebunden, die den Landtieren dadurch gesteckt werden, daß ein zu starker Astigmatismus durch Entstellung der Bilder mehr schaden kann, als er etwa in bezug auf Wahrnehmung von Bewegungen zu nützen imstande wäre. Der stärkste Astigmatismus bei Säugetieren ist bei den Walen zu finden. Bei Balaenoptera musculus beträgt das Verhältnis des vertikalen zum horizontalen Hornhautdurchmesser 1 : 1,4, und nach Untersuchungen am frisch getöteten Tier entsprechen die bedeutenden Maßunterschiede, die auch die anderen Wale zeigen, bei den Finwalen einem Astigmatismus von 3,90 D (B. musculus) bis 4,46 D (Seiwal B. physalus) (MATTHIESSEN 1893). Nicht minder groß ist die Exzentrizität der Hornhaut bei vielen Teleostiern und namentlich Selachiern. Bei den Rochen ist das Verhältnis des Vertikaldurchmessers zum Horizontaldurchmesser etwa 1 : 1,5.

Die Messung des Corneadurchmessers in verschiedenen Meridianen gestattet nur eine rohe Orientierung über das Vorhandensein oder Fehlen von Astigmatismus. So ist Phoca vitulina, trotzdem die Hornhaut nicht von der Kreisgestalt abweicht, in Luft doch astigmatisch (JOHNSON, BEER), wenn auch nicht so hochgradig, wie die stationären Wassersäugetiere.

§ 72. Bestand für die bisher erörterten Eigenschaften der Cornea: Krümmungsmaß und Astigmasie, ein wesentlicher Unterschied zwischen Land- und Wassertieren, so kommt eine andere Leistung der Hornhaut für alle Wirbeltiere gleichmäßig in Betracht: Die Größe und zwar vor allem die relative Größe in Beziehung auf den Bulbus.

Durch die Cornea gelangt ja das Licht ins Auge, und von ihrer Größe hängt es wesentlich ab, wie lichtstark das Bild des einzelnen Auges wird.

Wir werden also erwarten, daß Tiere, die genötigt sind bei schwacher Beleuchtung zu sehen, relativ große Hornhäute haben, während typische Helltiere mit kleinen Hornhäuten auskommen können. Unter die erste Kategorie fallen außer den Dämmerungs- und Nachttieren vor allem die Wassertiere, während die Vögel als typische Helltiere in die zweite Gruppe gehören, mit Ausnahme der wenigen Nachtvögel.

	Auge	Bulbusdurchmesser B in mm	Corneadurchmesser C in mm	$C : B$
Teleostier .	Periophthalmus	4,0	3,8	1,05
	Esox	13,0	11,0	1,18
	Leuciscus	10,3	8,0	1,28
	Carassius auratus	5,2	4,0	1,31
Amphibien .	Rana { horizontal	7,4	5,4	1,37
	Rana { vertikal	7,5	6,0	1,25
Reptilien . .	Tropidonotus	7,0	6,0	1,15
	Boa	6,5	5,0	1,30
	Lacerta	—	—	2,00
	Chelone midas { horizontal .	24,0	9,0	2,66
	Chelone midas { vertikal . .	25,0	7,0	3,57
	Chamaeleo	8,5	2,5	3,50
Aves	Bubo	37,0	21,5	1,72
	Spectito	18,0	10,0	1,80
	Struthio	46,0	24,0	1.92
	Dicholophus	27,5	13,0	2,12
	Tinnunculus	15,0	7,0	2,14
	Nisus	18,0	8,0	2,27
Mammalia .	Crycetomys	6,4	6,3	1,02
	Perameles	8,4	7,5	1,07
	Mus decumanus	—	—	1,07
	Aepyprymnus rufescens . . .	12,5	10,75	1,16
	Lutra vulgaris	11,5	9,5	1,21
	Lepus cuniculus	17,0	13,0	1,30
	Gulo borealis	12,0	9,0	1,33
	Petrogale penicillata	18,0	13,5	1,33
	Dasyprocta	16,5	12,0	1,38
	Felis lynx	31,0	22,0	1,40
	Cavia cobaya	—	—	1,43
	Sus	—	—	1,48
	Equus caballus { horizontal .	46,5	32	1,45
	Equus caballus { vertikal . .	46,5	24	1,93
	Capra { horizontal	—	—	1,56
	Capra { vertikal	—	—	1,82
	Macrorhinus leoninus	63,3	43,0	1,49
	Odobaenus rosmarus	29,5	18,6	1,59
	Phocaena communis	27,0	16,2	1,67
	Hyperoodon rostratus	74,0	31,0	2,39
	Balaenoptera physalus . . .	120,0	39,0	3,87

Die vorstehende Tabelle mag zunächst einen Überblick über die tatsächlichen Verhältnisse geben.

Eine Durchsicht dieser Tabelle zeigt deutlich, daß die Beziehungen der relativen Hornhautgröße nicht so einfach sind, daß offenbar noch andere Momente bestimmend mitwirken, nicht nur die Intensität des Lichtes, bei dem gesehen werden soll. Zwar finden wir unter den Formen mit besonders großen Hornhäuten die Fische und bei den Säugetieren Formen wie Hamster und Ratte, die nächtliche Tiere sind, und den Fischotter als periodisches Wassersäugetier, auch unter den Vögeln haben die nächtlichen Formen Bubo und Spectito die größten Hornhäute, aber andererseits stehen die Wassersäugetiere ganz am Ende der Säugetierreihe, sie haben die relativ kleinsten Hornhäute, die wir überhaupt bei Mammalien finden. Auch der nächtliche Lux hat keine besonders große Cornea, sie ist relativ sogar etwas kleiner als die des Aguti, und bei den Reptilien hat auch eine Wasserform, Chelone midas, die kleinste Cornea.

Es treten bei genauerer Durchsicht der Tabelle noch zwei Momente hervor: Zunächst spielt offenbar die absolute Größe der Augen eine Rolle. Ordnet man die Augen nach der Länge ihrer Durchmesser, so überwiegen bei den absolut kleinen Augen die relativ großen Hornhäute, bei den großen Augen sind umgekehrt die Hornhäute relativ kleiner. Am deutlichsten tritt das bei den Säugetieren hervor. Hornhäute, die zum Bulbusdurchmesser sich verhalten wie 1:1,5 oder noch kleiner sind, kommen nur bei Säugetieren vor, deren Bulbi mindestens 27 mm lang sind, meist aber noch viel größer: 46, 63, 79 mm. Umgekehrt kommen Proportionen, die unter 1:1,1 liegen, nur bei Formen vor, deren Augen kleiner als 10 mm im Durchmesser sind. Auch bei den Reptilien ist eine der kleinsten Hornhäute, die von Chelone midas, bei dem absolut größten hier aufgeführten Auge zu finden, bei den Fischen tritt die Beziehung nicht deutlich hervor.

Die Bedeutung der absoluten Größe als Faktor für die Gestaltung der Cornea tritt nur deutlich hervor, wenn die untersuchten Tiere derselben Klasse angehören, und damit kommen wir auf den zweiten Punkt, den die Tabelle lehrt: Die Bedeutung der relativen Hornhautgröße ist nicht in allen Wirbeltierklassen dieselbe, es tritt ein spezifisches Moment hervor, das wohl von der Höhe der Erregbarkeit der Netzhautelemente abhängt, und jedenfalls an die systematische Stellung der betreffenden Tiere gebunden ist.

Vergleichen wir z. B. Säugetieraugen und Vogelaugen von derselben Größe, so haben die Vögel meist viel kleinere Hornhäute, z. B. bei Dasyprocta, Lepus cuniculus und Petrogale betragen die Bulbusdurchmesser bzw. 16,5, 17,0 und 18,0 mm, das Verhältnis der Cornea zum Bulbus ist bzw. 1,38, 1,30 und 1,33, also ziemlich nahe übereinstimmend. Nehmen wir zum Vergleich Tinnunculus, Spectito und Nisus, deren Bulbusdurchmesser 15, 18, 18 mm betragen, so sind die Proportionen hier 2,14, 1,80 und 2,27.

Die Fläche des Grundkreises der Hornhaut beträgt im Mittel bei den genannten Säugetieren: 129 qmm, bei den Vögeln: 54 qmm, also bei den Vögeln ca. 2,4 mal weniger.

§ 73. Für die Leistungen der Cornea als brechende Kugelfläche scheint die Dicke und die Form der inneren, vitralen Oberfläche ziemlich gleichgültig zu sein, da das Kammerwasser fast den gleichen Brechungsindex hat, wie die Cornea selbst.

Die Unterschiede im Brechungsindex des Kammerwassers sind noch wesentlich geringer, wie jene im Brechungsvermögen der Cornea; der Größenordnung nach sind sie etwa um das zehnfache geringer, denn während die Unterschiede der Brechungsindizes der Cornea in der zweiten Dezimale liegen (1,3 ..), liegen sie für das Kammerwasser erst in der dritten (1,33 ..). Die beobachteten Extreme sind wohl 1,3351 für den Hecht und 1,3380 für Huhn und Rochen.

Immerhin scheint das Kammerwasser konstant einen etwas geringeren Brechungsindex zu haben, wie die Hornhautsubstanz, so daß an der konkaven hinteren Hornhautfläche eine ganz schwache Dispersion erfolgt, die aber praktisch vernachlässigt werden kann.

Wir werden also besondere Arten der Dickenentwicklung der Hornhaut nicht als durch optische Momente bedingt ansehen dürfen.

Wir haben bisher überhaupt die Hornhaut nur so betrachtet, als stünden alle ihre Eigentümlichkeiten in kausaler Beziehung zu ihrer optischen Funktion. Diese Betrachtungsweise allein kann keine befriedigende Übersicht über die Gestaltungsverhältnisse der Cornea gewähren, denn es wirken noch andere Faktoren gestaltend auf diesen Teil des dioptrischen Apparates ein, jedenfalls für alle jene zahlreichen Wirbeltiere, die im Wasser leben. Es sind in erster Linie mechanische, spezieller gesagt hydrostatische Bedingungen, die hier in Frage kommen.

Auf dem Auge, das im Wasser ist, lastet der Druck der darüber befindlichen Wassersäule. Natürlich kommt er tatsächlich für Formen, die dauernd in einer bestimmten Tiefe leben, nicht in Betracht, da ihm ein gleichstarker Druck im Inneren des Tieres die Wage hält. Wechselt aber der Druck von außen, so kann wohl ein Überdruck auf einer Seite entstehen, den das Auge ohne Deformation aushalten muß. Wesentlich ist wohl aber die Bedeutung, die dem Druck zukommt, der dadurch entsteht, daß beim Schwimmen der Widerstand des Wassers überwunden werden muß (hydrodynamischer Druck). Wir würden dann Unterschiede in der mechanischen Struktur der Cornea weniger bei Flachwasser- und Tiefseefischen, als bei rasch und langsam schwimmenden Formen erwarten.

Die einfachste Verstärkung ist in einer Dickenzunahme gegeben, die wir dementsprechend auch vielfach finden. Eine solche erfolgt aber nie in der ganzen Ausdehnung der Hornhaut gleichmäßig, das wäre auch bautechnisch unrationell. Die Bautechnik lehrt, daß man, um ein Gewölbe zu verstärken, nur die Widerlager stärker zu machen braucht, nicht den Gewölbescheitel, und dementsprechend treten solche mechanisch wirksamen Hornhautverdickungen nur als Randverdickungen auf, während der Scheitel dünn bleibt.

So haben wir bei vielen Selachiern und Teleostiern die Randpartien der Cornea um das vier- bis fünffache dicker entwickelt gefunden als den Scheitel (BERGER 1883), und noch bedeutender sind die Unterschiede bei Zahnwalen. Bei Phocaena beträgt die Randdicke das vierfache der Scheiteldicke, bei Hyperooden ca. das fünffache, bei Delphinapterus das siebenfache. Hier darf man die Unterschiede sowohl auf die raschen Änderungen des hydrostatischen Druckes beim Tauchen, wie auf den hohen Wasserwiderstand beim Schwimmen beziehen. Gering kann dieser letztere nicht sein, wenn man bedenkt, daß die Delphine um ein Schiff, das in voller Fahrt (15—18 Knoten) läuft, herumspielen, es also immer wieder überholen.

Bei den Bartenwalen ist die Randverdickung relativ nicht so sehr von Bedeutung, sie beträgt nur ca. 2,5 der Scheiteldicke.

Den Einfluß des häufigen Tauchens auf den Grund des Littorals dürfen wir wohl als die Ursache der starken Randverdickung (1 : 3,5) des Walrosses ansehen, das sich hierin von den übrigen Pinnipediern unterscheidet, die weder tief tauchen, noch nennenswerte Randverdickungen besitzen.

Ein Gewölbe, das starkem Druck Widerstand leisten soll, muß so konstruiert sein, daß die Richtung der Druckkräfte, die es auf sein Widerlager ausübt, die Richtung des Seitenschubes, in die Widerlager hineinfällt, das ist ein allgemein bautechnischer Grundsatz und wir müssen daher ein bestimmtes Verhältnis zwischen der Richtung der Sklera, vor allem des Teiles der Sklera, der sich an die Cornea anschließt, also des Sulcus corneae (Verbindungsteil) und der Stärke der Hornhautkrümmung erwarten, allerdings nur bei Formen, deren Bulbi auf stärkeren Druck konstruiert sind.

Die Form des Gewölbes der Cornea kann sehr verschiedenartig sein, z. B. ist es bei Gigantura sehr steil, so daß der Schub in die Richtung des Sulcus corneae fällt, der, wie ein Teleskoprohr sich fast senkrecht gegen den flachen Augengrund absetzt, so daß seine Richtung nur wenig gegen die Augenachse geneigt ist. Bei den Wassersäugetieren sind die Gewölbe alle flach konstruiert, da hier der Verbindungsteil fast senkrecht zur Achse steht, so daß nur bei einer ganz flach gewölbten Cornea der Seitenschub in die Richtung des Sulcus corneae fallen kann.

Bei Formen, deren Augen keinen Druck auszuhalten haben, können die Richtungen des Sulcus corneae und der Hornhaut natürlich beliebige

Winkel bilden, wie dies in der Tat mehrfach vorkommt, z. B. bei Macropus, Struthio und vielen anderen.

Noch ein, ich möchte sagen technisches Moment ist bei der Beurteilung der Hornhäute zu berücksichtigen: ein Gewölbe ist um so widerstandsfähiger gegen Druck, je geringer seine Spannweite ist. Es wird also von Vorteil für die Erhöhung der Widerstandsfähigkeit sein, wenn eine Hornhaut möglichst klein ist. Dieses Moment wirkt gerade entgegengesetzt, wie das oben besprochene optische, nach dem für Wassertiere eine möglichst große Cornea wegen besserer Ausnützung des im Wasser geschwächten Lichtes von Vorteil wäre, und wir können daher die wirkliche Größe einer Hornhaut als die Resultierende dieser beiden Faktoren, als einen Gleichgewichtszustand zwischen beiden Wirkungen ansehen.

Wenn wir die Wirkung starken Wasserdruckes im Sinne einer Verkleinerung der Cornea in Rechnung ziehen, so werden mehrere Tatsachen über relative Hornhautgröße verständlich, die bei der Diskussion der oben mitgeteilten Tabelle nicht aufgeklärt werden konnten, da sie keine Beziehung zu optischen Momenten hatten. So die relativ auffallend kleine Cornea von Chelone midas und die kleinen Hornhäute der Wassersäugetiere.

Auch in bezug auf diesen Punkt muß die absolute Größe stark in Rechnung gezogen werden, denn die Oberfläche der Cornea, die den Druck auszuhalten hat, wächst proportional der Größe. Dementsprechend hat, bei gleicher Lebensweise, Phocaena, die kleinste Form unter den marinen Zahnwalen, die relativ größte Cornea, während sie bei Delphinapterus und Hyperoodon erheblich kleiner ist. Die relativ so sehr kleine Hornhaut von Balaenoptera physalus ist, absolut betrachtet, doch noch fast die größte, die bei Wirbeltieren vorkommt, und muß dementsprechend einen sehr bedeutenden Druck aushalten.

Noch ein Moment spielt, wenigstens für homöotherme Tiere, die im Wasser leben, eine Rolle bei der Gestaltung der Cornea: die thermischen Bedingungen. Die Gewebe eines Säugetieres können nicht auf jede beliebige Temperatur der Umgebung abgekühlt werden, bei der Kaltblütergewebe noch sehr gut leben könnten, und gerade für die Augenmedien ist es bekannt, daß Abkühlung bei ihnen eine Trübung bewirkt (Kunde 1857, Michel 1899). Durch eine Trübung der Cornea wird aber das ganze Auge funktionsunfähig. Es muß daher die Hornhaut immer auf Körpertemperatur gehalten werden, obgleich sie in steter Berührung mit dem Wasser ist. Da Blutgefäße nicht in die Cornea eindringen können ohne die Funktion zu stören, so muß der Lymphstrom die nötige Wärmezufuhr besorgen. Eine derartige Durchwärmung ist natürlich um so leichter zu erzielen, je kleiner die Cornea ist, und es wirkt also bei den Wassersäugetieren dies Moment in demselben Sinne, wie der Wasserdruck auf Verkleinerung des Hornhautradius.

§ 74. Alle diese Momente wirken auf die Cornea ein, unabhängig von ihrer anatomischen Beschaffenheit, ja sie können, mit Ausnahme der Erörterungen über Wärmewirkung, auch auf andere Tierstämme, als die Wirbeltiere, Anwendung finden.

Die einzige Forderung, die an die physikalische Beschaffenheit der Komponenten der Cornea von funktionellem Standpunkte aus gestellt werden muß, ist die, daß sie durchsichtig sind und eine möglicht homogene Masse darstellen. Das tun bis zu einem ziemlich hohen Grade auch alle hier in Betracht kommenden Gewebe.

Die »Brille« der Ophidier, d. h. die zusammengewachsenen Lider werden durchsichtig, das Epithel ebensogut wie das Bindegewebe, das Corneaepithel, die Cornea propria, die Membranae elasticae und das Endothel der Vorderkammer, sie alle, obgleich sie in ihrer physiologisch-chemischen Eigenart viele Verschiedenheiten haben, konvergieren in der physikalischen Eigenschaft der Durchsichtigkeit, in der ein wesentlicher Teil ihrer Funktion besteht.

Die Cornea besteht aus zwei Hauptteilen, die sich sehr verschieden stark an ihrem Aufbau beteiligen und häufig nicht mehr voneinander zu trennen sind; es ist erstens die Fortsetzung der Epidermis und des subepidermalen Bindegewebes, und zweitens die Fortsetzung der Kapsel des Bulbus, der Sklera.

Beide Teile erfahren charakteristische Veränderungen, die in einer veränderten Anordnung der Elemente und in der erwähnten Durchsichtigkeit bestehen.

Das Corneaepithel, der nie fehlende Teil jeder Hornhaut, stellt eine Umwandlung der Epidermis dar, deren Unterschiede gegenüber der umgebenden Epidermis sehr verschieden groß sind. Bei den Cyclostomen bewahrt das Hornhautepithel noch viele Eigenschaften der Epidermis, die sonst verloren gehen. Es fehlen hier nur die sog. »Kolbenzellen« der Fischhaut, während die Schleimzellen im Bereich der Hornhaut zwar spärlicher werden, aber keineswegs ganz fehlen. Beim Ammocoetes ist das Hornhautepithel ebenso dick, wie das allgemeine Deckepithel des Körpers, und erst beim geschlechtsreifen Tier verdünnt es sich erheblich, wobei auch die Schleimzellen an Zahl und Größe abnehmen.

Bei den Telostiern ist das Hornhautepithel entweder dünn, aus ca. drei bis fünf Schichten bestehend (Lauber 185), deren tiefste kubisch ist (z. B. Hippocampus, Dactylopterus, Blennius, Belone), oder es ist sehr dick, besteht aus vielen Schichten, deren tiefste aus Zylinderzellen besteht (z. B. Cyprinus, Carassius).

Die Leistung des Corneaepithels ist im Wasser darauf beschränkt, eine durchsichtige Decke der brechenden Augenmedien darzustellen, besondere Anforderungen in bezug auf Glätte und Glanz werden nicht gestellt. Bei

Tieren, die in der Luft leben, muß dagegen, im Zusammenhang mit der optischen Bedeutung, die Hornhautoberfläche glatt und spiegelnd sein. Nun ist aber gerade in der Luft das Hornhautepithel ständig der Gefahr des Vertrocknens oder Verstaubens ausgesetzt, der eine Schicht plasma- und wasserreicher Zellen ohne weiteres erliegen würde.

Wir finden daher bei allen luftlebigen Tieren die oberen Schichten des Corneaepithels verhornt, so daß sie nicht so viel vom Austrocknen zu leiden haben.

Bei den Fischen gibt es auch Formen, die auf längere oder kürzere Zeit das Wasser verlassen, um z. B. ihrer Beute nachzugehen (Anabas, Periophthalmus, Boleophthalmus?), hier sind also entsprechende Einrichtungen zum Schutz gegen das Vertrocknen zu erwarten, und in der Tat zeigt Periophthalmus kolreuteri die obersten Lagen des ca. fünfschichtigen Epithels verhornt, während die tieferen Lagen aus großen, flüssigkeitsreichen Zellen bestehen.

Bei den höheren Wirbeltierklassen, Amphibien, Reptilien, Vögeln, Säugetieren ist das Hornhautepithel meist sehr gleichförmig gebaut und nur wenige Erscheinungen haben zurzeit vergleichendes Interesse.

So wird bei rudimentären Augen die Cornea im Bau derart vereinfacht, daß sie z. B. bei Proteus angineus sich anatomisch nicht von der übrigen Körperdecke unterscheidet. Bei Typhlops vermicularis, der Wurmschlange, sehen wir einen Zustand persistieren, der sonst nur in frühen Stadien der Entwicklung vorkommt, das Corneaepithel besteht nur aus einer einzigen Schicht flacher Zellen.

Gegenüber der Einförmigkeit, die im allgemeinen herrscht, gewinnt die große Mannigfaltigkeit der Gestaltung besonderes Interesse, die das Hornhautepithel bei den Wassersäugetieren erfährt.

Für die Säugetiere liegen ja die Verhältnisse besonders ungünstig, insofern ihr Hornhautepithel nicht wie das der Fische ohne weiteres die Fähigkeit besitzt, die Berührung mit einer 3—4 %igen Salzlösung, wie sie das Seewasser darstellt, ohne tiefe Schädigung auszuhalten.

Eine Reihe später zu besprechender Einrichtungen schützen zwar im allgemeinen vor einer solchen Berührung, aber ganz dürfte sie doch nicht zu vermeiden sein, und so finden wir denn Vorkehrungen, die zweifellos in dem Sinne wirken können, die lebenden Teile des Epithels vor Berührung mit Seewasser zu schützen.

Zunächst ist die Verhornung der oberflächlichen Zellschichten stärker, als man sie sonst zu finden pflegt. Es handelt sich hier nicht um eine bloße Abplattung der Zellen wie beim Menschen, sondern um wirkliche Verhornung (Horn allerdings nicht im chemischen Sinne = Keratin!), bei der die Zellen zugrunde gehen. Diese verhornte Schicht ist bei Macrorhinus leoninus fast ebenso dick (16 μ), wie die Schichten der lebenden Zellen, die darunter liegen (20 μ), ja bei Otaria jubata übertrifft die verhornte Schicht mit 40 μ sogar die Dicke der lebenden Zellagen (30 μ).

Weit eigenartiger aber ist das Bild, das unter den Pinnipediern Halichoerus gryphus und Otaria jubata, ferner alle Denticeten und unter den Mysticeten Balaena mysticetus bieten. Es sind hier nämlich die sämtlichen Zellen des Epithels bis zu der tiefsten Schicht hin von verhornten Hüllen umgeben, die sogar die tiefste Zellschicht an der basalen Seite, z. B. bei Halichoerus, in einer Dicke von 2 μ bekleiden. Die Zellen liegen hier also in einem Wabenwerk von verhornter Substanz, das wohl geeignet scheint, sie gegen die Einwirkungen des Seewassers zu schützen.

Vielleicht hat diese Einrichtung auch noch einen anderen Zweck; diese Vermutung wird jedenfalls sehr stark, wenn man die Verhältnisse des Finwals Balaenoptera physalus in Betracht zieht.

Es ist hier nicht wie bei anderen Säugetieren eine Schicht verhornt, die sich mit relativ glatter Kontur gegen das lebende Gewebe absetzt, sondern von der verhornten Schicht aus gehen verhornte Zapfen zwischen den lebenden tiefen Epithelzellen hindurch und verbinden sich, an der Basis kegelförmig verbreitet, mit der Elastica anterior.

Kükenthal hat gezeigt, daß die Epidermis der Wale durch mächtig ausgebildete Epithelzapfen sich gewissermaßen im Unterhautgewebe verankert, um nicht bei der mächtigen Reibung, die sie auszuhalten hat, wenn das Tier schwimmt, abgerissen zu werden. Dasselbe Prinzip kommt hier anscheinend zur Anwendung.

Die verhornte Schicht, die bei Landtieren glatt auf den tieferen lebenden Zellenschichten aufliegt, würde bei rascher Bewegung abgerissen werden, die Hornhautzapfen aber verankern die Hornschicht an der Elastica anterior und halten sie fest. Die Einrichtungen der Pinnipedier und Denticeten können natürlich, neben ihrer Bedeutung als Schutz gegen das Seewasser, auch diese mechanische Bedeutung haben.

§ 75. Das Hornhautepithel sitzt häufig einer Elastica anterior auf, die aber wohl ebensooft fehlt, ohne daß man einen besonderen funktionellen Grund dafür angeben könnte.

Sie fehlt bei den Cyclostomen, ist dagegen bei Selachiern und Teleostiern meist vorhanden (Lauber 185). Bei Amphibien ist sie nur sehr schwach, bei Vögeln, die eine relativ dünne Elastica posterior haben, ist die E. anterior sehr viel stärker als jene ausgebildet. Bei Säugetieren nimmt ihre Stärke im allgemeinen mit der Hornhautdicke zu, sie fehlt aber nach His bei Pferd, Ziege, Hund und Katze.

Das subepidermale Bindegewebe nimmt nur in den untersten Klassen der Vertebraten am Aufbau der Cornea teil, bei Cyclostomen stellt es eine

Schicht von sehr beträchtlicher Dicke dar, die jene der Cornea propria erheblich übertrifft.

Bei den Teleostiern nimmt bei einer Reihe von Formen ebenfalls das subkutane Bindegewebe wesentlichen Anteil an der Bildung der Hornhaut, z. B. bei Belone und Blennius. Die Trennung dieses Teils von der Cornea propria ist sehr verschieden deutlich. Bei Hippocampus verschwindet die Grenze beider Abschnitte im Hornhautscheitel vollständig (185). Bei anderen Teleostiern ist das subkutane Gewebe als Teil der Hornhaut ganz verschwunden (z. B. Cyprinus, Carassius).

In den höheren Wirbeltierklassen findet es sich überhaupt nicht mehr, hier wird vielmehr der ganze bindegewebige Teil der Hornhaut von der Fortsetzung der Bulbuskapsel, der Sklera, gebildet, d. h. der bindegewebige Teil besteht hier nur aus einer Substantia propria corneae.

Die Bindegewebszüge, aus denen sich die Bulbuskapsel aufbaut, ordnen sich in der Cornea viel regelmäßiger wie in der Sklera. Meist ist der Bau der ersteren ein lamellöser, bei anderen Tieren allerdings auch wieder plexusartig, so biegen z. B. beim Bussard (24) die Lamellen bald nach außen, bald nach innen bogenförmig von ihrem sonst meridionalen Verlauf ab und verflechten sich mit äquatorial verlaufenden Bündeln zu einem dichten Plexus.

Die Kerne der Hornhautzellen sind meist bandförmig abgeplattet, langgetreckt und liegen in den verschiedenen Teilen verschieden dicht, am dichtesten am Rande, in der Mitte fehlen sie oft ganz oder fast ganz.

Zwischen den Hornhautlamellen bleiben enge, kapillare Spalträume, in denen ein äußerst langsamer Lymphstrom zirkuliert. Er hat die Aufgabe, die Durchsichtigkeit und den normalen Flüssigkeitsgehalt herzustellen, von dem die gleichmäßige Wölbung und die Glätte der Oberfläche abhängt, eine Aufgabe, zu deren Erfüllung keine rasche Strömung notwendig ist.

Wieder sind es die Wassersäugetiere, die hierin ganz abweichende Verhältnisse bieten. Da das Wasser ein ca. 27 mal höheres Wärmeleitungsvermögen hat als die Luft, so muß der Wärmeverlust von der Corneafläche her bei Wassersäugetieren sehr bedeutend sein, und um eine Unterkühlung zu verhindern, von deren schädlichen Folgen schon oben die Rede war, besteht hier das Bedürfnis nach einem lebhaften Strom körperwarmer Lymphe, die stets für Erhaltung der Temperatur sorgt. Dementsprechend gewinnen die Lymphräume hier eine ganz gewaltige Entwicklung. Am demonstrativsten ist in dieser Hinsicht die Cornea von Halichoerus gryphus, der Kegelrobbe, in der alle drei Typen von cornealen Lymphbahnen vorkommen, die wir bisher überhaupt kennen.

Das erste sind die bekannten engen spaltförmigen Lymphwege, wie sie allgemein verbreitet sind; die zweite Art Lymphbahnen entsteht dadurch, daß die Cornealamellen bogenförmig auseinanderweichen und größere

Lymphräume von linsenförmigem Querschnitt zwischen sich fassen. Die Breite dieser Räume beträgt 20—30 μ, die Höhe 10 μ. Endlich kann man den dritten Typus als die Weiterbildung des zweiten ansehen, indem hier die Cornealamellen auf weite Strecken auseinanderweichen, in diesem Verlauf aber durch Fasern oder Bälkchen gestützt werden müssen, die senkrecht zu den Cornealamellen stehen. Derartige Balkensysteme kommen bei Phoca vitulina vor, bei dem nur dieser Typus entwickelt ist.

Bei den Zahnwalen finden sich nur Lymphbahnen des zweiten Typus, deren Querschnitt aber nicht linsenförmig ist, sondern im allgemeinen rund. Der Durchmesser dieser Lymphröhren ist recht verschieden, er schwankt z. B. bei Delphinapterus zwischen 30 und 60 μ. Gegen die vitrale Fläche und gegen den Scheitel der Cornea hin werden die Lymphröhren flacher, der Querschnitt fast spaltförmig.

Den Abschluß der Cornea propria bildet vielfach eine Elastica posterior, die bei den Säugetieren dicker ist als die vordere, bei den Vögeln dagegen im allgemeinen dünner, sie kann auch fehlen. Gegen die vordere Kammer begrenzt eine flache Endothellage die Cornea, die vergleichend keine Unterschiede bietet.

Blutgefäße fehlen der Hornhaut im allgemeinen, sie würden ja auch die Durchsichtigkeit wesentlich beeinträchtigen, doch kommen bei einigen Teleostiern (Cyprinus Carassius) fast mitten in der Cornea Kapillaren vor.

Das Auftreten von Pigmentzellen muß im allgemeinen als unverträglich mit der Funktion der Hornhaut betrachtet werden, vielmehr ist es ein gutes Mittel zur Abgrenzung der Cornea gegen die Sklera, nur ganz ausnahmsweise, zu besonderen Zwecken, kommen im Bereich der Cornea Pigmentzellen vor, z. B. bei Anableps tetrophthalmus, dem surinamischen Vierauge, dessen Hornhaut durch einen horizontalen Pigmentstreifen in zwei Abschnitte geteilt ist, die physiologisch jeder als eine eigene Cornea wirken, entsprechend der auch innerlich durchgeführten Trennung des Auges in zwei verschieden funktionierende Sehorgane. Im übrigen dringen nur ganz vereinzelt Pigmentzellen in den Bereich der Hornhaut vor, z. B. bei Hippocampus antiquorum.

Die Art und Weise, wie die Cornea sich gegen die Sklera abgrenzt, ist recht verschieden, ohne daß eine funktionelle Bedeutung dieser Unterschiede bekannt wäre. Bald erfolgt die Abgrenzung geradlinig, oder die Hornhaut ist in die Sklera eingefalzt (z. B. Lepus, Phoca u. a.), oder die Grenzlinie verläuft derart, daß die Sklera außen weit über die Cornea übergreift, z. B. bei den Raubvögeln.

Im allgemeinen ist die Cornea dünner als die Sklera, doch kann auch das Umgekehrte vorkommen, z. B. bei den Fledermäusen.

Die Dicke der Cornea nimmt im allgemeinen bei großen Augen relativ ab.

Es ist nicht ohne Interesse zu verfolgen, wie der relative Anteil, den das Epithel, und der, den das Bindegewebe am Aufbau der Hornhaut nimmt, in der phylogenetischen Entwicklung sich ändert, derart, das relativ das Epithel außerordentlich zurücktritt auf Kosten des Bindegewebes, das den wesentlichsten Anteil am Aufbau der Hornhäute in den höheren Wirbeltierklassen hat.

Die folgende Tabelle gibt eine Übersicht dieser Verhältnisse.

Es beträgt der Anteil, den das Corneaepithel am Aufbau der gesamten Hornhaut nimmt, in Prozenten der Dicke:

Periophthalmus .	64	Dasypus	10
Leuciscus . . .	56	Tinnunculus . .	10
Esox	34	Asio	7
Gulo	19,5	Bubo	6
Sus	17,0	Aepyprymnus . .	4
Lutra	15,5	Dicholophus . .	4
Perameles . .	15,5	Felis tigris . . .	4
Homo	14,0	Felis leo . . .	1
Cricetomys . .	11,5		

B. Die Linse.

§ 76. Die allgemeinen Bedingungen, denen eine Linse genügen muß, wurden schon oben diskutiert, hier sollen nur die speziellen Leistungen der Wirbeltierlinse ihre Darstellung finden.

Für die gesamte Dioptrik des Wirbeltierauges ist es von größter Bedeutung, daß die Linse im ganzen ein erheblich höheres Brechungsvermögen hat, als sie haben würde, wenn sie ganz aus Substanz aufgebaut wäre, die den Brechungsindex des Linsenkerns, des stärkest lichtbrechenden Teiles der Linse, hätte (Helmholtz).

Biologisch ist diese Eigenschaft sehr wichtig, weil damit die notwendige Achsenlänge der Augen verringert wird. Es muß ja ein Auge immer so lang sein, daß das Bild, das die brechenden Medien entwerfen, annähernd in die Ebene des Sehepithels fällt.

Das Brechungsvermögen der einzelnen Teile der Linse ist recht verschieden und nimmt von den äußeren Kortikalschichten gegen den Linsenkern zu.

Gerade auf dieser Zunahme des Brechungsvermögens gegen das Zentrum beruht die erwähnte Eigenschaft der Linse, die besonders geringe Brennweite.

Bevor aber das Licht in die eigentliche Linsensubstanz eindringt, muß es die Linsenkapsel passieren.

Diese Kapsel hat einen Brechungsindex, der etwas niedriger ist als der der Hornhaut, dagegen etwas höher als der des Kammerwassers. An der Grenze der Kapsel gegen die äußere, ca. 0,1 mm dicken Kortikalschicht der Linse ändert sich der Brechungsindex sprungweise. Von da an ist die Zunahme des Brechungsvermögens eine kontinuierliche, es bestehen nicht einzelne Schichten, die sprungweise Änderungen des Brechungsindex zeigten (MATTHIESSEN).

Die Zunahme erfolgt bei Säugetieren und Fischen nach einem bekannten Gesetz, das auf Vögel anscheinend keine Anwendung findet.

Werden die Brechungsindizes an mehreren genau bestimmten Punkten einer Achse, die durch das Kernzentrum geht, gemessen, so liegen sie bei graphischer Darstellung auf einer flachen konvexen und symmetrischen Kurve, die ihr Maximum im Kernzentrum hat. Diese sogenannte Indicialkurve ist der Scheitel einer Parabel, die sich darstellen läßt durch die Gleichung:

$$n = N_1 \left(1 + \zeta \frac{b^2 - y^2}{b^2} \right),$$

worin N_1 den Index der äußeren Kortikalschicht, b ihren Abstand vom Kernzentrum, y den Abstand einer Schicht auf der untersuchten Achse vom Zentrum, ζ eine Konstante bedeutet, die das Inkrement heißt und die Relation der Indizes der Corticalis N_1 und des Kernzentrums N_m ausdrückt, nämlich

$$N_m = N_1 (1 + \xi).$$

Diese bestimmte Art der Zunahme des Brechunsgvermögens gegen das Kernzentrum hat in vieler Hinsicht biologische Bedeutung, auf die wir noch zurückkommen.

Die folgende Tabelle (S. 208) gibt zunächst einige vergleichende Daten über die optischen Konstanten der verschiedenen Linsen, sie ist nach den Tabellen 6 und 7 von MATTHIESSEN zusammengestellt.

Der Totalindex stellt biologisch den wichtigsten dieser Werte dar, während die anderen Werte ein mehr spezielles, vergleichend physiologisches Interesse haben. Die höchsten Werte für den Totalindex erreichen die Fische und die Wassersäugetiere, also die Formen, bei denen die Hornhaut sich nicht an der Herstellung des Netzhautbildes beteiligt. Diese Tiere müßten bei einem Totalindex, wie ihn die Landtiere haben, bedeutend verlängerte Augenachsen haben.

Das sieht man schon sehr gut durch den Vergleich des Zahn- und Bartenwalauges. Die Linse des Delphin bleibt nur ganz wenig in ihrer Brechkraft hinter der der Fische zurück, und dementsprechend ist die innere Augenachse hier relativ viel kürzer als bei den Bartenwalen, bei denen zwar der Totalindex der Linse auch noch höher ist wie bei den Lufttieren, aber schon erheblich geringer als bei den Fischen.

Auge	Äußere Kortikalschicht N_1	Kernzentrum Nm	Inkrement[1] ξ	Totalindex
Roche . . .	—	1,5117	0,0915	1,6540
Wels	—	1,5396	0,1116	1,7183
Karpfen . . .	1,3862	1,5089	0,0895	1,6476
Barsch . . .	1,3878	1,5106	0,0907	1,6515
Hecht . . .	1,3878	1,5054	0,0870	1,6400
Dorsch . . .	1,3852	1,5134	0,0927	1,6575
Eule	1,3900	1,4082	0,0168	— [2]
Turmfalke . .	—	1,4030	0,0130	—
Rabe	—	1,4066	0,0156	—
Löwe	1,3858	1,4701	0,0614	1,5583
Kaninchen . .	—	1,4484	0,0458	1,5122
Elch	1,3797	1,4554	0,0508	1,5326
Pferd	1,3870	1,4458	0,0439	1,5040
Rind	1,3841	1,4714	0,0624	1,5553
Delphin . . .	—	1,5030	0,0852	1,6323
Seiwal . . .	1,3885	1,4751	0,0650	1,5706
Knöllwal . .	1,3950	1,4751	0,0650	1,5700
Mensch . . .	1,3880	1.4107	0,0186	1.4367

Um die Augen in dieser Hinsicht zu vergleichen, muß man das Verhältnis der Länge der Linsenachse zu der Strecke: Linsenscheitel bis Sehzellenschicht in Betracht ziehen.

Dieser Wert zeigt manches Interessante. Bei Wassertieren hat man in der Proportion direkt ein Maß für die Größe der Brechkraft der Linse, da die Hornhaut ja als brechendes Medium fortfällt, bei den Lufttieren ist das nicht der Fall, denn je nach der verschiedenen Größe der Hornhautbrechung sind die Strahlen schon mehr oder weniger konvergent gemacht, wenn sie die Vorderfläche der Linse erreichen, so daß die Leistung hier stets eine geringere ist wie bei den Wassertieren, deren Linse parallele Strahlen auf der Retina zu vereinigen vermag.

Die folgende Zusammenstellung enthält für die Wassertiere die Länge der Strecke vom vorderen Linsenpol bis zum Sehepithel, ausgedrückt in Achsenlängen der Linsen. Je höher die Zahlen sind, um so geringer muß der Totalindex der Linsen sein. Zum Vergleich ist beigefügt die Brennweite der Linsen einiger Lufttiere, in Achsenlängen der Linsen ausgedrückt. Diese Brennweiten entsprechen nicht dem Ort der Retina, sondern liegen weit dahinter.

Die Brennweiten der Fischlinsen sind recht kurz, aber auch eine ganze Anzahl Wassersäugetiere steht ihnen hierin nicht nach. Zufällig kennen

---

1) Inkrement-Definition s. im Text.

2) Totalindizes sind hier nicht zu benutzen, da das Gesetz der parabolischen Indicialkurve hier nicht anwendbar ist.

wir nur von einem, **Phocaena**, den Wert des Brechungsindex, und dieser ist geringer als irgendein bei den Fischen bekannter; aber Formen wie **Halichoerus**, **Balaena**, **Hyperoodon**, **Otaria** usw. müssen höhere Indizes haben, die sogar höher sein müssen als jene des Hechts.

Fische	Anableps tetrophthalmus (Luftauge)	1,18
	Periophthalmus kolreuteri	1,44
	Odontostomus hyalinus	1,57
	Dolichopteryx	1,66
	Dissomma anale	1,69
	Esox lucius	1,87
Wassersäugetiere	Halichoerus gryphus	1,55
	Balaena mysticetus	1,73
	Hyperoodon rostratus	1,77
	Otaria jubata	1,78
	Delphinapterus leucas	1,84
	Phoca barbata	1,93
	Phoca vitulina	2,00
	Phocaena communis	2,10
	Odobaenus rosmarus	2,11
	Macrorhinus leoninus	2,19
	Balaenoptera physalus	3,43
Lufttiere	Löwe	3,75
	Pferd	5,6
	Mensch	12,3
	Falke	18,6

Ganz außerordentlich lang sind die Brennweiten bei Lufttieren, beim Pferd und besonders beim Menschen und dem Falken. Die Bedeutung solcher großen Brennweiten für die Vergrößerung des Netzhautbildes wird später erörtert werden.

Von erheblichem Einfluß auf die Leistung der Linse im dioptrischen System des Auges ist ihre Lage. Je weiter der vordere Linsenscheitel hinter der Cornea liegt, um so konvergenter sind die Lichtstrahlen bereits, wenn sie in die Linse eintreten, wenigstens bei Lufttieren.

Bei Wassertieren sind sie immer noch parallel, so weit auch die Linse zurückliegen mag, und es ist daher vorteilhaft, wenn sie möglichst weit nach vorn liegt, d. h. also, wir werden erwarten, bei Wassertieren eine sehr flache vordere Kammer zu finden. Diesen Erwartungen entsprechen die Befunde bei Fischen und Wassersäugetieren vollkommen. Drückt man zum Vergleich den Abstand des vorderen Linsenpols von der Cornea in Teilen der inneren Augenachse aus, so beträgt dieser Abstand für Fische und Wassersäugetiere:

Anableps tetrophthalmus (Luftauge) 1 : 20,0
Esox lucius . . . . 1 : 12,4
Periophthalmus . . . . 1 : 11,0
Hyperoodon rostratus . . . . . 1 : 11,1
Balaena mysticetus . . . . . . 1 : 11,5
Phoca barbata . . . . 1 : 11,7
Delphinapterus leucas . . . . . 1 : 13,0
Phocaena communis . . . . . 1 : 18,0
Balaenoptera physalus . . . . 1 : 25,0

Bei Lufttieren liegt die Linse im allgemeinen weiter zurück, die vordere Kammer ist tiefer. So beträgt die Distanz von der Cornea, in obigem Maße ausgedrückt, für:

Equus bruchelli . . . . 1 : 14,4
Homo . . . . 1 : 9,0
Aepyprymnus rufescens . . . . 1 : 8,9
Perameles . . . . 1 : 8,4
Macropus rufus . . . . 1 : 7,0
Cricetomys . . . . 1 : 6,4
Felis leo . . . . 1 : 6,4
Struthio camelus . . . . . . 1 : 6,1
Tinnunculus elegans . . . . . 1 : 4,6
Bubo . . . . 1 : 3,2

Beim Pferd ist die vordere Kammer also auch sehr flach und entsprechend der relativ geringeren Konvergenz der Lichtstrahlen, die die Linse treffen, ist die Gesamtbrennweite des Auges sehr groß. Die tiefste Vorderkammer haben die Raubvögel, und unter ihnen nehmen die Nachtraubvögel, als deren Vertreter der Uhu aufgezählt ist, eine ganz extreme Stellung ein. Wie beim Pferd eine Verlängerung der Brennweite, so scheint hier eine Verkürzung beabsichtigt zu sein, was uns aus biologischen Gründen auch durchaus verständlich ist (s. u.).

Die brechende Kraft der Linse ist von zwei Momenten abhängig: von der Krümmung ihrer Flächen und von der gesetzmäßigen Zunahme der Brechungsindizes gegen den Linsenkern hin.

Daß die Brechkraft der Linse, wenn sie nur auf dem Prinzip der sphärischen Flächen beruhen würde, wesentlich geringer sein müßte, als sie es tatsächlich ist, wurde schon erwähnt. Die Brechungsindizes der ganzen Linse und des Kernzentrums sind (MATTHIESSEN):

$$N = N_1 (1 + 2\xi); \qquad N_m = N_1 (1 + \xi).$$

Es wird also die brechende Kraft durch die Zunahme des Brechungsvermögens von außen nach innen verdoppelt, oder mit anderen Worten:

Der Totalindex übertrifft den Index des Kerns um ebenso viel, wie dieser den der Corticalis (MATTHIESSEN).

Wir kennen im Auge nur ein optisch wirksames Gebilde, das anscheinend ganz auf dem Prinzip der Wirkung sphärischer Flächen beruht: die Cornea. Die Linsenwirkung ist durchaus nicht an eine gewölbte Form der Vorder- und Hinterfläche gebunden, wir könnten ganz ebene Linsen finden, die doch, infolge der Brechungszunahme gegen das Kernzentrum hin, dioptrisch wirksam sein würden, und bei verschiedenen Tieren ist dieser Fall auch fast vollkommen realisiert, indem beide Flächen im Bereich der Pupille plan sind, so z. B. beim Mauersegler, bei der Gemse.

§ 77. Die Linsen der Wirbeltiere zeigen ungemein verschiedenartige Gestalten, von der vollkommenen Kugel über Rotationskörper zu dreiachsigen Ellipsoiden und endlich zu gänzlich asymmetrischen Gebilden.

Bei Petromyzon planeri ist die Abweichung von der Kugelform gering, der Durchmesser beträgt (bei einem Tier von 16 cm Länge) 1,1238 mm (KOHL), die Achse ist 1,1034 mm lang, so daß das Verhältnis 1,017 beträgt.

Erheblich ist die Abweichung bei den Selachiern, wo folgende Werte beobachtet wurden (RABL 147):

	Achse mm	Durchmesser mm	Index
Chimaera monstrosa . .	12,2	13,5	1,106
Mustelus laevis	9,1	10,3	1,132
Pristiurus melanostomus.	7,6	8,6	1,132
Raja asterias	4,0	4,7	1,175

Die Äquatorialdurchmesser sind in den verschiedenen Meridianen bei Chimaera und den Squaliden alle gleich, so daß hier die Linsen Rotationsellipsoide darstellen, bei Raja asterias und Torpedo marmorata aber ist der horizontale Äquatorialdurchmesser etwas länger, als der vertikale, die Linsen sind also dreiachsige Ellipsoide.

Bei den Teleostiern herrschen zwar Formen, die sich der Kugel stark nähern, vor, doch kommen auch hier mancherlei Abweichungen vor, so haben wir folgende Werte:

	Achse mm	Durchmesser mm	Index
Trigla hirundo	5,0	6,6	1,320
Lophius piscatorius . .	8,3	10,0	1,205

Also recht nennenswerte Abweichungen von der Kugel. Wirklich kuglige Linsen haben z. B. Belone acus, Esox lucius, Periophthalmus. Auch bei den

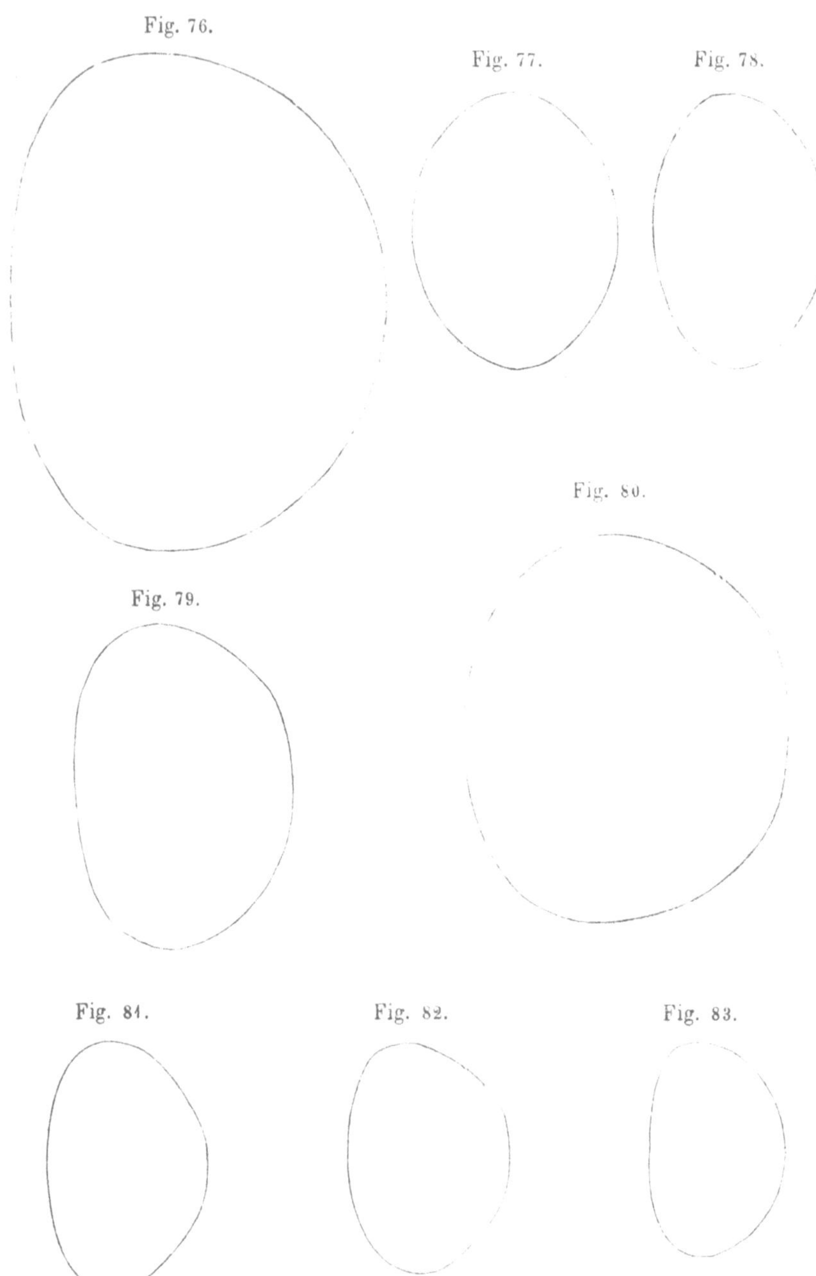

Linsenformen von Reptilien. Alle bei gleicher Vergrößerung. Außenfläche nach links, innere nach rechts orientiert. Nach Rabl.

Fig. 76. Alligator mississipiensis. — Fig. 77. Emys europaea. — Fig. 78. Testudo graeca. — Fig. 79. Lacerta viridis (Smaragdeidechse). — Fig. 80. Platydactylus mauritanicus (Gecko). — Fig. 81. Lacerta faraglionensis. — Fig. 82. Lacerta agilis. — Fig. 83. Lacerta muralis.

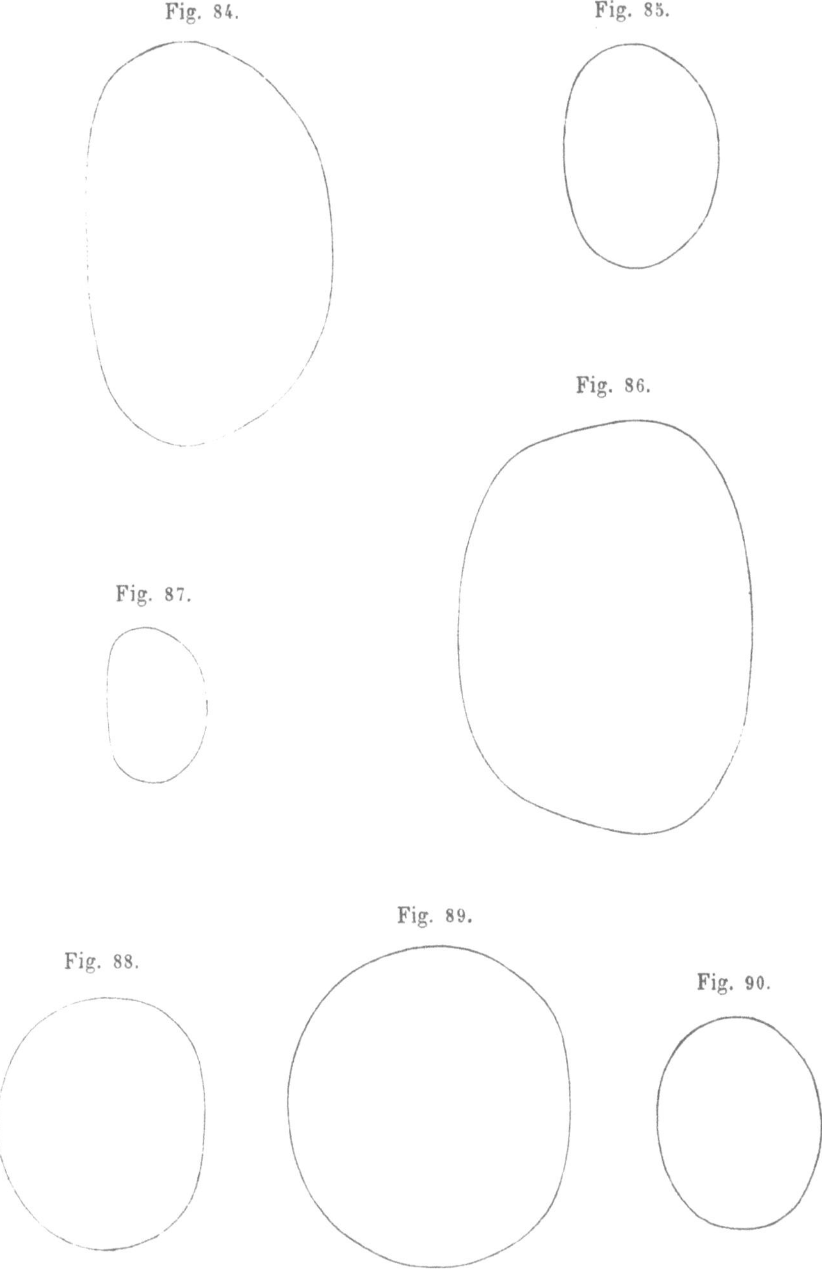

Linsenformen von Reptilien. Alle bei gleicher Vergrößerung. Außenfläche nach links, innere nach rechts orientiert. Nach RABL.

Fig. 84. Pseudopus pallasii (Scheltopusik). — Fig. 85. Gongylus ocellatus. — Fig. 86. Chamaeleo vulgaris. — Fig. 87. Anguis fragilis (Blindschleiche). — Fig. 88. Tropidonotus natrix (Ringelnatter). — Fig. 89. Zamenis viridiflavus (Zornnatter). — Fig. 90. Vipera aspis (Viper).

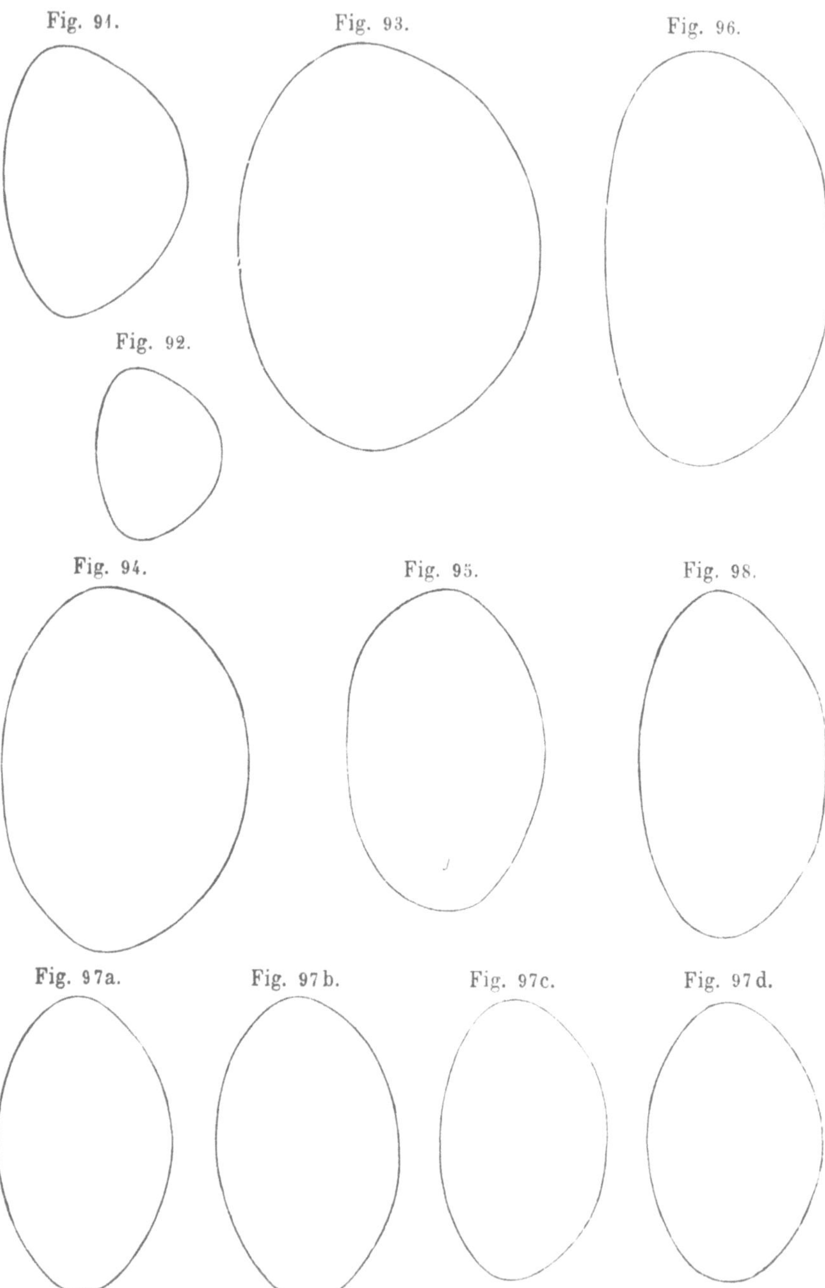

Umrisse von Vogellinsen. Alle bei gleicher Vergrößerung. Nach links äußere, nach rechts innere Seite. Nach Rabl.

Fig. 91. Palaeornis torquatus (Halsbandsittich). — Fig. 92. Melopsittacus undulatus (Wellensittich). — Fig. 93. Anas boschas dom. (Ente). — Fig. 94. Anser cinereus (Gans). — Fig. 95. Gallus domesticus (Haushuhn). — Fig. 96. Tetrao tetrix (Birkhuhn). — Fig. 97a—d. Columba domestica (Haustaube). — Fig. 98. Bonasia sylvestris (Haselhuhn).

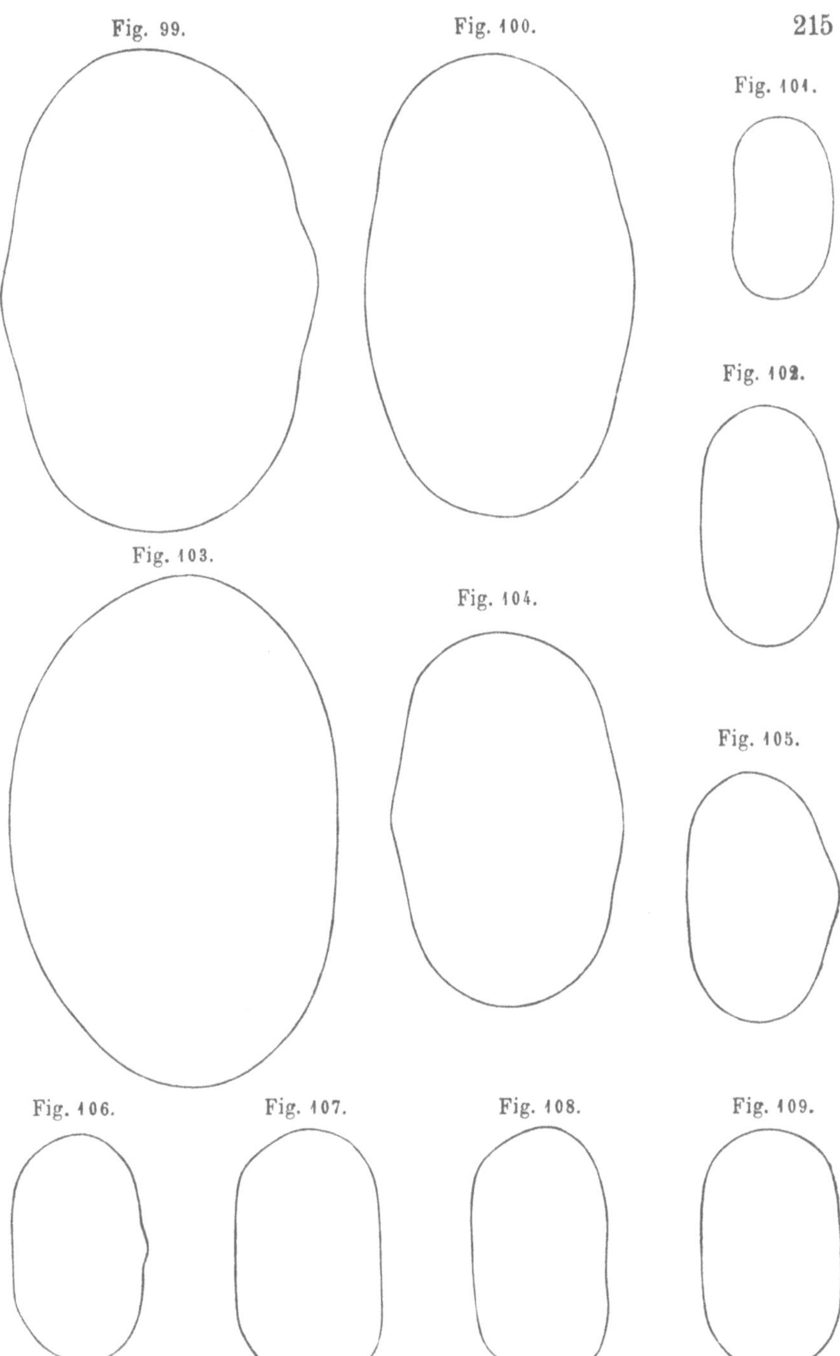

Umrisse von Vogellinsen. Alle bei gleicher Vergr. Nach links äußere, nach rechts innere Seite. Nach Rabl.
Fig. 99. Astur palumbarius (Hühnerhabicht). — Fig. 100. Corvus corone (Krähe). — Fig. 101. Carduelis elegans
(Stieglitz). — Fig. 102. Emberiza hortulana (Feldammer). — Fig. 103. Athene noctua (Steinkäuzchen). —
Fig. 104. Garrulus glandarius (Nußheher). — Fig. 105. Pyrrhula vulgaris (Gimpel). — Fig. 106. Fringilla
coelebs (Buchfink). — Fig. 107. Alauda arvensis (Feldlerche). — Fig. 108. Hirundo riparia (Uferschwalbe). —
Fig. 109. Hirundo rustica (Rauchschwalbe).

Ganoiden (Acipenser ruthenus) kommt es vor, daß der horizontale Durchmesser den vertikalen an Länge übertrifft.

Auch die Amphibienlinse ist nicht im strengen Sinne kuglig, wie man es häufig angegeben findet, die Vorderfläche ist weniger stark gewölbt, als die Hinterfläche, und dieser Unterschied ist bei den Anuren beträchtlicher als bei den Urodelen. RABL (147) hat wieder gute Messungen mitgeteilt.

	Achse mm	Durchmesser mm	Index
Siredon pisciformis . . .	1,40	1,68	1,209
Triton cristatus	1,12	1,36	1,214
Salamandra maculosa .	2,32	2,84	1,224
Rana fusca	3,16	4,20	1,329
Hyla arborea	2,04	2,72	1,333
Bufo variabilis	2,52	3,64	1,444

Man ersieht hieraus, daß die Urodelen-Linsen sich der Kugel stärker nähern, als die Linsen der Anuren, es scheint, als ob mit dem Übergange zum Luftleben die Linsen immer stärker abgeplattet würden.

Bei den Reptilien wird die Gestaltung der Linse durch das Auftreten des Ringwulstes sehr mannigfaltig, so daß die Proportion von Achse zu Durchmesser nur eine ganz allgemeine Orientierung über die Gestalt gibt, wie die folgende Tabelle zeigt.

	Äquatorial-Durchm. in mm	Achse in mm	Index
Alligator mississipiensis	4,43	3,52	1,25
Emys europaea	2,45	1,90	1,28
Testudo graeca	2,54	1,54	1,64
Platydactylus mauritanicus . . .	3,47	3,09	1,12
Lacerta viridis	2,92	2,06	1,41
» faraglionensis	2,25	1,53	1,47
» agilis	2,09	1,51	1,38
» muralis	1,94	1,28	1,51
Pseudopus pallasii	3,60	2,30	1,56
Gongylus ocellatus	1,98	1,43	1,38
Anguis fragilis	1,38	0,93	1,48
Chamaeleo vulgaris	3,68	2,72	1,35
Tropidonotus natrix	2,27	1,94	1,17
Zamenis viridiflavus	2,87	2,60	1,10
Vipera aspis	1,92	1,53	1,25

Im allgemeinen ist die Vorderfläche flacher als die Hinterfläche. So ist der Unterschied bei den Lacerten z. B. sehr groß, die Vorderfläche sehr flach. Im extremen Fall z. B. bei **Pseudopus pallasii** (Scheltopusik) und **Anguis fragilis** (Blindschleiche) ist die Vorderfläche fast plan.

Andererseits kann sich das Verhältnis auch umkehren, wie beim **Chamäleon**, bei dem die Hinterfläche fast plan ist und somit schwächer gewölbt, als die Vorderfläche, ähnlich steht es bei der Zornnatter (**Zamenis viridiflavus**), wo die Vorderfläche fast halbkuglig, die Hinterfläche fast plan erscheint. Bei **Platydactylus mauritanicus** (Gecko) nähert sich die Linse stark der Kugelform, die sie bei einigen Schlangen, z. B. **Boa constrictor** u. a. erreicht. Auf die eigenartige Gestaltung des Ringwulstes kommen wir weiter unten zurück.

Fig. 110.

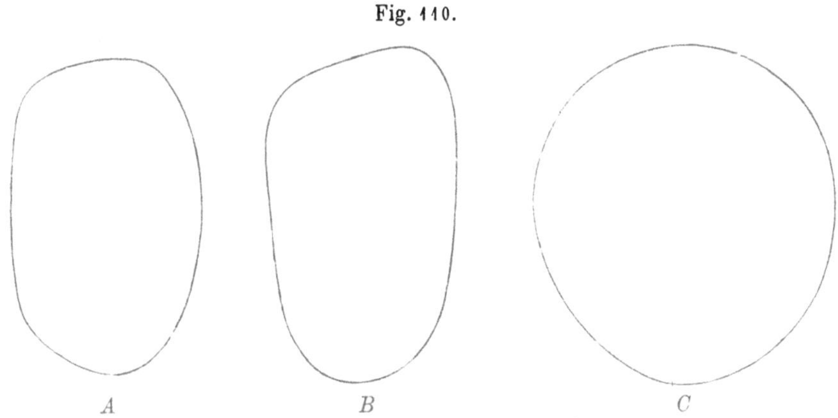

Linse des Mauerseglers (Cypselus apus). Nach RABL.
A Seitenansicht, B senkrecht darauf, C Polansicht.

Ein noch abwechselungsreicheres Bild bietet die Linse der Vögel. Über die Dimensionen orientieren die Zahlen der folgenden Tabelle nach RABL (160).

Die Maße und den Index gibt RABL's Tabelle, aber aus dem Index ist durchaus nicht die Form zu erschließen. Man darf z. B. beim Wellenpapagei keine annähernd kuglige Linse erwarten, weil der Index 1,29 ist, wie Fig. 92 lehrt, ist vielmehr die Vorderfläche fast plan, die Hinterfläche außerordentlich stark gewölbt.

Die Linsen von Kiwi und Papageien haben große Ähnlichkeit mit den Eidechsenlinsen. Bei Tauben und Hühnern sind beide Flächen sehr wenig gewölbt, besonders die Vorderfläche.

Die Raubvögel bilden in bezug auf den Bau der Linse, wie in biologischer Beziehung die beiden großen Gruppen der Tag- und Nachtraubvögel. Bei ersteren sind die Linsen vorne fast plan, nur in der Mitte springt auf beiden Flächen ein kleiner Buckel hervor, der auf der Vorderseite kleiner ist, als auf der Rückseite.

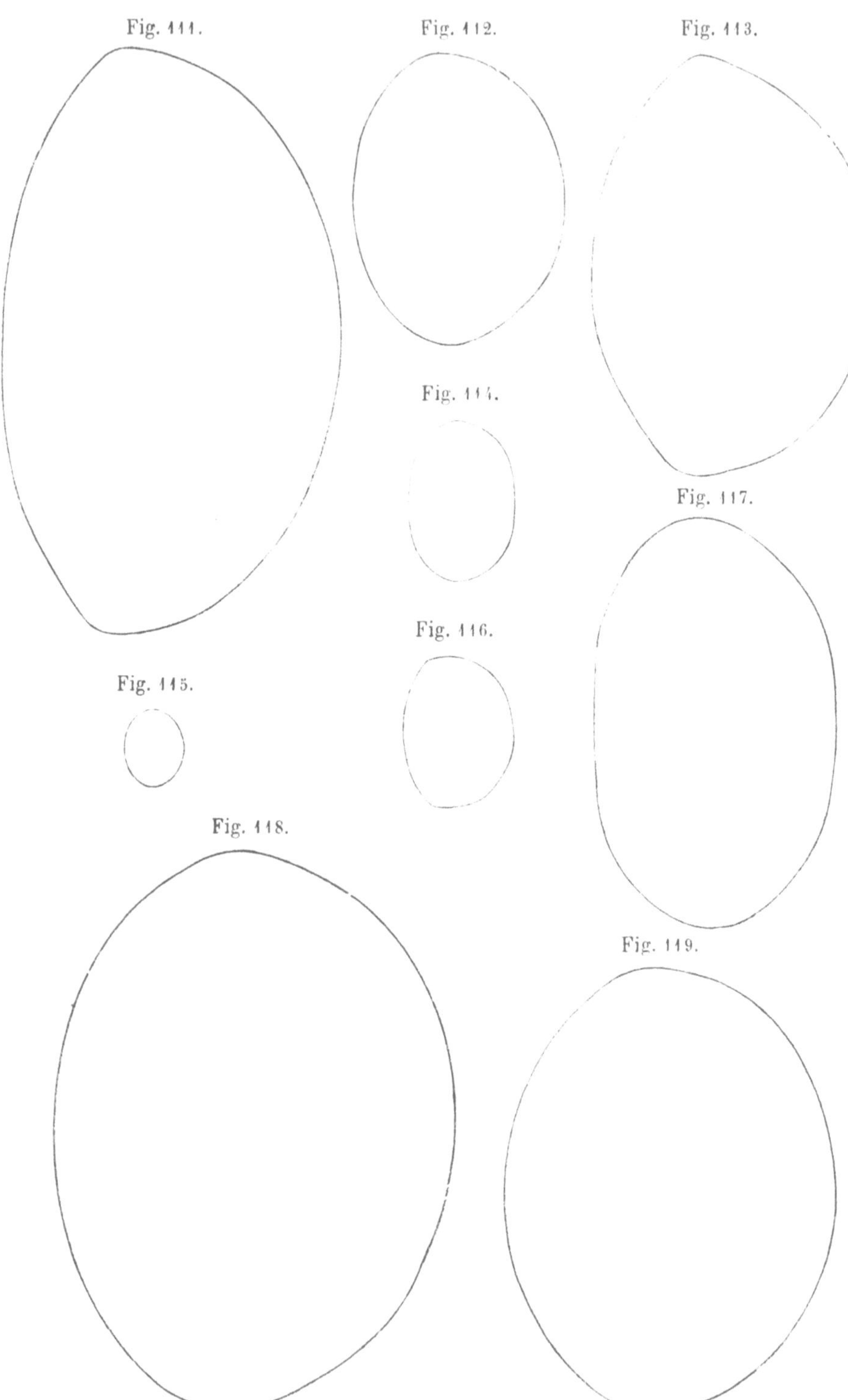

Umrisse von Säugetierlinsen. Alle bei gleicher Vergr. Nach links äußere, nach rechts innere Seite. Nach Rabl.
Fig. 111. Pferd. — Fig. 112. Schwein. — Fig. 113. Reh. — Fig. 114. Meerschweinchen. — Fig. 115. Maus. —
Fig. 116. Eichhörnchen. — Fig. 117. Gemse. — Fig. 118. Rind. — Fig. 119. Schaf.

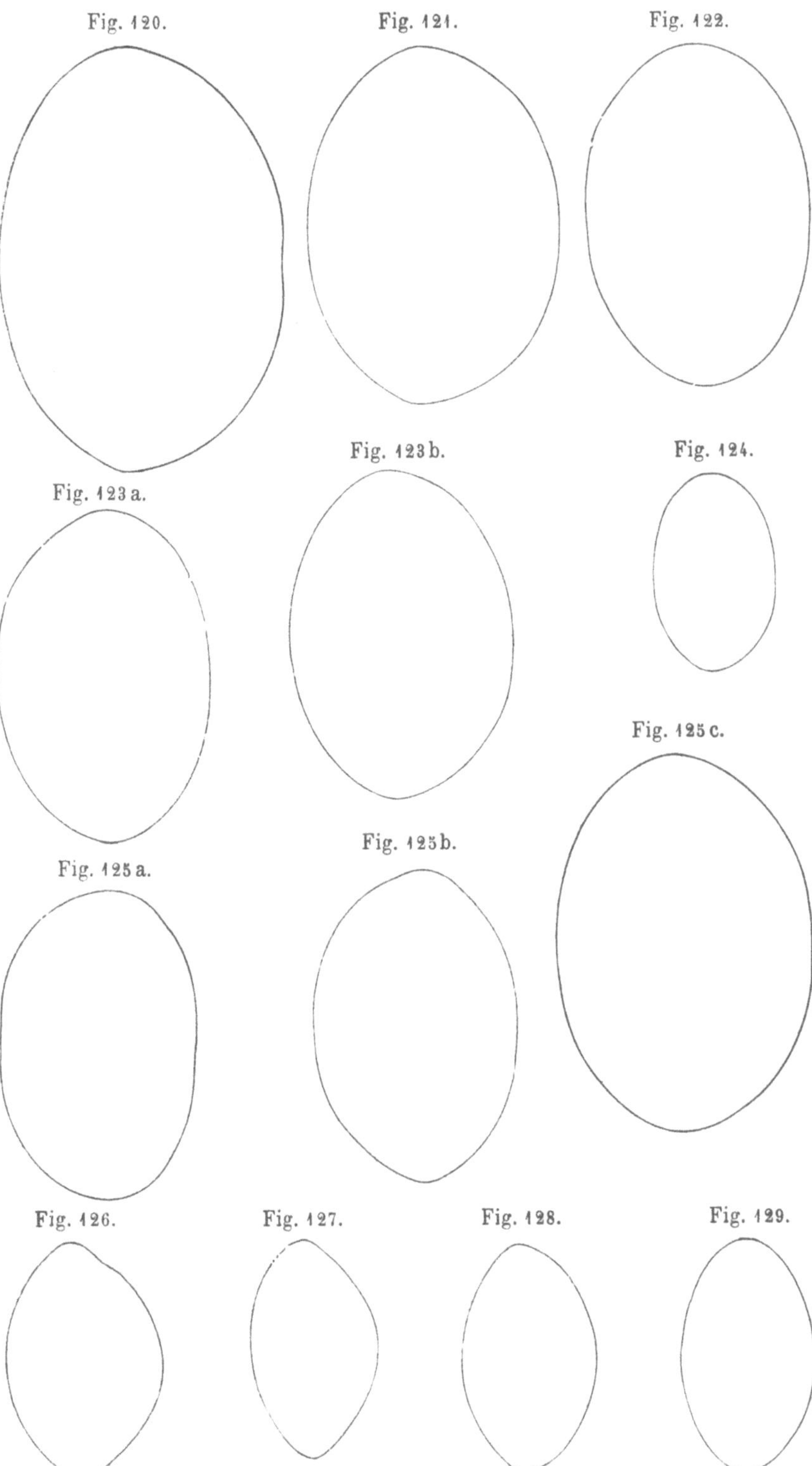

Umrisse von Säugetierlinsen. Alle bei gleicher Vergr. Nach links äußere, nach rechts innere Seite. Nach RABL.
Fig. 120. Hase. — Fig. 121. Kaninchen. — Fig. 122. Fuchs. — Fig. 123 a u. b. Hund. — Fig. 124. Edelmarder. —
Fig. 125 a—c. Katze. — Fig. 126. Inuus. — Fig. 127. Macacus. — Fig. 128. Pavian. — Fig. 129. Mensch.

Bei den Nachtraubvögeln ist die Vorderfläche stärker gewölbt, als die Hinterfläche, obgleich auch diese nicht gerade flach ist.

Einen Buckel auf Vorder- und Hinterfläche findet man häufig bei den Gangvögeln, z. B. bei der Krähe, Nußheher, Feldammer, Gimpel. Buchfink. Stieglitz.

	Äquatorial-Durchm. in mm	Achse in mm	Index
Palaeornis torquatus	4,82	3,41	1,41
Melopsittacus undulatus . . .	3,03	2,34	1,29
Anas boschas domesticus. . .	7,19	5,53	1,30
Anser cinereus.	6,49	4,55	1,42
Gallus domesticus	5,69	3,63	1,56
Tetrao tetrix	7,30	4,14	1,76
Bonasia sylvestris	6,14	3,45	1,78
Columba livia domestica . . .	4,86—5,46	3,24—3,36	1,49—1,62
Astur palumbarius	8,44	5,83	1,44
Athene noctua	9,03	6,07	1,48
Otus sylvestris.	11,50	9,00	1,27
Corvus corone.	8,09	4,91	1,64
Garrulus glandarius	6,62	4,21	1,57
Carduelis elegans.	3,18	1,80	1,76
Emberiza hortulana	4,24	2,52	1,68
Pyrrhula vulgaris.	4,41	2,76	1,59
Fringilla coelebs	4,05	2,50	1,62
Alauda arvensis	4,46	2,67	1,67
Hirundo riparia	4,41	2,47	1,78
» rustica	4,24	2,56	1,65
» urbica	(4,68) 4,55	2,45	1,85 [1]
Cypselus apus	(5,89) 5,49	3,30	1,66

Bei weitem das auffälligste aber, was in bezug auf Gestaltung der Linse bei den Wirbeltieren vorkommt, bieten die Schwalben und Segler. Die Linsen sind hier nicht radiär symmetrisch, der Äquator ist kein Kreis und der senkrechte Durchmesser ist etwas länger wie der horizontale. Noch auffälliger ist diese Asymmetrie beim Mauersegler (Fig. 110), die Vorder- und Hinterfläche der Linse sind fast genau plan, stehen aber einander nicht parallel, sondern schief gegeneinander. Die Linse entfernt sich weit vom üblichen Wirbeltierlinsentypus.

Welchen Einfluß eine solche Gestalt auf die physikalische Beschaffenheit des Netzhautbildes hat, ist nicht ohne weiteres zu übersehen.

Die Linsen der Säugetiere sind wieder einförmiger gestaltet, doch kommen im einzelnen viele Differenzen vor. Kugelrund sind die Linsen

---

[1] Index nach dem kürzeren Äquatorial-Durchmesser berechnet.

einiger Wassersäugetiere, Pinnipedier und Cetaceen, bei denen aber zum Teil schon eine deutliche Abflachung zu bemerken ist, kugelig sind auch die Linsen bei Maus und Ratte.

Bei anderen Formen ist die Vorderfläche abgeflacht, die Hinterfläche stark gewölbt, z. B. bei Pferd, Zebra, Reh, Macropus rufus, Eichhörnchen, oder es sind beide Flächen fast plan wie bei der Gemse. Als besondere Gestaltung ist noch zu erwähnen, daß bei Inuus hinter dem Äquator eine seichte ringförmige Furche verläuft, welche der Linse im Querschnitt die eigenartige Gestalt gibt (RABL), die Fig. 126 zeigt, und die sonst nur noch bei Embryonen von Hyrax capensis beobachtet wurde (PÜTTER).

Die Linsen der Carnivoren sind dadurch bemerkenswert, daß bei ihnen die Vorderflächen gewöhnlich stärker gewölbt sind, als die Hinterflächen, eine Gestaltung, die früher für sehr ungewöhnlich galt, jetzt aber bei sehr verschiedenen Wirbeltierordnungen bekannt ist. Die Dimensionen der Säugetierlinsen sind aus den Daten der Tabelle nach RABL (167) zu ersehen.

	Äquatorial-Durchm. in mm	Achse in mm	Index
Equus caballus	20,14	12,28	1,64
Sus scrofa	10,00	7,62	1,31
Cervus capreolus . . .	14,68	10,31	1,42
Rupicapra rupicapra . .	14,21	8,82	1,61
Ovis aries	15,73	12,44	1,26
Bos taurus	19,55	14,60	1,33
Lepus timidus	14,15	10,78	1,31
Lepus cuniculus	11,89	8,79	1,35
Cavia cobaya	5,53	3,84	1,44
Mus musculus	2,49	2,00	1,24
Sciurus vulgaris	5,53	4,23	1,30
Canis familiaris	10,60	7,13	1,48
Canis vulpes	11,43	7,75	1,47
Mustela martes	6,61	4,30	1,53
Felis domestica	10,56	7,50	1,40
Macacus rhesus	7,72	4,67	1,65
Inuus erythraeus . . .	7,83	5,07	1,54
Cynocephalus babuin . .	7,84	4,88	1,40
Homo sapiens	7,58	4,77	1,56

§ 78. Die ganze Menge dieser vergleichend-anatomischen Tatsachen über die Formverhältnisse der Linsen ist kaum einer physiologischen Interpretation fähig. Welche Momente maßgebend dafür sind, daß einmal die Hinterfläche, ein andermal die Vorderfläche besonders stark gewölbt ist, daß die Linse einmal die Gestalt einer Kugel, ein andermal diejenige eines Keiles hat, das bleibt ganz dunkel.

Nur in der Beziehung zur Akkommodation liegen einige Momente, die in Betracht kommen, die aber erst bei der Lehre von den Akkommodationseinrichtungen zu besprechen sind, auch die Kugellinsen werden noch unten Gegenstand der Betrachtung sein.

Für eine ganz spezielle Abweichung von der Begrenzung durch genau sphärische Flächen liegt eine Untersuchung vor, die einen Fingerzeig gibt, in welcher Weise auch Gestaltungen, die uns als Fehler erscheinen, biologisch verwertet werden können. Es ist der Kurvatur-Astigmatismus der Linse, der vielfach vorkommt und beim Pferd durch Berlin genauer in seiner Bedeutung untersucht ist. In viel bedeutenderem Grade muß diese Einrichtung bei Linsen bestehen, die im horizontalen und vertikalen Meridian verschiedene Dimensionen haben, wie wir solche z. B. bei Selachiern und Ganoiden kennen gelernt haben. Auch mehrere Haustiere zeigen nach Köschel diese Eigentümlichkeit, indem der vertikale Durchmesser um ca. 5% hinter dem horizontalen zurückbleibt.

Die Bedeutung des Kurvatur-Astigmatismus der Linse liegt nach Berlin darin, daß die Strecke, die das Bild eines bewegten Punktes auf der Retina durchwandert, bei Linsenastigmatismus größer ist, als bei einer Linse, die frei von dieser Abweichung ist.

Etwas mehr Biologisches wie über die Form, können wir über die Größe der Linse sagen.

§ 79. Für gewöhnlich wird die Größe nach dem Verhältnis zur Bulbusgröße beurteilt, und wir haben zwei Gruppen von Angaben, die eine Orientierung in dieser Richtung ermöglichen. In erster Linie ist es das Verhältnis des Linsendurchmessers zum Bulbusdurchmesser, und zweitens das Verhältnis des Linsenvolumens zum Volumen des Bulbusinnenraums.

Es ist die landläufige Anschauung, daß die Dunkeltiere größere Linsen haben, als Helltiere, um mehr von dem Licht ausnutzen zu können, das ihnen zur Verfügung steht.

In dieser Form ist der Satz aber nicht ganz richtig, obgleich er offenbar richtiges enthält.

Betrachten wir zunächst die Säugetiere, so sehen wir, daß die größten Linsen sich bei den kleinen Nagern finden, als Beispiel ist Cricetomys angeführt, Maus und Ratte verhalten sich ähnlich, und nicht viel kleiner ist die Linse des Beuteldachses (Perameles), hier trifft die Beziehung zum Dämmerungssehen zu. Dagegen haben auch die drei Beuteltiere Petrogale, Macropus und Aepyprymnus sehr große Linsen, obgleich sie keine Dunkeltiere sind. Beim Löwen mit seiner großen Linse trifft die Beziehung wieder zu, versagt aber bei den Wassersäugetieren, wo sogar die kleinsten Linsen vorkommen, die wir überhaupt bei Säugetieren kennen.

Auch unter den Vögeln hat der nächtliche Bubo die kleinste Linse,

auch die des Kiwi ist sehr klein, und unter den Reptilien zeigt die Seeschildkröte eine auffallend kleine Linse, die kleinste, die überhaupt bei
einem erwachsenen Tier bekannt ist. Auch die Linsen der Fische erscheinen nicht durchgängig so groß, wie man nach der gewöhnlichen Auffassung erwarten sollte.

Andererseits gibt es auch wieder Fälle, die deutlich für einen Zusammenhang zwischen großer Linse und Sehen bei geringer Lichtstärke sprechen.

So ist das Steinkäuzchen bekanntlich kaum größer als eine Taube, trotzdem
übertrifft seine Linse jene der Taube ca. um das fünffache an Volumen (Rabl).

Der Gecko (Platydactylus mauritanicus), kaum größer wie eine
mittelgroße Eidechse, hat eine Linse von mehr als sechsfachem Volumen (Rabl).

Und unter den Selachiern hat Chimaera monstrosa, die in großen
Tiefen lebt, eine viel größere Linse, als die Flachseeformen. Auch die
mächtige Linse von Orthagoriscus mola ist hier zu erwähnen.

Der Grund, weshalb die zahlenmäßige Beziehung des Linsendurchmessers zum Bulbusdurchmesser uns nicht immer den Zusammenhang von
Linsengröße und Sehen in der Dämmerung zeigt, liegt darin, daß wir
Linsen von ganz verschiedenen Formen vergleichen, und daß die einzelnen
Linsenformen sehr ungleich geeignet für die gute Ausnützung des Lichtes
bei schwacher Beleuchtung sind. Etwas günstiger ist für die Vergleichung
daher schon die Proportion zwischen Linsenvolumen und Volumen des
Bulbusinnenraums, die in folgender Tabelle für einige Tiere angeführt ist,
wie sie Matthiessen angibt.

	Volumen der Linse ccm	Volumen des Innenraums ccm	Verhältnis
Sebastes (Rotfisch)	2,57	22	8,6
Gadus morrhua (Kabljau) . .	1,77	16	9,0
Fuchs	0,35	2,6	7,4
Katze	0,5	3,9	7,8
Hund	0,5	4,1	8,2
Schwein	0,8	6,8	8,5
Löwe	1,51	13,9	9,2
Kaninchen	0,25	2,5	10,0
Elch	2,36	25	10,6
Rind	2,1	24,4	11,6
Pferd	3,29	40	12,1
Mensch	0,25	4,5	18,0
Balaenoptera physalus . . .	4,05	101	25,0
Balaenoptera borealis . . .	3,30	87	26,4

Hier tritt die außerordentliche relative Größe der Raubtierlinse besonders bei Fuchs und Katze aufs deutlichste hervor, ebenso aber auch
die auffallende Kleinheit der Linsen der Wassersäugetiere.

Die große Zahl der Linsen der Helltiere ist derart gebaut, daß nur ein ganz kleiner Bezirk, der nahe Umkreis der Achse, zum Sehen gebraucht wird, die breite Iris blendet alles Licht von den peripheren Partien der Linse ab, und diese Teile kommen also dioptrisch gar nicht in Betracht, ihre Gestaltung kann nicht in bezug auf das Sehen bei verschiedener Lichtstärke interpretiert werden.

Mit der Anpassung an das Sehen bei schwacher Beleuchtung vollzieht sich nun sehr häufig eine Gestaltveränderung der Linse und zwar stets eine derartige, daß sich die Form der Kugelgestalt nähert.

Wir sehen bei den Amphibien, wie die Anuren mehr abgeflachte Linsen haben, während die rein wasserlebenden Formen der Urodelen, z. B. Siredon, fast kuglige Linsen aufweisen. Auch in der Entwicklungsgeschichte tritt diese Veränderung hervor. Die kugligen Linsen der Larven gehen allmählich in die flacheren der erwachsenen Tiere über, parallel mit dem Verlassen des Wassers, das gleichbedeutend ist mit dem Übergang zum Sehen bei stärkerer Beleuchtung.

Der nächtliche Gecko hat eine fast kuglige Linse, unter den Vögeln nähert sich die des Steinkauzes und anderer Eulen stark der Kugelform, und die kleinen Nager, die in der Dämmerung sehen, Hamster, Maus usw., haben ebenso wie viele Wassersäugetiere, Pinnipedier und Denticeten, fast kugelrunde Linsen.

Auf die Beziehung dieser Kugelgestalt zu den Veränderungen, die die Akkommodation bei Dunkeltieren erfährt, kann hier noch nicht eingegangen werden, diese Ausführungen sollten nur zeigen, daß nur bei annähernd gleicher Linsengestalt eine Vergleichung des Durchmessers mit dem Bulbusdurchmesser Sinn hat.

Aber gegen diese Proportion läßt sich überhaupt manches einwenden. Zur biologischen Beurteilung scheint es zweckmäßiger, eine andere Vergleichszahl zu nehmen: Das Verhältnis des Linsendurchmessers zum Corneadurchmesser.

Durch die Cornea erhält ja die Linse das Licht, das sie zum Bilde gestalten soll, von der Größe der Cornea muß also bis zu einem gewissen Grade die Größe der Linse abhängen. Daß die relative Größe der Cornea bei Dunkeltieren gewöhnlich besonders groß ist, sahen wir schon, und werden dementsprechend auch bei Dunkeltieren große Linsen erwarten, wir sahen aber auch (s. o.), daß infolge besonderer Bedingungen auch bei Dunkeltieren die Cornea sehr klein werden kann, und dann muß in Beziehung damit die Linse im Vergleich zum Bulbusdurchmesser klein werden. Das ist z. B. bei den Wassersäugetieren der Fall und erklärt deren kleine Linsen, obgleich sie bei schwacher Beleuchtung sehen müssen.

Stellen wir die Proportion zwischen Linsendurchmesser und Corneadurchmesser auf, wie es in der nebenstehenden Tabelle geschehen ist, so sehen wir daraus, daß Kugellinsen im Verhältnis zur Cornea stets kleiner sind, als flache Linsen. Beim Pferd beträgt das Verhältnis 1,05, bei der Ziege 1,16 usw.; das sind Zahlen für flache Linsen, bei denen nur der mittlere Teil ausgenutzt wird, bei den Wassersäugetieren dagegen schwankt das Verhältnis von 1,47 bis 2,01. Die Kugellinsen sind im ganzen viel kleiner, obgleich der Teil, der optisch verwertet wird, größer ist, wie bei den flachen Linsen.

Die Kugellinsen sind auch noch für Strahlen, die einen großen Winkel (bis ca. 45°) mit der Achse bilden, aplanatisch. MATTHIESSEN hat diese außerordentliche Periskopie bei der Fischlinse als notwendige Folge der parabolischen Indizialkurve (s. o.) aufgefaßt, ohne daß seine mathematische Beweisführung biologisch allgemein zwingend wäre. Jedenfalls können alle die Dunkeltiere mit Kugellinsen noch Strahlen ausnützen, die große Winkel mit der Achse bilden.

	Bulbus-durchmesser in Linsendurch-messern	Cornea-durchmesser in Linsendurch-messern
Lophius piscatorius	2,7	1,53
Esox	3,0	2,4
Carassius auratus	2,23	1,83
Periophthalmus	1,82	1,41
Rana temporaria	1,78	1,54
Boa constrictor	2,17	1,48
Chelone midas	4,0	1,5
Nisus	2,75	1,19
Struthio camelus	2,90	1,38
Bubo spec.	3,00	1,77
Tinnunculus	2,25	1,05
Petrogale penicillata	1,73	1,29
Macropus giganteus	1,93	1,33
Aepyprymnus	1,76	1,35
Perameles	1,58	1,43
Dasypus villosus	2,40	1,60
Cavia cobaya	2,06	1,54
Lepus cuniculus	2,0	1,24
Cricetomys	1,55	1,5
Sus scrofa	2,0	1,24
Equus bruchelli	2,03	1,05
Capra	2,05	1,16
Felis leo	1,94	1,30
Homo	2,64	1,25
Phoca vitulina	2,50	1,56
Odobaenus rosmarus	3,11	2,01
Phocaena communis	2,62	1,71
Delphinapterus leucas	3,13	1,47
Balaenoptera physalus	2,60	1,90

Sehr verschiedenartig ist die Konsistenz der Linsensubstanz. Die beiden Extreme bilden wohl die Fische und die Vögel.

Die Fischlinse ist ganz starr, fast glashart, die Vogellinse ungemein weich, fast von gallertiger Konsistenz. Diese Unterschiede sind wohl mit Recht auf die verschiedene Art (s. u.) und den verschiedenen Umfang der Akkommodation bei den verschiedenen Tieren und Tiergruppen bezogen worden.

Eine Fischlinse, die überhaupt keine akkommodativen Formänderungen erleidet, braucht natürlich nicht so nachgiebig zu sein wie eine Vogellinse, die den raschen Kontraktionen der quergestreiften Akkommodationsmuskeln mit raschen Formänderungen folgen muß. Die Linsen der Amphibien und Säugetiere zeigen sehr verschiedene Übergänge zwischen den beiden Extremen.

Der Bau der Linse.

§ 80. Kein Gebiet der vergleichenden Anatomie des Auges, ja der vergleichenden Anatomie überhaupt, ist so gründlich durchgearbeitet, wie die vergleichende Anatomie der Linse. Durch die grundlegenden umfassenden Arbeiten Rabl's wissen wir in diesem Gebiete heute schon soweit Bescheid, daß es möglich ist, nur aus dem Bau der Linse die systematische Stellung, die Familie, Gattung, ja die Spezies zu diagnostizieren, der ihr Besitzer angehört.

Das Hauptinteresse der folgenden Darstellung des Linsenbaues liegt nicht in der funktionellen Deutung der Befunde. Es ist in weitem Umfange für die Funktion einer Linse gleichgültig, ob sie aus 100 oder aus 3800 Radiärlamellen aufgebaut ist, ob die Epithelgrenze im Äquator oder an der Rückseite liegt, wie sich die Kerne beim Übergang des Linsenepithels in die Linsenfasern anordnen. Was diese Untersuchungen über die funktionell bedeutungslosen, aber absolut charakteristischen Unterschiede allgemein biologisch so außerordentlich interessant macht, das ist die Einsicht in die Fülle spezifischer Gestaltungen, die die Natur schafft und mit deren ganzer Fülle sie doch nur eine und dieselbe Funktion erfüllt, in unserem Falle die Funktion der Lichtbrechung und Bilderzeugung. Die Erkenntnis, daß morphologische und physiologische Typen weit auseinander fallen, eine Tatsache, die in allen Kapiteln dieser Organologie zum Ausdruck kommt, läßt sich vielleicht nirgends so schön demonstrieren, wie im Bau der Linse.

In ihrer primitiven Anlage bildet die Linse nur einen, vom Ektoderm abgetrennten Haufen von Zellen, die von einer Kapsel umgeben sein können. Ganz dasselbe Bild erhält sich dauernd bei manchen rudimentären Augen.

So besteht die Linse des Typhlichthys subterraneus aus einem kugligen Zellhaufen von 10 μ Durchmesser, der aus wenigen großen rundlich-ovalen Zellen zusammengesetzt ist und keine Linsenkapsel hat. Beim Grotten-Olm (Proteus anguineus) kommt es zwar im Larvenleben zur Bildung einer zelligen Linse mit Kapsel, aber im weiteren Verlauf des Lebens zerreißt die Kapsel, die Linsenzellen werden aufgelöst und der Raum, den die Linse einnahm, durch Bindegewebe aus dem Glaskörper ersetzt.

Siphonops annulatus zeigt den rein zelligen Zustand der Linse sehr gut. Eine dünne Kapsel umschließt ein Gebilde, an dem schon ein Unterschied zwischen dem vorderen Linsenepithel und den Zellen zu erkennen ist, die bei anderen Tieren zu den Linsenfasern werden, diese selbst aber fehlen hier noch gänzlich. Auf einem ähnlichen Stadium finden wir die Linse vom Typhlops vermicularis.

Einen Übergang zu normalen Linsen bildet die Linse des Maulwurfs, bei der schon das Auswachsen in Fasern bei manchen Exemplaren vorkommt.

Bei allen Linsen, die eine höhere Stufe der Ausbildung erreicht haben, besteht ein scharfer Gegensatz zwischen Linsenepithel und Linsenfasern und überall findet sich eine Zone, in der diese beiden Gebilde ineinander übergehen, die Übergangszone, die nach Lage und Gestalt viele Verschiedenheiten zeigt.

Die ganze Linse ist umhüllt von der Linsenkapsel. Dieses Gebilde erscheint entweder als ein strukturloses Häutchen, oder läßt eine Schichtung erkennen.

Letztere ist z. B. zu sehen unter den Selachiern bei Mustelus, unter den Mammalien beim Fuchs, wo Rabl 26 Schichten zählte, oder beim Pferd, das 22—24 hat.

Die Dicke der Kapsel ist nicht nur bei verschiedenen Spezies, sondern auch bei demselben Tier in verschiedenen Gegenden der Linse verschieden. Die dickste dürfte wohl Balaenoptera physalus haben, bei dem sie 60 μ dick ist.

Bei den Selachiern verdickt sie sich von der Vorderfläche aus gegen den Äquator und wird hinter dem Äquator sehr dünn. Die Werte betragen z. B. für Mustelus:

$$\text{in der Mitte der Vorderfläche} \quad 12\ \mu$$
$$\text{am Äquator} \ldots \ldots \quad 16\ \mu$$
$$\text{in der Mitte der Hinterfläche} \quad 4\ \mu.$$

Bei den Reptilien ist die Kapsel gleichfalls über dem vorderen Epithel und über dem Ringwulst dicker, wie über der Hinterfläche, im ganzen ist sie außerordentlich dünn ebenso bei den Vögeln, z. B. beträgt die Dicke beim

$$\text{Habicht auf der Vorderfläche} \quad 4\ \mu$$
$$\text{auf der Hinterfläche} \quad 2\ \mu$$

im Bereich des Ringwulstes, 2, 3 oder 4 μ je nach dem Abschnitt. Auch bei den Säugetieren herrscht im allgemeinen die Regel, daß die Dicke der Kapsel in demselben Maße abnimmt, wie das Epithel an Dicke zunimmt, nur die Linsenkapsel der Primaten zeigt eine auffallende Abweichung. Sie wird gegen den Äquator dünner, verdickt sich dann hinter dem Äquator in einer Zone und wird gegen den Hinterpol wieder dünn. Die Zone, in der die Kapsel verdickt ist, hat bei den verschiedenen Arten eine ungleiche Breite (RABL).

§ 81. Von dem vorderen Linsenepithel ist auf Querschnittbildern nicht viel mehr zu erkennen, als daß es eine flache Zellenschicht darstellt, deren Elemente gegen die Übergangszone hin höher werden. So beträgt die Höhe am vorderen Linsenpol z. B. bei Säugetieren ca. 1 μ (Maus), 2 μ (Fuchs, Hund), bis 7 μ (Pferd, Eichhörnchen), im Äquator 5 μ (Maus), bis 17 μ (Gemse).

Nur beim Finwal wird das Epithel an manchen Stellen mehrschichtig, nämlich in der Gegend der Übergangszone, wo zwei Zellagen übereinander liegen und durch eine einschichtige Zone getrennt in einem Gürtel, der vor dem Äquator liegt. Hier ist das Epithel sogar dreischichtig (PÜTTER).

Wesentlich interessanteres lehrt die Betrachtung der Flächenbilder.

RABL fand, daß die Zellareale am vorderen Linsenpol am größten sind und, parallel mit der größeren Dicke des Epithels, gegen den Äquator hin eine Verkleinerung erfahren. Das ist ganz generell bei allen untersuchten Linsen der Fall.

Ferner aber ist die Anordnung der Zellen von besonderem Interesse. Während im Linsenscheitel kein System in der Lagerung der Zellen zu finden ist, wird ihre Anordnung gegen die Übergangszone hin ganz regelmäßig, die Zellen ordnen sich zu meridionalen Reihen.

Die Ausbildung dieser Zone der meridionalen Reihen ist überall nachweisbar, nur bei den rudimentären Linsen fehlt sie. Ihre Breite ist verschieden. Bei den Selachiern ist sie 12 bis 15 Zellen breit. Unter den Säugetieren haben die Ungulaten die breitesten Zonen der meridionalen Reihen, beim Schwein und Rind liegen 16 bis 20 Zellen hintereinander in jeder meridionalen Reihe.

Die Reihen sind der Ausdruck einer radiären Struktur, die im Aufbau des Linsenkörpers ganz allgemein zutage tritt. Die Radiärlamellen der Linsenfasern entstehen direkt als Fortsetzungen der meridionalen Zellreihen.

Der Bezirk, in dem die Zellen des Linsenepithels ihre Umwandlung in Linsenfasern vollziehen, die Übergangszone, ist reich an verschiedenartigen Gestaltungen.

Zunächst ist der Bezirk, in dem dieser Übergang erfolgt, in bezug auf die ganze Linse sehr verschieden gelagert. Bei Selachiern und Teleostiern reicht das Linsenepithel weit auf die Hinterfläche, die Epithelgrenze liegt weit hinter dem Äquator. Nicht immer reicht das Epithel in allen Meridianen gleich weit. Oben und unten greift es weiter nach hinten über als nasal und temporal, so daß ein elliptischer Raum frei bleibt, dessen große Achse horizontal steht (Rabl).

Bei jungen Amphibienlarven liegt die Epithelgrenze gleichfalls weit hinter dem Äquator, bei erwachsenen Tieren dagegen hat sie die Lage, die überhaupt die verbreitetste zu sein scheint, sie liegt im Linsenäquator. Das galt auch für die Säugetiere als ganz allgemeine Regel (Rabl), bis sich herausstellte, daß unter den Wassersäugetieren Linsen vorkommen, die, was die Lage der Epithelgrenze anlangt, ganz den Fischlinsen gleichen, insofern die Grenze weit hinter dem Äquator liegt. Bei allen untersuchten Pinnipediern und Denticeten liegt die Übergangszone mehrere mm hinter dem Äquator und, nach den Befunden an jungen Sirenenembryonen (Manatus latirostris) scheint auch hier diese Abweichung vom Säugetiertypus vorzukommen. Eine funktionelle Bedeutung ist nicht dafür einzusehen, aber auch das wachstumsphysiologische Moment, daß Fischlinsen sowohl, wie die Linsen der Pinnipedier und Denticeten fast genau kuglig gestaltet seien, ist nicht als vollständige Erklärung ausreichend, denn die Bartenwale haben, trotz stark der Kugelform genäherter Linsen, die Epithelgrenze im Äquator.

Es ist dies ein ausgezeichnetes Beispiel weitgehender Konvergenz (Pütter).

§ 82. Eine ganz eigenartige Umbildung des Linsenepithels stellt der Ringwulst der Sauropsidenlinsen dar.

Seine Anfänge können wir schon bei den Krokodilen finden. Beim Alligator hat das Linsenepithel große Ähnlichkeit mit dem des Frosches, nur werden die Zellen im Äquator fast dreimal so hoch. Sie erreichen eine Höhe von ca. 60 μ und dieser Bezirk verdickten Epithels stellt den Anfang der Bildung eines Ringwulstes dar. Die Schildkröten bieten ganz ähnliche Verhältnisse, hier erreicht bei Testudo graeca das Epithel in der Zone des Ringwulstes schon 110 μ Dicke. Auch bei Hatteria ist die Anlage des Ringwulstes deutlich.

Eine recht erhebliche Ausbildung findet er bei den Eidechsen, wo er bei Lacerta viridis eine Dicke von 250 μ aufweist; er ist hier der Linse nicht direkt von außen, sondern von außen und vorne aufgesetzt, die größte Dicke liegt vor dem Äquator (s. Fig. 130).

Gleich hier sei bemerkt, daß der Ringwulst, wie dick er auch werden mag, stets die Umbildung eines einschichtigen Epithels darstellt, wie aus seinem Bau (s. u.) und seiner Entwicklung ersichtlich.

Den bei weitem stärksten Ringwulst unter allen Reptilien besitzt das Chamäleon (Fig. 131). Hier liegt gleichfalls im Gegensatz zu den übrigen

Reptilien, die größte Dicke hinter dem Äquator, sie beträgt 580 μ. Die Stärke nimmt nach vorne sehr langsam, nach hinten sehr rasch ab.

Fig. 130.

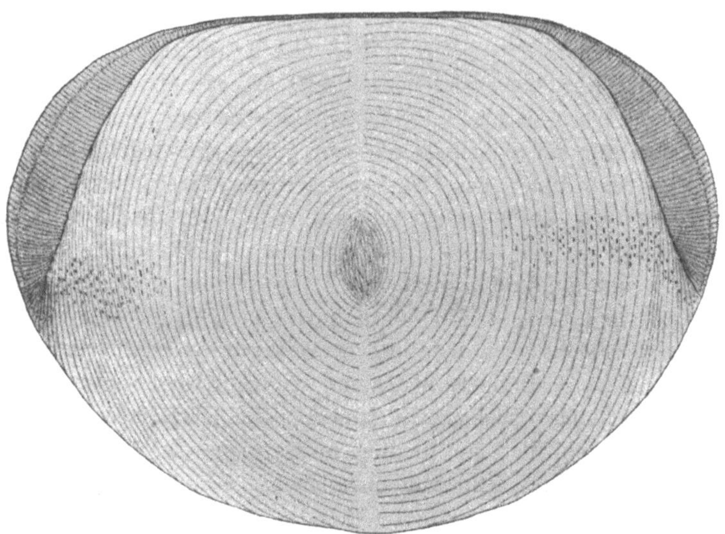

Linse von **Lacerta** viridis. Nach RABL.

Fig. 131.

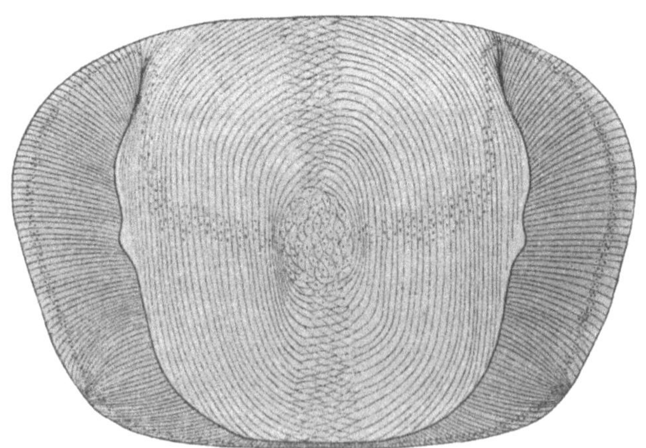

Linse von Chamaeleo vulgaris zeigt die Entwicklung des Ringwulstes. Nach RABL.

Um die relative Größe des Ringwulstes darzustellen, hat RABL zwei Daten gegeben. Zunächst das Verhältnis der größten Dicke des Ringwulstes zum Äquatorialdurchmesser der Linse, diesen gleich 100 gesetzt. Um aber das Verhältnis der Linsenfasermasse zur Masse des Ringwulstes besser zum Ausdruck zu bringen, bediente er sich einer bekannten Methode der praktischen Geometrie. Er zeichnet einen Meridionalschnitt der Linse auf

Fig. 132.

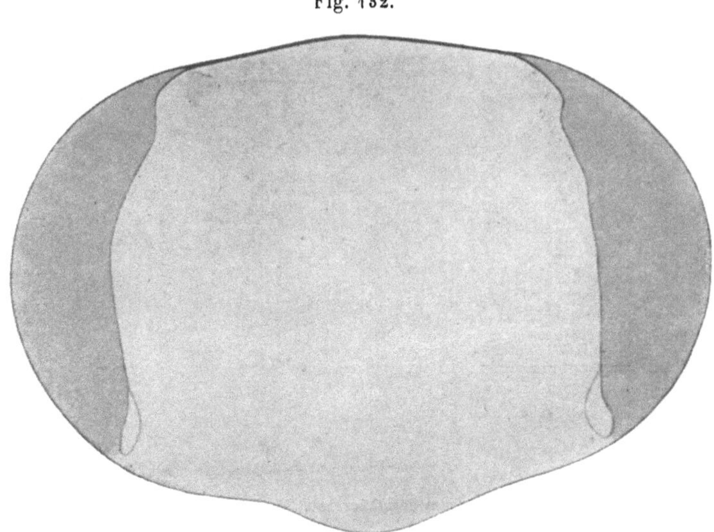

Linse vom Hühnerhabicht. Nach Rabl.

Karton, trägt den Ringwulst ein, schneidet die Zeichnung aus und wiegt die einzelnen Teile. Aus den Gewichten ergibt sich das Verhältnis des Ringwulstes zur ganzen Linse.

Die folgende Tabelle enthält beide Daten:

	Verhältnis der Dicke des Ringwulstes zum Linsendurchmesser	Fläche des Ringwulstes auf Meridionalschnitt zu der ganzen Linse
Alligator mississipiensis .	1,66 : 100	
Testudo graeca	4,94 : 100	4,95 : 100
Anguis fragilis	7,9 : 100	6,66 : 100
Lacerta viridis	12,88 : 100	9,84 : 100
Pseudopus pallasii . . .	14,28 : 100	10,26 : 100
Chamaeleo vulgaris . .	33,73 : 100	18,12 : 100

Eine eigenartige Stellung nehmen die Schlangen ein, denen der Ringwulst völlig fehlt. In bezug auf das Verhalten ihres Linsenepithels sind zwei Gruppen zu unterscheiden. Als Vertreter der ersten fand Rabl die kleinäugige Rollschlange (Eryx jaculus), bei der das Epithel keinerlei

Besonderheiten zeigt, in der Mitte der Vorderfläche am dünnsten und nach dem Äquator zu etwas dicker ist, ohne aber hier auch so dick wie etwa

Fig. 133.

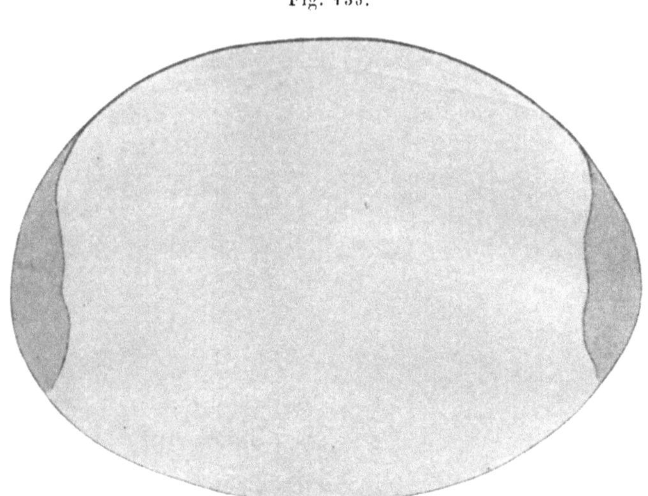

Linse vom Steinkäuzchen. Nach Rabl.

bei Siredon zu werden, also ohne jede Andeutung einer Ringwulstanlage. Die zweite Gruppe bildet die Nattern und Vipern, bei ihnen ist das Epithel

Fig. 134.

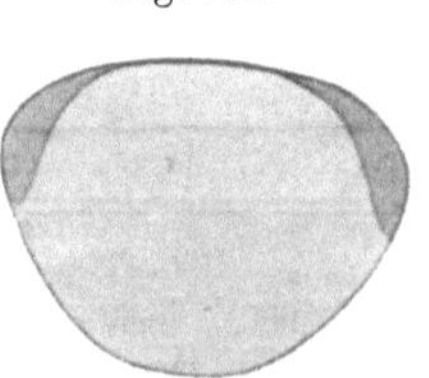

Linse des Wellensittich. Nach Rabl.

Fig. 135.

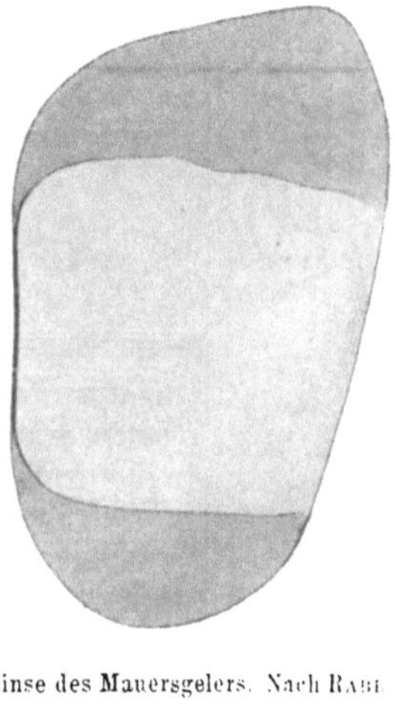

gerade da, wo es bei allen andern Wirbeltieren am dünnsten ist, in der Mitte der Vorderfläche, am dicksten. Die Dicke beträgt z. B. bei Tropidonotus natrix (Ringelnatter) im Maximum 100 μ, bei der Zornnatter (Zamenis viridiflavus) 120 μ, oder in Teilen der Achse ausgedrückt bei der letzteren Form 5,21 : 100.

Linse des Mauersgeckos. Nach Rabl.

     Die Schlangen sind die einzigen Sauropsiden ohne Ringwulst, bei den Vögeln wird er überall in deutlicher, vielfach in extrem starker Entwicklung angetroffen. Auch hier gibt Rabl eine Fülle von Zahlenmaterial das einen ausgezeichneten Überblick über die Gestaltung dieses Gebildes liefert.

Die absolute Breite und Dicke des Wulstes wechselt ungeheuer, ebenso das Verhältnis beider Werte. So beträgt die Breite beim Kiwi (Apteryx australis) 0,43 mm, bei Melopsittacus undulatus (Wellenpapagei) 1,1 mm, bei Fringilla coelebs 1,525, bei Alauda arvensis 2,08, bei Cypselus apus 2,65 und bei Corvus corone 2,90 mm, die Dicke ist gleichfalls bei Apteryx am geringsten, 0,07 mm, bei Gallus domesticus beträgt sie 0,51, bei Garrulus glandarius 0,75, bei Astur palumbarius 1,335 und bei Cypselus apus 1,18.

Eine Gesamtübersicht gibt die folgende Tabelle, die das Verhältnis von Breite und Dicke angibt, aus dem die großen Unterschiede der Form zu erkennen sind, indem die Ringwülste bald wie dünne Schalen (Otus sylvestris 1 : 7,28), bald wie dicke Gürtel (Cypselus apus 1 : 2,25) die Fasermasse der Linse umfassen.

Die Werte für das Verhältnis der Dicke des Wulstes zum Linsendurchmesser und seiner Fläche zur Fläche des Meridionalschnittes der Linse sind wie bei den Reptilien gewonnen.

	Verhältnis von Dicke und Breite des Ringwulstes 1 : x	Dicke des Ringwulstes zum Linsendurchmesser x : 100	Fläche des Ringwulstes zur Fläche des Meridionalschnittes der Linse x : 100
Anser cinereus	5,29	5,1	3,64
Anas boschas	4,79	6,0	4,93
Athene noctua	3,87	15,3	8,75
Melopsittacus undulatus .	4,15	10,6	10,54
Gallus domesticus . . .	3,51	10,2	11,23
Tetrao tetrix	3,98	9,0	11,32
Columba livia	2,94	13,33	15,6
Corvus corone	3,41	12,7	19,34
Garrulus glandarius . .	3,46	13,6	20,96
Astur palumbarius . . .	3,43	15,3	24,16
Fringilla coelebs . . .	2,93	15,3	24,67
Alauda arvensis	2,68	19,8	31,85
Hirundo riparia	4,00	19,23	37,1
Cypselus apus	2,25	23,6	39,94

Wie diese Tabelle lehrt, haben die Tagraubvögel einen viel stärkeren Ringwulst wie die Nachtraubvögel, z. B. ist der des Habichts im Vergleich zu den zugehörigen Linsen 2,76 mal größer, wie der des Steinkauzes. Die Singvögel haben durchweg einen mächtigen Ringwulst, den mächtigsten hat die Lerche, die hierin schon einen Übergang zu den Schwalben und Seglern herstellt, die die mächtigsten Ringwülste unter allen Vögeln besitzen. Die Ringwülste sind hier sehr unsymmetrisch gestaltet und bewirken die, einer Wirbeltierlinse so völlig unähnliche, fast keilförmige Gestalt. Die Areale des dünnsten und des dicksten Ringwulstquerschnittes verhalten sich

bei Hirundo ungefähr wie 1 : 1,34,
bei Cypselus apus   wie 1 : 1,74.

Bei beiden ist der Äquatorialdurchmesser nicht der längste, dieser geht vielmehr schief gegen die hintere Linsenfläche (Rabl 160).

§ 83. Welche Funktion hat diese eigentümliche Bildung? Zunächst kann negativ das eine festgestellt werden, daß der Ringwulst nichts mit der Funktion der Lichtbrechung zu tun hat, denn er liegt überall bedeckt von der Iris, dem Lichte unzugänglich.

Der Ringwulst findet sich nur bei Sauropsiden, bei den Tieren, deren Akkommodationsmuskulatur quergestreift ist, deren Akkommodationsakt sehr rasch abläuft. Sollte er etwas mit der Akkommodation zu tun haben?

Über den Mechanismus seiner Wirksamkeit wissen wir nichts, aber die folgenden biologischen Beziehungen, die Rabl hervorhebt, machen es höchst wahrscheinlich, daß wir in dem Ringwulst ein Akkommodationsorgan zu sehen haben.

Der Ringwulst ist um so kräftiger entwickelt, je rascher die Verschiebung des Netzhautbildes bei den Tieren erfolgt. Er steht also zunächst bei den Vögeln in enger Beziehung zur Fluggeschwindigkeit.

Den kleinsten Ringwulst unter allen untersuchten Carinaten haben die langsamsten: Hausente und Hausgans, den größten die pfeilschnellen Schwalben und Segler. Rabl stellt die Proportionen der Größe der Ringwülste und der Fluggeschwindigkeiten zusammen. Nach Marey können wir folgende Fluggeschwindigkeiten annehmen:

Taube 27 m, Schwalbe 67 m, Segler 88 m/sec.

Die entsprechenden Zahlen für die Größe der Ringwülste sind: 16 : 35 : 40.

Die Zahlen für die Fluggeschwindigkeiten sind zwar sicher zu hoch, ihr Verhältnis aber dürfte der Wahrheit nahe kommen.

Auch bei den Reptilien gilt die Beziehung zur Bewegungsgeschwindigkeit im allgemeinen. Krokodile und Schildkröten haben kleinere Ringwülste als die raschen Eidechsen.

Beim Chamäleon mit seinem ungemein starken Ringwulst erfolgt die rasche Verschiebung der Netzhautbilder nicht durch rasche Eigenbewegungen des Tieres, sondern durch die rasche Bewegung der Beute, der Insekten, die zwischen den Zweigen, auf denen es sitzt, umherschwirren. An dem sonst so trägen Chamäleon ist das Auge fast permanent in Bewegung, das Auge und die Zunge sind die einzigen schnellen Organe, die es besitzt.

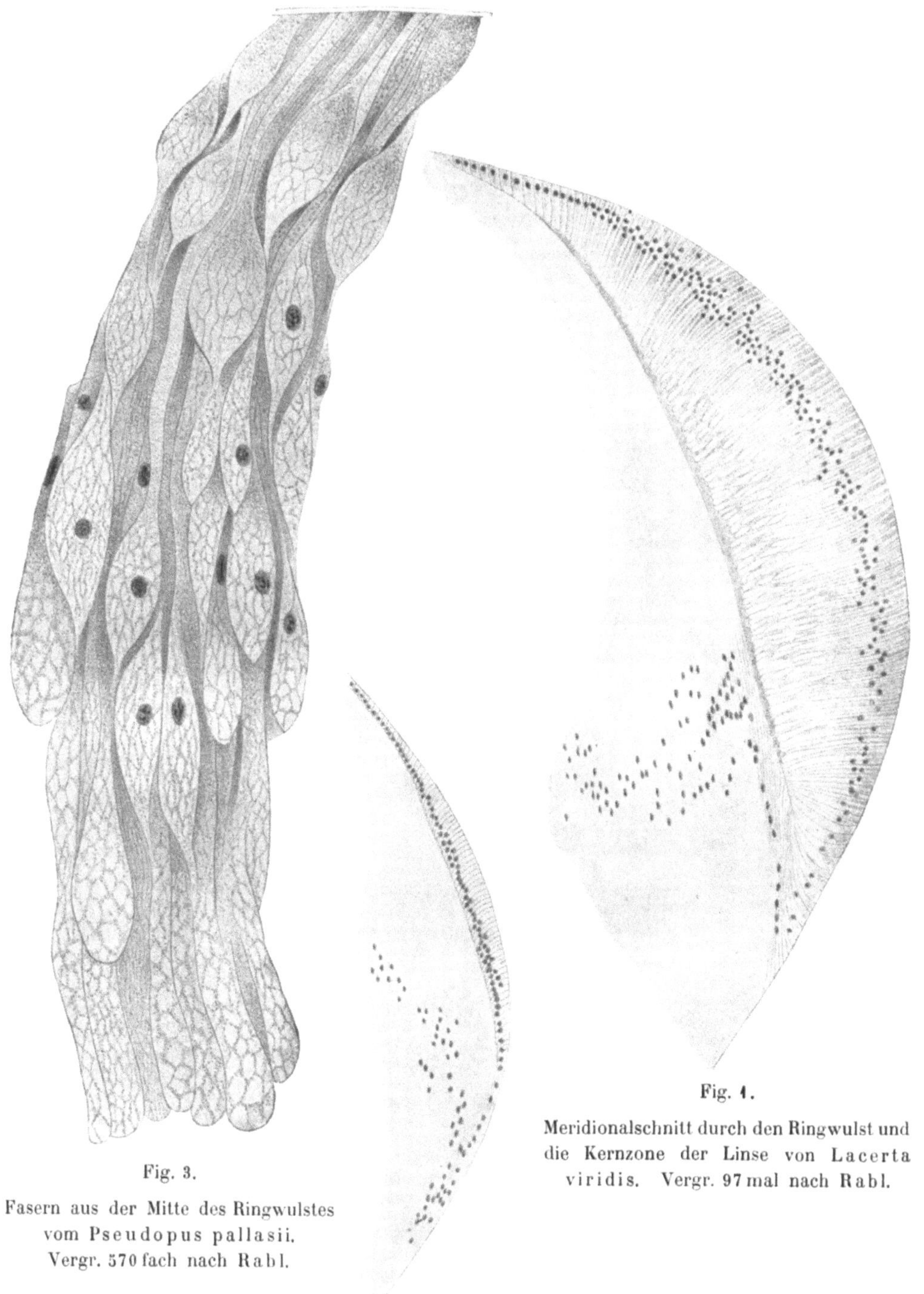

Fig. 3.

Fasern aus der Mitte des Ringwulstes
vom **Pseudopus pallasii**.
Vergr. 570 fach nach Rabl.

Fig. 1.

Meridionalschnitt durch den Ringwulst und
die Kernzone der Linse von **Lacerta
viridis**. Vergr. 97 mal nach Rabl.

Fig. 2.

Meridionalschnitt durch den Ringwulst und die Kernzone der Linse eines jungen Exemplares von
Emys europea. Vergr. 97 mal nach Rabl.

Verlag von Wilhelm Engelmann in Leipzig.

Ein weiteres Moment, das für die Bedeutung des Ringwulstes für die Akkommodation spricht, ist sein Verhalten bei Nachttieren. Wie wir sehen werden (s. u.), ist es eine ganz allgemeine Regel, daß im Dunkeln nicht oder nicht nennenswert akkommodiert wird, und dementsprechend finden wir an den oft so großen Linsen nächtlicher Tiere nur geringe Ringwülste, so beim Gecko und den Nachtraubvögeln, den Eulen.

Offenbar steht aber der Ringwulst nur zu der Form der Akkommodation in Beziehung, die durch Gestaltsveränderung der Linse erfolgt. Eine Ordnung der Reptilien hat einen anderen Akkommodationsmechanismus, die Schlangen (s. u.), und dementsprechend sind dies auch die einzigen Reptilien, die keinerlei Ringwulst besitzen.

Auch aus dem Bau des Ringwulstes (s. u.) ergibt sich eine enge Beziehung zu den Akkommodationseinrichtungen.

§ 84. Wie mächtig sich auch der Ringwulst entwickeln mag, er behält, morphologisch betrachtet, stets den Wert eines einschichtigen Epithels, das nun natürlich die tiefgreifendsten Umgestaltungen erfährt.

Bei den Eidechsen bereits macht sich eine erhebliche Gestaltsveränderung der Zellen des Linsenepithels geltend, die eine Umbildung zu Ringwulstfasern erfahren. Jede derart faserartig langgestreckte Zelle reicht von der äußeren bis zur inneren Oberfläche durch, sie muß aber an den verschiedenen Stellen ihres Verlaufes verschieden dick sein, da ja der Raum, der von der gleichen Zahl ausgefüllt werden soll, sehr wechselt, und dementsprechend zeigen die Ringwulstfasern vielfach spindelförmige Auftreibungen oder kolbenartige Verdickungen. Die Auftreibungen wechseln mit dünnen Stellen ab, in die sich die Spindeln oder Kolben der benachbarten Fasern hineinlegen (s. Tafel 6, Fig. 1—3).

Am vielgestaltigsten wird der Bau des Ringwulstes bei den Vögeln, hier besteht er stets aus drei Zonen. In der ersten, die aus prismatischen Zellen von gleicher Breite besteht, nimmt die Zellänge nach hinten immer mehr zu und stellt so den Übergang her zwischen dem vorderen Linsenepithel und der Hauptmasse des Ringwulstes, die aus den beschriebenen, vielfach mit Spindeln und Kolben versehenen Ringwulstfasern besteht. Der dritte Abschnitt vermittelt den Übergang zu den Linsenfasern, und seine Elemente sind dementsprechend sehr verschiedenartig gelagert und gestaltet. Auf alle die zahlreichen Einzelheiten im Bau kann hier nicht eingegangen werden, RABL zeigt auch hier wieder die Fülle spezifischer Gestaltung (s. Tafel 7, Fig. 1 und 2).

Eine Struktur, die ziemlich verbreitet vorkommt, scheint noch funktionelle Bedeutung zu haben, es ist die Anordnung der Elemente des Ringwulstes, die RABL als Wirbelbildung bezeichnet. Unter den Reptilien fand sie sich deutlich bei Testudo graeca. Hier hat die Oberfläche des Ringwulstes entsprechend jedem einzelnen Ciliarfortsatz einen seichten aber deutlichen Eindruck, und die Zellen des Ringwulstes sind so geordnet, daß sie mit ihren unteren Enden gegen die Zwischenräume zwischen den einzelnen Ciliarfortsätzen konvergieren.

Viel stärker tritt diese Wirbelbildung bei Vögeln auf, z. B. bei der Taube. Außer den Eindrücken an der Oberfläche ist hier die Anordnung an der Lage der Kerne sehr deutlich zu erkennen, deren Schicht wellenartige Biegungen macht, wobei die Wellenberge den Zwischenräumen zwischen den Ciliarfortsätzen, die Wellentäler der Mitte der Ciliarfortsätze entsprechen. In der Tiefe des Ringwulstes entsprechen den Wellenbergen. d. h. den Zwischenräumen zwischen den Ciliarfortsätzen, radiäre Spalten. gegen welche die Kolben und Spindeln der Ringwulstfasern konvergieren.

Rabl interpretiert diese Bildung dahin, daß er annimmt, die Ciliarfortsätze übten einen Druck auf den Ringwulst aus, dessen Wirkung in der Wirbelbildung zum Ausdruck kommt. Ein derartiger Druck würde bei der Akkommodation stattfinden, und wir kommen so auch bei Betrachtung des Baues zu dem Resultat, daß der Ringwulst ein Akkommodationsorgan sein muß, auch wenn wir den Modus seines Wirkens nicht kennen (s. Tafel 7, Fig. 2).

§ 85. Die Hauptmasse der Linse baut sich aus den Linsenfasern auf. Auch über ihre Anordnung sind wir erst durch Rabl's Forschungen unterrichtet worden. Die alte, nunmehr historische Auffassung lehrte, daß die Linse aus einer Reihe von Kugelschalen aufgebaut sei, einer Zwiebel ähnlich. Dem gegenüber gelang Rabl der Nachweis, daß die Zusammensetzung aus Kugelschalen nur eine scheinbare ist, daß das Grundelement des Aufbaues der Linse vielmehr die Radiärlamelle sei, daß also zum Vergleich besser die Apfelsine als die Zwiebel brauchbar sei.

An jeder vollentwickelten Wirbeltierlinse unterscheidet Rabl drei Gebiete. Die Zentralfasermasse, die Masse der Hauptfasern und die Masse der Übergangsfasern.

Die Zentralfasern sind die entwicklungsgeschichtlich ältesten Fasern. sie entstehen ohne eine typische Anordnung durch Umwandlung der linsenbildenden Ektodermzellen schon in frühen Stadien der Embryonalentwicklung. In diesem Zustande besteht die Linse nur aus Zentralfasern und Linsenepithel, die in der Übergangszone in Verbindung treten. Zwischen beiden Teilen besteht häufig ein Hohlraum, ein Rest des Linsensäckchens. wo es zur Ausbildung eines solchen kommt, der zu einem Spaltraum verkleinert sein kann.

Dieses Bild einer auf niederer Entwicklungsstufe stehenden Linse treffen wir auch bei erwachsenen Tieren an. Bei Petromyzon planeri z. B. bleibt der erwähnte Spaltraum zwischen Epithel und Fasermasse dauernd bestehen.

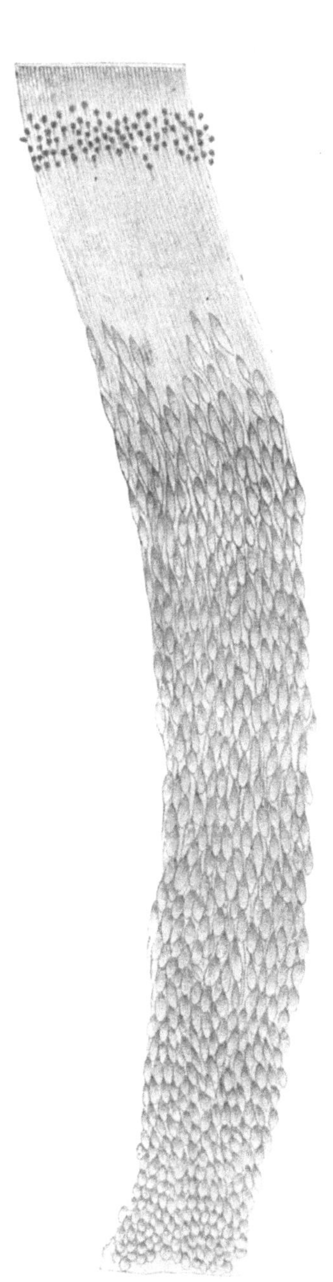

Fig. 1.

Stück eines Meridionalschnittes durch den
Ringwulst des Hühnerhabichts (Astur
palumbarius).
Vergr. 110 mal nach Rabl.

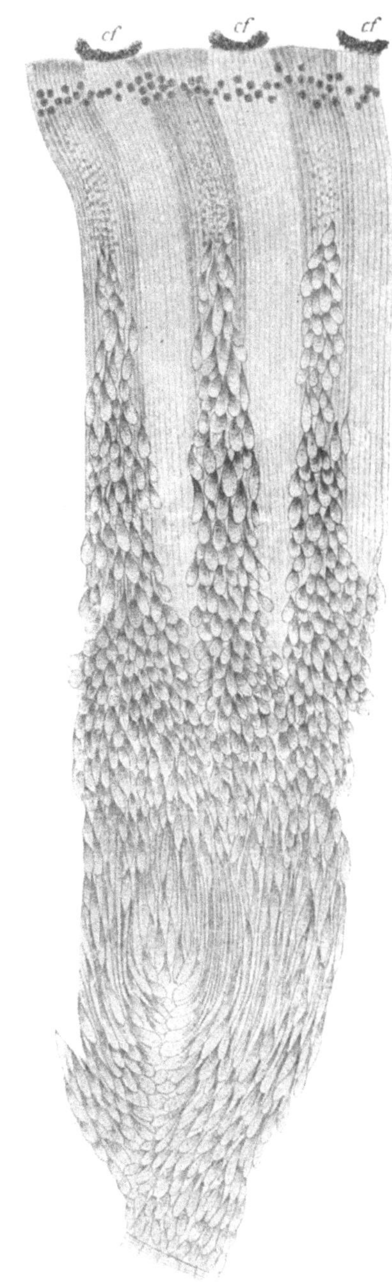

Fig. 2.

Stück eines Äquatorialschnittes durch den Ringwulst des
Mauerseglers (Cypselus apus). Vergr. 130 fach nach Rabl.
cf Caliarfortsätze, durch deren Ansatz die Anordnung der
Fasern des Ringwulstes bestimmt wird.

Das Stadium der Entwicklungsgeschichte, das durch das alleinige Vorhandensein der Zentralfasern charakterisiert ist, wird durch die Linse des Maulwurfs repräsentiert, bei dem nie eine Spur der Anordnung der Fasern in radiärer Richtung hervortritt, dementsprechend fehlt hier auch im Linsenepithel jede Spur einer Andeutung von meridionalen Reihen, die wir als den Ursprung der Radiärlamellen oben bereits kennen lernten.

Geht die ontogenetische Entwicklung einen Schritt weiter, so ordnen sich die Zellen des Linsenepithels zu meridionalen Reihen, und es entsteht zwischen den Linsenzellen und den Zentralfasern ein Gebiet, das Rabl die Zone der Übergangsfasern nennt und in der, bei mannigfach wechselnder Gestaltung der Fasern, sich die Ordnung zu Radiärlamellen vollzieht.

Auch dieses entwicklungsgeschichtliche Stadium wird von erwachsenen Wirbeltieren repräsentiert, von den Fledermäusen, bei denen Zentralfasern und Übergangsfasern vorhanden sind, aber keine Radiärlamellen.

Außer den rudimentären Linsen aber haben alle Wirbeltierlinsen wohl entwickelte Radiärlamellen, die in ihrer Ausbildung wieder ungemein charakteristisch für die einzelnen systematischen Kategorien, für Klassen, Ordnungen, Familien, ja Gattungen und selbst Spezies sind.

Was in erster Linie typisch für den Aufbau einer Linse ist, das ist die Zahl der Radiärlamellen, die Rabl durch umfassende Zählungen festgelegt hat.

Aus seinen zahlreichen Angaben ist die folgende Tabelle zusammengestellt, die Material zu mancherlei Betrachtungen liefert.

Zahl der Radiärlamellen der Wirbeltierlinse.

I. Selachier.		III. Reptilien.	
Chimaera monstrosa	3880	Alligator mississipiensis	955
Pristiurus melanostomus	2900	Emys europaea	241
Mustelus laevis	2820	Testudo graeca	199
Acanthias vulgaris	1747	Hatteria punctata	287
Spinax niger	1172	Platydactylus mauritanicus	260
Raja asterias	1211	Lacerta viridis	139
		Pseudopus pallasii	190
II. Amphibien.		Gongylus ocellatus	103
Triton cristatus	100	Anguis fragilis	93
Siredon pisciformis	154	Chamaeleo vulgaris	174
Salamandra maculosa	221	Eryx jaculus	201
Hyla arborea	529	Python molurus	1100
Bufo variabilis	591	Tropidonotus natrix	244
Rana esculenta	705	Zamenis viridiflavus	276
Rana fusca	916	Elaphis quaterradiatus	345

<table>
<tr><td colspan="2">IV. Vögel.</td><td colspan="2">V. Säugetiere.</td></tr>
<tr><td>Melopsittacus undulatus . .</td><td>336</td><td>Mus musculus . . . . .</td><td>646</td></tr>
<tr><td>Palaeornis torquatus . . .</td><td>520</td><td>Mus rattus . . . . . .</td><td>1273</td></tr>
<tr><td>Carduelis elegans . . . .</td><td>358</td><td>Sciurus vulgaris . . 1286—1332</td><td></td></tr>
<tr><td>Fringilla coelebs . . . .</td><td>433</td><td>Lepus cuniculus . . 2444—2569</td><td></td></tr>
<tr><td>Emberiza hortulana . . .</td><td>434</td><td>Lepus timidus . . . 2816—3061</td><td></td></tr>
<tr><td>Pyrrhula vulgaris . . . .</td><td>478</td><td>Sus scrofa domest. . 2503—2722</td><td></td></tr>
<tr><td>Hirundo urbica . . . .</td><td>485</td><td>Ovis aries . . . . . .</td><td>3105</td></tr>
<tr><td>Cypselus apus . . . . .</td><td>486</td><td>Rupicapra rupicapra . . .</td><td>3320</td></tr>
<tr><td>Aulada arvensis . . . .</td><td>508</td><td>Cervus capreolus . . . .</td><td>3387</td></tr>
<tr><td>Hirundo rustica . . . .</td><td>512</td><td>Bos taurus . . . . . .</td><td>3950</td></tr>
<tr><td>Garrulus glandarius . . .</td><td>787</td><td>Equus caballus . . . .</td><td>4300</td></tr>
<tr><td>Corvus corone . . . . .</td><td>854</td><td>Canis familiaris . . 2894—3330</td><td></td></tr>
<tr><td>Gallus domesticus . . .</td><td>666</td><td>Mustela martes . . . ca. 2070</td><td></td></tr>
<tr><td>Tetrao tetrix . . . . .</td><td>714</td><td>Canis vulpes . . . . .</td><td>3168</td></tr>
<tr><td>Anser cinereus domest. . .</td><td>809</td><td>Felis domestica . . 3411—3623</td><td></td></tr>
<tr><td>Anas boschas domest. . .</td><td>807</td><td>Macacus rhesus . . . .</td><td>1784</td></tr>
<tr><td>Columba livia domest. . .</td><td>627</td><td>Inuus erythraeus . . . .</td><td>1740</td></tr>
<tr><td>Astur palumbarius . . ca. 1180</td><td></td><td>Cynocephalus babuin . .</td><td>1578</td></tr>
<tr><td>Athene noctua . . . 1550—1600</td><td></td><td>Homo sapiens . . . 2111—2258</td><td></td></tr>
<tr><td>Otus sylvestris . . . .</td><td>2460</td><td></td><td></td></tr>
</table>

§ 86. Welche Momente die Anzahl der Radiärlamellen bestimmen, ist fast völlig dunkel. Wir müssen in erster Linie die negative Feststellung machen, daß funktionelle Momente in der Ausbildung einer größeren oder geringeren Zahl von Radiärlamellen nicht zu erkennen sind. Es ist auch bei dem gleichstarken Brechungsvermögen der glatten Linsenfasern, die eine zur Zentralfasermasse konzentrische Schicht bilden, für die Lichtbrechung ganz gleichgültig, ob viele oder wenige Fasern die Schicht zusammensetzen. Bedingung für ihre optische Funktion ist nur die möglichst vollkommene Durchsichtigkeit. Für die akkommodative Funktion kommen andere Momente in Betracht (s. u.), die sich aber nicht auf die Zahl der Radiärlamellen beziehen. Gerade derartige, funktionelle gleichgültige Momente, wie die Zahl der Radiärlamellen, versprechen uns einmal tiefere Blicke in das spezifisch bestimmte Walten des Wachsens und der organischen Gestaltung überhaupt.

Zurzeit können wir nur zwei Momente mit einigem Material beleuchten. Zunächst die Frage der Abhängigkeit von Linsengröße und Lamellenzahl. Es liegt ja sehr nahe, anzunehmen, daß eine Linse eben mehr Lamellen hat, wenn sie groß, weniger, wenn sie klein ist. Das trifft aber nur in höchst beschränktem Maße zu.

Zwar hat unter den Amphibien die kleinste Linse (Triton 1,36 mm Aquatorialdurchmesser) die geringste Lamellenzahl (100), und ebenso unter den Reptilien (Anguis fragilis 1,2 mm, 93 Lamellen), Vögeln (Melo-

Fig. 136.

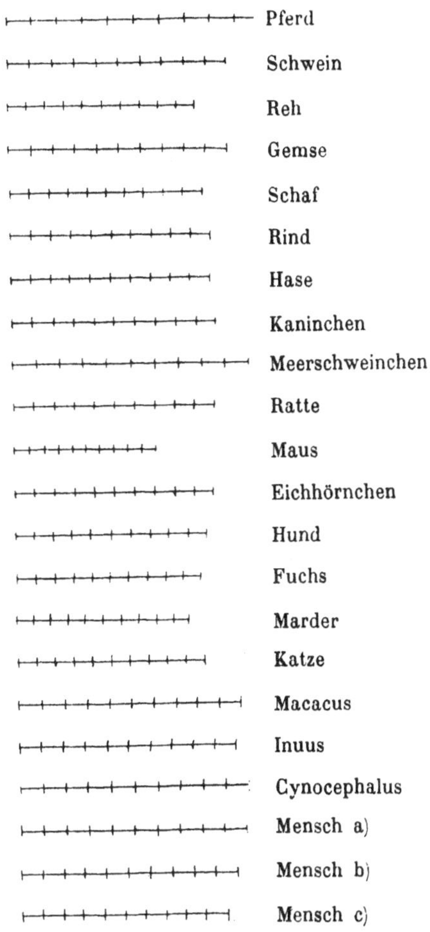

Pferd
Schwein
Reh
Gemse
Schaf
Rind
Hase
Kaninchen
Meerschweinchen
Ratte
Maus
Eichhörnchen
Hund
Fuchs
Marder
Katze
Macacus
Inuus
Cynocephalus
Mensch a)
Mensch b)
Mensch c)

Faserbreite der Säugetierlinsen. Nach Rabl.
Vergr. 250 fach.
Es sind jedesmal 10 Faserbreiten aufgetragen.

Fig. 137.

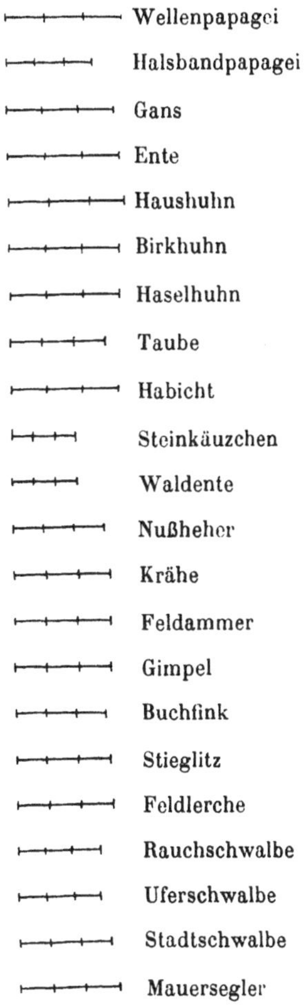

Wellenpapagei
Halsbandpapagei
Gans
Ente
Haushuhn
Birkhuhn
Haselhuhn
Taube
Habicht
Steinkäuzchen
Waldente
Nußheher
Krähe
Feldammer
Gimpel
Buchfink
Stieglitz
Feldlerche
Rauchschwalbe
Uferschwalbe
Stadtschwalbe
Mauersegler

Faserbreite der Vogellinsen. Nach Rabl.
Vergr. 250 fach.
Es sind je drei Faserbreiten aufgetragen.

psittacus 2,5 mm, 336 Lamellen) und Säugetieren (Maus 646 Lamellen), aber unter den Selachiern trifft das nicht zu, und Raja asterias mit der kleinsten Linse (4,5 mm Durchmesser) hat mehr Lamellen (1211) wie Spinax niger (1172), dessen Linse erheblich größer ist (6,1 mm Durchmesser).

Auch in bezug auf die größte Linse geht es ähnlich. Bei Selachiern, Amphibien, Reptilien und Säugetieren ist die größte Linse auch die lamellenreichste, nämlich:

Chimaera	13,3 mm	Durchmesser	388	Lamellen
Rana fusca	4,2 »	»	916	»
Alligator	3,6 »	»	955	»
Equus	20,1 »	»	4300	»

Fig. 138.

Alligator mississipiensis
Emys europaea
Testudo graeca
Hatteria punctata
Platydactylus mauritanicus
Lacerta viridis
Lacerta faraglionensis
Lacerta agilis
Lacerta muralis
Pseudopus Pallasii
Gongylus ocellatus
Anguis fragilis
Chamaeleo vulgaris
Eryx jaculus
Python molurus
Tropidonotus natrix
Elaphis quaterradiatus
Zamenis viridiflavus
Vipera aspis

Faserbreite der Reptilienlinsen. Nach Rabl. Vergr. 250 fach.
Es sind je drei Faserbreiten aufgetragen.

Aber bei den Vögeln hat von den untersuchten Formen Corvus corone die größte Linse mit 9,2 mm Durchmesser, steht dagegen mit 854 Lamellen weit hinter der kleineren Linse (7,5 mm) von Otus sylvestris zurück, die 2460 Lamellen hat.

Aber auch in den Fällen, in denen die kleinste Linse am wenigsten, die größte am meisten Lamellen aufzuweisen hat, besteht durchaus keine Proportionalität zwischen Größe und Lamellenzahl.

Nehmen wir z. B. die Säugetiere, so hat zwar das Pferd als größte Form die meisten Lamellen, aber die Zahl ist keineswegs so groß, wie sie sein müßte, wenn sie z. B. im Vergleich mit der Maus, proportional mit der Größe zunähme, wir würden bei proportionaler Zunahme beim Pferd anstatt 4300 die Zahl von 5240 Lamellen erwarten müssen, und ebenso ist bei den Vögeln die Zunahme der Lamellenzahl der Größe nicht proportional.

Linsen von gleichem Durchmesser haben oft sehr verschiedene Zahlen, so sind die Linsen von Kaninchen und Katze etwa gleich groß, die erstere aber hat ca. ¹/₃ weniger Lamellen als die der Katze. Der Pavian hat eine Linse, die der menschlichen an Größe ungefähr gleichkommt, ihr an Lamellenzahl aber um 5—600 nachsteht.

Selbst innerhalb kleiner, nahe verwandter Gruppen besteht keine gleichsinnige Beziehung zwischen Größe und Lamellenzahl. So ist die Pavianlinse ärmer an Lamellen als die viel kleineren Linsen der Meerkatzen. Wenn also ein gewisser Einfluß der Größe nicht in Abrede gestellt werden kann, so

Fig. 139.

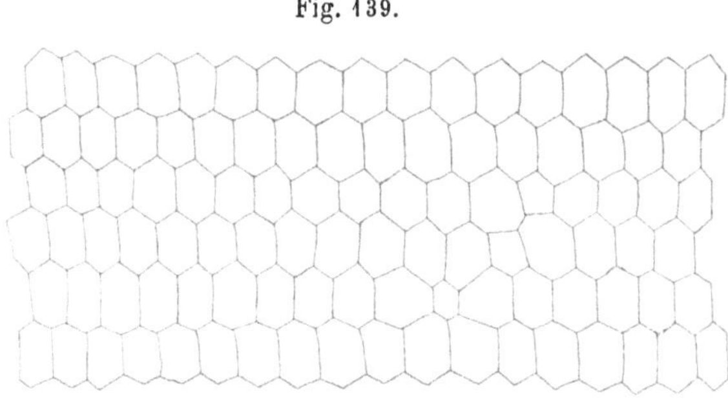

Äquatorialschnitt durch Radiärlamellen der Gemse. Nach Rabl.

spielt er für die charakteristische Lamellenzahl doch offenbar nur eine untergeordnete Rolle. Von einer der Größe proportionalen Zunahme ist keine Rede.

Man kann diese Beziehungen, die aus den Zahlen der Radiärlamellen abgeleitet wurden, auch aus den Angaben über die Breiten der einzelnen Linsenfasern ableiten, die Rabl macht. Da dies aber nur dieselben Tatsachen mit anderen Worten darstellen würde, kann darauf verzichtet werden. Es seien nur zur Übersicht einige Figuren nach Rabl mitgeteilt, die in anschaulicher Weise die sehr verschiedenen Linsenfaserbreiten der verschiedenen Sauropsiden zur Darstellung bringen, s. Fig. 136, 137 und 138.

Noch ein Moment können wir gelegentlich in seiner Wirksamkeit für die Ausgestaltung der Linse beobachten: die korrelative Beziehung, die zwischen den Elementen der Linse — wie anderer Augenteile auch — und generellen Eigentümlichkeiten der Gewebselemente irgendeiner verwandtschaftlichen Gruppe besteht. Das beste Beispiel liefern die Amphibien in dem Unterschied, der histologisch zwischen Anuren und Urodelen besteht.

Es ist eine allgemeine Erfahrung, daß die Anuren kleinere Gewebselemente haben als die Urodelen.

Auch an den Linsen äußert sich dies, indem die Urodelen ganz außerordentlich geringe Zahlen von Radiärlamellen haben. Während z. B. Hyla arborea 529 besitzt, hat Salamandra maculosa bei ungefähr gleicher Linsengröße nur 221 Lamellen.

Das ist allerdings nur wenig, was wir als bestimmend für die Ausbildung der Lamellenzahl haben anführen können.

Fig. 140.

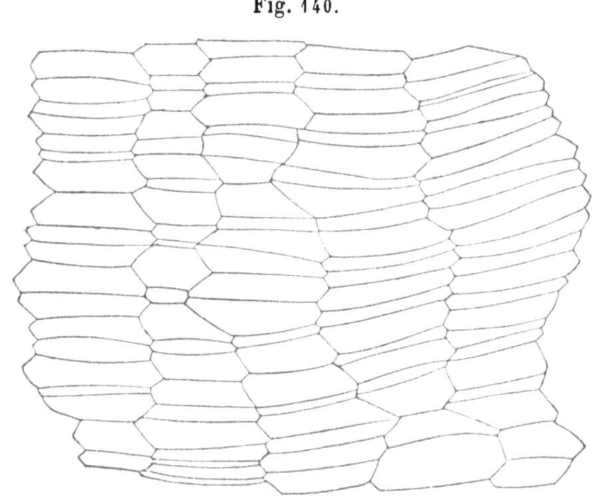

Fig. 141. 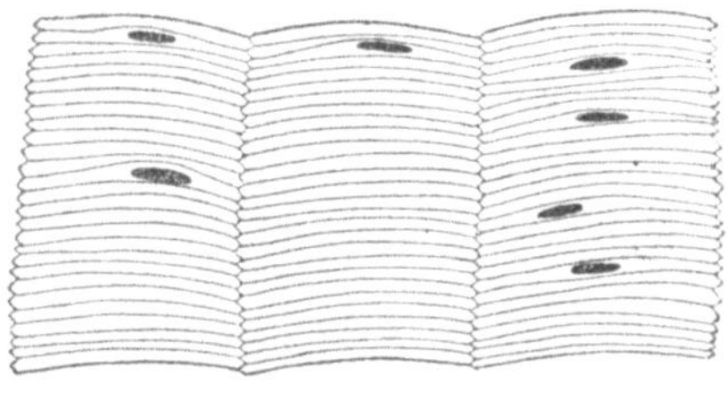   Fig. 142.

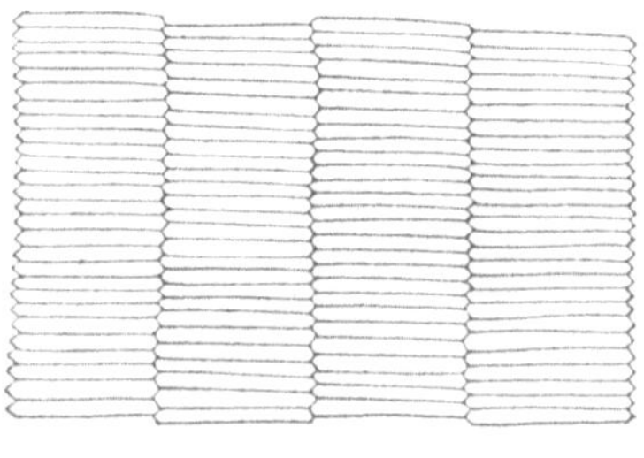

Äquatorialschnitte durch einige Radiärlamellen von Reptilienlinsen. Nach Rabl.
Fig. 140. Chamaeleo vulgaris. — Fig. 141. Lacerta faraglionensis. — Fig. 142. Zamenis viridiflavus.

§ 87. Erschien die Zahl der Lamellen vom funktionellen Standpunkte aus wenig bedeutungsvoll, so ist um so wichtiger die Gestaltung der einzelnen Linsenfasern, insofern es möglich ist, aus ihr Schlüsse auf die Beschaffenheit, vor allem auf den Grad ihrer Härte resp. auf ihre Plastizität zu ziehen.

Als typische Form gilt seit langem für den Linsenfaserquerschnitt die Gestalt des etwas abgeplatteten Sechsecks. In dieser Form finden wir die

Linsenfasern bei Selachiern und Amphibien und bei verschiedenen Vertretern
der anderen Wirbeltierklassen. In dieser Form machen die Fasern den
Eindruck großer Starrheit und Festigkeit, man wird keine wesentlichen

Fig. 143.

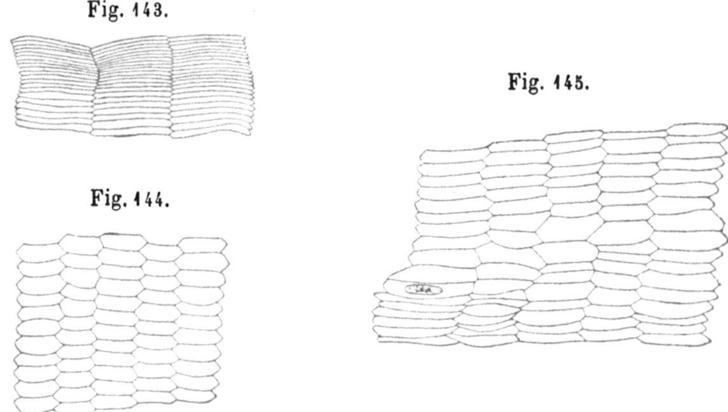

Fig. 145.

Fig. 144.

Äquatorialschnitte durch Radiärlamellen von Vögeln. Nach RABL. Vergr. 500 : 1.
Fig. 143. Haushuhn. — Fig. 144. Waldeule. — Fig. 145. Mauersegler.

Fig. 146.

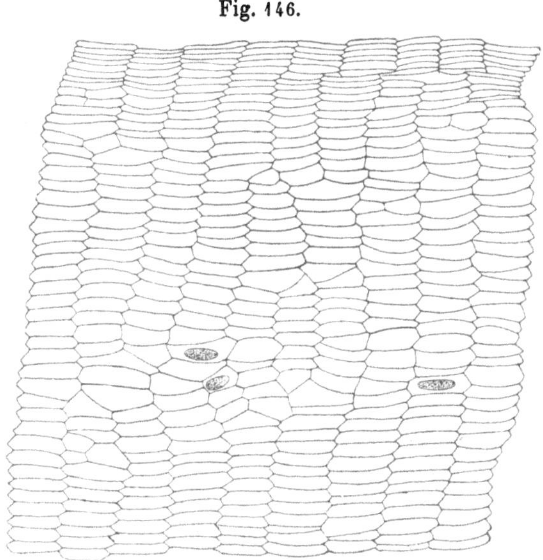

Äquatorialschnitt durch Radiärlamellen des Pferdes. Nach RABL.

akkommodativen Gestaltsveränderungen bei ihnen erwarten können, und es
liegt daher nahe, anzunehmen, daß bei Tieren mit so außerordentlich
regelmäßig gestalteten Linsen die Akkommodation gar nicht oder doch nicht
stark entwickelt sei.

So bietet unter den Säugetieren die Gemse (Fig. 139) ein Beispiel für ungemein regelmäßige, in der Form scharf definierte Linsenfasern. Noch

Fig. 147.

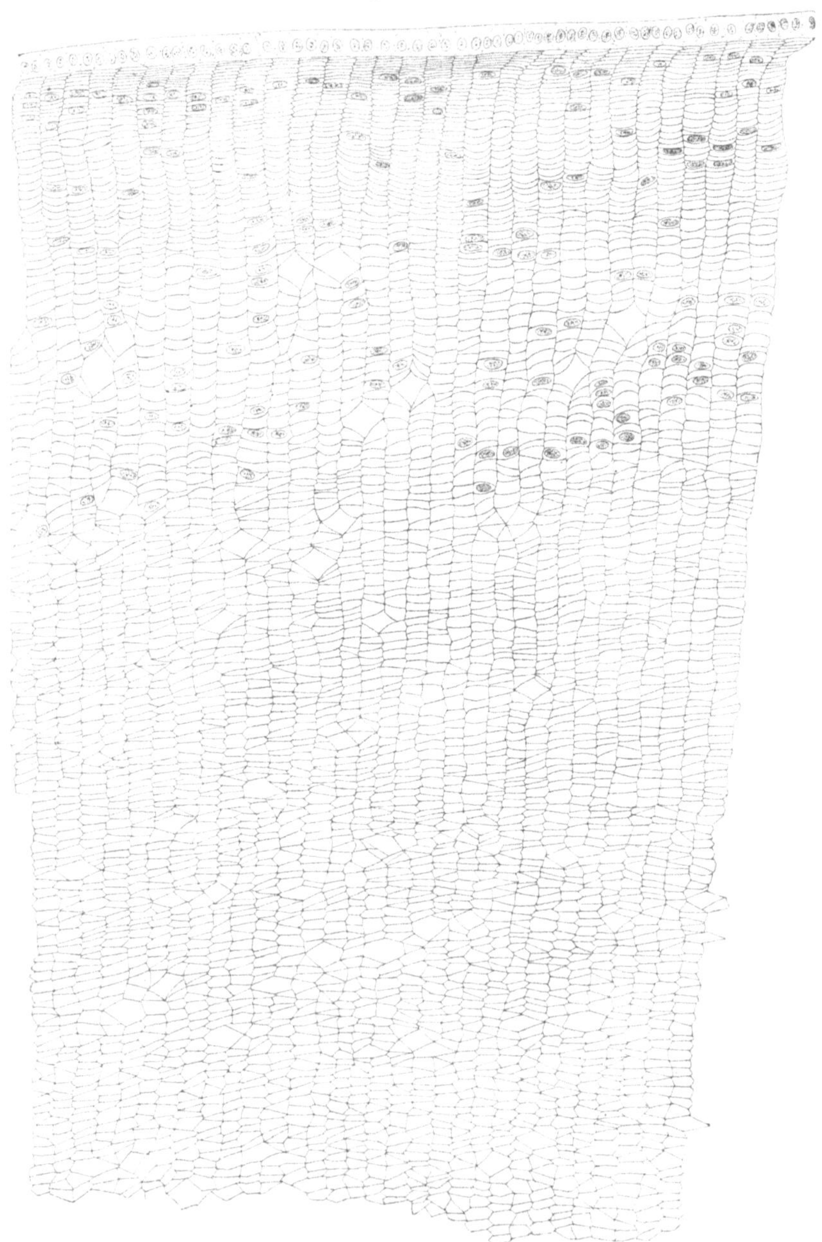

Äquatorialschnitt durch Radiärlamellen von Inuus. Nach Rabl.

regelmäßiger sind die Linsen der kleinen Nager gebaut, bei denen wir auch infolge ihrer Kugelgestalt die Möglichkeit akkommodativer Krümmungsänderungen ausschließen können.

Unter diesem Gesichtspunkt scheint aber nicht verständlich, daß bei Sauropsiden die Faseranordnung meist so ungemein regelmäßig ist, die

Fig. 148.

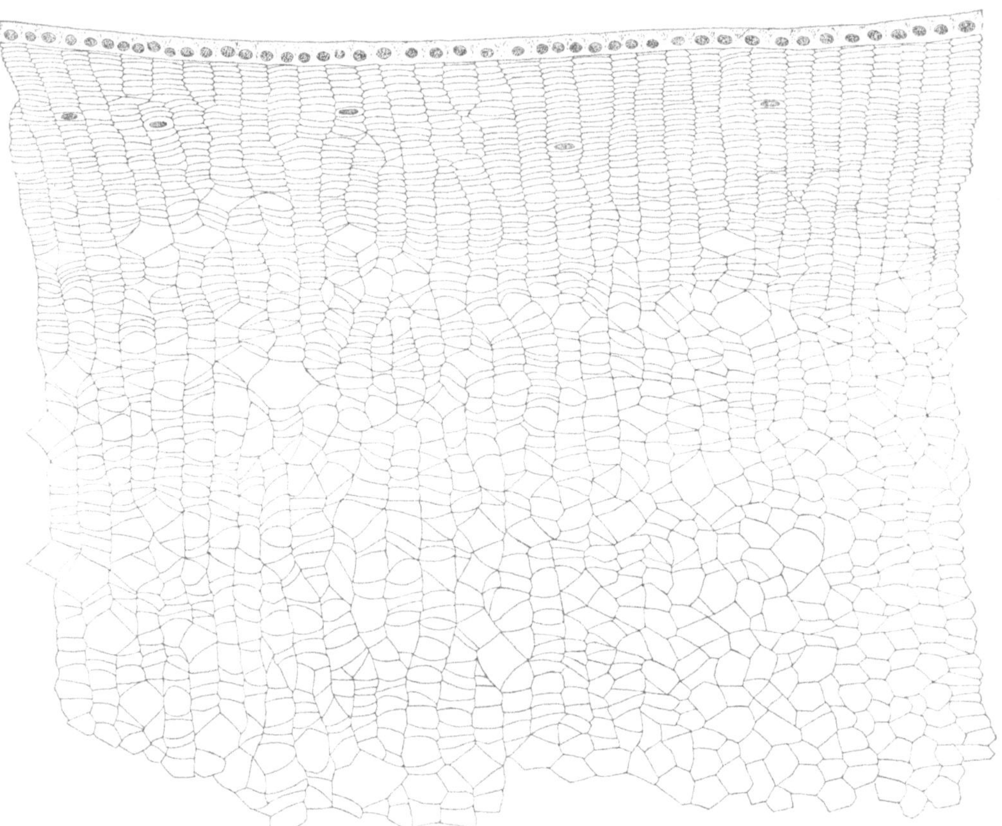

Äquatorialschnitt durch Radiärlamellen vom Menschen (erwachsen). Nach RABL.

Fasern meist eine so äußerst gleichmäßige starre Gestalt zeigen (s. Fig. 141 und 142). Für einzelne Formen dürfte man wohl Akkommodationslosigkeit voraussetzen, so für den Alligator oder die Nachtraubvögel, aber die Eidechsen akkommodieren und haben trotzdem, ebenso wie die Papageien ganz enorm, fast schematisch regelmäßig gebaute Linsen. Die Erklärung dieses Verhaltens gibt vielleicht die Entwicklung des Ringwulstes, der ein eigenes Akkommodationsorgan darstellt (s. unten) und der jedenfalls die Verhältnisse

der Sauropsidenlinse in vieler Beziehung schwer vergleichbar mit den Linsen
der übrigen Wirbeltiere macht.

Kann man aus einer sehr regelmäßigen Gestaltung der Fasern nicht
immer mit Sicherheit auf das Fehlen erheblicher Akkommodationsfähigkeit
schließen, so ist der andere Schluß wesentlich sicherer, daß man nämlich
die Formen mit stark unregelmäßigen Fasern, denen man ansieht, daß sie
in verschiedenster Richtung deformiert sind, als die glücklichen Besitzer
eines starken Akkommodationsvermögens ansieht.

Der Unterschied solcher Formen, die der Zahl nach nicht gar so häufig
sind, gegenüber selbst nahestehenden Arten ist meist äußerst charakteristisch.

Unter den Reptilien bietet das Chamaeleo in dieser Hinsicht ein vor-
treffliches Beispiel. Die außerordentliche Unregelmäßigkeit (s. Fig. 140)
und Vielgestaltigkeit der Form seiner Linsenfasern läßt auf einen hohen
Grad von Plastizität schließen, und diese Annahme wird durch die seltene
Weichheit dieser Linse vollauf bestätigt (Rabl).

Unter den Vögeln tritt, proportional der starken Entwicklung des Ringwulstes, eine Unregelmäßigkeit der Linsenfasern mehr in den Hintergrund,
aber auch hier erscheint die Linse des Mauerseglers wesentlich unregelmäßiger (Fig. 145) gebaut, seine Fasern sind wesentlich plastischer als bei
den übrigen Vögeln.

Alles aber, was an Unregelmäßigkeit im Verlauf der Radiärlamellen
an Mannigfaltigkeit der Faserquerschnitte von Wirbeltierlinsen geleistet wird,
tritt zurück gegen die Bilder, die die Primaten bieten. Ein Querschnitt
durch eine Linse vom Affen oder Menschen (Fig. 147 und 148) macht jede
Detailbeschreibung illusorisch (Rabl 167).

Die interessanten Verhältnisse der Einzelheiten des Verlaufs der Radiärlamellen, der Einschiebung neuer Reihen, die Teilungen und Verschmelzungen
von Lamellen können nicht näher dargestellt werden.

Nur ein, anscheinend durchgreifender Unterschied zwischen Mammalien
und Sauropsiden muß noch hervorgehoben werden. Bei letzteren nimmt die
Zahl der Radiärlamellen von innen nach außen nicht zu. Die Linse hat nur
so viel Lamellen, wie schon in früher Embryonalperiode angelegt wurden, und
dementsprechend muß natürlich die Breite der einzelnen Fasern vom Zentrum
gegen die Peripherie hin ganz erheblich zunehmen. Bei Säugetieren sind
zwar auch die peripheren Fasern breiter wie die zentralen, aber nicht in dem
Maße wie bei den Sauropsiden, denn die Zahl der Lamellen nimmt bei den
Mammalien während der späteren Perioden der Entwicklung noch erheblich
zu, junge Säugetiere haben stets viel weniger Radiärlamellen als alte.

§ 88. Noch eine Eigenart vieler Linsen muß Erwähnung finden: die
Linsennähte. Sie sind der Ausdruck des Verlaufs der Linsenfasern und
geben ein buntes Bild der Möglichkeiten, die durchgeführt sind, um einen

mehr oder weniger kugligen Körper aus Fasern verschiedener Dicke aufzubauen.

Nicht alle Linsen besitzen Nähte, sie fehlen z. B. einer ganzen Anzahl Reptilien (Schildkröten und Eidechsen) und Vögeln. Hier treten die Linsenfasern alle gegen die Achsen heran, was dadurch möglich wird, daß sie fein zugespitzt enden.

Bei Selachiern, Amphibien und einem Teil der Reptilien (Alligator) sind die Nähte ganz gleichmäßig gestaltet. Diese Linsen haben auf der Vorder- und Hinterseite je eine lineare Naht, von denen die hintere horizontal, die vordere vertikal steht. Diese Nähte kommen zustande durch einen Faserverlauf, den RABL in sehr übersichtlicher Weise dargestellt hat.

Sehr mannigfaltig sind die Linsennähte der Säugetiere, die hier auch als Linsensterne bezeichnet werden.

Eine einfache lineare Naht findet sich bei Delphin und Hasen (24), sehr häufig sind drei-strahlige Sterne (Seehund, Bären), doch kommen auch viel verwickeltere Sterne vor, z. B. bei Balaenoptera.

Bei kaum einem Organ des Wirbeltierkörpers geht unsere Detailkenntnis und unsere Einsicht in die vergleichende Gestaltung so weit, wie es bei der Linse dank RABL's Arbeiten der Fall ist, hier sind wir so weit, daß wir sogar angeben können, aus wie vielen Fasern sich eine Linse aufbaut. RABL hat für Eichhörnchen und Katze diese Bestimmung gemacht und findet als Gesamtzahl der Fasern beim

Eichhörnchen 945210—1006992 bei einer relativen Variationsbreite von 100:106,

und für die Katze 4945950—5778685 mit einer Variationsbreite von 100:116.

Diese Zellen (oder Fasern) gehören zu denen, von denen wir sagen können, daß jedes Tier dieselben Zellen, die es schon als junger Embryo besaß, durchs ganze Leben mit sich trägt, denn ein Ersatz der Linsenzellen findet nicht statt.

Corpus vitreum.

§ 89. Wo bei Wirbellosen Empleme vorkommen, da sind es stets Sekretionsprodukte von Zellen, die entweder im Epithelverbande der Sehzellen untergebracht sind oder, auf höheren Stadien der Entwicklung, in eigenen Gruppen zusammenliegen und dabei derart angebracht sind, daß sie keinen Platz in Bezirken wegnehmen, die für die optischen Funktionen wertvoll sind. Sie liegen meist vor der Gegend des eigentlichen Sehepithels, aber, wie erwähnt, gelegentlich auch als eigene Drüsen gewissermaßen unter die Oberfläche versenkt.

Das Emplem des Wirbeltierauges, das seit alters den Namen des Glaskörpers, Corpus vitreum, trägt, ist nicht so einfach als Sekret zu deuten, sondern zeigt ziemlich verwickelte bauliche Verhältnisse, die noch keineswegs völlig aufgeklärt sind.

Zwei sehr verschiedene Gewebe geben dem Glaskörper den Ursprung: ektodermales Gewebe, das dem Innenblatt der Retina angehört, und mesenchymatisches Gewebe, das in Form von Gefäßen und dem dieselben begleitenden Bindegewebe im Laufe der Entwicklung in einem meist geringen Umfange ins Innere des Auges eindringt.

Genetisch ist unzweifelhaft der ektodermale Anteil als der wesentliche zu betrachten, man muß den Glaskörper als ein Gebilde ektodermaler Herkunft ansehen. Daneben tritt das Bindegewebe als konstituierender Anteil völlig in den Hintergrund.

Betrachten wir zunächst den ektodermalen Anteil, so lehrt die Entwicklungsgeschichte, daß er sich aus zwei Teilen aufbaut, deren Masse sich im Laufe der Entwicklung sehr verändert: aus dem retinalen und ciliaren Glaskörper. Der ciliare Glaskörper wird, was seine geformten Elemente anlangt, dargestellt von einer Fasermasse, die aus den Zellen der Pars ciliaris retinae ihren Ursprung nimmt, und dieser Teil bleibt überall während des ganzen Lebens in Verbindung mit den ektodermalen Zellen des Retina-Innenblattes, die ihm seinen Ursprung gaben. Demgegenüber stellt sich der retinale Glaskörper als eine Fasermasse dar, die aus den MÜLLER'schen Stützfaserzellen der Retina entsteht, und dieser Teil erfährt bei den meisten Wirbeltieren im Laufe der Entwicklung eine mehr oder weniger vollständige Trennung von seinem Mutterboden.

Nur relativ wenige feine Fäserchen vermitteln auch beim erwachsenen Tier die Verbindung der peripheren, meist verdichteten Glaskörperpartien mit den MÜLLER'schen Stützfasern.

Die vergleichende Betrachtung zeigt nun aber wieder den interessanten Fall, daß Zustände, die meist nur vorübergehend vorkommen, sich bei primitiven oder rudimentären Organen dauernd erhalten, und dementsprechend können wir persistierende retinale Glaskörper vergleichend anatomisch nachweisen.

So bestehen z. B. bei Typhlops vermicularis (KOHL 24) die peripheren Partien des Corpus vitreum dauernd aus zahlreichen durcheinander gewirkten Faserzügen, die aus den MÜLLER'schen Fasern ihren Ursprung nehmen.

Über den Bau des Glaskörpers ist viel gestritten worden, wir können jetzt wohl sagen, daß an baulichen Elementen nur Fasern retinalen oder ciliaren Ursprungs, Blutgefäße und Bindegewebsfasern, zuweilen auch Zellen vorkommen, daß aber diese Elemente im Innern des Corpus vitreum nicht zur Bildung höherer Einheiten, Membranen, zusammentreten. Ob im Glaskörperinnern die Fasern, wie es sich etwa HANNOVER vorstellte, eine bestimmte Anordnung haben, z. B. radiär verlaufen, darüber gibt zurzeit auch die vergleichende Anatomie noch keine Auskunft.

Etwas reicher ist die Ausbeute vergleichender Betrachtung in bezug auf die festeren, membranartig gestalteten peripheren Partien des Glaskörpers.

Es sind hier eine Reihe von Gebilden zu unterscheiden, die vielfach nicht scharf auseinander gehalten worden sind, wie KALLIUS betont hat, die sich aber zum Teil vergleichend gut trennen lassen.

Zunächst muß die Membrana limitans interna der Retina hier ausgesondert werden. Sie gehört zum Stützsystem der Netzhaut und wird dort ihre Besprechung finden. Sie ist scharf zu unterscheiden von einem verdichteten Teil des Glaskörpers, der häufig im ganzen Bereich der Pars optica retinae entwickelt ist und den wir als Lamina hyaloidea posterior bezeichnen wollen.

Diese Lamina kommt durch eine direkte Verflechtung der Glaskörperfasern zustande, in deren Zwischenräumen die Glaskörperflüssigkeit an Masse abnimmt, so daß sie in bezug auf den Glaskörper eine Crusta im Sinne F. E. SCHULTZE's darstellt.

Bei rudimentären Augen ist diese Lamina oft in ungemein charakteristischer Weise ausgebildet und tritt um so schärfer hervor, als im Innern des Glaskörpers vielfach eine völlige Auflösung aller geformten Elemente stattfindet, so daß die Lamina posterior (und anterior s. unten) die einzigen geformten Gebilde sind, die übrig bleiben.

So ist es z. B. bei Petromyzon planeri und Syphonops annulatus, auch bei Talpa bleiben kaum geformte Bestandteile im Innern erhalten, während die Laminae gut entwickelt sind. Bei Typhlops besteht, wie erwähnt, die periphere Schicht des Glaskörpers aus einem Filz von Fasern, die die Fortsetzung der MÜLLER'schen Stützfasern bilden. Das Innere ist hier auch vollkommen strukturlos, so daß der Zustand, da noch nicht einmal eine fest umgrenzte Lamina gebildet ist, als ein noch primitiver erscheint.

Die Lamina hyaloidea anterior fehlt wohl nirgends, wo eine Linse vorhanden ist. Sie stellt die Auskleidung der tellerförmigen Grube dar, in der die Linse ruht, und gehört somit zum Aufhängeapparat der Linse, der noch einer besonderen Besprechung bedarf.

Endlich findet sich vielfach eine Lamina hyaloidea medialis als Auskleidung des Kanals und Trichters, den die Arteria hyaloidea durchsetzt. Bei rudimentären Augen fehlt sie stets, da sie ja eine Differenzierung der retinalen Glaskörperfasern darstellt, die im Glaskörperinnern bei rudimentären Augen völlig zugrunde gehen.

Der Anteil bindegewebiger Elemente am Aufbau des Glaskörpers ist in den verschiedenen Wirbeltierklassen sehr verschieden. Auch in diesem Punkte zeigt die Vergleichung einige Extreme.

Bei Myxine sowohl wie bei Proteus anguineus, wo die fötale Augenspalte dauernd offen bleibt, wandern durch sie Bindegewebszellen in Menge in die Höhlung der sekundären Augenblase hinein und bilden, anscheinend ganz ohne Beteiligung retinaler Elemente, eine Ausfüllung des Hohlraumes. Die Bindegewebszellen produzieren reichlich Fasern. Hier liefert die Retina nicht nur keine Glaskörperelemente, sondern nach Kohl's Angaben dringt sogar das im Glaskörperraum gelegene Bindegewebe zwischen die Retinaelemente hinein, von denen es durch keinerlei Membranen, Hyaloidea posterior oder Limitans interna getrennt ist.

2. Die Abblendungsapparate.

§ 90. Die landläufige Anschauung ist die, daß die Abblendung von Lichtstrahlen dazu nötig sei, um nur Licht von bestimmter »Richtung« in das Auge gelangen zu lassen. Es wird hiermit ein Faktor als formbestimmend eingeführt, der überhaupt als mechanisch wirkende Größe nicht vorkommt. Den Beziehungsbegriff der »Richtung« als gestaltgebenden Faktor einführen, heißt ein mystisches Prinzip einführen, auf eine Erklärung verzichten.

Betrachten wir vom physiologischen Standpunkt aus den Vorgang der Reizung bei zwei Sinneszellen, von denen die eine allseitig dem Licht zugänglich ist, während bei der anderen in jedem Meridian nur $90°$ lichtdurchlässig, $270°$ abgeblendet sind.

Die beiden Lichtsinnzellen (Sz und Sz_1) sollen gleiche Reizschwelle und gleiche Reizhöhe haben. Bei der Lichtintensität J sei die Reizhöhe für Sz erreicht, es mögen jetzt noch so viele Veränderungen der Umgebung erfolgen, Bewegungen usw. Sie sind nicht mehr imstande, etwas an dem Erregungszustand der Sinneszelle zu ändern, er ist ja schon maximal. Es werden also alle diese Veränderungen keine Reaktionen mehr auslösen können.

Die andere Sinneszelle Sz_1 erhält aber von dem Licht nur einen Bruchteil, in dem angenommenen Falle nur $\dfrac{J}{16}$, ihre Erregung ist also bei der außen herrschenden Lichtintensität J noch bei weitem nicht maximal, die Reizhöhe ist noch durchaus nicht erreicht. Je weiter entfernt von der Intensität der Reizhöhe der Reiz ist, desto kleiner ist im allgemeinen die »absolute Unterschiedsschwelle«, desto feiner werden also Veränderungen der Beleuchtung durch Bewegungen umgebender Gegenstände usw. in Veränderungen des Erregungszustandes der Sinneszelle ihren Ausdruck finden.

Da das Pigment stets jenem Licht den Zutritt zum Auge wehrt, das nicht aus der Bewegungsrichtung kommt, so ist der Schluß stets richtig, daß bei Reizung der Sinneszelle das Licht aus der Richtung »vorn«, aus der Bewegungsrichtung kommt.

Könnten wir das Pigment der Rückseite entfernen und bei Abblendung von vorn den Lichtreiz von hinten einwirken lassen, so müßten die Reaktionen des Tieres genau dieselben bleiben, wie bei der normalen Reizung von vorne: das ist Postulat. Denn die spezifische Energie der Sinneszelle liegt nicht nur darin, daß sie nur »Licht« angibt, sondern auch in ihrem Lokalzeichen, ihrem Raumwert. Die Erfahrungen über die Lokalisation diaskleral gesetzter Lichtreize bestätigen dies Postulat.

Die wirkliche Richtung des Lichtstrahles, der als Reiz wirkt, ist für die Lokalisation des Reizes ganz gleichgültig, ebenso wie es für ein Tast-organ gleichgültig ist, ob die Richtung der Nadel, mit der es gereizt wird, von vorn nach hinten, von unten nach oben oder umgekehrt geht: Die Reaktion wird durch die »Richtung«, in der das Reizmittel an die gleiche Stelle der Sinneszelle herangebracht wird, nicht verändert, hier ist nur die Intensität maßgebend.

§ 91. Es geht schon aus diesen Ausführungen hervor, daß Abblendungs-vorrichtungen nicht unbedingt für jedes Lichtsinnorgan notwendig sind. Es gibt, theoretisch betrachtet, Bedingungen, unter denen sie überflüssig wären. Wenn nämlich die Lichtintensität, bei der ein Tier zu sehen hat, gerade in dem Bereich der optimalen Unterschiedsschwelle liegt, oder wenn die Erregbarkeit der Lichtsinnzellen derart sich der gegebenen Lichtinten-sität anpaßt, daß dies Verhältnis immer wieder hergestellt wird.

Wenn wir also pigmentfreie Lichtsinnorgane treffen, so dürfen wir annehmen, daß eine dieser beiden Möglichkeiten realisiert ist.

In der Tat kommen Lichtsinnzellen vor, die in keiner Beziehung zu Pigment stehen, ja bei Tieren, die überhaupt kein Pigment enthalten.

So fehlt den Oligochaeten jede Abblendungseinrichtung an ihren Licht-sinnzellen, eine Erscheinung, die früher dazu führte, der Haut des Regen-wurmes eine diffuse Lichtreizbarkeit zuzuschreiben, die sie nicht besitzt. Hesse wies nach, daß ganz spezifische Zellen, die sich mit den Lichtsinn-zellen der Hirudineen homologisieren lassen, die Träger der Lichtreizbar-keit sind, daß die Verteilung dieser Zellen im Körper und die Intensität der Lichtreizbarkeit des betreffenden Abschnittes einander parallel gehen.

Unter den Egeln findet sich auch der primitive Fall, daß Pigment-abblendung völlig fehlt bei Branchellion.

Sehr unvollständig sind die Abblendungseinrichtungen der Heteropoden, und bei den Salpen fehlt Pigment in oder an den Sehorganen vielfach völlig.

Die Fälle, in denen die Sehorgane infolge mangelhafter Abblendung lichtundicht sind, haben theoretisch ein besonderes Interesse und werden in dem Kapitel über die Kontrasteinrichtungen eine besondere Behandlung finden.

Die Abblendung wird fast ausnahmslos durch Absorption des Lichtes in Pigmenten erreicht, nur ganz ausnahmsweise wird das Licht zurückgeworfen, bevor es die rezipierenden Elemente erreicht hat, und so von ihnen ferngehalten (s. unten).

Die Pigmente haben alle derselben Anforderung zu genügen: Sie müssen das einfallende Licht absorbieren, einen lichtdichten Abschluß bilden.

Infolgedessen finden wir bei Tieren, die bei unserem normal zusammengesetzten Tageslicht sehen, stets dunkle Pigmente, schwarzbraun oder direkt schwarz sind die üblichen Farben, denn nur sie können als Absorptionsschirme für alle Lichtarten wirken, die hier zu absorbieren sind. Anders in Lebensbezirken, in denen monochromatisches Licht herrscht, oder wenigstens eine Strahlengattung besonders überwiegt. Wir haben einen derartigen Lebensbezirk in den etwas größeren Tiefen des Wassers, wo, wie schon oben erwähnt, eine blaugrüne Beleuchtung herrscht.

Bei diesem Licht wird ein orange oder rot gefärbtes Pigment völlig als Absorptionsschirm ausreichen, und dementsprechend finden wir hier, daß die dunkeln Pigmente zurücktreten und unter den, stets mangelhaften Abblendungseinrichtungen die roten und orangefarbenen Pigmente außerordentlich überwiegen. Diese Erscheinung ist nicht an bestimmte systematische Gruppen gebunden, sondern eine der vielen Konvergenzerscheinungen, die die gleichen Bedingungen auf verschiedenartigstem Boden entstehen lassen.

Aber auch bei Formen, deren Leben nicht unter monochromatischem Licht abläuft, kommt farbiges Pigment statt des dunkeln gelegentlich vor, so in den Stirnaugen mancher Wanzen (Syromastes, Acanthosoma), wo es ziegelrot gefärbt ist, oder im Stirnauge von Machilis (Thysanure), wo die Farbe ein dunkles Rotbraun ist.

In diesen Fällen ist es entweder gar nicht auf einen lichtdichten Abschluß abgesehen, oder das vorhandene Licht ist so schwach, daß es auch die heller gefärbte Pigmentschicht nicht in merkbarer Stärke durchsetzen kann.

Es ist vergleichend physiologisch von Interesse, daß das Pigment, das in den verschiedenen Sehorganen zu der Funktion der Lichtabblendung benutzt wird, von biochemischem Standpunkte aus durchaus nichts Einheitliches ist, daß vielmehr sehr verschiedenartige Produkte des Stoffwechsels hier zu der gleichen Leistung verwandt werden.

Am verbreitetsten ist die Gruppe der Pigmente, die man als Melanine zu bezeichnen pflegt. Sie sind ganz außerordentlich resistent gegen allerlei chemische Eingriffe, selbst sehr energische, ein Umstand, der den Morphologen stets viel Kopfschmerzen gemacht hat, da es gar nicht möglich ist, ein Sehorgan völlig zu depigmentieren, ohne die Struktur der feineren spezifischen Elemente so gut wie vollständig zu zerstören.

Von diesen Melaninen ist zu unterscheiden eine Gruppe von Pigmenten, die durch das Pigment des Retinaaußenblattes der Wirbeltiere repräsentiert wird, die zwar auch gegen chemische Eingriffe sehr widerstandsfähig, aber nicht lichtbeständig sind. Sie werden nach Kühne, der diesen Unterschied entdeckte, als Fuscine bezeichnet. Dann aber haben wir noch eine Reihe dunkler Pigmente, deren chemische Natur zwar noch unaufgeklärt ist, die aber schon in ihrem Verhalten gegenüber den üblichen Konservierungsflüssigkeiten höchst auffallende Unterschiede im Vergleich zu den Melaninen und Fuscinen bieten.

So geht nach Hesse (126) bei Ophryotrocha puerilis der Farbstoff des Pigmentbechers bei der Konservierung verloren, auch wenn die Anwendung von Säuren vermieden wird. Bei Siphonostoma diplochaetos schwindet das Pigment schon nach kurzer Einwirkung von Essigsäure.

Diese Daten, weit entfernt die betreffenden Pigmente chemisch zu charakterisieren, zeigen nur, daß es außer der — chemisch auch wohl kaum einheitlichen — Gruppe der Melanine usw offenbar noch mancherlei andere Farbstoffe gibt.

Eine recht gut umgrenzte Gruppe von Pigmenten bilden noch die Lipochrome, die vielfach als Lichtfilter oder Blenden Verwendung finden.

Ganz allgemein scheinen sie das Augenpigment der Seesterne (Asteriden) zu bilden. Die Töne dieser Farbstoffe sind meist rot oder orange, selten purpurn oder violett. Die Gruppenreaktionen sind gegeben durch die Löslichkeit in Alkohol und charakteristische Farbenänderungen bei Zusatz konzentrierter Schwefel- und Salpetersäure, erstere färbt meist blau, letztere grün.

Alle diese Merkmale treffen bei den Pigmenten der Asteriden zu.

Hierher gehören auch die primitivsten Abblendungseinrichtungen, die Pigmentflecke der Flagellaten, bei denen wenigstens für eine Euglena der Nachweis der Gruppeneigenschaften erbracht ist.

Ob das rötliche Pigment der Augenhülle an den Kiemenaugen von Protula protula hierher gehört, das sich in Alkohol löst (Hesse 126), ist nicht sicher zu sagen.

Ebensowenig kann man über die Stellung der Pigmente von Hyperia galba und Phronima sedentaria sagen, die nach Grenacher's (132) Angaben im Alkohol sehr bald ausbleichen.

Dagegen gehören wieder mit Sicherheit zu den Lipochromen die Farbstoffe der Öltropfen, die sich in den »Zapfen« der Vogelretina so zahlreich und in so mancherlei Farben zeigen (s. oben).

In der Art und Weise, wie die Abblendung in den Sehorganen erfolgt, können wir zwei Methoden unterscheiden, die meist vereint ihre Anwendung finden. Entweder kann dem Licht der Zutritt zu dem Sehorgan in unbeschränktem Maße gestattet sein und die Absorption überflüssiger Strahlen erst in unmittelbarer Nähe der Teile erfolgen, in denen der Lichtreiz in Erregung lebendiger Substanz umgesetzt wird, oder es kann gleich von vornherein die Menge des eintretenden Lichtes durch Blenden variabler Größe in bestimmter Weise dosiert werden.

Im einfachsten Falle enthalten die Lichtsinnzellen selbst die abblendenden Pigmente.

So trennt bei den Alciopiden eine Pigmentschicht den distalen Teil der Lichtsinnzelle, die aus dem Sehstäbchen besteht, von dem proximalen Zellkörper ab. Die Sehstäbchen werden hier durch das Pigment nicht vor dem direkt einfallenden Lichte geschützt, sondern nur von dem, das an den proximalen Teilen der Sehzellen oder in den weiteren Geweben des Auges reflektiert werden würde.

Auch bei Chaetopteriden (Ranzania sagittaria) u. a. kommt Pigment in den Sehzellen vor.

Bei Mollusken ist Pigment in Sehzellen anscheinend fast allgemein, es findet sich unter den Schnecken z. B. bei Patella, Haliotis, Fissurella (FRAISSE 509), unter Heteropoden bei Carinaria, Pterotrachea u. a., und bei den Kephalopoden (Eledone, Sepia, Sepiola). Auch unter den Athropoden kommt, allerdings mehr vereinzelt, derartiges Pigment vor, z. B. bei den Syrphiden (Helophilus sp.) bei der Larve von Myrmeleon. Bei den Phalangiden (Walzenspinnen) ist der distale Teil aller Sehzellen intensiv pigmentiert, so daß das äußere Ende des Rhabdoms, das dem Licht ausgesetzt ist, von einem Pigmentmantel umhüllt wird.

Wenn auch Vertreter mehrerer Tierstämme gelegentlich (Würmer, Arthropoden), oder sogar häufig (Mollusken) Pigment in Sehzellen aufzuweisen haben, so ist doch dieser Modus der Abblendung nicht sehr ausgiebig in Verwendung. Meist übernehmen begleitende indifferente Zellen diese Aufgabe, von der die Sinneszellen, wie von so vielen anderen Leistungen, in der Mehrzahl der Fälle entlastet werden.

Die räumliche Beziehung der Pigmentzellen zu den Sinneszellen ist eine sehr verschieden enge, bald schließt der Pigmentmantel um die rezipierenden Elemente ganz dicht zusammen, bald umfaßt nur ein oft recht geräumiger Pigmentbecher eine ganze Gruppe von Sehzellen, oder es handelt sich nur um pigmentierte Gewebsschichten, die das Licht von einer Seite her fernhalten.

Die Pigmentbecher, die im einfachsten Falle aus nur einer einzigen Pigmentzelle bestehen (Planaria torva, Dendrocoelum lacteum unter den Planarien, Amphioxus), sind in den sog. Pigmentbecherzellen in typischer Weise ausgebildet. Das einzellige Stadium ist relativ selten, meist setzt es sich aus zahlreichen Pigmentzellen zusammen, deren Kerne als hellere Flecken in dem dunkeln undurchsichtigen Zellkörper liegen. Solche mehrzellige Pigmentbecher kommen vielfach bei Plathelminthen vor (Dendrocoelum punctatum, Rhychodemus terrestris, Planaria gonocephala nach Hesse), aber auch bei Nemertinen, Hirudineen, Würmern und Mollusken, z. B. Pecten und Spondylus.

Die Abblendung ist hier nur eine grobe, es wird nur das Licht eines bestimmten Kugelsektors abgefangen, das des Restes kann ganz unabgestuft und unabstufbar auf die Lichtsinnzellen wirken. Am primitivsten ist wohl, was die Abblendungen anlangt, Branchellion torpedinis ausgerüstet. Hier stehen kaudal von den Lichtsinnzellen Pigmentwände senkrecht zur Körperoberfläche die das von hinten kommende Licht abfangen, alles von vorn kommende zulassen. Aus dieser einfachen Anlage gehen dann die fest zusammengeschlossenen tiefen Pigmentbecher der Hirudineen hervor.

Eine viel vollkommenere Art der Abblendung haben wir in der Einrichtung, die weit verbreitet bei Wirbeltieren vorkommt, in dem Pigmentepithel der Retina.

§ 92. Das Außenblatt der Retina ist nicht bei allen Wirbeltieren als Stratum pigmenti entwickelt, es kommen viele Formen vor, bei denen es ganz, oder doch in großen Bezirken des Auges aus endothelartig flachen pigmentlosen Zellen besteht, und es kommen andererseits Fälle vor (bei Fischen und Reptilien), in denen das Außenblatt anstatt als Tapetum nigrum als ein Tapetum lucidum entwickelt ist, als die Grundlage eines leuchtenden Augenhintergrundes.

Im typischen Fall besteht das Pigmentblatt aus hexagonalen Zellen, die von ihrer vitralen Fläche lange feine Zellfortsätze zwischen die Endelemente der Sehzellen entsenden. In diesen feinen Fortsätzen liegen die Endelemente wie in einen Bürstenbesatz eingeschlossen.

Bei derartiger Ausbildung bieten die Pigmentzellen überall ein ziemlich gleichförmiges Bild, und daher vergleichend wenig Interessantes.

Unterschiede der Zellen der einzelnen Spezies liegen einerseits in der verschiedenen Größe, verschiedenen Länge der Fortsätze, usw. und andererseits in Einschlüssen, die bei manchen Formen vorkommen, so z. B. kommen mehrfach sog. Lipochrine (Kühne 186) vor. Es sind Fettropfen verschiedener Größe und Zahl, die z. B. beim Frosch goldgelb bis hellzitronengelb gefärbt sind. Entweder liegen 1 bis 2 große, dem Kern oft an Größe kaum nachstehende Tropfen in der Zellkuppe, so ist es im Netzhautzentrum, oder um einen größeren Tropfen liegen zahlreiche kleinere. So zählte W. Krause in der Peripherie beim Frosch bis 15 Tropfen. Auch bei Fischen finden sich in dem Pigmentepithel oft Fettropfen (Accipenser), besonders auch bei Rochen und Haien.

Unter den Vögeln enthalten nur die Pigmentzellen der Eulen Lipochrine, die farblos oder gelb bis orange gefärbt sind.

Im Pigmentepithel des Kaninchens kommen große farblose Fettropfen vor. Über die Funktion dieser Lypochrine läßt sich ebensowenig etwas sagen, wie über die sog. Myeloidkörper, die auch hie und da vorkommen, z. B. in sehr wechselnder Menge beim Frosch, dann auch bei Raubvögeln (Eulen und Bussard).

Funktionell wichtig für das Pigmentepithel ist der Besitz des Fuscins jenes Farbstoffes, der die Abblendung des überflüssigen Lichtes bewirkt. Das Fuscin ist nicht in der ganzen Zelle gleichmäßig verteilt. Die Kuppe und die Umgebung des Kernes bleiben stets pigmentfrei. Die Basis ist das beständige Reservoir des Fuscin, aus dem es sich unter bestimmten Bedingungen (s. unten) bis in die äußersten Enden der Fortsätze verteilt.

Während das Chorioidealpigment amorph ist, zeigt das Fuscin ganz charakteristische Gestaltungen, es erscheint zum größten Teil kristallisiert.

GREEFF gibt eine höchst instruktive Abbildung, aus der die bedeutenden Formunterschiede ersichtlich sind, die die Fuscinkristalle in den verschiedenen Wirbeltierklassen zeigen.

Die Farbe des Fuscin, im auffallenden Lichte schwarz, ist im durchfallenden Lichte eine braune, kein Schwarz. Es kommen recht bedeutende Unterschiede in der Farbennuance vor. Beim Karpfen z. B. ist es hellbraun und rotbraun, bei manchen Formen hat es eine purpurne Nuance (KÜHNE und SEWALL).

Ein Abblendungsapparat gewinnt seine volle biologische Bedeutung erst dadurch, daß er unter verschiedenen Beleuchtungsverhältnissen eine verschieden große Menge Licht abblendet, denn wäre der Grad der Abblendung konstant, so läge gar kein Vorteil darin, es würde dann bei wechselnder Beleuchtungsintensität doch die ganze Adaptierung eine rein funktionelle, durch den Zustand des Sehelementes gegebene, sein.

Der Nutzen der Abblendungseinrichtungen liegt aber gerade darin, daß er die Sinneszellen oder doch wenigstens den der Reizumformung dienenden Teil derselben von einem Teil der Funktion der Anpassung an verschiedene Beleuchtungsintensitäten entlastet.

Die wechselnd starke Abblendung erfolgt stets durch Pigmentwanderung.

Die lange bekannte Erscheinung der phototropen Wanderung des Fuscin im Pigmentepithel des Wirbeltierauges ist eine ungemein verbreitete Erscheinung.

Sie ist in den Fällen, in denen das Pigment in den Sehzellen selbst liegt, ebenso beobachtet, wie bei Abblendung durch Pigment indifferenter Zwischenzellen.

So sah RAWITZ in den Sehzellen der Kephalopoden (Eledone, Sepiola, Sepia) die distale Pigmentanhäufung, die sonst an den Enden der Sehstäbchen besteht, im Dunkeln verschwinden, das ganze Pigment zieht sich in den sog. »Sockel« der Sehzelle gegen den proximalen Pigmentstreifen zurück.

Bei den Arthropoden (Insekten und Krustazeen) besteht ein Unterschied in dem Verhalten des sog. Retinalpigments und des Irispigments (Exner 149). Das erstere, das um die Retinulazellen herum liegt, hat keine phototrope Bewegung, dagegen verschiebt sich das Pigment, das die Kristallkegel umgibt, das sog. Irispigment, in sehr charakteristischer Weise, allerdings nur bei Nachttieren, d. h. solchen, die ihre Augen bei Tage und bei Nacht benutzen.

Bei den Augen mit Superpositionsbildern, also bei denen, deren Kristallkegel durch einen Zwischenraum (von etwa der Kristallkegellänge) von der Retina getrennt wird, wird durch Pigmentverschiebung eine mehr und mehr zunehmende Abblendung der Randstrahlen bewirkt, die so vollständig werden kann, daß nur das Licht eines einzigen Kristallkegels zu einem Bilde vereinigt, alles andere verschluckt wird. Die Abblendung kann in verschiedener Weise erfolgen, entweder verschiebt sich die Pigmentscheide des Kristallkegels nach hinten gegen die Retinula, so daß der vordere Teil frei von Pigment wird, oder das Pigment breitet sich nach hinten aus, ohne daß es vorne ganz verschwindet. Die Ausbreitung nach hinten kann soweit gehen, daß es mit dem Retinapigment verschmilzt, wie z. B. bei den Brachiuren (Krabben).

Es scheint, daß die Abblendungsbewegung des Pigments nicht ausschließlich durch Belichtung hervorgerufen werden kann.

Kiesel (1855) beobachtete bei Plusia gamma, daß die Augen periodisch leuchteten und dunkel waren, wenn die Tiere dauernd in Dunkelheit gehalten wurden, und er bezieht das Vorrücken des Pigments ohne Einfluß des Lichtes auf einen Schlafzustand. Es wäre ein Ersatz für den Lidschluß, durch den wir die Lichtreize abhalten, wenn wir schlafen wollen.

Höchst bemerkenswert sind die Fälle, in denen durch Verschiebung des Pigments Zustände geschaffen werden können, die einerseits eine so vollständige Abblendung ermöglichen, wie sie im Wirbeltierauge bei Hellstellung besteht, andererseits aber auch, in anderen funktionellen Zuständen, eine so starke Nebenbelichtung zulassen, wie sie nur bei typischen Dunkeltieren vorkommt.

Es liegen in diesen Fällen stark lichtreflektierende Flächen, Tapeta ucida, derart angeordnet, daß sie freigegeben oder abgedeckt werden können.

So ist es unter den Wirbellosen, besonders bei den Krebsen (Palaemon, Palinurus, Sicyonia u. a.). Hier gelangt im Dunkelauge das Licht durch die Sehelemente auf ein stark reflektierendes Tapetum, aber schon im Dämmerungsauge schiebt sich Pigment zwischen den einfallenden Lichtstrahl und das Tapetum, so daß die Reflexion aufgehoben ist (Exner).

Auch bei Wirbeltieren kommen derartige Einrichtungen vor. Die interessanteste ist die bei Abramis brama, die wohl auch bei anderen Fischen vorkommen dürfte. Hier liegen in den Zellen des Außenblattes der Retina Pigmentkörner und stark lichtreflektierende Elemente, wie sie zur Bildung leuchtender Tapeta verwandt werden, nebeneinander und durch phototrope Wanderungen, deren beide fähig sind, wird bald ein leuchtender Augenhintergrund gebildet, bald das Licht in vollkommenster Weise abgeblendet, wenn die Fuscinkörnchen bis in die langen Ausläufer der Pigmentzellen vorwandern (EXNER).

§ 93. Außer dieser variierbaren Abblendung besitzen fast alle Sehorgane, mit den oben erwähnten Ausnahmen, eine konstante Abblendung des Lichtes, aus bestimmten Teilen des Raumes.

Sie bieten physiologisch wenig Bemerkenswertes. Es wird ganz allgemein das Licht abgefangen, das nicht aus der Bewegungsrichtung des Tieres kommt.

Eine derartige, ganz grobe Abblendung kann schon durch die allgemeine Undurchsichtigkeit des Körpers gegeben sein, oder durch besondere Pigmentanhäufungen, wie sie z. B. in der Chorioidea der Wirbeltiere vorkommen.

Aber auch für diesen Lichtschirm ist es zweckmäßig, wenn die Öffnung, durch die das Licht den Zugang zu den brechenden Medien und den Sehelementen erhält, einer Veränderung in der Größe fähig ist, und dementsprechend finden wir ungemein weit verbreitet Vorkehrungen getroffen, die bald große Mengen Licht, das ziemlich erheblich von der optischen Achse in seiner Richtung abweicht, ins Auge gelangen lassen, bald nur einem feinen Bündel zentraler Strahlen den Durchtritt gestatten.

Die Irisblenden sind ein Besitz, der in einer einigermaßen vollkommenen Form nur bei den höchststehenden Vertretern des Tierreichs bei Vertebraten und Kephalopoden vorkommt. Ihr großer Vorteil gegenüber den Abblendungen durch Pigmentverschiebung liegt darin, daß ihre Weite durch Muskeln reguliert wird und so eine ungleich raschere Einstellung auf veränderte Beleuchtungsverhältnisse erlaubt, als die Pigmentwanderung.

Funktionell wichtig sind also für die Iris die Einrichtungen, die sie undurchdringlich für Licht machen, und die Einrichtungen, die eine Veränderung der Größe des Sehloches, der Pupille bewirken.

Soweit die Undurchsichtigkeit der Iris durch dunkles lichtabsorbierendes Pigment erreicht wird, bietet sie nichts vergleichend Bemerkenswertes dar. Es wird hier aber gelegentlich das zweite Prinzip verwandt, durch das, wie oben angedeutet, Licht von den Sehelementen ferngehalten werden kann: die Reflexion des Lichtes.

Bei Krebsen und Insekten ist dies Prinzip vielfach verwendet. Es liegen hier vor den pigmentierten Zellen, die die Kristallkegel umgeben,

Zellen mit körnigem Inhalt, der das Licht außerordentlich stark reflektiert und so verhindert, daß es weiter ins Augeninnere eindringt. Besonders wenn die Corneafacetten größer sind als die Vorderflächen der Kristallkegel, schreibt Exner diesen Zellen eine erhebliche Leistung in bezug auf Abblendung schief einfallender Strahlen zu.

Durch diese Reflektoren erhalten die Augen vieler Insekten und Krebse ihren wundervollen metallischen Glanz. Auch eine Anzahl von Wirbeltieren hat metallisch glänzende Augen, wie man vulgo sagt, d. h. die Iris dieser Tiere hat Metallglanz. Es sind Fische und Amphibien.

Auch hier handelt es sich um Zellen, die den pigmentführenden Schichten der Iris aufgelagert und mit stark lichtbrechenden Körnchen erfüllt sind.

Bei Fischen ordnen sich diese Zellen zu einer eigenen Membran, der Silberhaut oder Argentea, und die Mikrokristalle, die die bunten Farben vieler Fischaugen bewirken, bestehen wesentlich aus Guaninkalk.

Bei den Amphibien liegen die, auch sonst vielfach im Auge vorkommenden metallglänzenden Zellen in einer nicht mehr geschlossenen Schicht den Pigmentzellen auf, denen sie an Größe und Gestalt gleichen. Auch die glänzenden Irisfarben mancher Reptilien, z. B. des Chamäleon, beruhen auf der Anwesenheit derartiger Zellen mit Mikrokristallen.

Nicht alle lebhaften Farben an der Iris sind derartige »Strukturfarben«, die auf der Reflexion des Lichtes durch Mikrokristalle beruhen, es kommen auch Pigmentzellen vor, die diese Funktion übernehmen. So kommt bei Strix passerina die hochgelbe Farbe der Iris durch gelbe Fettzellen, die wohl Lipochrome enthalten, zustande und ebenso beruhen die rötlichen Nuancierungen in der Iris vieler Vögel (z. B. Reiher) auf der Gegenwart von Fettröpfchen in den Zellen der vorderen Irisschichten. Die Farben der Iris stehen oft in höchst auffälligen Beziehungen zur Färbung der umgebenden Haut. Es sind diese Fälle insofern beachtenswert, als sie uns wieder zeigen, wie für die Gestaltung eines Organs Faktoren maßgebend sein können, die zu seiner eigentlichen Funktion in gar keiner Beziehung stehen, die vielmehr nur als korrelative Beziehungen der Teile eines Organismus zueinander interpretiert werden können. Einige Daten hierüber sollen weiter unten mitgeteilt werden.

Wenn auch rein funktionell das Irispigment nichts Besonderes bietet, so ist morphologisch interessant die doppelte Herkunft dieses Farbstoffes. Die Zellen der Pars mesoblastica iridis (Koganei 1885) sind pigmentierte Bindegewebszellen und nur an sie sind die eben erwähnten Strukturfarben gebunden, daneben spielen aber als Pigmentträger eine, häufig sogar sehr bedeutende Rolle, die Zellen der Pars epiblastica iridis, das hintere Irisepithel.

Phylogenetisch betrachtet, ist dieses doppelschichtige Epithel ja überhaupt der älteste Teil der Iris, und wie so häufig, so finden wir auch in diesem Fall die phylogenetisch und ontogenetisch ältesten Zustände als Hemmungsbildungen bei rudimentären Augen auftreten.

Das Epithel der Iris ist der Rand des sekundären Augenbechers, der vorderste Teil des Abschnittes, der nicht in Sehepithel umgewandelt wird. Diesen Zustand, daß die Iris überhaupt nur aus den umgebogenen Rändern des sekundären Augenbechers besteht, findet sich bei entwickelten Tieren nicht mehr, wohl aber haben wir Formen, bei denen der ektodermale Anteil ganz außerordentlich über die bindegewebigen überwiegt, z. B. bei Proteus anguineus und Typhlops vermicularis, besonders bei letzterem Tier ist der chorioideale (bindegewebige) Teil der Iris höchst kümmerlich entwickelt und hört vor dem Pupillenrande auf, so daß der Pupillarteil nur von Ektoderm, vom Rande des Augenbechers gebildet wird.

In diesen Fällen fallen naturgemäß die Umschlagsstelle der beiden Blätter des Augenbechers und der Pupillarrand der Iris zusammen, was aber nicht überall zutrifft. Z. B. reicht bei Talpa europaea das Irisstroma wesentlich über die Umschlagsstelle hinaus und bildet allein den Pupillarrand.

In diesen rudimentären Augen kann das Pigment des Retinalteils das bei weitem bedeutendste in der Iris sein, ja das einzige, z. B. bei Typhlops, bei dem der bindegewebige Teil überhaupt pigmentfrei ist. In einer vollentwickelten Iris aber tritt das Pigmentepithel als aufbauendes Element und dementsprechend auch für die Abblendung ganz in den Hintergrund.

Einen Rest seiner entwicklungsgeschichtlichen Herkunft erkennt man noch bei Petromyzon planeri, wo auch beim erwachsenen Tier noch zwischen den beiden Blättern des Irisepithels der Rest der primären Augenblasenhöhle bestehen bleibt, bei allen anderen Tieren verkleben die beiden Blätter fest, und da die Pigmentierung, die ja ursprünglich nur das Außenblatt betrifft, sich auch weiter und weiter auf das Innenblatt ausdehnt, trägt bei den meisten Wirbeltieren das hintere Irisepithel keine Spuren seiner Abstammung mehr an sich.

§ 94. Der wichtigste Teil der Iris, die Muskulatur, besteht aus zwei Systemen von Muskelfasern, deren eines in radialer Richtung verläuft, während das andere ringförmig angeordnet ist. Wir nennen das letztere System den Musculus sphincter pupillae, das erstere den Dilatator.

Der Streit um die Existenz eines eigenen Dilatator, der lange geführt wurde (Grünhagen), kann insofern vergleichend gar nicht entstehen, als bei einer ganzen Reihe von Objekten das System der radiären Muskelfasern so stark entwickelt ist, daß über sein Vorhandensein ein Zweifel gar nicht möglich ist. Anders stellt sich die Frage, ob er vielleicht dieser oder jener Form auch fehlen könnte. Hier sind wir ganz ohne genügende Grundlagen.

Besondere Schwierigkeiten bereitet die histologische Darstellung des Dilatator oft deshalb, weil dieser Muskel pigmentiert ist, die feinen Pigmentkörner unterscheiden sich durchaus typisch von dem groben Pigment des Irisstromas und liegen in den Muskelzellen selbst, während beim Sphinkter nur das intramuskuläre Bindegewebe pigmentiert, der Muskel selber aber pigmentfrei ist.

Für eine vergleichende Betrachtung ist wesentlich die Massenentwicklung der Muskulatur interessant, weil sie auch einen gewissen Schluß auf die funktionelle Inanspruchnahme wie auch auf die Funktionsmöglichkeit zuläßt.

Bei den Fischen ist die Muskulatur meist äußerst spärlich entwickelt, nur bei einigen Selachiern findet sich als besondere Anpassung eine starke Irismuskulatur. Schon hier zeigt sich die typische Lagerung beider Irismuskeln. Der Sphinkter liegt stets im pupillaren Randteil, es sei denn, daß seine Entwicklung so stark ist, daß er weiter durch die Iris reicht. Der Dilatator liegt als eine häufig ganz außerordentlich dünne Lage von Muskelfasern an der Rückseite der Iris direkt auf ihrem retinalen Teil, deren Produkt er ja auch ist.

Auch bei den Amphibien ist nichts Besonderes über die Irismuskulatur zu bemerken. Bei den Säugetieren dagegen haben wir biologisch interessante Unterschiede in der Stärke der Irismuskeln. Je größer die Beleuchtungsdifferenzen sind, unter denen ein Tier sehen muß, um so kräftiger muß im allgemeinen die Irismuskulatur sein, zur raschen, in weiten Grenzen variablen Abblendung.

Die Wassersäugetiere sind hierin besonders gut ausgerüstet. Bei den periodischen erfolgt ja auch stets beim Wechseln zwischen Luft und Wasser eine sehr bedeutende Änderung der Lichtintensität, bei den stationären werden die Unterschiede wohl noch größer, wenn wir erwägen, daß sie, z. B. der Döglin (Hyperoodon), in mehrere hundert Meter Tiefe tauchen.

Dementsprechend ist im Vergleich zu dem Gros der übrigen Mammalien die Entwicklung der Irismuskulatur hier eine ganz enorme. Beim Fischotter ist ein sehr starker Dilatator bekannt (Dostoiewsky), und die Pinnipedier geben ihm hierin nichts nach. Als kontinuierliche Schicht von häufig 30 μ Dicke liegen die fein pigmentierten Muskelfasern dem retinalen Teil der Iris auf.

Die Wale zeigen gleichfalls eine ungewöhnlich starke Irismuskulatur, Zahnwale wie Bartenwale.

Bei Fischen, Amphibien und Säugetieren besteht die Irismuskulatur, wie die gesamte intraokulare Muskulatur ausschließlich aus glatten Muskelfasern. Bei den Sauropsiden dagegen finden wir hier nur quergestreifte Muskeln.

Lassen diese schon ohne weiteres eine rasche Funktion erwarten, so lernen wir noch höher von ihrer Leistungsfähigkeit denken, wenn wir die Massenentwicklung in Betracht ziehen.

Bei Reptilien breitet sich der Sphinkter über die ganze Irisfläche als allerdings nur dünne Schicht aus, z. B. beim Chamäleon (24). Bei den Vögeln erreicht er die stärkste Entwicklung, die wir überhaupt kennen. Er ist als starke Lage in der ganzen Breite der Iris vorhanden, nur der äußerste Ring am ciliaren Rande ist bisweilen schwächer ausgebildet, die Fasern sind hier spärlicher, oder fehlen z. B. bei den Eulen fast ganz (Leuckart 24).

Die Verbindungen zwischen Dilatator und Sphinkter sind bei den Vögeln sehr innige. Sie sind bisweilen (z. B. Dohlen und Hühner) so vielfach durch Faseraustausch verbunden, daß man (Dogiel) neben dem gewöhnlichen Dilatator noch einen zweiten inneren unterschieden hat, dessen Fasern aus den Bündeln des Sphinkter in seinen verschiedenen Höhen entstammen und schief von vorne nach hinten die ganze Dicke der Iris durchsetzen.

Aber auch bei den übrigen Wirbeltieren ist der Zusammenhang von Sphinkter und Dilatator ein sehr enger. Am Pupillarrande verbinden sie sich durch arkadenartige Anastomosen, am Ciliarrande treten die radiären Fasern zum Teil unter sich in Verdindung, andere Fasern ziehen in das Bindegewebe des Ciliarringes hinein, das ihnen als Befestigung dient. Die Abgrenzung gegen die Muskulatur des Ciliarkörpers ist häufig schwer und manchmal ganz konventionell.

§ 95.   Die zweite Hauptkomponente der Iris ist das bindegewebige Stroma, das Pigmentzellen enthält. Die Entwicklung seiner Masse steht in umgekehrtem Verhältnis zu jener der Muskulatur.

Je stärker das Stroma entwickelt ist, eine desto größere Steifigkeit, Festigkeit verleiht es im allgemeinen der Iris, also eine Eigenschaft, die der Wirkung der Muskeln ungünstig ist.

Bei den Fischen sind die spärlichen Muskelfasern in ein starkes bindegewebiges Stroma eingebettet. Bei den Amphibien und Säugetieren ist es im allgemeinen schon weniger massig entwickelt, immerhin bildet es die bei weitem größte Masse der Iris, und wenn man einen radiären Schnitt betrachtet, so bildet die Schnittfläche der Muskulatur, z. B. beim Menschen, nur einen recht geringen Teil der ganzen Fläche.

Auch hier sind es wieder die Wassersäugetiere, die das andere Extrem bieten. Das Stroma wird auf einige wenige Bindegewebszüge reduziert, die die Muskeln einhüllen, und auf einem Radiärschnitt nimmt z. B. beim Hyperoodon (Zahnwal) die Schnittfläche der Muskulatur den bei weitem größten Teil der Gesamtfläche ein. Bei Phoca vitulina würde sich das

Verhältnis wohl noch ungünstiger für das Stroma stellen, denn hier tritt es gar nicht mehr als geschlossene Lage auf, sondern eigentlich nur als spärliches intra- oder perimuskuläres Bindegewebe.

Eine besondere Gestaltung bindegewebiger Apparate im Irisstroma finden wir da vor, wo an bestimmten Stellen der pupillare Rand der Iris mehr oder weniger fest fixiert ist, so daß er ihre allgemeinen Bewegungen nicht oder nicht so ausgiebig mitmacht. Es sind also vor allem Tiere, deren Pupille spitze Winkel aufweist, wie die schlitzförmige Pupille vieler Nachtraubtiere (s. Fig. 150).

Die spezielle Morphologie dieser Befestigungsapparate entbehrt nicht des Interesses, doch würde es zu weit führen, sie hier darzustellen.

§ 96. Ihren funktionellen Ausdruck finden solche Befestigungsapparate wie gesagt in besonderer unregelmäßiger Gestaltung der Pupille, und wir können also durch eine Darstellung der verschiedenen Pupillenformen uns ein Bild von ihrem Vorkommen machen.

Als die typische Form der Pupille gilt stets der Kreis, und in der Tat kommt diese Gestalt sehr häufig vor, doch keineswegs ausschließlich. So sind elliptische Pupillen nicht selten. Entweder steht die große Achse der Ellipse horizontal, wie dies bei Pferd, Rind, Ziege, Känguruh, Murmeltier, Bartenwalen usw. der Fall ist, oder, ein viel seltenerer Fall, sie steht vertikal. Das kommt z. B. bei Otaria vor, wo allerdings mit dem Tode die Pupille kreisrund wird.

Bei der runden Pupille ist im allgemeinen die Ausdehnung des Gesichtsfeldes nach allen Seiten hin gleich groß, es sei denn, daß, wie es gelegentlich vorkommt, die Pupille nicht genau zentriert ist, d. h. die Iris in den verschiedenen Meridianen verschieden breit ist. So liegt bei manchen Raubvögeln die Pupille etwas nasal verschoben, die Iris ist temporal breiter als nasal. Bei den Rochen ist die Pupille mitunter nach oben verschoben. Solche Lageänderungen, bzw. die auf diese Art hervorgebrachte verschieden starke Einschränkung des Gesichtsfeldes nach verschiedenen Richtungen, ist oft von biologischer Bedeutung.

Bei den Raubvögeln könnte es sich vielleicht um eine Begünstigung des binokularen Sehens handeln, bei den Rochen, die Grundformen sind, handelt es sich offenbar um eine Erweiterung des Gesichtsfeldes nach oben auf Kosten des unteren Teiles des Gesichtsfeldes, in dem doch nichts zu sehen ist.

Geringe Exzentrizität in der Lage kommt häufig vor. So ist z. B. beim Pferd und Zebra die Iris unten breiter wie oben, die Pupille also etwas nach oben verschoben. Der Unterschied der Irisbreite beträgt 1 bis 1,5 mm. Auch bei Periophthalmus kolreuteri ist die Iris unten etwa um $1/_7$ breiter, wie oben.

Eine verschiedene Bedeutung verschiedener Teile des Gesichtsfeldes kann noch in allerlei anderen Einrichtungen, als nur in der exzentrischen Lage seinen Ausdruck finden. So ist bei den großen Pflanzenfressern häufig der temporale Teil weiter, als der nasale, so daß die Form als eiförmig bezeichnet werden kann.

Diese Bildung, daß eine Stelle der Pupille viel weiter als die übrigen ist, kommt vielfach vor. Im typischen Falle kann man von einer Birnenform der Pupille sprechen. Das eine Ende ist weit und gleichmäßig gerundet, das andere geht mehr oder minder spitz zu.

Solche birnförmigen Pupillen findet man z. B. mehrfach bei Pinnipediern. Hier ist die Richtung der Längsachse horizontal und die größte Breite liegt an der nasalen Seite.

Unter den Halbaffen hat Pterodicticus potto (bei Tageslicht) eine birnförmige Pupille, die senkrecht steht und deren größte Breite nach unten liegt.

Um das Gesichtsfeld in begrenzten Bezirken einzuschränken, ohne daß die ganze Pupille stark verengt würde, sind an den verschiedenen Wirbeltierklassen höchst verschiedenartige Einrichtungen entwickelt.

Am längsten bekannt ist die Einrichtung mancher Rochen, die Leuckart (24) als das Operculum pupillare bezeichnet. Hier gehen vom oberen Pupillarrande blatt- oder handförmig zerschlitzte Fortsätze aus, die Muskeln und Blutgefäße enthalten. Bei starker Ausdehnung verschließen sie die Pupille ganz oder fast ganz, eventuell so, daß nur nasal und temporal je eine kleine Öffnung übrig bleibt. Ähnliche Einrichtungen bestehen bei den Pleuronectiden (Leuckart), die mit den Rochen ja gemeinsam haben, daß sie flach am Meeresboden im flachen Wasser liegen und nach oben sehen, von wo sie Licht, gelegentlich sogar offenbar zu viel Licht erhalten.

Mutet bei Tieren, die in dem gedämpften Lichte des Meeres leben, eine so extreme Abblendungseinrichtung etwas sonderbar an, so erscheint sie beim Klippdachs (Hyrax capensis), dessen sonnige Heimat das südliche Afrika ist, recht verständlich. Diese Art der Abblendung steht völlig vereinzelt in der Tierreihe da und ist höchst bemerkenswert. Johnson (174), der sie fand, bezeichnet sie als ein Umbraculum, und in der Tat ist der Vergleich mit einem Sonnenschirm nicht ungeschickt. Es erhebt sich hier nämlich von der Fläche der Iris im oberen Teil eine schräggestellte Gewebsplatte, die in die Vorderkammer hineinragt und von oben her Licht abzublenden imstande ist, sie wirkt also ebenso wie das Operculum pupillare der Fische.

In ganz ähnlichem Sinne wirken wohl die sog. Traubenkörner (Flocculi) am oberen Pupillenrande der meisten Wiederkäuer. Beim Pferd und Zebra besonders stark ausgebildet bestehen sie aus stark pigmentierten körnerartigen Wucherungen, die einen Teil des oberen Pupillarrandes besetzen. Sie enthalten anscheinend keine Muskeln.

Das Operculum pupillare, das wir bei Fischen fanden, tritt noch einmal in der Wirbeltierreihe auf und zwar bei den Zahnwalen. Vom oberen Irisrande aus ragt hier ein nach unten konvexer Lappen in die Pupille hinein und schränkt das Gesichtsfeld nach oben ganz erheblich ein. Hierhin zu sehen hätte ja auch für die Wale, wenn sie nahe der Oberfläche schwimmen, keinen Wert, da sie doch nicht aus dem Wasser herauskönnen, dagegen muß das zum großen Teil durch totale Reflexion an der Oberfläche reflektierte Licht höchst störend wirken, wenn es ins Auge gelangt. Dies Licht wird nun durch das Operculum pupillare abgeblendet. Die Pupille erhält dadurch ein bohnenförmiges Aussehen. Diese Bohnen- oder Nierenform kommt auch bei Wirbellosen vor, z. B. findet sie sich bei manchen Kephalopoden und auch hier dürfen wir ihren Sinn wohl in derselben Richtung suchen, wie bei den Denticeten.

Diente das Operculum pupillare, das Umbraculum und die Flocculi (Traubenkörner) zur einseitigen Einschränkung des Gesichtsfeldes, so haben wir auch umgekehrt Einrichtungen, die lokal eine Erweiterung des Blickfeldes bewirken. Die Pupille erhält durch derartige Einrichtungen eine höchst ungewöhnliche auffallende Form. Zwei Fälle sind bekannt, in denen nasal die Pupille eine lokale starke Vergrößerung zeigt, die aber nur schmal ist und stark an ein Colobom erinnert.

Fig. 149.

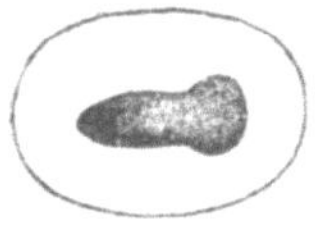

Pupille einer Baumschlange (Dryophis micterizans). Nach Th. Beer. Vergr. ca. 4 fach.

In der Pupille ist der nasale Linsenrand sichtbar.

So schließt sich bei einer Baumschlange (D r y o p h i s m i c t e r i z a n s) an die im übrigen runde Pupille nasal ein langer Schlitz in der Iris an, in dem der Linsenrand deutlich sichtbar ist. Beer (140), der diese Einrichtung beschrieben hat, betont ihre Bedeutung für eine Vergrößerung des Gesichtsfeldes nach vorne. Wahrscheinlich hat dies Tier einen binokularen Sehakt (Fig. 149).

Der andere Fall bezieht sich auf einen Fisch: Chlorophthalmus agassizii, bei dem die Gestaltung genau dieselbe ist, wie bei der Baumschlange (Pütter), ein interessanter Fall von Konvergenz.

Die Beziehung der Pupillengestalt zur Ausdehnung des Gesichtsfeldes tritt sehr deutlich an der Iris des Vierauges (Anableps tetrophthalmus) zutage. Dieser Fisch, der in den Lagunen von Surinam lebt, schwimmt so, daß die Oberfläche des Wassers gerade sein Auge in eine über und eine unter dem Wasserspiegel gelegene Hälfte teilt, und diesem Zustande entspricht auch die Form seiner Iris, die zwei Pupillen hat, für jeden der beiden Sehräume eine.

Nicht alle die verschiedenartigen Formen der Pupillen lassen sich biologisch interpretieren, wir müssen ihr Vorkommen vielfach als gegeben hinnehmen.

Am auffallendsten sind die Abweichungen von der Kreisform bei den Amphibien.

Bei Fröschen, Salamandern und unter den Reptilien bei den Geckonen (Iguanidae) sind die Pupillen fast rhombisch und zeigen häufig noch kleine Unregelmäßigkeiten, wie z. B. die marokkanische Kröte. Ganz auffallend ist die Pupille der Unke gestaltet.

Alle diese Angaben über Pupillenformen beziehen sich auf die Augen bei heller Beleuchtung. Nimmt die Belichtung ab, so erweitern sich ganz allgemein die Pupillen und mehr und mehr schwinden alle Formunterschiede, bis bei maximal erweiterter Pupille die meisten Wirbeltiere eine kreisrunde Pupille haben. Die Abweichungen von dieser Form sind, wo sie vorkommen, doch meist gering, z. B. bei der Unke (Bombinator).

Für viele Augen ist es beobachtet, daß sich Unregelmäßigkeiten der Form mit zunehmender Erweiterung ausgleichen, bei anderen können wir es mit hoher Wahrscheinlichkeit annehmen, z. B. bei den Zahnwalen.

§ 97. Mit Absicht wurde bisher eine Form der Pupille gar nicht erwähnt, obgleich sie ziemlich verbreitet vorkommt, die spaltförmige Pupille, wie sie bei der Katze und überhaupt bei den nächtlichen Raubtieren in so charakteristischer Weise ausgebildet ist und auch unter den Nachtraubvögeln, z. B. beim Uhu, bei heller Belichtung vorkommt, ebenso auch bei einigen Selachiern und einigen Schlangen, sowie beim Krokodil und Gecko (Fig. 150).

Fig. 150.

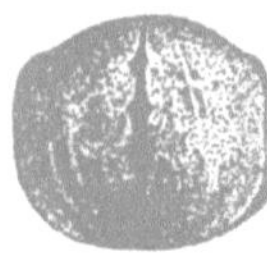

Pupille des Gecko bei diffusem Tageslicht.
Nach Th. Beer. Vergr. ca. 5 fach.

Diese Pupillen haben allem Anscheine nach noch eine andere Bedeutung, als nur die, das Licht möglichst stark abzublenden. Auch durch konzentrische Verengerung der Pupille kann eine fast beliebig starke Abblendung erzielt werden, was jedem einleuchtet, der z. B. die am Tage minutiös winzige Pupille des Faultiers (Choloepus didactylus) oder ähnlicher Dunkeltiere beobachtet hat, die von Stecknadelkopfgröße, aber völlig kreisrund ist.

Wolfskehl (56) hat eine Vermutung ausgesprochen, die von Matthiessen unterstützt wird und wohl sicher das richtige treffen dürfte, wonach die spaltförmige Pupille wie ein stenopäischer Spalt wirkt, der bei bestehendem Astigmatismus es doch ermöglicht, unverzerrte Bilder in der Richtung des einen Meridians zu erhalten.

Die Vorfrage hierzu ist ja die, ob die Tiere mit spaltförmiger Pupille wirklich astigmatisch sind. Für das Katzenauge hat Wolfskehl einen, die physiologische Breite des menschlichen Auges nennenswert überschreitenden Astigmatismus nachgewiesen, so daß hier diese Beziehung wohl besteht.

Sichergestellt ist die Bedeutung der spaltengen Pupille als stenopäische Brille auch für den Seehund. Die Pupille ist bei ihm, sobald er auf dem Lande, also in relativ heller Beleuchtung lebt, äußerst eng, senkrecht spaltförmig (Johnson), sobald er ins Wasser kommt, erweitert sie sich zu einem großen kreisrunden Sehloch. Daß hier eine stenopäische Spalte die besten Dienste tun kann, wird ohne weiteres glaubhaft, wenn man bedenkt, daß nach Johnson die Myopie des Seehundsauges für Luft im vertikalen Meridian — 4 D. in horizontalen — 13 D. beträgt, daß also ein Astigmatismus von 9 D. besteht.

Der hochgradige Astigmatismus des Seehundes in Luft wurde durch Th. Beer bestätigt, und auch die Verwendung der Spaltenpupille als stenopäischer Spalt[1]).

Ob aber ganz generell diese Beziehung besteht, erscheint fraglich z. B. für die Selachier, bei denen es sich ja um Ausgleichung eines Hornhautastigmatismus natürlich nicht handeln könnte, da die Hornhautbrechung im Wasser fortfällt, wo also eventuell nur ein Linsenastigmatismus in Betracht käme, dessen Existenz allerdings durch die Verschiedenheiten des Linsendurchmessers im vertikalen und horizontalen Meridian recht wahrscheinlich gemacht wird, der aber physiologisch noch nicht nachgewiesen ist.

§ 98. Der Grad der Erweiterungs- bzw. Verengerungsfähigkeit der Pupille ist bei den einzelnen Tieren ganz außerordentlich verschieden. Bei yielen Fischen ist die Lichtreaktion der Pupille ungemein träge und der Effekt der Kontraktion so gering, daß er nur durch vergleichende Messungen nachweisbar ist (Steinach 1890), aber schon in dieser Klasse kommen Formen mit lebhafter und ausgiebiger Veränderung des Pupillendurchmessers vor.

Eine Skala der relativen Erweiterungsfähigkeit läßt sich kaum aufstellen, überall wo das Bedürfnis vorliegt, sind auch Einrichtungen dazu entwickelt, mag es sich um Selachier handeln, bei denen die Rochen mit ihrem Operculum so bedeutende Veränderungen der Pupillengröße bewirken können, oder um den Seehund, der in Luft eine Pupille von 3,5 mm vertikaler Länge und 1 mm Breite hat, während sie im Wasser einen Kreis von 19 mm Durchmesser darstellt, so daß die Fläche mehr als das 80 fache der Ausdehnung im Zustande der Verengerung umfaßt.

Der Mechanismus, durch den die Muskulatur in Bewegung gesetzt wird, die überall diese Größenveränderungen bewirkt, kann verschiedenartig sein.

---

[1]) Nach brieflicher Mitteilung.

Er kann ganz an die Peripherie verlegt sein ohne Eingreifen irgendwelcher nervöser Elemente, oder als Reflex auf nervösen Bahnen, die auch an Punkten, wo der äußere Reiz fehlt, Reaktionen hervorrufen.

Eine rein muskuläre Reizbeantwortung haben wir in der Pupillenreaktion der Fische und Amphibien vor uns. Es liegt hier der allgemein physiologisch äußerst bemerkenswerte Fall vor, daß ein Muskel, der pigmentierte Dilatator iridis, direkt durch Licht reizbar ist. Die ausgeschnittene Iris zeigt die Erweiterung, d. h. Erschlaffung der Muskulatur bei Verdunkelung, und die Kontraktion bei Belichtung ebenso wie das ganze Auge. Hierbei sind aber die einzelnen Teile des Dilatator schon nicht mehr gleichwertig in bezug auf die Reaktionsfähigkeit für den Reiz, denn es ist nicht möglich, durch fokale Beleuchtung irgendeines Punktes der äußeren Iriszone eine Bewegung auszulösen, hierzu ist vielmehr nötig, daß das Licht die Gegend des Pupillarrandes trifft. Es beginnt dann sogleich im Bereiche der fokalen Beleuchtung eine kräftige Bewegung, die aber auch auf die benachbarten Sektoren der Iris übergreift (E. STEINACH). In allen den Fällen, wo der Ursprung der Iriskontraktion ein rein muskulärer ist, bleibt diese Reaktion auf das gereizte Auge beschränkt, es besteht kein konsensueller Pupillarreflex, doch dürfen wir nicht behaupten, daß überall, wo der konsensuelle Pupillarreflex fehlt, die Irisbewegung auf direkter Muskelreizung beruht, denn nicht nur den Fischen und Amphibien, sondern auch den Sauropsiden, Reptilien und Vögeln fehlt er, und bei letzteren mit ihren quergestreiften Irismuskeln dürfen wir nicht an direkte Lichtreizung denken. Bei den Säugetieren endlich erfolgt bei Helligkeitsveränderungen, die nur ein Auge betreffen, doch auf beiden die entsprechende Pupillenreaktion, die hier auf reflektorischem Wege reguliert wird.

Wenn wir sagen, die Pupillenerweiterung tritt bei schwacher Beleuchtung ein, so ist das eine sehr wenig faßbare Ausdrucksweise, denn was eine schwache Beleuchtung ist, das hängt ganz von der Höhe der Reizschwelle der einzelnen Tiere ab, über die wir nichts wissen. Für ein Vogelauge herrscht vielleicht schon Dunkelheit, wo wir von Dämmerung reden, und wo für nächtliche Tiere, etwa Halbaffen, Raubtiere usw. erst die blendende Lichtintensität aufhört.

§ 99.   Die Blutgefäße der Iris werden bei der Gesamtdarstellung der Ernährungseinrichtungen der Sehorgane ihre Besprechung finden, und ebenso jener kompliziert gebaute und in vieler Beziehung interessante Apparat, durch den die Iris in ihrem Umkreise an die äußere Augenhaut befestigt ist, das Ligamentum anulare und pectinatum, das offenbar seine Hauptbedeutung als Teil der Zirkulationseinrichtungen des Auges hat.

Nur über die Stelle, an der die Iris in Verbindung mit der äußeren Augenhaut tritt, sind einige Bemerkungen am Platze. In den meisten Fällen fällt die Anheftungsstelle der Iris mit dem Korneoskleralrande zusammen, doch gibt es auch eine ganze Anzahl von Ausnahmen von dieser Regel, indem die Iris öfters eine Strecke weit hinter der Grenze der Cornea sich mit der Sklera verbindet, z. B. bei den Denticeten und Mysticeten. Viel auffallender ist aber ein Befund, der an dem seltsamen Schlammspringer der tropischen Mangrovewaldungen (Periophthalmus koelreuteri) zu erheben ist. Oben fällt hier die Irisanheftung an die Stelle des Korneoskleralrandes, unten dagegen liegt sie eine ganze Strecke von dieser Grenze entfernt im Bereiche der Cornea, eine Anheftungsstelle, die von keinem anderen Tiere bekannt ist (Pütter). Die biologische Bedeutung dieser Einrichtung ist unschwer einzusehen: für einen an schwache Beleuchtung gewöhnten Fisch sind beim Übergang zum Luftleben besondere Abblendungseinrichtungen nötig, und durch die beschriebene Art der Anheftung (s. Fig. 151) ist die Lichtmenge, die ins Auge gelangen kann, erheblich eingeschränkt. Auffallend ist nur, daß die Abblendung in diesem Falle nicht, wie sonst üblich, entweder durch starke Kontraktilität der Iris oder, wenn sie schon strukturell festgelegt werden sollte, durch relative Verkleinerung der Cornea erzielt ist, ein Vorgang, der phylogenetisch ja ohne Zweifel stattgefunden hat.

Pigmentepithel und Iris sind nicht die einzigen Einrichtungen zur Abblendung allzustarken Lichtes, die im Tierreich vorkommen, obgleich ihre Bedeutung ungleich

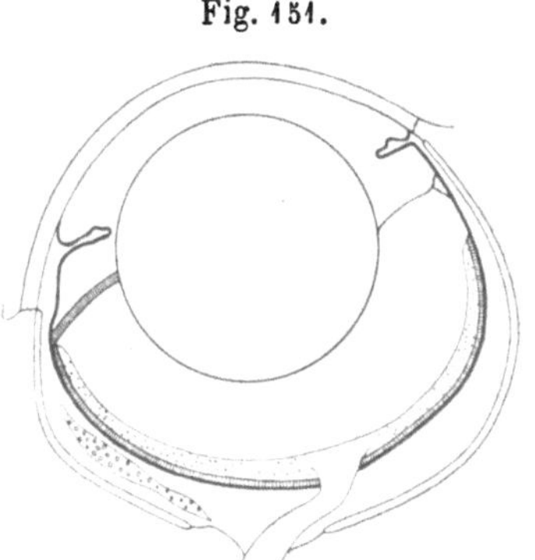

Fig. 151.

Vertikalschnitt durch das Auge von Periophthalmus koelreuteri.

höher ist, als die einiger kleiner Bildungen, die hie und da vorkommen. Es ist ein bei Fischen gar nicht so seltener Fall, daß die Cornea in ihren oberen Teilen pigmentierte Stellen zeigt, die offenbar Licht, das schräg von oben kommt, also vor allem wohl das am Wasserspiegel total reflektierte Licht, auffangen, ihm den Weg ins Augeninnere verwehren. Solche Einrichtungen sind geeignet wie ein Operculum pupillare zu funktionieren, nur daß sie nicht beliebig entfernt werden können, wie das Operculum, das sich im Dunkeln kontrahiert.

Der erwähnte Periophthalmus hat eine derartige Einrichtung in Gestalt einer dunkel pigmentierten Zacke, die von oben her vom Korneoskleralrande aus in den Bereich der Cornea hineinragt. Auch bei Kephalopoden kann man derartiges gelegentlich beobachten.

Für die Abblendung von Licht spielen auch die Lider eine Rolle, die aber wegen ihrer Hauptfunktion erst bei den Schutzapparaten des Auges dargestellt werden sollen.

3. Kontrastapparate.

§ 100. Die Lichtintensitäten, bei denen gesehen wird, sind für sehr viele Augen größer, als dem Optimum der Unterschiedsschwelle entspricht, und diese Augen brauchen deshalb Abblendungsvorrichtungen für überschüssiges Licht, die dementsprechend sehr verbreitet vorkommen. Aber auch den Augen, denen gewöhnlich viel bzw. zuviel Licht zur Verfügung steht, kann es zu bestimmten Zeiten an genügendem Licht fehlen, und außerdem gibt es eine Reihe von Sehorganen, die stets unter Bedingungen zu funktionieren haben, die an der Grenze der Möglichkeit des Sehens stehen.

Für alle diese Bedingungen müssen Vorkehrungen getroffen werden, die geeignet sind, eine Beleuchtungsintensität zu schaffen, die zum Sehen ausreicht.

Das Prinzip, das ganz generell hierfür durchgeführt ist, ist das der Nebenbelichtung, d. h. es gelangt außer dem Licht, das durch den lichtbrechenden Apparat zu einem Bilde vereinigt ist, noch diffuses Licht ins Auge, das entweder überhaupt die brechenden Medien nicht passiert oder doch jedenfalls vermöge der Art seines Eindringens nicht zu Lichtpunkten oder auch nur biologisch verwendbaren Zerstreuungskreisen vereinigt wird.

Wenn man eine photographische Platte bei ganz schwacher Nebenbelichtung exponiert, so entsteht das Bild des abgebildeten Gegenstandes rascher, bzw. bei niederer Lichtintensität, ist aber viel unschärfer, verschleiert, als ein ohne Nebenbelichtung gewonnenes Bild. Wenn wir also Einrichtungen zur Nebenbelichtung bei Augen finden, so würden wir zu schließen versucht sein, daß hier, wie bei der photographischen Platte, eine Sensibilisierung durch die schwache Nebenbelichtung auf Kosten der Güte des Bildes erreicht sei.

Physikalisch betrachtet wird ein Bild durch Nebenbelichtung verschlechtert, und wenn die physiologische Bedeutung eines Netzhautbildes einfach von seiner physikalischen Vollkommenheit abhängen würde, so wäre es recht problematisch, ob der Vorteil der Nebenbelichtung, der in einer Verringerung der Reizschwelle bestehen könnte, nicht geringer wäre, wie der Nachteil, der durch Verschlechterung des Netzhautbildes bewirkt würde. Aber die Netzhaut ist keine einfache photographische Platte, denn sie verfügt, oder wenigstens das Auge als Ganzes, verfügt über eine Reihe von Einrichtungen, die eine physiologische Korrektur der physikalisch sehr unvollkommenen Bilder ermöglichen.

Das bekannte HELMHOLTZ'sche Bonmot über die Unvollkommenheit des Auges bezieht sich ja nur auf das Organ als physikalischer Apparat, nicht auf das funktionierende Auge.

Wie unvollkommen jedes Netzhautbild ist, davon muß man sich eine klare Vorstellung machen, um einzusehen, wie absolut notwendig eine Ausgleichung dieser Unvollkommenheiten ist.

Auch mit vollkommensten optischen Hilfsmitteln ist es schlechterdings unmöglich, ein punktförmiges Bild auf der Retina zu entwerfen. Wird im Dunkelzimmer ein scharf umgrenzter, von einer tadellosen Linse entworfener Lichtfleck auf eine Netzhaut geworfen, so leuchtet sofort die ganze Retina auf, da in ihren verschiedenen Schichten das Licht derart gebrochen und reflektiert, durch totale Reflexion weitergeleitet und wieder gebrochen wird, daß über die ganze Ausdehnung des Sehepithels Licht verbreitet wird. In noch viel höherem Maße muß eine solche diffuse Verteilung des Lichtes erfolgen, wenn die optischen Medien, wie das ja bekanntlich beim Auge im hohen Maße zutrifft, weder vollkommen homogen noch frei von sphärischer und chromatischer Aberration, noch anastigmatisch sind. Der Zustand der Netzhaut bei Einwirkung irgendeines Bildes ist also der, daß das ganze Epithel diffus erleuchtet ist und auf diesem Hintergrunde sich die Objekte als hellere Partien mit verwaschenen und farbigen Rändern abheben.

Trotzdem sehen wir selbst kleine Objekte: zwei dicht nebeneinander stehende Sterne, die Buchstaben des Diamantdruckes usw mit scharfen Konturen und völlig getrennt. Und wenn im vollkommen Dunkeln ein Lichtpunkt erscheint, so empfinden wir nicht das ganze Gesichtsfeld als hell und das Objekt nur als heller, sondern wir sehen den Punkt hell auf völlig dunklem Grunde.

Die Einrichtung, durch die das Auge diese Verarbeitung des Bildes erreicht, besteht in der eigentümlichen Fähigkeit, die wir als Kontrast bezeichnen.

Für das Verständnis einer Reihe von Einrichtungen, die wir bei den verschiedensten Wirbeltieren finden, ist diese Eigenschaft des Auges von größter Bedeutung.

Inwieweit die im folgenden beschriebenen Einrichtungen unter diesem Gesichtspunkte betrachtet werden können, soll am Schluß des Abschnittes erörtert werden, hier ist zunächst nur die fundamentale Tatsache festgestellt, daß eine schwache diffuse Erleuchtung des Augengrundes in der Umgebung des gesehenen Gegenstandes kein Nachteil ist, ja sogar durch Vermittelung des Kontrastes zum Vorteil werden kann.

Die Einrichtungen, deren Erfolg in einer schwächeren oder stärkeren Nebenbelichtung besteht, sind sehr verschiedener Natur.

Entsprechend der Notwendigkeit der Bildverstärkung durch Nebenbelichtung, die entweder permanent oder nur zu bestimmten Zeiten besteht, sind die Einrichtungen, die Lichtundichtigkeit bewirken, teils rein funktioneller Natur, teils sind es strukturelle Eigentümlichkeiten, die dauernd bestehen. Von den funktionellen Einrichtungen, die hierher gehören, ist die Wanderung des Pigmentes in den Zellen des Außenblattes der Retina allgemein bekannt.

Eine vollständige Kontraktion des Pigmentes in den Zellkörpern stellt einen Zustand her, in dem, physikalisch betrachtet, von einem einigermaßen scharfen Bilde gar keine Rede mehr sein kann. Jedes Lichtbündel, das ins Auge fällt, muß bei dieser Pigmentstellung eine diffuse Erleuchtung der ganzen Retina zur Folge haben. Aber dieser Zustand tritt nur bei äußerst schwacher Belichtung ein.

In einer großen Anzahl von Fällen ist nun das Außenblatt der Retina gar nicht mehr als Pigmentblatt entwickelt, eine Abblendung durch Umhüllen der einzelnen Sehelemente mit Pigment ist nicht möglich, denn die Zellen des Außenblattes stellen endothelartige flache pigmentlose Zellen dar, die dem Durchtritt des Lichtes keinerlei Hindernis bereiten.

§ 101. In vielen derartigen Fällen liegt dann hinter dem Außenblatt, in den vitralen Schichten der Chorioidea, ein sog. Tapetum lucidum, das noch näher besprochen werden wird.

Zwischen dem Zustande völliger Durchsichtigkeit und Reduktion zu einer endothelartig flachen Zellschicht und der vollen Entwicklung des Pigmentepithels mit langen, bei Belichtung mit Pigment erfüllten Fortsätzen, bestehen allerhand Übergänge.

So haben die Zellen bei Myxine glutinosa keine Fortsätze, die zwischen die Sehelemente eindringen, sondern zeigen auf der vitralen Seite nur schwache höckerige Vortreibungen, und bei Proteus anguineus fehlen selbst diese. Beim Beuteldachs (Perameles) sind die Zellen flach, haben kaum Fortsätze und enthalten nur wenig feinkörniges Pigment.

Die Funktion des Außenblattes in bezug auf die Herstellung diffuser Nebenbelichtung bei schwacher Beleuchtung beschränkt sich aber nicht auf das Negative, auf den Fortfall der Lichtabsorption in dieser Schicht, sondern es findet bei vielen Tieren eine Ausbildung des Außenblattes als Lichtreflektor statt, das Außenblatt wird zum retinalen Tapetum lucidum. Dies ist bei Teleostiern und Reptilien in ausgedehntem Maße der Fall. Das Außenblatt der Retina ist hier sehr häufig vollgestopft mit Mikrokristallen, die nach Kühne's Untersuchungen aus Guaninkalk bestehen und das Licht nach allen Seiten stark reflektieren. Die Farben, die hierdurch zustande kommen, sind zum Teil glänzend und geben den Augen der Tiere ein prächtiges Aussehen, da sie die Pupille in ihren Farben erglänzen lassen. Bei Augen mit guter Abblendung erscheint die Pupille stets schwarz, bei Tieren, die irgendwelche Lichtundichtigkeiten am Auge haben, gleichviel ob retinale oder chorioideale Tapeta, oder nur Pigmentmangel, treten dagegen alle möglichen Farben auf.

So erscheint die Pupille bei Scorpaena scrofa rot, bei Lophius piscatorius blau, bei Serranus und Trachinus grün, bei Pomatomus telescopium hellgraugrün.

Auf den interessanten Fall von Abramis brama (EXNER), bei dem im Außenblatt der Retina sowohl Pigment wie Guaninkalk enthalten ist und je nach der Lage beider Bestandteile, die vom Licht abhängig ist, der Guaninkalk als Tapetum lucidum oder das Pigment als abblendende Hülle wirkt, wurde schon oben hingewiesen.

Die Ausbildung eines retinalen Tapetum lucidum ist auf Fische und Reptilien beschränkt, bei Amphibien scheinen Tapeta lucida überhaupt zu fehlen, und in den zahlreichen Fällen, in denen bei Mammalien Tapeta entwickelt sind, gehören diese Bildungen der Chorioidea an, und das Pigmentepithel ist in der oben beschriebenen Weise zu einem flachen Endothel reduziert.

Bei Vögeln kommen leuchtende Augenhintergründe kaum vor, der einzige Fall, in dem ein Tapetum beschrieben ist, bezieht sich auf den Strauß, und hier ist es ein retinales Tapetum, so daß also auch in diesem Punkte die nahe Verwandtschaft der Sauropsiden hervortritt.

Die Selachier zeigen oft leuchtende Augenhintergründe und hier scheint es sich wie bei den Säugetieren um ein chorioideales Tapetum zu handeln, denn es folgt auf die Choriocapillaris eine Schicht polygonaler Zellen, die, ganz wie das Tapetum der Säugetiere, pigmentfrei ist. Auch unter den Teleostiern gibt es nicht nur retinale, sondern auch chorioideale Tapeta besonders bei Tiefseeformen, z. B. Pomatomus telescopium. Im Bezirk derselben entbehrt das Außenblatt des Pigmentes, doch ist die Reduktion nicht immer vollständig, es finden sich gelegentlich pigmentierte Flecken, Pigmentinseln auf dem hellen Augenhintergrunde.

Bei den Ganoiden hat der Stör (Accipenser) ein chorioideales Tapetum, das aus Zellen aufgebaut ist, die Haufen kleiner silberglänzend irisierender Plättchen enthalten, wie sie auch bei Rochen und Haien vorkommen.

Das chorioideale Tapetum lucidum liegt stets zwischen der Choriocapillaris und dem eigentlichen bindegewebigem Stroma der Aderhaut und ist aus Zellen aufgebaut.

Man unterscheidet nach dem Habitus der Zellen gewöhnlich zwischen einem Tapetum cellulosum und Tapetum fibrosum und glaubte damit einen wesentlichen Gegensatz beider Gebilde zu bezeichnen. Ein solcher Gegensatz besteht nicht, in beiden Fällen sind Zellen die konstituierenden Elemente der Tapeta, und nur in den Formen bestehen Verschiedenheiten. Nimmt man die Bezeichnungen nur als die Hindeutung auf zwei besonders charakteristische Habitusbilder desselben Gebildes, so ist gegen ihren Gebrauch nichts einzuwenden.

Tapeta lucida kommen bei Säugetieren sehr verbreitet vor: bei Marsupialiern, bei Denticeten, Mysticeten, Artiodactylen, Perrissodactylen, Carnivoren, Pinnipediern, Prosimiern. Die letzten drei Ordnungen haben nach der gewöhnlichen Bezeichnung Tapeta cellulosa, die ersten nur Tapeta fibrosa.

Ein typisches Tapetum cellulosum, wie es etwa die Carnivoren und Pinnipedier besitzen, ist aufgebaut aus mehr oder weniger zahlreichen Schichten von Zellen, deren Querschnitt rechteckig erscheint, die also parallelepipedische Gestalt haben. Die kleinen kugligen Kerne liegen meist in der Mitte der Zellen. Die Zahl der Schichten ist wechselnd, bei Gulo borealis sind es 4—5, beim Löwen 8—10, bei Pinnipediern steigt die Zahl, bei Phoca vitulina auf 16—18 und bei Phoca barbata gar auf 30—35, quantitativ wohl die höchste Entwicklung, die das Tapetum cellulosum überhaupt erreicht.

Wie wenig durchgreifend der Unterschied von Tapetum cellulosum und fibrosum ist, zeigt das Tapetum von Halichoerus gryphus, der Kegelrobbe, das zwar als das Tapetum eines Pinnipediers unzweifelhaft ein Tapetum cellulosum ist, dessen Zellen aber so langgestreckt, fast faserartige sind, daß man es ohne weiteres als Mittelding zwischen Tapetum cellulosum und fibrosum ansprechen könnte.

Das Tapetum fibrosum, wie es im Auge der Artiodactylen und Perrissodactylen sowie der Mysticeten und Denticeten vorkommt, besteht aus sehr langgestreckten faserartigen Zellen, deren kleine runde Kerne in der Zellmitte stets deutlich erkennbar sind. Sie bieten also im Bau nichts Neues und ihre quantitative Entwicklung ist bemerkenswert, indem im äußersten Falle, wie ihn die Zahnwale, speziell Hyperoodon rostratus darstellt, das Tapetum ungefähr die Dicke der ganzen übrigen Chorioidea erreicht, was bei der enormen Dicke dieser Haut schon etwas sagen will.

Außer den Zellen beteiligen sich noch Kapillaren am Aufbau des Tapetum. Das Tapetum ist ja eingeschoben zwischen die Blutgefäße der Chorioidea und ihre kapillare Endausbreitung in der Choriocapillaris, und es ist höchst charakteristisch für die Struktur eines Tapetum, daß es nur stark erweiterte Kapillaren, keine anderen Blutgefäße enthält. Selbst die gewaltig dicken Tapeta der Pinnipedier und Denticeten werden nur von Kapillaren durchsetzt, die die bedeutende Weite von 10—30 μ haben.

Die Farben des Tapeta cellulosa kommen durch die Lichtbrechung an Mikrokristallen zustande, die in Menge in den Zellen enthalten sind, dagegen sind die Farben der Tapeta fibrosa Interferenzfarben, die an den sehr feinen und dicht gelagerten Fasern entstehen (Hess). Die Auffassung, daß auch die Farben der Tapeta fibrosa durch Mikrokristalle bedingt würden, die Pütter vertrat, hat Hess als irrtümlich nachgewiesen.

Fast alle Farben des Spektrums finden sich an den leuchtenden Augenhintergründen, die manchmal ein überaus prächtiges Bild geben, von dem der große Atlas der Augenhintergründe der Säugetiere, den Johnson geliefert hat, eine lebhafte Vorstellung gewährt. Im allgemeinen überwiegen die roten und gelben Farbentöne, doch sind auch grüne Farben nicht selten. Bei den Wassersäugetieren kommen vorwiegend Blau und Dunkelgrün als Farben vor, entsprechend dem Überwiegen der blaugrünen Strahlen in schon relativ geringen Wassertiefen, ebenso bei Selachiern (FRANZ). Ganz isoliert steht der Fall des Weißwals (Delphinapterus leucas) unter den Walen nicht nur, sondern unter allen Säugetieren, bei dem der Augenhintergrund fast vollkommen weiß, mit einem geringen hellgelben Ton gefärbt ist. Es steht diese helle Farbe des Tapetum offenbar in korrelativer Beziehung zu der Pigmentarmut dieses Tieres im allgemeinen. Weiß erscheint auch der Augenhintergrund des Alligators mit seinem retinalen Tapetum, bei dem man in vivo den Sehpurpur auf dem weißen Grunde erkennen kann (ABELSDORFF 130).

Silbergraue Tapeta kommen gelegentlich vor, z. B. bei Macrorhinus.

Eine Aufzählung des Vorkommens der verschiedenen Farben würde hier zu weit führen.

Durchaus nicht in allen Augen, die durch den Besitz eines Tapetum ausgezeichnet sind, reicht diese Gewebe über die ganze Ausdehnung des Sehepithels, vielmehr sind es vielfach besonders begrenzte Bezirke, die derart ausgebildet sind, und zwar Bezirke, von denen wir annehmen dürfen, daß sie besondere biologische Bedeutung haben, daß sie den funktionell am besten ausgestalteten Stellen des Sehepithels, den stark betonten Punkten des optischen Raumes entsprechen. Demnach sind Verschiedenheiten in der Ausdehnung des Tapetum je nach der Lebensweise zu erwarten, eine Erwartung, die durch die Tatsachen völlig bestätigt wird.

Am häufigsten nimmt das Tapetum lucidum, wenn es nur geringe Ausdehnung hat, den Raum nach oben und außen vom Optikuseintritt ein, also die Gegend der Augenachse, und besonders auch den Bezirk binokularen Sehens.

Bei Fischen, die in oberflächlichen Meeresschichten leben, hatten wir schon erfahren, daß dem Licht, das von der total reflektierenden Meeresoberfläche zurückgeworfen wird, durch besondere Einrichtungen der Eintritt ins Auge verwehrt wird, der biologisch wichtigste Teil des optischen Raumes liegt aber für diese Tiere nach unten, von wo Angriffe drohen, wo Beute zu finden ist und wo eine schwächere Beleuchtung herrscht. Dementsprechend sind Tapeta hier im oberen Bulbusteil, dem unteren Teil des optischen Raumes entsprechend, häufig ganz ausschließlich entwickelt. Bei den Wassersäugetieren, die durch die ausgedehntesten Tapeta unter den Säugetieren gekennzeichnet sind, dehnt sich die lichtreflektierende Fläche über den ganzen Augenhintergrund, und in den meisten Fällen ist eine Bevorzugung bestimmter Bezirke nicht zu erkennen, doch sind manchmal einzelne Stellen besonders lebhaft und glänzend gefärbt, z. B. bei Phocaena ein relativ enger Bezirk im äußeren Teil des Bulbus, der also einer Stelle

des optischen Raumes entspricht, die weit nach vorne, in der Bewegungsrichtung des Tieres gelegen ist.

Sind es in diesem Fall bestimmte Abschnitte des Sehepithels, an denen
ausschließlich oder besonders stark Einrichtungen für Nebenbelichtung vorkommen, so kann ein derartiger Unterschied sich auch auf bestimmte Sehelemente beziehen.

Kühne machte die höchst bemerkenswerte Beobachtung, daß beim
Turmfalken die Zapfen, die rote und orange Öltropfen enthalten, dicht von
Pigment umhüllt sind, während um die Zapfen, die gelbgrüne Ölkugeln ent-
halten, weite helle unpigmentierte Höfe zu sehen waren.

Dies Bild von der Entwicklung der Einrichtungen, die dazu dienen
das Sehepithel mit schwachem diffusem Licht zu beleuchten, würde ganz
unvollständig sein, wenn wir uns auf die Darstellung der Verhältnisse bei
Wirbeltieren beschränken wollten. Ein Blick auf die Verbreitung derartiger
Vorkehrungen im ganzen Tierreich wird die Überzeugung von der hohen
biologischen Bedeutung der Nebenbelichtung für das Sehen bei Lichtintensitäten, die in der Nähe der Reizschwelle liegen, wesentlich befestigen.

Die physikalischen Mittel, durch die lichtreflektierende Schichten geschaffen werden, sind auffallend einförmig im ganzen Tierreich. Fast ausnahmslos sind es Mikrokristalle, die hier Verwendung finden. Ob die
chemischen Mittel ebenso gleichförmig sind, ist zweifelhaft, denn wenn auch
in untersuchten Fällen bei Selachiern und Teleostiern sich stets Guaninkalk
als die Substanz der Kristalle ergeben hat, so muß man doch bedenken,
daß in anderen Fällen, wo starke Lichtreflexion vorkommt, z. B. bei den
glänzenden Farben mancher Meeresalgen, Plättchen, die aus Eiweiß bestehen, das Substrat sind, das diesen Effekt zustande bringt (Berthold).

Um so bemerkenswerter ist der Fall der silberglänzenden Augenhintergründe einiger Schmetterlinge, bei denen es feine Verästelungen von Tracheen
sind, die durch die totale Reflexion an den luftgefüllten Röhrchen den
Glanz zustande kommen lassen, z. B. bei Plusia chrysetis, einem Nacht-
schmetterling (Leydig). Der wechselnde Luftgehalt der Tracheen soll ein
verschieden starkes Leuchten dieser Augenhintergründe zur Folge haben.

Sonst beruhen die Farben auch bei Wirbellosen, wie gesagt, nur auf
der Anwesenheit von Mikrokristallen oder wenigstens einer körnigen Masse,
die ein ganz außerordentlich hohes Lichtbrechungsvermögen besitzt. Bei
einem Krebse (Pisa) ist der Brechungsindex sicher höher als 1,6, da die
Körnchen noch in Damaharz, ja sogar in einem Gemenge von Anilin und
Monobromnaphthalin Licht reflektieren. Die einzelnen Teilchen, Körnchen
oder Mikrokristalle, aus denen die wirksame Substanz der Tapeta besteht,
sind durchsichtig, trotzdem läßt das Tapetum als Ganzes kein Licht hindurch. Die Farben und der Glanz der Tapeta kommen auf dieselbe Art
zustande, wie die weiße Farbe des Schnees und der Milch, d. h. durch

immer wieder und wieder erfolgende Brechung und Reflexion an den Flächen der einzelnen Teilchen. Schon aus dieser Art der Entstehung der Tapetumfarben geht hervor, daß das vom Tapetum reflektierte Licht nach sehr verschiedenen Richtungen strahlt. Würde es hauptsächlich nach einer Richtung geworfen werden, so müßte das Tapetum spiegeln, was nicht der Fall ist. Das Licht, das vom Tapetum kommt, ist stets zerstreutes Licht (EXNER).

Zuerst in der Tierreihe finden wir Tapeta wohl in spezifischer Ausbildung bei Mollusken. Bei den Pectiniden verleiht es den Augen einen herrlichen metallischen Glanz (RAWITZ 77), es besteht hier z. B. bei Pecten und Spondylus, nur aus einer einzigen großen Zelle (HESSE 165), die zahlreiche Körnchen und Stäbchen als lichtbrechende Elemente enthält.

Bei den Krebsen sind die Langschwänze fast ausnahmslos mit leuchtenden Tapeten ausgestattet, entsprechend ihrer nächtlichen Lebensweise, nur Scyllarus hat keins, unter den Brachiuren (Krabben) kommt es bei Carcinus maenas, Dromia vulgaris und Galathea vor, fehlt dagegen bei Portunus, Maja, Pagurus und Squilla.

Zur Erläuterung der Verbreitung von Nebenbelichtungsapparaten bei Insekten mögen nur die folgenden Angaben dienen. Bei Machilis (Thysanura), den Männchen von Cloëon (Ephemerida), Agrion und Aeschna (Libellulidae) besitzen die Stirnaugen glänzende Tapeta, von denen der Nachtschmetterlinge war schon mehrmals die Rede. Unter den Spinnen kommen Tapeta in Beziehung zur Lebensweise im Dunkeln vielfach vor, so sind sie stark entwickelt bei den Ageleniden, Amaurobiaden, Drassiden, Dysderiden und bei Atypus, während sie bei den sonneliebenden Attiden fehlen (BERTKAU 63).

§ 102. Besteht die Bedeutung der Tapeta lucida darin, daß sie Licht, das bereits die rezipierenden Elemente passiert hat, diffus im Auge zerstreuen, so kann derselbe Erfolg: eine schwache diffuse Beleuchtung des ganzen Augeninnern auch auf andere Weise erreicht werden: dadurch daß Licht ins Auge gelangt, das gar nicht durch brechende Medien konzentriert wird, sondern sich sogleich nach dem Eintritt über alle Gewebe des Augeninnern verteilt.

Am verbreitetsten treten Einrichtungen derart in Gestalt der sog. aphakischen Räume auf.

Bei Hellaugen, die ihre volle Lichtdichtung haben, bedeckt der Irisrand stets die peripheren Linsenbezirke vollständig, die ja auch meist nicht zu optischer Funktion geeignet erscheinen.

Je mehr die Beleuchtung sinkt, desto weiter wird die Pupille, desto peripherere Linsenteile treten in Funktion, was eine Verschlechterung der physikalischen Bilder zur Folge hat.

Die Verschlechterung der Sehschärfe bei Benutzung peripherer Linsenpartien, d. h. bei weiter Pupille, ist von theoretischem Interesse für die Theorie des Sehens bei schwacher Lichtintensität und schwacher Nebenbelichtung. Während nämlich bei starker und mittlerer Lichtintensität die Sehschärfe durch Erweiterung der Pupille ganz erheblich leidet, hört eine derartige Verschlechterung der Sehschärfe durch weite Pupille bereits bei einer Lichtintensität von ca. 1 Meterkerze auf (HUMMELSHEIM 143 a. Bei dieser Lichtintensität schädigt das schwache diffuse Licht der großen Zerstreuungskreise, die von den peripheren Linsenpartien geliefert werden, das Sehen nicht mehr, jedenfalls ist die Beeinträchtigung durch diese Nebenbelichtung geringer, als die Verbesserung, die durch die größere Lichtmenge bewirkt wird, die bei weiter Pupille ins Auge gelangt.

Geht die Kontraktion der Iris sehr weit, bzw. ist die Linse im Vergleich zum Corneadurchmesser klein, so kann es kommen, daß die Pupille größer wird als die Linse im Durchmesser, und daß derart ein funktioneller aphakischer Raum entsteht. Durch direkte Beobachtung ist ein derartiger (funktioneller) aphakischer Raum noch nicht festgestellt, doch darf man sein Vorkommen in einer Säugetierordnung mit einer an Sicherheit grenzenden Wahrscheinlichkeit behaupten. Es handelt sich um die Wale, Zahnwale wie Bartenwale. Nimmt man einen, in Rücksicht auf die ungeheuere Entwicklung der Irismuskulatur nur sehr mäßigen Grad der Kontraktilität der Iris an, so ergibt das doch schon erhebliche aphakische Räume für die voll erweiterte Pupille. Nach ungefährer Berechnung müßten sie für die Zahnwale 4—6 mm breit sein, d. h. der Pupillendurchmesser müßte den Linsendurchmesser um diese Werte übertreffen, und für die Bartenwale würde man sogar Werte von 6—12 mm erhalten.

Viel mehr wie über die funktionellen, wissen wir über die beständigen aphakischen Räume. Die Fische sind die große Fundgrube für derartige Einrichtungen. TH. BEER beschreibt für eine große Reihe von Fischen aphakische Räume. Entweder ist ringsum in allen Meridianen der Linsenrand gerade noch in der Pupille sichtbar, oder es liegt sogar ein deutlicher Abstand zwischen Linsenrand und Pupillarrand, z. B. bei Ctenolabrus iris und anderen Ctenolabrusarten (PÜTTER), oder es besteht in den verschiedenen Meridianen eine verschiedenartige Ausbildung der aphakischen Lichteintrittspforten.

Am häufigsten ist dann nasal ein halbmondförmig oder dreieckig gestalteter aphakischer Raum vorhanden, z. B. bei Centriscus scopelax L., Exocoetus evolans L., Gerres rhombeus, Paralabrax clathratus, Gadiculus argenteus, Scopelus rafinesquii. Ein aphakischer Raum, der nur in der temporalen Seite entwickelt wäre, ist nicht bekannt, dagegen kommen öfters gleichzeitig nasal und temporal gelegene aphakische Spalten oder Räume vor, z. B. bei Peristhetus cataphractum L., wo

Fig. 1. Fig. 2.

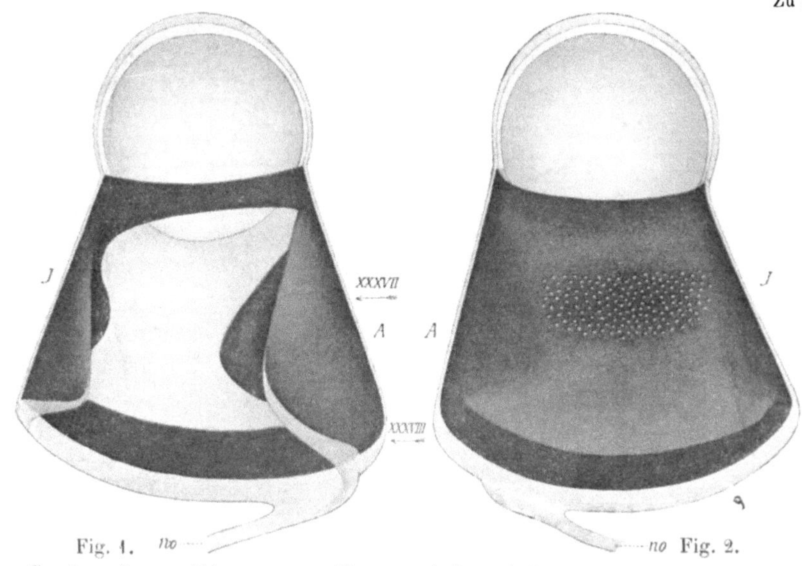

Auge von Carinaria mediterranea. Vergr. 20 fach nach Hesse. Fig. 1 von der ventralen, Fig. 2 von der dorsalen Seite gesehen, zeigen die »Fenster« im Pigmentmantel.

Fig. 3. Fig. 4.

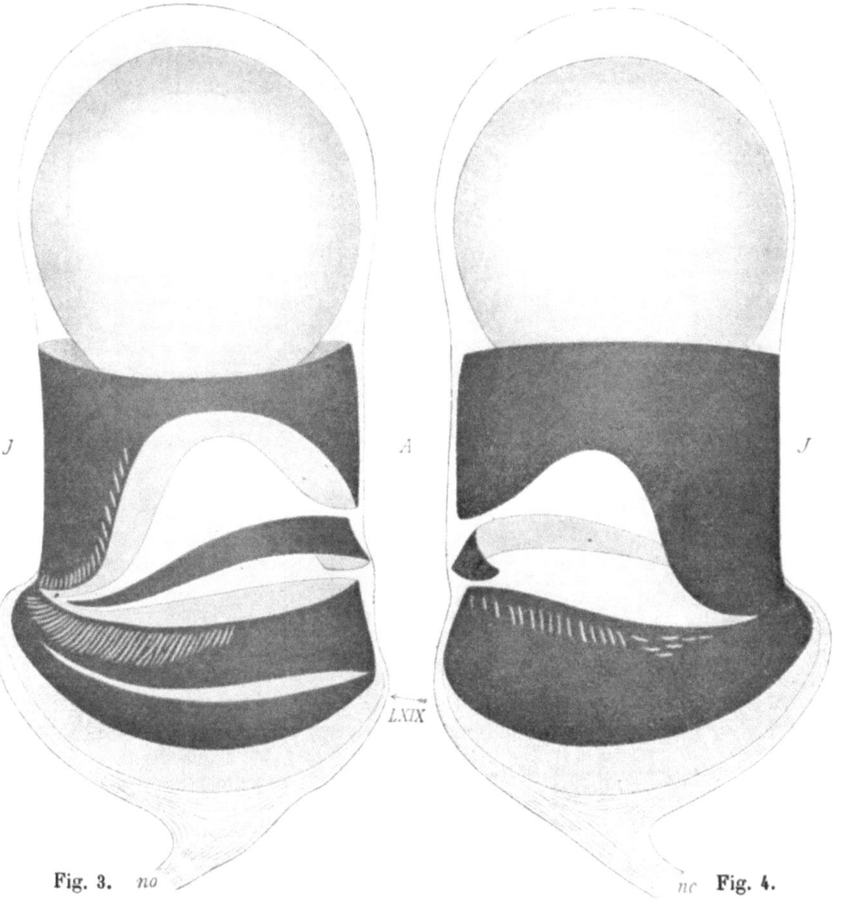

Auge vom Pterotrachea coronata. Vergr. 30 fach, Fig. 3 von der dorsalen, Fig. 4 von der ventralen Seite gesehen, nach Hesse. *A* außen, *J* innen.

Verlag von Wilhelm Engelmann in Leipzig.

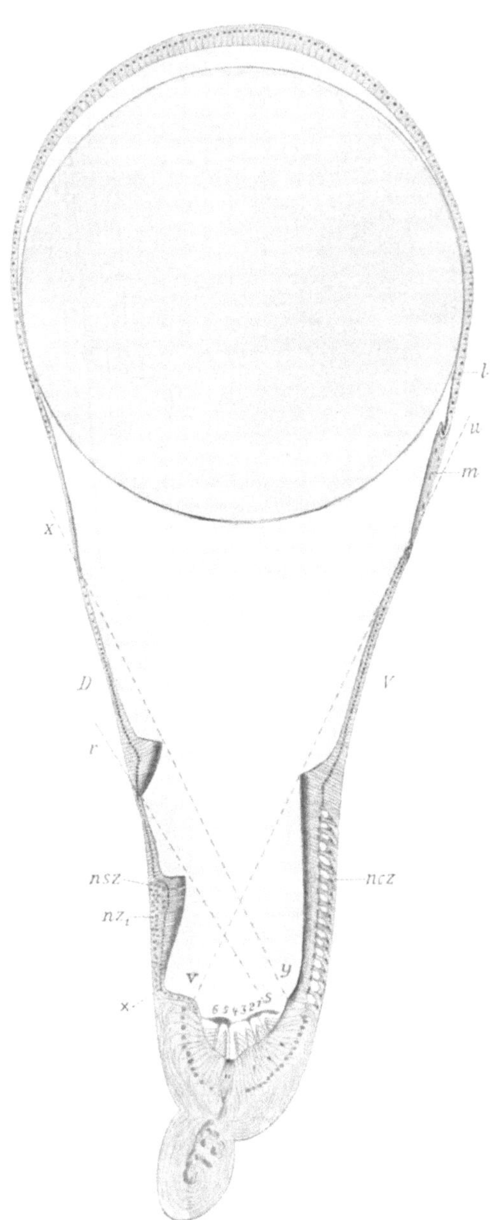

Längsschnitt durch das Auge von Pterotrachea coronata, schematisch nach Hesse.
Vergr. 45 fach.

l Linse, *ncz* Costalzellen, *nsz* Nebensehzellen, nz_1 unipolare Nervenzelle, *1—6* Plättchensätze der Retina. Die Linien *uv*, *rs* und *xy* geben die Lage derjenigen durch die Fenster einfallenden Lichtstrahlen an, die der Retina am nächsten kommen. × Stelle des schmalen hinteren Fensters auf der Dorsalseite. *D* dorsal, *V* ventral.

ein solcher temporal schwächer ausgebildet ist, oder bei Labrus mixtus. Bei Fistularia wurde bei einem Exemplar nur nasal ein aphakischer Raum beobachtet, während ein anderes auch temporal den Raum zeigte (Pütter).

Ganz ungewöhnlich sind noch einige aphakische Räume, die nur bei vereinzelten Formen anzutreffen sind. So hat Mugil brasiliensis Agass. einen höchst geräumigen, nach oben gelegenen aphakischen Raum, wie es sonst nirgends bekannt ist. Auf dem aphakischen Raum von Chlorophthalmus agassizii, der sich nasal, colobomartig an die Pupille anschließt, wurde schon hingewiesen, ebenso auf die gleiche Einrichtung bei Dryophis micterizans (s. Fig. 149).

Andere lichtundichte Stellen, als im Umkreis der Linse, finden sich bei Wirbeltieren nicht, wohl kann es soweit kommen, daß die Iris überhaupt vollkommen schwindet, wie Brauer es für verschiedene Tiefseefische nachgewiesen hat, aber der übrige Lichtschutz, die Chorioidea bleibt in ganzer Ausdehnung erhalten.

§ 103. Von der Vorstellung, daß aphakische Räume immer in naher räumlicher Beziehung zur Linse liegen müßten, befreit uns sogleich die Betrachtung der Heteropoden.

Bei diesen eigenartigen Augen ist die Pigmenthülle, die der Chorioidea funktionell entsprechend das Licht abhält, das nicht in der Richtung der Augenachse durch die Linse ins Auge kommt, an mehreren Stellen unterbrochen durch sog. »Fenster«. Die Fenster liegen bei Carinaria auf der dorsalen Seite des Bulbus, an der Ventralseite fehlt das Pigment nur in ganz engen Lücken, die wie Sieblöcher den Pigmentmantel durchbrechen (s. Taf. VIII, Fig. 1 u. 2). Da Carinaria, wie überhaupt die Heteropoden, mit der Bauchseite nach oben schwimmt, so liegt das große dorsale Fenster nach der Wassertiefe zu, aus der schwaches reflektiertes Licht ins Auge gelangen kann, während nach der hellen Meeresoberfläche hin die reichliche Pigmentierung das Licht abfängt (Hesse 125).

Bei Pterotrachea coronata liegt dorsal und ventral je ein Fenster (s. Taf. VIII, Fig. 3 u. 4), und hier ist eine höchst auffallende Einrichtung getroffen: Die Augenwand hat an bestimmten Stellen pigmentierte Verdickungen, die so angeordnet sind, daß das Licht, das durch die Fenster ins Auge gelangt, nicht direkt zum Sehepithel vordringen kann, vielmehr zum großen Teil an diesen Pigmentwülsten absorbiert wird (Hesse, s. Taf. IX). Es wird also das Licht, das durch die Fenster eintritt, infolge der vielfachen Brechung und Reflexion im Emplem und an der Hinterfläche der Linse das ganze Augeninnere und auch das Sehepithel schwach diffus beleuchten, ohne daß stärkere Lichtbündel von derselben Richtung als Nebenbelichtung auf die Retina gelangen können.

Daß die »Fenster« des Heteropodenauges außer ihrer Wirkung für die Nebenbelichtung auch für die Vergrößerung des Sehfeldes von Bedeutung sind, geht aus ihrer nahen Beziehung zu den Gruppen von Nebensehzellen hervor, die außer der eigentlichen Retina noch im Heteropodenauge vorkommen. Diese Nebensehzellen liegen den Fenstern gegenüber, und wo sie fehlen, wie bei Oxygyrus, fehlen auch die »Fenster« (Hesse). Immerhin, wie groß auch die Bedeutung der »Fenster« zur Vergrößerung des Sehfeldes sein mag, bleibt die Tatsache bestehen, daß das Augeninnere von ihnen aus mit diffusem Licht erleuchtet wird. das nirgends durch brechende Medien zu einem Bilde vereinigt wird.

§ 104. Bei den Heteropoden findet sich noch eine Einrichtung, die denselben Effekt hat, wie die Fenster: diffuses Licht ins Augeninnere zu senden.

Die Linse des Heteropodenauges wird nämlich von dem Pigmentmantel nicht bis über den Äquator hinaus umhüllt, sondern dieser endet schon proximal vom Linsenäquator, so daß zirka $^2/_3$ der ganzen Linse frei den Lichtstrahlen zugänglich sind (s. Taf. VIII). Der Erfolg eines derartigen Zustandes kann nicht zweifelhaft sein. Selbst wenn die Linse eine ideal vollkommene Periskopie besäße, könnte sie doch nur Strahlen, die vor dem Äquator auffallen, im Augeninnern zu Bildern vereinigen. Strahlen, die die Hinterfläche der Linse treffen, würden zum Teil auf der Vorderfläche wieder austreten, zum Teil aber müssen sie auch an der Linsenvorderfläche reflektiert werden, ein Vorgang, der in der Dioptrik des Auges ja sehr bekannt ist und zur Entstehung der Purkinje-Sanson'schen Spiegelbildchen führt. Dieses reflektierte Licht, das von hinten kommt, muß also ins Auge gelangen und offenbar dazu dienen, eine diffuse Beleuchtung des Augeninnern herzustellen. Ausgeschlossen erscheint es nicht, daß auch dieser Zustand zu einer Vergrößerung des Sehfeldes dienen könnte.

Mit diesem Besitz einer über den Äquator hinaus aus dem Sehloch hervorragenden Linse stehen die Heteropoden nicht allein da, der Zustand findet sich noch bei Fischen und zwar nur bei Tiefseeformen, also bei Tieren, die überhaupt mit vielen Nebenbelichtungseinrichtungen versehen sind.

Eine zu etwa $^2/_3$ dem Licht zugängliche Linse fand sich bei Argyropelecus hemigymnus, und ganz ähnlich liegen die Verhältnisse bei Centriscus scopelax, beides Formen, deren Augen auch sonst Einrichtungen zur Nebenbelichtung besitzen (Pütter).

§ 105. Die auffallendste Methode aber, um Nebenbelichtung zu erzielen, die geradezu abenteuerlich anmutet, haben eine größere Anzahl Tiefseefische aufzuweisen, die durch Brauer bekannt geworden sind.

Bei allen bisherigen Einrichtungen wurde zur Nebenbelichtung Licht benutzt, das von außen dem Auge zugesandt wurde. In den Fällen, wo z. B. eine colobomartige Pupille (s. oben) oder »Fenster«, denen Nebensehzellen gegenüberliegen (Heteropoden), die Vermutung nahe legten, daß es sich hier um Einrichtungen zur Vergrößerung des Sehfeldes handelt, war es nicht einmal völlig auszuschließen, daß die Nebenbelichtung nur eine unbeabsichtigte Folge einer anderen Einrichtung, kein Selbstzweck sei.

In den Fällen aber, die wir jetzt besprechen wollen, kann gar kein Zweifel sein, daß ganz besondere Einrichtungen getroffen sind, deren Wirkung nur darin besteht, daß Nebenlicht ins Auge gelangt; welche Funktion dieses Licht hat, die Frage wird durch diese Feststellung noch gar nicht tangiert.

Brauer fand an den Augen sehr vieler Tiefseefische Leuchtorgane, die am Rande der Cornea gelegen und nach allen Seiten durch Pigment abgeblendet sind mit Ausnahme einer einzigen Richtung, nämlich der, die gegen das Auge in die vordere Kammer hineingeht.

Diese Leuchtorgane sind durchaus keine Seltenheit bei Tiefseefischen, Brauer fand sie bei allen untersuchten Arten, die überhaupt (am Rumpf) Leuchtorgane besitzen, mit einziger Ausnahme der Myctophiden. Die Lage dieser orbitalen Leuchtorgane wechselt: bei Argyropelecus und Polyipnus liegen sie am nasalen Augenrande, bei Sternoptyx am temporalen, bei den übrigen Formen am ventralen Rande an sehr verschiedenen Stellen (Brauer). Bei Argyropelecus, Sternoptyx, Polyipnus, Cyclothone, Gonostoma und Dactylostomias ist nur je ein Leuchtorgan vorhanden, bei Idiacanthus und Triplophos kommen Doppelleuchtorgane vor, von denen aber nur das eine gegen das Auge gerichtet ist. Chauliodus und Stomias zeigen insofern eine besonders hohe Entwicklung, als außer dem Doppelleuchtorgan noch zwei, bzw. bei Stomias vier kleinere Leuchtorgane vorhanden sind, die zu einer Gruppe vereinigt liegen und ihr Licht ins Auge entsenden. Aus der Anordnung solcher Leuchtorgane geht deutlich hervor, daß noch eine besondere Pigmentschicht, die lateral in der Haut liegt, den Austritt des Lichtes in dieser Richtung hindert, so daß es nur gegen das Auge hin austreten kann.

§ 106. Recht heterogene Dinge sind es, die hier unter dem gemeinsamen Gesichtspunkt zusammengefaßt sind, daß sie alle eine Nebenbelichtung bewirken, die diffus, durch zerstreutes Licht das ganze Sehepithel, ja das ganze Innere der Augen mit mattem Lichte erhellt, und es ist die Forderung nach einer theoretischen Deutung dieser Zustände unabweisbar.

An eine theoretische Erklärung für die Wirkungsweise der besprochenen Einrichtungen muß in erster Linie die Anforderung gestellt werden, daß sie alle die erwähnten Zustände als Ausdruck eines gemeinsamen Prinzips darzustellen imstande ist, denn die Verknüpfung aller im Vorstehenden besprochenen Einrichtungen ist keine willkürliche, enthält nicht bereits eine Theorie, sondern beruht auf der einfachen tatsächlichen Feststellung des Zustandes diffuser Nebenbelichtung der Sehepithelien, die eine notwendige Folge der beobachteten Einrichtungen ist. Es kann daher zu keinem befriedigenden Resultat führen, wenn man versucht, die Bedeutung irgendeiner der besprochenen Einrichtungen, der Tapeta lucida, der aphakischen Räume und »Fenster«, der über den Äquator hinaus den Lichtstrahlen zugänglichen Linsen oder der Leuchtorgane, die ihr Licht ins Innere der Augen hineinwerfen, isoliert, ohne Rücksicht auf die übrigen Strukturen zu deuten. Wohl kann dadurch das Verständnis der Funktion einer einzelnen Einrichtung gefördert, z. B. die Bedeutung aphakischer Räume oder Fenster für die Vergrößerung des Blickfeldes erkannt werden, aber das vorliegende Problem: welche Bedeutung hat eine schwache diffuse Nebenbelichtung für das Sehen bei geringer Lichtintensität?, wird dadurch nicht gelöst.

Was die Beantwortung dieser Frage so besonders schwierig macht, ist der Umstand, daß es sich um eine Entscheidung über die Intensität und eventuell auch Qualität der Sinneseindrücke von Tieren handelt, also von Größen, die einer messenden Beobachtung nicht zugänglich sind. Wir können nur die biologische Beobachtungstatsache feststellen, daß unter den Tieren, die bei schwacher Beleuchtung, bei so schwacher, daß sie oft für unser Auge völlige Dunkelheit bedeutet, zu sehen vermögen, sich die Besitzer der Nebenbelichtungseinrichtungen befinden. Wir können aber weder behaupten, daß nur Tiere mit guter Nebenbelichtung bei schwacher Beleuchtung sehen könnten, noch daß alle Tiere die Nebenbelichtungseinrichtungen besitzen, in schwach erleuchteten Lebensbezirken vorkommen.

Was den ersten Punkt anlangt, so wäre es denkbar, daß ein nächtliches Tier sich im Besitze einer vollkommenen Lichtdichtung befände, und daß die ganze Adaptation des Sehorgans an verschiedene Beleuchtungsintensitäten lediglich durch die Veränderung der Erregbarkeit der rezipierenden Elemente zustande käme, ein Vorgang, dessen Verfolgung der physiologischen Anatomie verschlossen ist. Bekannt ist ein derartiger Fall nicht.

Andererseits kann eine Nebenbelichtung schon bei einer Lichtintensität von ökologischem Werte sein, die für unser Auge noch so hoch liegt, daß Nebenbelichtung bei ihr uns erheblich im Sehen stören würde. Je höher die Reizschwelle der Endelemente ist, desto größer wird auch die Lichtintensität sein, bei der eine blendende Wirkung der Nebenbelichtung aufhört, desto höher die Reizintensität, bei der ihre begünstigende Wirkung beginnt.

Woher aber wissen wir, daß tatsächlich eine Beförderung des Sehens durch die Nebenbelichtung bei schwacher Lichtintensität zustande kommt? Es könnte ja sein, daß nur der Nachteil einer Nebenbelichtung geringer würde, unmeßbar gering, wie wir aus Hummelsheim's Versuchen ersehen können, ohne doch je zu einem Vorteil zu werden.

Die biologische Beobachtung, daß Tiere mit Tapetum lucidum oder anderen derartigen Einrichtungen im Dunkeln besser sehen, wie z. B. der Mensch, kann uns hier nicht vorwärts helfen, denn wir wollen wissen, ob die Tiere bei schwacher Beleuchtung mit oder ohne Nebenbelichtung besser sehen würden.

Eine bündige Entscheidung dieser Frage ist z. Z. kaum zu geben.

Nehmen wir auf Grund der biologischen Beobachtungen über die Verbreitung der Tapeta bei Dunkeltieren an, daß diese Einrichtung das Sehen bei schwacher Beleuchtung begünstigt, so erwächst die Aufgabe, den Mechanismus dieser Begünstigung theoretisch zu erklären.

§ 107. Man kann, ohne Rücksicht auf die speziellen Bedingungen des Sehorgans sich auf Grund allgemein physiologischer Vorstellungen ein Bild davon machen, wie eine schwache Reizung der Sinneselemente steigernd auf deren Erregbarkeit einwirken kann. Eine derartige Erregbarkeitssteigerung hat durchaus nichts Wunderbares. Ebenso wie die Erregbarkeit für die Wirkungen des konstanten Stromes, z. B. bei Paramaecium durch destilliertes Wasser erheblich gesteigert werden kann, wie Strychnin die Erregbarkeit der sensiblen Rückenmarkselemente enorm steigert, so kann man sich ohne weiteres denken, daß schwache Lichtreize die Erregbarkeit der Sehelemente steigern, ob aber eine derartige Steigerung hier in der Tat vorliegt, läßt sich nicht entscheiden. Auch wenn wir die speziellere Natur der Sehelemente als dem Nervensystem nahestehend in Betracht ziehen, können wir in den Beobachtungen über Summation subminimaler Reize, die einerseits kortikal, andererseits im Verlauf der peripheren Nerven gesetzt wurden (Exner), und die die Bedeutung der »Bahnung« zeigen, einen Prozeß erblicken, der uns die Art der Wirkung schwacher Nebenbelichtung verständlich macht. Die Nebenbelichtung würde den Lichtreizen, aus denen sich das »Bild« der Außenwelt aufbaut, den Weg bahnen. Das ist also allgemein physiologisch dasselbe, wie die Auffassung, daß die Nebenbelichtung die Erregbarkeit steigere.

Endlich aber liegt eine Fülle von Beobachtungen am Menschenauge vor, die wir für die Auffassung unseres Phänomens verwerten können, es sind Tatsachen aus der Lehre vom Kontrast, die wohl geeignet sind, bis zu einem gewissen Grade Licht auf die Bedeutung der Nebenbelichtung zu werfen.

Es kommt für uns nur der simultane Kontrast in Betracht, dieser aber in allen Formen, als Flächenkontrast, Umrißkontrast und wahrscheinlich auch Farbenkontrast.

Voraussetzung der folgenden Ausführungen ist, daß der Akt des Sehens in den verschiedenen Wirbeltierklassen prinzipiell gleichartig ist, was bei der großen qualitativen Gleichförmigkeit im Bau der Netzhäute keine zu gewagte Annahme sein dürfte.

Die fundamentale physiologische Tatsache in der Lehre vom Kontrast ist die, daß die physiologischen Zustände (Erregungszustände) der einzelnen Teile des Sehapparates sich gegenseitig in antagonistischer Weise beeinflussen (Hering). Der Erregungszustand eines Netzhautstückchen A (worunter auch die korrespondierenden Hirnteile verstanden werden sollen) ist stets mitbedingt durch den physiologischen Zustand der ganzen übrigen Netzhaut. Hierbei ist der Einfluß der nächst benachbarten Stellen des Bezirkes A am größten, die Intensität der Beeinflussung nimmt sehr rasch mit der Entfernung ab, aber trotzdem können auch die entfernteren Netzhautteile infolge ihrer größeren Ausdehnung und der dadurch bedingten Summation der Einzelwirkungen einen beträchtlichen Einfluß auf den jeweiligen Erregungszustand von A ausüben (Hering 125).

Wenn also die Netzhautstelle A von einem konstanten Reiz getroffen wird, so kann der Erfolg dieses Reizes, der Erregungszustand von A, doch sehr verschieden ausfallen, je nach dem Zustande der übrigen Netzhaut.

Jede Steigerung des, die übrige Netzhaut treffenden Lichtreizes ändert den Zustand der Netzhautstelle A derart, daß die entsprechende Empfindung dunkler oder minderhell wird; jede Verminderung der Reizung der übrigen Netzhaut ändert den Zustand von A in dem Sinne, daß die Empfindung heller wird (Hering).

Die Änderung der Intensität des Lichtreizes, der die übrige Netzhaut trifft, also die Änderung der Nebenbelichtung, braucht gar nicht einmal so groß zu sein, daß sie subjektiv als solche zum Bewußtsein kommt, und kann trotzdem schon eine merkliche Änderung in dem Erregungszustande von A induzieren. Man kann den Versuch derart anstellen, daß auf einer größeren weißen Fläche, die beliebig beleuchtet werden kann, ein kleines Feld, das sog. »reagierende« Feld angebracht wird. Steigert man die objektive Helligkeit des Grundes um ein Geringes, so ist der einzig merkbare Erfolg nicht ein Hellerwerden des Grundes, sondern ein Dunklerwerden des reagierenden Feldes. Auch wenn die Helligkeitssteigerung des Grundes stark genug gemacht wird, um subjektiv wahrnehmbar zu sein, so ändert sich das Wesentliche an dem Phänomen nicht, das reagierende Feld wird dunkler, seine relativen Helligkeitsveränderungen werden noch größer (Hering 72).

Wenden wir diese Erfahrungen der menschlichen Sinnesphysiologie auf das vorliegende Problem an, so können wir uns eine ganz gute

Vorstellung von dem Zustandekommen der günstigen Wirkung der Nebenbelichtung machen.

Denken wir an ein Pferd, das in der Dunkelheit Hindernisse zu nehmen hat, an Hirsch und Reh im nächtlichen Walde. Die Objekte, die gesehen werden müssen: Hindernisse, Feinde senden im allgemeinen weniger Licht aus, als die Atmosphäre, die auch in mondlosen bewölkten Nächten doch meist noch einen Schimmer von Licht enthält. Die Objekte werden also nicht hell im reflektierten Licht gesehen, wie am Tage, dazu ist die Intensität des reflektierten Lichtes zu gering, sondern als dunklere Gegenstände auf hellerem Grunde. Das ist ganz der Zustand, den wir im Experiment (s. oben) schufen. Was dort die weiße Fläche, macht in dem biologisch wichtigen Fall der helle Himmel, die [als solche vielleicht unmerkliche] Steigerung der Helligkeit des Grundes, auf dem dadurch die Silhouetten der Gegenstände schärfer, dunkler, hervortreten, wird aber in unserem Fall nicht wie im Experiment dadurch erreicht, daß das Licht des Landschaftshintergrundes gesteigert würde, sondern dadurch, daß die Netzhaut durch Nebenlicht erhellt wird. Der Erfolg muß ja ganz der gleiche sein, man muß sich nur von der immer noch nicht ganz vergessenen Idee trennen, daß die Richtung des Lichtes irgendeine Bedeutung für seine physiologisch-optische Wirkung hätte, die doch nur eine Funktion seiner Intensität und Qualität ist.

Diese Überlegungen gelten für alle Fälle, in denen die Gegenstände, die gesehen werden sollen, dunkler sind, als der Grund, auf dem sie sich darstellen, und das ist für die Dämmerungstiere wohl stets der Fall.

Ein paar Worte verdienen noch die Verhältnisse der Tiefsee. Hier strahlt alles Licht, das überhaupt vorhanden ist, von den Tiefseeorganismen selber aus. Sehr viele Tiere, die hier vorkommen, haben Leuchtorgane. Trotzdem wird auch hier der oben charakterisierte Erfolg eintreten, daß die biologisch wichtigen Objekte als Schatten gegen helleren Grund erscheinen, denn den Hintergrund des ganzen Bildes stellen die Millionen festgewachsener Tiere, Korallen, Hydroidpolypen, Bryozoen usw. dar, die alle leuchten, als die Laternen der Tiefsee.

Wie hier überhaupt alles Licht Organismenlicht ist, so wird auch zur Nebenbelichtung solches verwendet: die Leuchtorgane, die ins Augeninnere hineinleuchten. Ihre Wirkung ist nicht wunderbarer, als die eines leuchtenden (d. h. stark lichtreflektierenden) Augenhintergrundes, denn auch sie tun ja nur dasselbe, was auf so mancherlei Art erreicht werden kann: sie erleuchten den Augenhintergrund mit schwachem diffusem Licht. Vielleicht ist das Licht zum Teil gefärbt, wie es bei Leuchtorganen so oft der Fall ist, und dann würde die Wirkung nicht nur in der Erzeugung eines Flächenkontrastes bestehen, sondern auch als Farbenkontrast die Schatten in der Komplementärfarbe des Leuchtorganlichtes erscheinen lassen.

Die Auffassung der Einrichtungen zur Nebenbelichtung als Kontrastapparate hat so viel Wahrscheinlichkeit für sich, wie eine sinnesphysiologische Auffassung, die sich nicht hauptsächlich auf den Menschen bezieht, sie überhaupt erreichen kann; ein weiterer Beweis für oder gegen sie ist aus methodologischen Gründen zurzeit kaum möglich.

Die ausgeführten Auffassungsmöglichkeiten, sowohl die Deutung als Kontrasteinrichtungen, wie die Heranziehung der Analogien der Summation subminimaler Reize und Erregbarkeitssteigerung durch Nebenreize, hatten nur den Zweck zu zeigen, daß die Einrichtungen der Nebenbelichtung, die auf den ersten Blick sonderbar anmuten und mit einer grob physikalischen Auffassung der Funktion des Auges nicht gut vereinbar sind, sich unsern allgemein physiologischen Vorstellungen einfügen lassen, ja sogar auf dem Spezialgebiet der physiologischen Optik des Menschen vielerlei Analogien haben.

4. Die Akkommodationsapparate.

Allgemeines.

§ 108. Wenn wir das Auge lediglich vom physikalischen Standpunkte aus als eine photographische Kamera betrachten, und wenn wir das Postulat stellen, diese Kamera sollte stets auf den Bildpunkt des zu sehenden Gegenstandes eingestellt sein, so ergibt sich ohne weiteres die generelle Notwendigkeit von Apparaten, die eine Veränderung der Einstellung, eine Akkommodation an die jeweiligen Bedingungen ermöglichen. Physiologisch stellt sich die Sache etwas anders.

Zunächst kann in keinem Auge, nicht einmal in dem des Menschen, — das trotz aller Lamentationen über die Minderwertigkeit menschlicher Sinnesorgane gegenüber denen der Tiere doch das bei weitem vollkommenste ist, das die Natur je hervorgebracht hat — von einem Bildpunkt die Rede sein.

Infolge der sphärischen Aberration wird ein Bündel von Lichtstrahlen, von denen die mittleren senkrecht auf die brechenden Medien treffen, die peripheren aber schief, niemals zu einem Punkte vereinigt. Es entsteht stets ein Lichtkreis. An Stelle des Brennpunktes haben wir den kleinsten Querschnitt des Lichtkegels, eine Stelle, in der das Licht gleichmäßig stark über den ganzen Lichtkreis verbreitet ist.

Es könnte sich also nur um das Postulat einer Einstellung auf die Fläche der kleinsten Querschnitte handeln.

Aber auch diese Forderung werden wir nur bedingt stellen können. Ob ein Bild auf der Netzhaut ideal scharf ist, darauf kommt es nicht an, es muß nur so scharf sein, daß die einzelnen Bildpunkte kleiner sind, als die Empfindungskreise des Sehepithels, d. h. als diejenigen Bezirke, die zu einer Ganglienzelle des Ganglion nervi optici abgeleitet werden.

Ja wir werden sogar noch eine Einschränkung machen müssen: Es braucht nicht notwendig auf den Ort der kleinsten Querschnitte eingestellt zu werden, sondern die Einstellung könnte auch auf eine, dem Gange der Lichtstrahlen nach, hinter diesem Ort gelegene Stelle erfolgen. Hier herrscht nun im Zerstreuungskreise, der ja wesentlich den kleinsten Querschnitt an Fläche übertrifft, eine derartige Lichtverteilung, daß das Zentrum bei weitem am stärksten, die Peripherie viel schwächer erleuchtet ist.

Bei derartiger Lichtverteilung kommt es aber zu simultanem Kontrast, durch den die schwachen peripheren Eindrücke ganz unterdrückt werden und dafür das Zentrum desto stärker hervortritt.

In solchem Falle muß man zwischen Verteilung der Lichtwerte und der Empfindungswerte unterscheiden, und nur auf die letzteren kommt es biologisch an.

Wir können also das Postulat für die Leistung der Akkommodationsapparate so formulieren:

Es müssen Einrichtungen getroffen sein, die verhindern, daß die Empfindungsflächen der Zerstreuungskreise größer werden, als die Innervationsflächen des Sehepithels.

Diese Formulierung enthält zugleich die Bedingungen, unter denen keine Akkommodationsapparate nötig sind: Auf einen bestimmten Refraktionszustand ist das Auge eingestellt. Liegen nun die Verhältnisse derart, daß entweder innerhalb des Intervalls, in dem das betreffende Tier zu sehen hat, die Größe der Zerstreuungskreise nicht wesentlich zunimmt, jedenfalls nicht größer wird, wie eine Innervationsfläche der Retina, so ist Akkommodation überflüssig, ebenso wird sie überflüssig, wenn das Licht der peripheren Teile der Zerstreuungskreise so schwach ist, daß es die deutliche Rezeption des zentralen Teils nicht stört.

Beide Fälle kommen in der Tat vor. Die Größe der Zerstreuungskreise auf der Netzhaut ändert sich bei Annäherung des abgebildeten Gegenstandes aus unendlicher Entfernung gegen das Auge derart, daß eine Annäherung von ∞ bis auf 5 m z. B. im menschlichen Auge nur eine Verschiebung der Bildfläche um 60 μ nach hinten zur Folge hat, d. h. die Bilder bleiben immer noch in der Schicht der Außenglieder der Sehelemente, es ist also für dies Intervall eine Akkommodation überflüssig. Es gibt nun Tiere, bei denen wir sicher annehmen dürfen, daß ein Sehen unterhalb einer Distanz von zirka 5 m für sie keine biologische Bedeutung mehr hat, z. B. die großen Wale, bei denen das Auge schon oft mehr als diese Strecke hinter der Schnautzenspitze der Tiere liegt. Auch beim Elefanten dürfte die Grenze des, durch den Rüssel so bedeutend vergrößerten Tastraumes nicht viel weniger weit vom Auge abliegen, so daß auch hier die Bedeutung einer Akkommodation ganz zurücktreten wird. - Hier spielt also die absolute Größe der Tiere eine bestimmende Rolle für die Ausbildung der Akkommodation. Auch bei Formen, die nicht die extremen Dimensionen von Elefant oder Wal erreichen, kann ein irgendwie genaueres Sehen auf kürzere Entfernung überflüssig sein, wenn diese Tiere ihr Futter nicht mit Hilfe des Auges unterscheiden, wozu ja ein Nahsehen nötig wäre, und wenn die Tiere rasch beweglich sind.

Das Auge ist ja, wie schon früher betont, das typische Organ der Regulation der Bewegung, je rascher diese ist, auf eine desto größere Entfernung müssen bereits Hindernisse signalisiert werden, damit sie genommen oder umgangen werden können.

Diese beiden Bedingungen treffen bei recht zahlreichen Tieren zu. Es ist ja bekannt, daß zum Erkennen und Unterscheiden der Nahrung die Tiere fast ausschließlich den Geruchssinn benutzen, die erste Bedingung also erfüllt ist, und so werden wir es begreiflich finden, daß beim Pferd, Rind, Hirsch, Reh, Gemse usw. die Akkommodationseinrichtungen sehr gering entwickelt sind, vielleicht überhaupt keine nennenswerte Rolle spielen.

Es wäre nun aber verfehlt, wollte man annehmen, daß kleine Tiere, die sich absolut langsamer bewegen, eine ganz besonders starke Akkommodation haben müßten, denn wir haben bei den bisherigen Ausführungen vorausgesetzt, daß das Auge in der Akkommodationslosigkeit auf ∞ eingestellt ist. Ist ein Auge auf einen viel näher gelegenen Fernpunkt eingestellt, so kann natürlich die Akkommodation fehlen, ohne daß die besprochenen Größen- und Bewegungsverhältnisse bestehen.

Es kommt aber bei der Frage der Notwendigkeit einer Akkommodationseinrichtung nicht nur auf die absolute Größe der ganzen Tiere und ihre Geschwindigkeit an, sondern auch auf die absolute Größe der Augen.

Bei kleinen Augen ist die absolute Größe der Veränderung, die die Brennweite bei Annäherung oder Entfernung eines Objekts erfährt, viel geringer als bei großen Augen. Da nun die Größe der Sehelemente keineswegs proportional der Augengröße ist, da vielmehr die kleinen wohl immer relativ und vielfach sogar absolut (z. B. Batrachier) größere Sehelemente haben, wie große Augen, so gehört für ein kleines Auge eine viel erheblichere Verschiebung des Gegenstandes dazu, um sein Bild, d. h. den Bezirk der kleinsten Querschnitte der Strahlenbündel, aus der Zone der rezipierenden Elemente herauszurücken, als für ein großes Auge. Wenn wir dies in Betracht ziehen, wird uns die geringe Ausbildung der Akkommodationseinrichtungen z. B. bei vielen Amphibien verständlich.

Als zweiten Fall, in dem Akkommodation überflüssig erscheint, hatten wir den hingestellt, daß das Licht in den peripheren Teilen eines Zerstreuungskreises so schwach ist, daß es physiologisch nicht mehr in Betracht kommt.

Eine gleichmäßige Verteilung der Lichtintensität über die ganze Fläche des Zerstreuungskreises besteht ja nur im kleinsten Querschnitt, hinter dieser Stelle ist das Zentrum heller als die Peripherie. Ist nun die absolute Lichtintensität des Bildes sehr gering, so kann die Intensität des Lichtes im peripheren Teil so verschwindend gering sein, daß sie nicht mehr in Betracht kommt, und es kommt daher nur ein Bruchteil des Zerstreuungskreises wirklich zur Verwertung im Sehen. Bei diesen geringen Lichtintensitäten wird also das Intervall, innerhalb dessen gesehen werden kann, überhaupt gering sein, relativ gering wird dementsprechend auch die Änderung der Lage des Bildes in diesem Intervall sein, und es werden sich aus allen diesen Gründen bei Dämmerungs- oder Dunkeltieren Akkommodationseinrichtungen erübrigen.

Tatsächlich vermissen wir sie bei vielen Dunkeltieren. So fehlen sie den Geckonen, als Dunkeltieren unter den sonst mit guter Akkommodation versehenen Eidechsen.

Unter den Säugetieren haben die Wale (auch die kleineren Arten), die sich als Wassertiere den Bedingungen der Dunkeltiere vielfach nähern, keine Akkommodationseinrichtungen. Da die Amphibien großenteils Dämmerungstiere sind, so kommt auch dies Moment neben dem vorher erwähnten in Betracht, um eine Akkommodation bei vielen Formen überflüssig erscheinen zu lassen.

Im einzelnen Falle ist es häufig schwer zu sagen, welcher Faktor bestimmend für die Ausbildung bzw. Nichtausbildung eines Akkommodationsapparates gewesen ist, z. B. bei mehreren Schlangenfamilien, denen er völlig fehlt, nämlich der Sandschlange (Eryx jaculus), Tigerschlange (Python molurus) und Sandviper (Vipera avicenna). Es wirken hier mehrere Faktoren zusammen: die Kleinheit der Augen, die besonders auffallend im Verhältnis zur Größe der Riesenschlangen ist, deren Augen nicht größer sind, als die einer Rattenschlange (Natter), die zirka 20 mal weniger wiegt; die nächtliche Lebensweise dieser Tiere, die am Tage z. B. ruhig im Sande vergraben liegen (Sandschlangen und Vipern) und erst in der Dunkelheit munter werden.

Nur oberhalb einer gewissen unteren Grenze der Feinheit in der räumlichen Ausnutzung des Bildes durch dichtgedrängte Endelemente, deren eine nicht zu große Zahl gemeinsam zum Zentralorgan abgeleitet wird, hat ein Akkommodationsapparat Sinn. Er kann fehlen und fehlt in allen Sehorganen, in denen überhaupt kein detailliertes Bild der Außenwelt entworfen wird, wo also auch eine Verzerrung des Bildes durch Bewegung des Organismus oder des gesehenen Gegenstandes nicht wesentlich in Betracht kommt. Unter diese Rubrik fällt die große Masse der primitiven Ocellen der Würmer, mancher Mollusken und Echinodermen usw. Durchgängig fehlt ein Akkommodationsapparat beim facettierten Auge der Insekten, was aus der Art, wie in ihm die Bilder der Außenwelt entstehen, und vor allem aus der Art, wie sie rezipiert werden (meist nur 7 Sehelemente in jedem Einzelauge), völlig verständlich ist.

Wie aus dieser Aufzählung von Fällen hervorgeht, in denen Akkommodationseinrichtungen **fehlen**, ist ihr Besitz immerhin schon etwas Besonderes, er läßt uns ohne weiteres schließen, daß das betreffende Sehorgan eine sehr nennenswerte Organisationshöhe, daß die Feinheit der Innervation des Sehepithels einen erheblichen Grad erreicht hat.

Die Akkommodationsmöglichkeiten.

§ 109. Die Art und Weise, wie eine Einstellung der Sehorgane auf verschiedene Distanzen ermöglicht wird, ist in der Tierreihe sehr mannigfaltig. Fast alle Lösungen, die man sich überhaupt denken kann, sind auch tatsächlich realisiert.

Wir haben zwei große Gruppen von Möglichkeiten, durch die es erreicht werden kann, daß Gegenstände verschiedener Distanz in optimaler Weise auf den Sehepithelien abgebildet werden:

1. Kann die Distanz der brechenden Medien und des Sehepithels verändert werden, und
2. kann die brechende Kraft der dioptrischen Apparate eine Änderung erfahren.

Was den ersten Modus anlangt, so kann die Entfernung der brechenden Medien vom Sehepithel entweder durch Veränderungen an letzterem, oder durch Verschiebung der dioptrischen Apparate erreicht werden. Eine nennenswerte Vor- und Rückwärtsbewegung eines Sehepithels ist noch nie mit Sicherheit beobachtet worden, obgleich es nicht unwahrscheinlich ist, daß auch dieser Modus verwirklicht ist. Die interessanten Bewegungen der rezipierenden Elemente von Copilia (Copepod) dürfen hier wohl kaum herangezogen werden, wenigstens ist nicht bekannt, daß sie außer der Bewegungskomponente in der Brennebene des dioptrischen Apparates auch eine solche in der Richtung der Augenachse besäße (Exner).

Mit mehr Wahrscheinlichkeit könnte man hierher die Bewegungen an den Augen der Spinnen rechnen, deren funktionelle Bedeutung aber doch zu wenig untersucht ist, als daß man daraufhin behaupten könnte, es handele sich hier um Einstellungsbewegungen des Sehepithels.

Bertkau, der besonders an den Hauptaugen von Micrommata die Muskulatur genauer untersucht hat, beschreibt, daß von den vier Muskeln, die hier an der Augenhülle inserieren, zwei fast genau in der Längsachse des Auges verlaufen, und von ihnen nimmt er, wohl nicht mit Unrecht an, daß sie geeignet wären, die Retina der Linse zu nähern und dadurch eine Akkommodation für die Ferne zu ermöglichen.

Sollte auch diese Annahme unberechtigt sein, ist doch die Lösung des Akkommodationsproblems, das ja nur darin liegt, Gegenstände verschiedener Entfernung optimal abzubilden, auch durch Lageverschiedenheiten der Sehepithelien vielfach erreicht. Es handelt sich dabei allerdings nicht um Akkommodationsapparate, d. h. Einrichtungen, die funktionell bestimmte Zustände herbeiführen könnten, sondern um feste Strukturen.

Bei einer ganzen Reihe von Tieren gibt es Sehepithelien, die in sehr verschiedener Distanz von den brechenden Medien liegen und daher dem Tier gestatten, einen Gegenstand optimal abzubilden, auch wenn sich seine Entfernung ändert.

Solche Nah- und Fern-Sehepithelien können in einem Auge vereinigt liegen. Z. B. in den Stirnaugen von Agrion und Äschna (Libellen) liegen hintereinander zwei Sehepithelien (HESSE), auf denen sich also Gegenstände verschiedener Entfernung scharf abbilden, das vordere ist die Fernretina, das hintere die Nahretina.

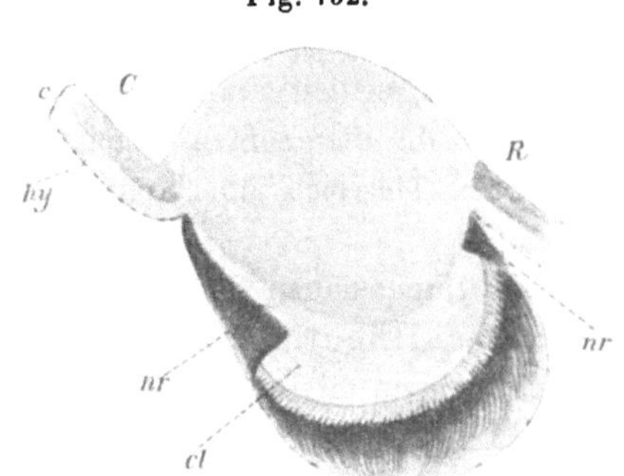

Fig. 152.

Schnitt durch ein seitliches Stirnauge von Vespa crabro. Nach HESSE. Vergr. 95 fach.
nr Nebenretina, *c* Cuticula, *hy* Hypodermis, *cl* proximaler Teil der Cornealinse. *C* kaudal, *R* rostral.

Bei den Heteropoden liegen die rezipierenden Stiftchensäume der Hauptretinazellen nicht in einer der Linse konzentrischen Fläche, sondern ihre Ebene steht schräg auf der Augenachse, so daß Gegenstände gleicher Entfernung verschieden scharf auf den einzelnen Partien abgebildet werden müssen, während Körper, die ziemlich schräg gegen die Augenachse stehen, in allen Teilen gleich scharf abgebildet werden können, da die einzelnen Streifen der Retina auf verschiedene Distanzen eingestellt sind.

In etwas anderer Weise sind bei Helophilus die verschiedenen Teile des Sehepithels verschieden weit von der Linse entfernt. Im rostralen Abschnitt liegen die rezipierenden Elemente dem dioptrischen Apparat so nahe, daß sie von nahen Gegenständen wohl kaum ein irgendwie deutliches Bild bekommen können, wohl aber von entfernten. Der kaudale Abschnitt des Auges ist so eingerichtet, daß die Sehzellen viel weiter von der Linse entfernt sind, so daß sich nahe Gegenstände auf ihnen abbilden können (R. HESSE), und ähnlich liegen die Verhältnisse in den seitlichen Stirnaugen von Vespa crabro, die Fig. 152 zeigt.

Viel verbreiteter scheint die völlige Trennung der Nah- und Fernretina in Nah- und Fernaugen zu sein, besonders bei den Arthropoden.

19*

Bei dem Mangel physiologischer Daten sind wir allerdings wesentlich auf Vermutungen angewiesen, die hier nicht weiter ausgebaut werden sollen.

Viel weiter verbreitet aber als die Lageveränderung der Sehepithelien sind Bewegungen des dioptrischen Apparates zum Zweck der Akkommodation.

Je nach der Einstellung des Auges muß es sich um eine Annäherung oder Entfernung der brechenden Medien gegen das Sehepithel handeln.

Liegt der Fernpunkt des Auges sehr weit, ∞, entfernt, so kann die Einstellung sich nur auf Annäherung der Gegenstände beziehen und muß also in einer Entfernung der brechenden Medien bestehen, während umgekehrt ein Auge, dessen Fernpunkt sehr nahe liegt, durch Annäherung der brechenden Medien an das Sehepithel eine Einstellung für größere Entfernung bewirken kann.

Entsprechend der zunehmenden Bedeutung der Akkommodationseinrichtungen bei bedeutender absoluter Größe der Augen finden wir den einzigen, bisher experimentell bearbeiteten Fall von Akkommodation bei Wirbellosen bei Tieren, die die größten Augen nicht nur unter den Evertebraten, sondern im ganzen Tierreich überhaupt haben, bei den (Dibranchiaten) Kephalopoden.

Die Dimensionen ihrer Augen sind häufig ganz enorm, so hat bei einem Architheutis das Auge einen Durchmesser von 17 bis 22,5 cm, und bei einem Riesenkraken, dessen Arme 10 m lang waren, betrug der Augendurchmesser gar 37 cm (TH. BEER).

Nach TH. BEER ist das Kephalopodenauge im Zustande der Akkommodationsruhe im Wasser kurzsichtig, die Myopie beträgt 2 bis 10 D. In Luft sind die Tiere natürlich exzessiv myopisch. Am herausgenommenen Bulbus ist durch elektrische Reizung eine Korrektur der Myopie zu erzielen. Die Breite dieser Akkommodation ist bedeutend genug, um die Augen emmetropisch zu machen, beträgt also 2 bis 10 D. Was den Mechanismus anlangt, so spielen Krümmungsänderungen der Linse keine Rolle, es erfolgt vielmehr eine Annäherung der Linse an das Sehepithel, die durch einen Muskel bewirkt wird, der ringförmig im Corpus epitheliale verläuft (TH. BEER).

BEER's Untersuchungen sind von HEINE (224 a) nachgeprüft und insofern erweitert worden, als außer der Akkommodation durch Annäherung der Linse an den Augengrund auch im umgekehrten Sinne eine aktive Vorwärtsbewegung der Linse nachgewiesen werden konnte.

Danach hätte das Kephalopodenauge eine doppelsinnige Akkommodation und könnte von einer mittleren Ruhelage aus sich durch Muskelkontraktionen sowohl auf größere wie auf geringere Entfernung einstellen.

Diese höchst sonderbaren Angaben haben durch eine Untersuchung von HESS (242) keine Bestätigung erfahren, vielmehr hat sich ergeben, daß

die Verhältnisse anders liegen. Der normale Refraktionszustand ist nicht
eine nennenswerte Myopie, sondern die Augen sind emmetropisch oder
leicht (1—4 D.) hypermetropisch. Bei der Akkommodation tritt Einstellung
für die Nähe ein und die Akkommodationsbreite beträgt vielfach mehr als
14 D. Es ist besonders bemerkenswert, daß es Hess gelang, durch Reizung
des Gehirnganglion die Kontraktion des Akkommodationsmuskels und
damit eine Refraktionsänderung von 14 D. zu erzielen. Für das Verständnis
des Mechanismus ist wesentlich, daß der Akkommodationsmuskel hier kein
Binnenmuskel des Auges ist, sondern einen Teil der Augenhülle bildet
(s. Fig. 153). Seine Kontraktion führt zu einer Verkleinerung der Oberfläche der Augenhüllen und damit zu erheblichen Drucksteigerungen im

Fig. 153.

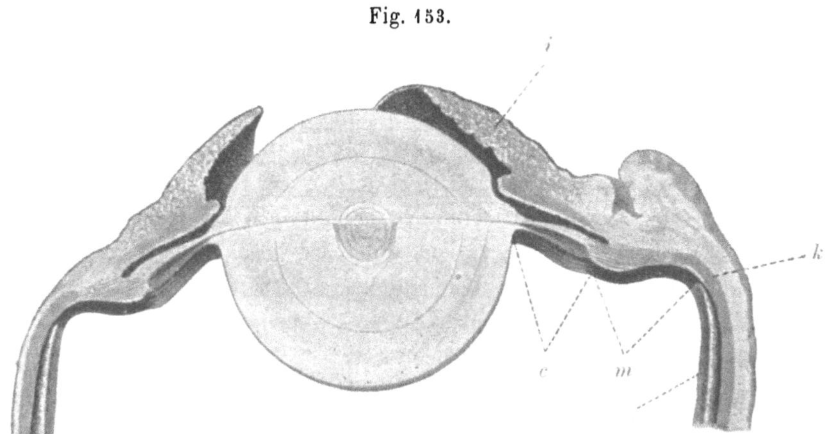

Vorderer Bulbusabschnitt von Octopus. Nach C. Hess.
Iris, c Corpus epitheliale (ciliare), m Muskelring, k äußere Augenhülle.

Bulbus. Durch diese wird der vordere Augenabschnitt mit der Linse nach
vorne gedrängt und ihr Abstand von der rezipierenden Netzhautschicht
vergrößert.

Ist bei den Kephalopoden durch die bedeutende Größe ihrer Augen
eine Akkommodation nötig, so haben wir noch eine Gruppe Wirbelloser,
die, als Raubtiere lebend, ihre Augen zu erheblicher Vollkommenheit ausgebildet haben und bei denen wir aus ökologischen Gründen recht wohl
eine Akkommodation erwarten könnten: die Alciopiden.

Hesse (126) hat hier in der Tat eine Einrichtung gefunden, die wir
wohl ohne zu große Kühnheit als Akkommodationseinrichtung deuten dürfen.
Unter der einfachen Schicht Epithelzellen, die als »äußere Cornea« bezeichnet werden, liegt eine Schicht von Muskelfasern, die »innere Cornea«.
Außerdem ziehen über den prääquatorialen Teil des Auges, den pigmentierten Teil der Augenwand, der zwischen Sehepithel und dioptrischem

Apparat liegt, eine Anzahl parallel verlaufender Muskelfasern hin, die HESSE für funktionell zusammengehörig mit den Muskelfasern der »inneren Cornea« hält. Die Deutung HESSE's ist sehr plausibel: er glaubt, daß eine Kontraktion dieser Muskelsysteme derart wirken müßte, daß die Cornea abgeflacht und dadurch die Linse, die ihr innen direkt anliegt, nach hinten gedrückt würde, durch Abflachung des prääquatorialen Bulbussegmentes würde die Wirkung unterstützt werden. Die Abflachung der Cornea hat selbst natürlich für die im Wasser lebenden Alciopiden keine dioptrische Bedeutung, wesentlich würde nur die Annäherung der Linse an das Sehepithel sein, also eine Akkommodation für die Ferne, woraus wir schließen dürften, daß der Refraktionszustand dieser Augen in Akkommodationsruhe die Myopie wäre, wie es die höchst ausgebildeten Wasseraugen (bei Fischen) anscheinend alle sind. Allerdings läßt die geringe Größe der Alciopidenaugen den Wert der Akkommodation als einigermaßen zweifelhaft erscheinen.

Im Gegensatz zu HESSE vermutet DEMOLL (236) in den beiden Muskeln des Alciopidenauges Antagonisten, da aber seine Deutung ebensowenig wie jene HESSE's experimentell belegt ist, hat es bei den schlechten Erfahrungen, die schon in bezug auf die Deutung der Funktionen von Akkommodationsmuskeln gemacht worden sind, wenig Interesse, hierauf näher einzugehen.

Als zweite Hauptgruppe der Mittel zur Akkommodation hatten wir Veränderungen am lichtbrechenden Apparat hingestellt.

Diese Veränderungen könnten zweierlei Art sein: Der Brechungsindex der brechenden Medien könnte bei der Akkommodation eine Änderung erfahren, oder die Krümmungsradien können sich ändern.

Eine Akkommodation durch Veränderung des Brechungsindex ist nicht bekannt, liegt aber keineswegs außerhalb des Bereiches der Möglichkeit, wenn wir daran denken, daß sich die Lichtbrechungsverhältnisse der lebendigen Substanz in verschiedenen funktionellen Zuständen recht erheblich ändern können, daß durch Mischungs- oder Entmischungsprozesse sehr wohl Veränderungen des Index eines lichtbrechenden Gewebes zustande kommen können.

In erheblichem Umfange wird dagegen die Änderung der Krümmungsradien zur Akkommodation verwendet.

Wie wir im Speziellen sehen werden, beruht die Akkommodation mancher Säugetiere und der Vögel zweifellos auf derartigen Änderungen.

Bei Wirbellosen ist nichts experimentelles über Vorkommen derartiger Akkommodation bekannt, aber es liegt wieder eine anatomische Beobachtung vor, die es möglich erscheinen läßt, daß auch niedere Tiere von dieser Akkommodationsmöglichkeit Gebrauch machen.

Der Mechanismus einer Krümmungsänderung wird sich verschieden gestalten, je nachdem die Oberflächen der Linsen, deren Krümmung geändert werden soll, im Zustande der Akkommodationsruhe gespannt oder entspannt sind.

Sind sie gespannt, so wird die Krümmungsänderung durch Entspannung bewirkt, wie bei vielen Säugetieren, sind sie normalerweise entspannt, so muß für die Akkommodation eine Spannung hergestellt werden.

Diese letztere Möglichkeit scheint in dem, anatomisch erschlossenen Fall einer Akkommodation durch Krümmungsänderung der Linse bei Pecten jacobaeus vorzuliegen, die HESSE (165) beschreibt. Hier liegt der Linsenvorderfläche ein Netz von Muskelfasern auf, das sich nur bis zum Linsenrande erstreckt und hier anscheinend an der Augenkapsel verankert ist. HESSE stellt sich vor, daß durch Kontraktion dieses Netzes der Umfang der Linse verkleinert und dadurch die Hinterfläche stärker gewölbt werden sollte, wodurch eine Zunahme der Brechkraft, also eine Akkommodation für die Nähe zustande käme, woraus zu schließen wäre, daß bei Pecten der Fernpunkt ziemlich weit vom Auge entfernt sein müßte, vielleicht Emmetropie bestünde.

Immerhin steht die Annahme dieser Akkommodation nicht auf sehr starken Füßen.

Damit wären die Möglichkeiten einer Einstellung auf verschieden entfernte Objekte erschöpft und wir können zur Darstellung der speziellen Gestaltungsverhältnisse übergehen, die die Akkommodationseinrichtungen bei den Wirbeltieren gewonnen haben.

Die Akkommodation der Wirbeltiere.

§ 110. So selten bei Wirbellosen Akkommodationseinrichtungen sind, oder vorsichtiger: so wenig wir über Akkommodationseinrichtungen bei Wirbellosen wissen, so verbreitet sind, nach unseren heutigen Kenntnissen, bei Wirbeltieren die Apparate zur Einstellung des Auges auf verschiedene Distanzen. Fast keiner größeren systematischen Gruppe der Wirbeltiere fehlt die Akkommodation ganz

Die primitiven Sehorgane der Cyclostomen entbehren sicher aller Einstellungsapparate.

In den übrigen Wirbeltierklassen aber stellen die Tiere ohne Akkommodation die Ausnahmen dar, die in ihrer biologischen Bedeutung schon früher gewürdigt wurden und auf die wir im einzelnen noch zurückkommen. Die ganze Mannigfaltigkeit der Akkommodationsmechanismen wird aus der folgenden Darstellung klar werden.

Die Akkommodation der Teleostier.

§ 111. Bei 68 Spezies aus 22 Familien, die Repräsentanten aller Ordnungen der Teleostier umfassen, hat TH. BEER (115) die akkommodative Linsenverschiebung direkt nachgewiesen, und zwar handelt es sich stets um eine Annäherung der Linse an die Netzhaut, also um eine Einstellung für die Ferne. Wie schon hiernach zu erwarten war, ist der Refraktionszustand des Teleostierauges bei Akkommodationsruhe die Myopie. Sie beträgt zirka —3 bis —12 D. im Wasser. In Luft sind die Fische extrem myopisch zirka 40—90 D., was ja aber ökologisch irrelevant ist.

Fig. 154.

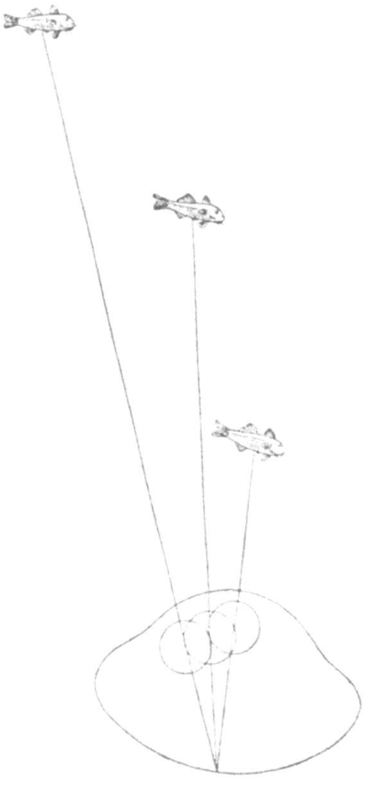

Fig. 155.

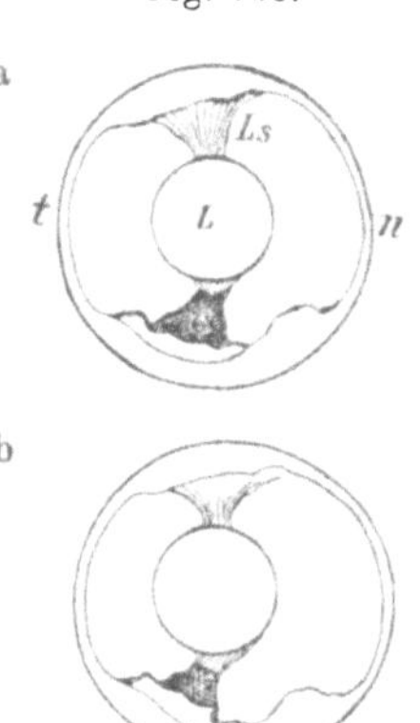

Rechtes Auge von Labrus festivus.
Nach Th. Beer.
a Im Ruhezustande.
b Während elektrischer Reizung.
n Nasalseite, t Temporalseite, L Linse, Ls Ligamentum suspensorium.

Schema der Einstellung des Fischauges auf Objekte verschiedener Entfernung und Richtung vermittels der Linsenretraktion. Nach Th. Beer.

Die Geschwindigkeit, mit der die Einstellung bei Reizung erfolgt, ist für die verschiedenen Formen sehr verschieden und steht in deutlicher Beziehung zur Lebensweise der Tiere.

Die schnellen Schwebefische und pelagischen Schwimmer haben eine rasche Akkommodation, die trägen Grundfische, die die Jagd aus dem »Ansitz« betreiben und nur wenig und träge herumschwimmen, haben eine viel langsamere Einstellung, so z. B. eine Anzahl Pleuronectiden, so Uranoscopus und die Scorpänen. Am langsamsten ist die Akkommodation bei Lophius piscatorius, bei dem es mitunter bis zu 4 Sekunden dauert, bis die Linse das Maximum ihrer Refraktion erreicht hat.

Andererseits haben die Labriden, Perciden, Spariden eine rasche Akkommodation, ebenso Trachinus und Capros Bei Hippocampus und Blennius bewegt sich die Linse auf einen kurzen Reiz hin wie mit einem plötzlichen Ruck retinalwärts und wieder in die Anfangsstellung zurück (Th. Beer 115).

Bei der Akkommodation des Fischauges wandert das Netzhautbild. Nur Gegenstände, die in der Richtung liegen, in der die Linse retrahiert wird, werden stets auf derselben Netzhautstelle abgebildet, alle anderen Bilder verschieben sich um einen mehr oder minder großen Betrag.

Die Retraktionsrichtung der Linse geht nicht einfach in der Achse vor sich, sondern es erfolgt gleichzeitig eine temporale Verschiebung.

Dieser Weg der Linse wird verständlich durch den Mechanismus der Akkommodation, durch den Verlauf des Akkommodationsmuskels, des Musculus retractor lentis (Th. Beer) oder, wie man ihn früher nannte, der Campanula Halleri.

Der Akkommodationsmuskel tritt temporal und von hinten an die Linse heran, an deren Kapsel er mit einer feinen Sehne inseriert. Die Sehne setzt sich im nasalen unteren Quadranten an die Linse an, nicht genau im unteren Teil des Linsenäquators, was z. B. bei Blennius und Scorpaena besonders deutlich ist (Th. Beer).

Fig. 156.

a   b

Linkes Auge von Blennius sanguinolentus, von oben her gesehen. Nach Th. Beer. Vergr. ca. 3 fach
a Im Ruhezustande. b In Akkommodation.

Aus diesem Verlauf ergibt sich die Zugrichtung des Muskels. Man kann sie in vier Komponenten zerlegen: eine retinalwärts, eine temporalwärts, eine abwärts gerichtete und eine drehende Komponente, nur die Bewegung retinal- und temporalwärts wird tatsächlich ausgeführt (s. Fig. 154, 155 und 156), die beiden anderen Komponenten werden durch die Wirkung des Aufhängeapparates der Linse, das Ligamentum suspensorium bei dessen eigenartigen Elastizitätsverhältnissen ganz oder doch großenteils aufgehoben (Th. Beer).

Seine Versorgung mit Gefäßen und Nerven erhält der Linsenmuskel durch den sogenannten Sichelfortsatz, Processus falciformis. Dieser Fortsatz, der der Chorioidea angehört, entspricht in seiner Lage der fötalen Augenspalte. Als niedrige Falte ragt er im unteren temporalen Teil des Bulbus in meridionaler Richtung verlaufend in den Glaskörper hinein. Im Glaskörper verläuft er bogenförmig, konzentrisch mit der Retina, und biegt erst vorn an der Linse quer zu ihr hinüber.

Die bindegewebige Platte, die die Grundlage der Chorioidea bildet, stellt auch das stützende Gewebe des Processus falciformis dar und umgibt scheidenartig die Gebilde in seinem Innern: Arterie, Vene, Nerv.

Nicht bei allen Teleostiern ist dieser Akkommodationsapparat typisch ausgebildet, z. B. ist bei Gadus minutus die Campanula rudimentär und physiologisch ist keine Einstellung auf Reizung wahrzunehmen. Ebenso fehlt Akkommodation bei Fierasfer acus (Familie der Ophidiidae), der in den Wasserlungen der Holothurien parasitiert, bei einigen Gadoidei, nämlich Motella tricirrata, dem Seewiesel, einem Aquariumsfisch, bei Merlucius vulgaris, dem Meerhecht, der in größeren Tiefen, bis zu 500 m, lebt, und bei dem schon erwähnten Gadus minutus, ferner bei Conger vulgaris (Meeraal), Muraena helena und Mugil cephalus. Bei den meisten dieser Fälle liegt die biologische Erklärung der Akkommodationslosigkeit auf der Hand.

Ein anderer Modus der Einstellung als durch Linsenretraktion ist bei den Teleostiern nur in einem einzigen Falle nachgewiesen. Hess (269) fand das Auge von Periophthalmus koelreuteri, eines Gobiiden, der als »Schlammspringer« in den Mangrovewäldern in Luft lebend seine Nahrung sucht, nicht, wie bei allen anderen Fischen myop, sondern emmetropisch bzw. leicht hypermetropisch. Sobald das Tier auf eine Beute (Fliege) aufmerksam wird, verwandelt sich die emmetropische Refraktion in eine Myopie von mehreren Dioptrien. Die Einstellung kommt anscheinend dadurch zustande, daß die Campanula Halleri (der retractor lentis) hier derart verläuft, daß er bei seiner Kontraktion die Linse von den hinteren Netzhautpartien entfernt, d. h. als protractor lentis wirkt.

Die Akkommodation der Selachier.

§ 112. Die physiologische Beobachtung hat bisher bei Selachiern keine akkommodative Veränderung des Refraktionszustandes erkennen lassen (Th. Beer), so daß sie jedenfalls für die untersuchten Formen höchstens von ganz minimalem Umfange sein könnte. Dementsprechend befindet sich auch der Akkommodationsapparat in einem Zustande sehr geringer Ausbildung. Das Ligamentum suspensorium stellt eigentlich nur eine Verdickung der Hyaloidea dar und ist seitlich nicht scharf begrenzt, es umfaßt etwa das ganze obere Viertel der Linse (Franz 1905).

Der Ciliarmuskel hat im wesentlichen den Bau und die Anordnung des Musculus retractor lentis der Teleostier, doch ist seine Ausbildung sehr schwach. Er entspringt von den Seiten einer bindewebigen Papille, die ventral genau in der Mittellinie im Corpus ciliare liegt. Ein Processus falciformis fehlt, die Gefäße für den Linsenmuskel, die dieses Gebilde bei den Teleostiern enthält, verlaufen bei Selachiern in der erwähnten bindegewebigen Papille. Da der Muskel sicher keine nennenswerte Leistung vollbringt, braucht auf die Einzelheiten seines Verlaufes nicht eingegangen zu werden (vgl. hierüber Franz 1905, S. 796 ff.).

Bei allen anderen Wirbeltieren ist die Akkommodation an die Wirkung der Muskulatur des Corpus ciliare gebunden, die Art dieser Wirkung aber ist sehr verschiedenartig, entsprechend der sehr verschiedenen Ausbildung der Muskulatur.

Die Akkommodation der Amphibien.

§ 113. Die Amphibien sind zum Teil Landtiere, zum Teil Wassertiere, und zum Teil sind sie, wie ihr Name sagt, »beidlebig«.

Eine Ausgleichung der gewaltigen Unterschiede im Refraktionszustande, die durch den Wechsel zwischen Luft- und Wasserleben gegeben sind, stellt eine außerordentliche Anforderung an die Leistung des Akkommodationsapparates, die, wie wir bei den Reptilien sehen werden, nicht unlösbar ist. Bei den Amphibien hat sie aber keine Lösung gefunden. Wir kennen keine derartig ausgiebige Einstellung bei Amphibien, daß sie hinreichen würde, um die bezeichneten Refraktionsunterschiede auszugleichen.

Es ist eine ökologisch höchst interessante Tatsache, daß die Augen der Frösche, Kröten und Landmolche (Salamandra maculosa und atra) in Luft fast emmetropisch oder schwach myopisch sind, während die Wassersalamander (Triton cristatus und alpestris) in Wasser diesen selben Refraktionszustand zeigen, der hier ohne Beihilfe der Hornhautbrechung zustande kommt.

Gehen die Frösche, Kröten oder Landmolche ins Wasser, so werden sie hochgradig hypermetropisch (ca. $+25$ D. oder mehr), während die Wassersalamander umgekehrt hochgradig myopisch werden (mehr als -10 D.), wenn sie ans Land gehen.

Eine Akkommodation ist durchaus nicht bei allen Amphibien zu beobachten. Sie fehlt den Pelobatiden (Pelobates fuscus, Bombinator igneus) und Hyliden (Hyla arborea) unter den Anuren. Unter den Urodelen wurde sie vermißt bei Siredon pisciformis (Menobranchidae). Pleurodeles waltlii (Pleurodelidae) und Triton marmoratus (Th. Beer).

Für die Raniden gibt Th. Beer ein völliges Fehlen der Akkommodation an, während Hess (262) neuerdings den Nachweis erbrachte, daß sie auch hier, wenn auch schwach zu beobachten ist.

Bei der relativen Kleinheit der Amphibienaugen und der Dicke ihrer Netzhautelemente spielt die Akkommodation offenbar auch da, wo sie nachweisbar ist, keine bedeutende Rolle. Außerdem sind viele der akkommodationslosen Amphibien Dunkeltiere.

Wo Einstellung vorkommt, wird sie stets erreicht durch ein Vortreten der in ihrer Form unveränderten Linse.

Die Muskeln, durch deren Kontraktion diese Bewegung zustande kommt, sind im wesentlichen in zwei Systemen im Ciliarkörper angeordnet, die auch da nicht völlig fehlen, wo keine Akkommodation nachweisbar ist. Bei den Fröschen beschreibt Tretjakoff (221) zwei tensores chorioideae und zwei protractores lentis, die beide nur dorsal und ventral entwickelt sind. Die in der älteren Literatur enthaltenen Angaben über den Akkommodationsmuskel des Frosches beziehen sich nur auf die Tensores chorioideae. Alle vier Muskeln sind sehr schwach entwickelt.

Bei Kröten, Landmolchen und Wassersalamandern sind diese ciliaren Muskeln stärker. Bei Bufo und Salamandern fand Tretjakoff wie beim Frosch — nur stärker ausgebildet — die protractores lentis (dorsalis und ventralis). Die Fasern der Tensores chorioideae entspringen vom skleralen Rande der Hornhaut, zum Teil auch von den äußeren Faserzügen des Ligamentum pectinatum, ziehen nach hinten gegen die Chorioidea und sind oft bis eine · beträchtliche Strecke hinter die Ora terminalis zu verfolgen, bis sie im tiefschwarzen Pigment verschwinden (Th. Beer 144).

Außer diesen beiden Muskelsystemen findet man der Iriswurzel aufgelagert häufig Muskelfasern, die im Meridionalschnitt quer oder schief getroffen sind und einem ringförmig angeordneten Muskelbündel angehören, wie wir es bei den Schlangen in starker Entwicklung antreffen werden (Th. Beer 141.

Aus der Anordnung der ciliaren Muskulatur erklärt Th. Beer den Akkommodationsmechanismus in folgender Weise: wenn sie alle sich kontrahieren, bewirken sie eine Drucksteigerung im Glaskörperraum, dem die Linse, als beweglichster Teil, nachgibt und nach vorn rückt. Der durch den vorrückenden Linsenscheitel verdrängte Humor aqueus findet in der gleichzeitig vertieften Kammerbucht Raum zum Abfließen, denn die Muskeln ziehen die peripheren Partien des Ligamentum pectinatum zurück und peripherwärts (Th. Beer 141).

Durch die Entdeckung der Musculi protractores lentis (Tretjakoff 121) ist die Möglichkeit gegeben, das tatsächlich beobachtete Vorrücken des Linsenscheitels auf eine einfache Wirkung dieser Muskeln zurückzuführen, so daß eine Steigerung des intraokularen Druckes für den Mechanismus nicht notwendig wäre und in der Tat haben die Untersuchungen von Hess (262) ergeben, daß dem so ist. Mit dem Hering'schen Mikromanometer ist auch bei den großen Amphibienaugen (z. B. Bufa agua, Riesenkröte) deren Sagittaldurchmesser 12 mm beträgt, und die eine ausgiebige Akkommodation zeigen, keinerlei Drucksteigerung nachweisbar. Die offene Verbindung der vorderen und hinteren Kammer, die durch Knöpfchen auf der Rückseite der Iris gewahrt wird, läßt eine Drucksteigerung im Glaskörperraum mechanisch unmöglich erscheinen.

Die Akkommodation der Schlangen.

§ 114. Im Gegensatz zu den anderen Sauropsiden scheint bei den Schlangen ein besonderer Einstellungsmechanismus zu bestehen.

Im Zustande der Akkommodationsruhe ist das Schlangenauge annähernd emmetropisch oder ganz leicht hypermetropisch. Die Akkommodationsbreite

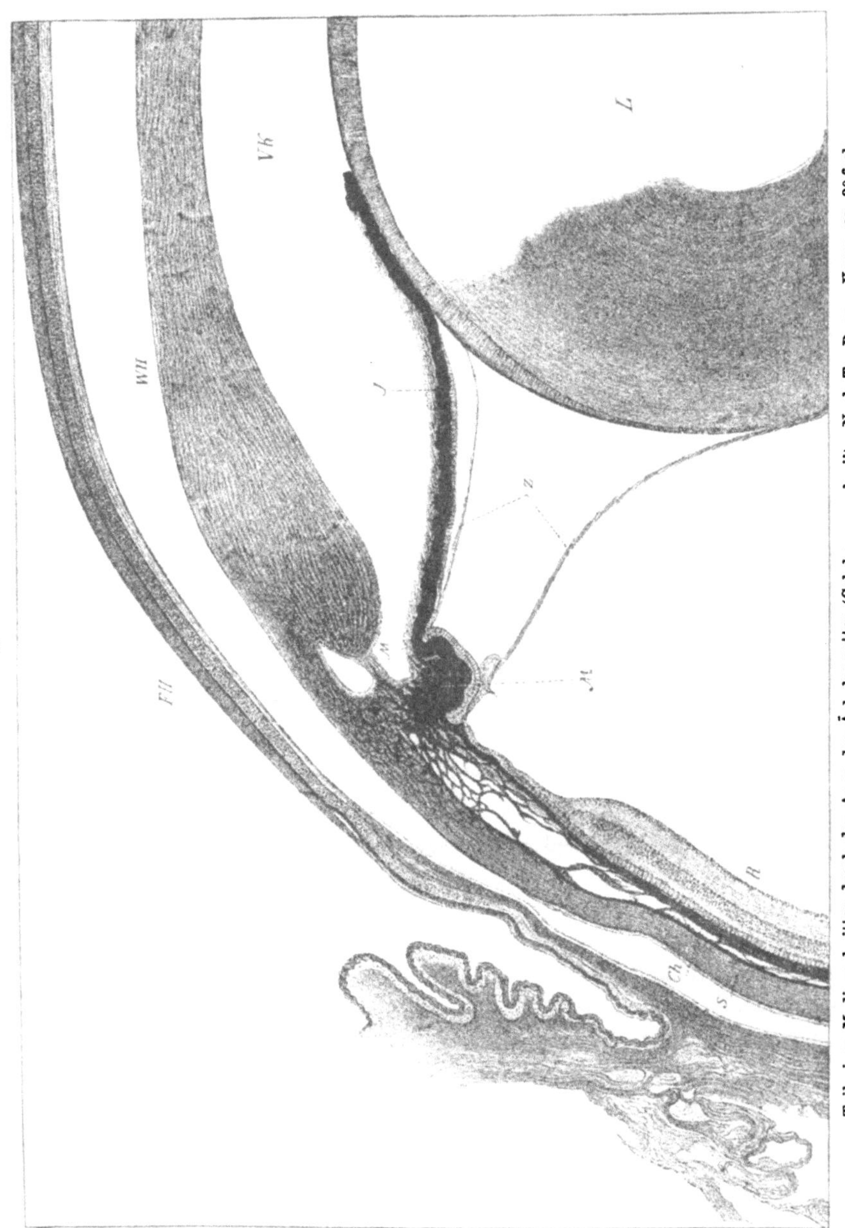

Fig. 457. Teil eines Medianschnittes durch das Auge der Äskulapnatter (Coluber aesculapii). Nach Th. Beer. Vergr. ca. 30fach. FH »Falsche Hornhaut« der Brille WH wahre Hornhaut, M Muskel an der Iriswurzel und im Ciliarfortsatz, VK vordere Kammer, J Iris, Z Zonula, L Linse, Ch Chorioidea, S Sklera, R Retina.

ist sehr beträchtlich, 7 bis 15 D., bei der Würfelnatter sogar 17 D., so daß viele Schlangen von unendlicher Entfernung bis auf einen, nur ca. 10 cm oder noch weniger vom Auge abstehenden Punkt ihr Auge einstellen können (Th. Beer 140). Auffallend gering ist die Akkommodationsbreite bei den ausschließlich auf dem Lande lebenden Wüstenschlangen, Baumschlangen und Trugnattern, auffallend groß dagegen bei den eigentlichen Nattern (Colubrinae), von denen viele amphibisch leben.

Durch Wegfall der Hornhautbrechung werden sie ja, sobald sie ins Wasser kommen, außerordentlich stark hypermetropisch, und hier reicht die Akkommodation aus, um den starken Ausfall der brechenden Kraft der Cornea durch vermehrte Linsenbrechung zu kompensieren, eine Einrichtung, die, wie erwähnt, den Amphibien fehlt. Die gewaltige Anforderung an die Leistung der Akkommodation bei diesen amphibischen Nattern hat zur Entwicklung von Einrichtungen geführt, die ganz von denen der anderen Schlangen abweichen. Bei der Würfelnatter, Tropidonotus tesselatus, einer richtigen Wasserschlange, die ausgezeichnet taucht und schwimmt, wird die Akkommodation nicht nur durch Vorrücken der Linse bewirkt, sondern es findet auch noch eine Zunahme der Linsenkrümmung, und zwar der Krümmung der Linsen-Vorderfläche statt, was dadurch möglich ist, daß die Linse der Würfelnatter viel flacher ist als die der übrigen Schlangen, die ja nur wenig von der Kugelform abweichen.

Durch Zusammenwirken dieser beiden Faktoren wird dann der gewaltige Umfang der Akkommodation von 17 D. erreicht.

Die Akkommodationsmuskulatur besteht bei den Schlangen in einem starken zirkulären Muskel, der in der Iriswurzel im Niveau des Linsenäquators liegt (s. Fig. 157). Bei seiner Kontraktion kann man am Korneoskleralrande eine leichte Einziehung beobachten. Durch Steigerung des Druckes im Glaskörperraum schiebt er die Linse nach vorn. Wie aus dieser Art der Akkommodation hervorgeht, wird sie sogleich aufgehoben, wenn der Bulbus eröffnet wird, so daß keine Drucksteigerung mehr zustande kommen kann. Daß einigen Gruppen von Schlangen die Akkommodation fehlt, wurde schon oben bemerkt.

Dieser Auffassung. Beer's, wonach bei den Schlangen der intraokulare Druck eine wesentliche Bedeutung für das normale Spiel der Akkommodation haben soll, ist Heine (224a) entgegengetreten, besonders durch den Nachweis, daß es bei Coronella austriaca und Tropidonotus natrix möglich ist, die Akkommodation zu erhalten, wenn der Bulbus mit dem v. Graefe'schen Schmalmesser angestochen ist, und daß bei der Akkommodation unter diesen Bedingungen kein Glaskörper aus der Stichwunde hervorgepreßt wird. Heine glaubt, daß durch den Zug der Zonula in der Akkommodationsruhe die Linse in die vordere Glaskörperdelle hineingepreßt sei und bei der Akkommodation durch Nachlassen der Zonulaspannung die Linse durch den sich ausdehnenden Glaskörper verschoben würde. Eine Entscheidung über die einzelnen Streitpunkte in der Akkommodation der Schlangen steht noch aus. Auch Hess hat sich gegen die Annahme ausgesprochen, daß bei den Schlangen der primitive Einstellungsmechanismus, bei dem eine Ortsveränderung der Linse stattfindet, im Gegensatz zu den übrigen Sauropsiden bestehen soll, doch reichen seine Einwände vorläufig nicht zur Widerlegung der Th. Beer'schen Anschauungen aus.

Die Akkommodation der Sauropsiden.

§ 115. Unter den Sauropsiden herrscht, mit Ausnahme der Ophidier, eine außerordentliche Einförmigkeit in der Ausgestaltung des Mecha-

Fig. 158.

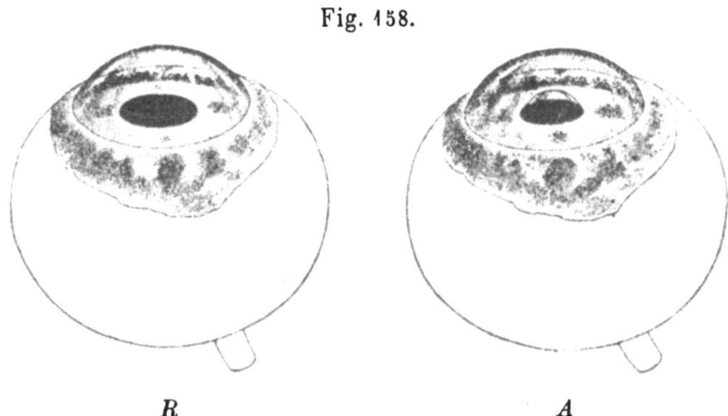

R   A

Auge der Teichschildkröte (Emys lutaria). Nach Th. Beer. Vergr. ca. 7 fach.
R Ruhe. A Akkommodation.

Fig. 159.

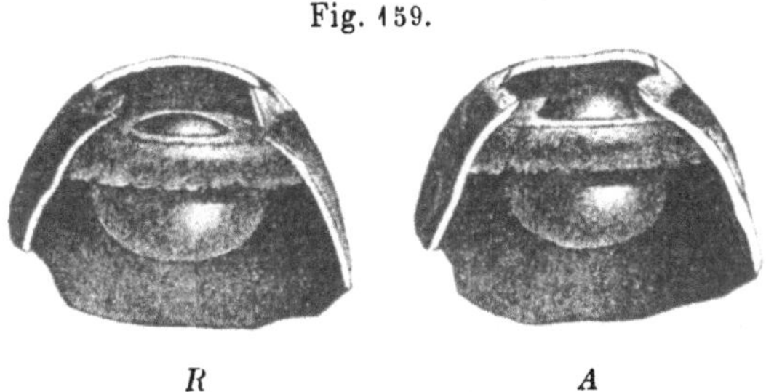

R   A

Auge der Teichschildkröte nach Entfernung eines Segmentes im Bereiche des Orbiculus ciliaris.
Nach Th. Beer. Vergr. ca. 5 fach.
R Ruhe. A Akkommodation.

nismus, durch den die Einstellung auf verschiedene Entfernung bewirkt wird. Bei ihnen allen, bei Sauriern, Loricaten und Cheloniern, sowie allen Vögeln erfolgt die Akkommodation, wenn eine solche überhaupt ausgebildet ist, der Hauptsache nach durch eine Krümmungsänderung der Linse und zwar stets durch eine Krümmungszunahme, die vorwiegend die Vorderfläche der Linse betrifft. Auf den Mechanismus werden wir unten noch eingehen.

Die Leistung dieser Akkommodation ist recht erheblich. Die Einstellung aller Sauropsidenaugen ist in der Akkommodationsruhe emmetropisch, die Akkommodation hat im allgemeinen einen Umfang von 12—14 D., so daß von unendlicher Entfernung bis auf einen Nahepunkt, der nur wenige Zentimeter vom Auge abliegt, eingestellt werden kann.

Im einzelnen zeigt der Umfang der akkommodativen Fähigkeiten mancherlei Verschiedenheit. So haben Landschildkröten, die nie ins Wasser gehen, und Seeschildkröten, die nur selten ans Land kommen, eine geringe Akkommodationsbreite. Die Seeschildkröte ist für Wasser annähernd emmetropisch, in Luft ca. — 15 D. myopisch, gar nicht zu reden von dem Astigmatismus der häufig trüben Hornhaut.

Fig. 160.

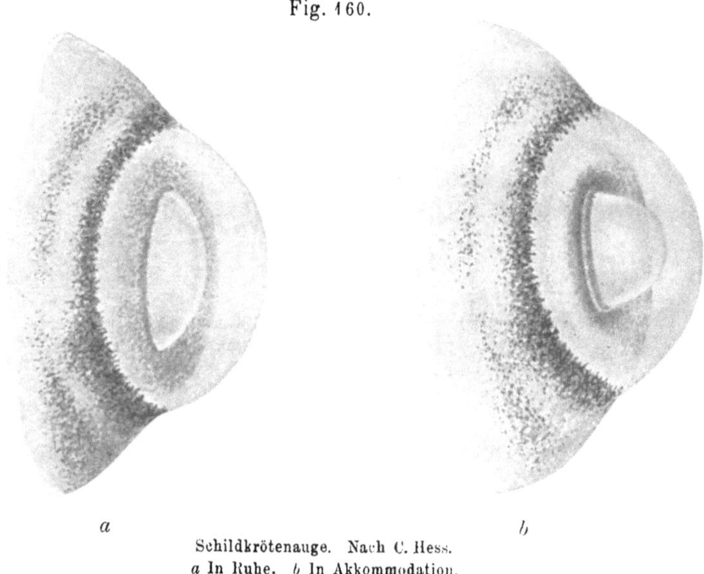

Schildkrötenauge. Nach C. Hess.
a In Ruhe. b In Akkommodation.

Andererseits hat die Teichschildkröte, die typisch amphibisch lebt, eine sehr beträchtliche Akkommodationsbreite, deren Notwendigkeit unter derartigen Bedingungen ja schon bei der Würfelnatter auseinandergesetzt wurde (s. Fig. 158 und 159).

Unter den Sauriern hat auffälligerweise das in bezug auf sein Auge sonst sehr vollkommen ausgestattete Chamäleon nur eine geringe Akkommodationsbreite, während die Blindschleiche und andere Wühlechsen mit ihren kleinen Augen ganz vortrefflich akkommodieren, eine Höhe der Leistung, die nicht ohne weiteres biologisch verständlich ist (Th. Beer).

In bezug auf die Krokodile liegen etwas abweichende Angaben vor. Während Th. Beer (1898) ihnen eine höchst geringe Akkommodation zuspricht, beobachtete Abelsdorff (139) bei Alligator lucius (Tiere von

25 bis 45 cm Länge) und Crocodilus cataphractus (63 cm lang) in Wasser eine Hypermetropie von + 7 bis 8 D. (beim Krokodil + 5 D.), die durch die Akkommodation vollständig ausgeglichen werden konnte, ja es konnte sogar Myopie vorgetäuscht werden. Es ist eine solche beträchtliche Akkommodation um so auffallender, als die Krokodile typische Nachttiere sind, und die Gewässer, in denen sie zu sehen haben, häufig trüb und unsichtig sind.

Wir finden eben auch bei den Akkommodationsapparaten eine Erscheinung, die vielfach zu beobachten ist: Es werden Apparate ausgebildet, ohne daß man ihnen immer eine hohe biologische Bedeutung beimessen müßte, die sie unter bestimmten Konstellationen erhalten können. Nur das Fehlen der Akkommodation können wir stets mit genügenden biologischen Momenten »erklären«.

Bei den Vögeln ist der Refraktionszustand im Zustand der Akkommodationsruhe eine leichte Hypermetropie, d. h. die Vögel müssen schon, um auf parallele Strahlen einzustellen, oder biologisch ausgedrückt: um Gegenstände zu sehen, die mehr als 5 m vom Auge abstehen, eine Akkommodationsanstrengung machen. Für die Feinheit der Einstellung könnte hierin vielleicht ein Vorteil liegen, da ein Muskel feinerer koordinatorischer Leistungen fähig ist, wenn er nicht vom absoluten Erschlaffungszustand aus sich kontrahiert, sondern schon mäßig angespannt ist (Th. Beer). »Für die rasche und sichere Schätzung der Entfernungen bedarf es bei der schnellen Bewegung vieler Tiere sehr feiner Abänderungen der Einstellung, und solche vermag der Akkommodationsmuskel vielleicht eher zu leisten, wenn er sich bereits beim Sehen auf große Entfernung in mäßig kontrahiertem Zustande befindet« (Th. Beer).

Die Akkommodationsbreite beträgt bei Taube und Huhn 8—10 D. bei den Nachtvögeln dagegen (Otus vulgaris, Athene noctua, Syrnium aluco) nur 2—3 D. vereinzelt 4 D. (Hess 239). Ganz erstaunlich groß ist sie bei den Tauchervögeln, z. B. der Kormoran hat eine Akkommodationsbreite

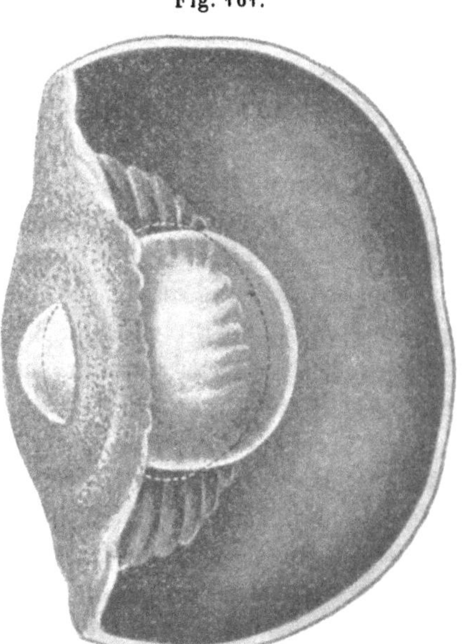

Fig. 161.

Schildkrötenauge eröffnet. Nach C. Hess.
Zeigt die Gestaltsveränderung der Linse bei der Akkommodation.

von 40—50 D. (Hess 248), die es ihm ermöglicht, das im Luft emmetropische oder leicht hypermetropische Auge auch im Wasser emmetropisch zu machen, ja für die Nähe einzustellen.

Die Akkommodationsmuskeln der Reptilien und Vögel sind überall nach demselben Typus angeordnet.

Im ausgebildetsten Falle lassen sich an der ciliaren Muskulatur drei Portionen unterscheiden, der Musculus tensor corneae (M. Cramptonianus), Musculus tensor chorioideae anterior (Müller'sche Portion) und Musculus tensor chorioideae posterior (s. externus, Brücke'scher Muskel).

Der Crampton'sche Muskel verläuft von dem Rande der hinteren Hornhautlamelle zur Sklera, die Fasern ziehen schräg nach hinten und außen. Der Tensor chorioideae anterior entspringt ebenso wie der Crampton'sche Muskel am Rande der hinteren Hornhautlamelle und verläuft direkt nach hinten, wo er an der Chorioidea inseriert. Der Tensor chorioideae posterior (seu externus) entspringt von der Sklera, eine Strecke hinter der Insertion des Crampton'schen Muskels, und zieht schräg nach hinten und innen zur Chorioidea.

Die Entwicklung der einzelnen Portionen ist bei den verschiedenen Sauropsidengattungen recht verschieden, so ist z. B. bei den Raubvögeln der Brücke'sche Muskel stärker entwickelt als der Müller'sche, während sonst das Verhältnis umgekehrt ist.

Die Vorstellungen über den Akkommodationsmechanismus der Sauropsiden haben in den letzten Jahren eine erhebliche Änderung erfahren. Auf Grund der anatomischen Verhältnisse gab Exner eine Deutung dieses Mechanismus, die Th. Beer (107) durch Versuche zu bestätigen suchte. Nach der Anschauung dieser beiden Autoren haben wir uns die Akkommodation des Sauropsidenauges folgendermaßen vorzustellen: Die Hauptrolle spielt die Entspannung der Aufhängebänder der Linse. Sie wird dadurch ermöglicht, daß alle drei Muskeln bei ihrer Kontraktion den Abstand des Randes der hinteren Hornhautlamelle und der Chorioidea verringern. Der Cramptonsche Muskel verschiebt die innere Hornhautlamelle nach rückwärts, der Brücke'sche zieht die Chorioidea nach vorwärts, und der Müller'sche Muskel strebt bei seiner Kontraktion die beiden Punkte, zwischen denen er ausgespannt ist, die hintere Hornhautlamelle und die Chorioidea einander anzunähern.

So wirken sie alle in demselben Sinne, die Aufhängebänder werden entspannt, und die Vorderfläche der Linse wölbt sich vor.

Der Musculus Cramptonianus wirkt noch in anderer Weise als Akkommodationsmuskel, wenigstens bei einer Reihe von Formen (Eulen und andere Raubvögel). Bei seiner Kontraktion flacht er die Hornhaut, durch Zug an der hinteren Lamelle, in ihren peripheren Teilen ab, im Zentrum dagegen, der Partie, die für das Sehen in Betracht kommt, bewirkt seine Kontraktion eine Zunahme der Krümmung, also eine Veränderung, die im selben Sinne wirkt wie die Krümmungszunahme der Linse, als Akkommodation für die Nähe.

Quantitativ tritt die Bedeutung dieser Krümmungsänderung, die bei vielen Formen ganz fehlt, vollständig zurück gegenüber dem Anteil der Linse.

Demgegenüber hat Hess (239) auf Grund umfassender experimenteller Untersuchungen eine andere Vorstellung entwickelt und bewiesen. Durch Versuche an Schildkröten, Echsen, Alligator und Vögeln fand er übereinstimmend, daß die Akkommodation durch eine Wölbungsvermehrung der Linsenvorderfläche erfolgt, wobei die Linse stark von der Kugelgestalt abweicht. Die Wölbungsvermehrung erfolgt hauptsächlich durch Druck der Ringmuskulatur der Iriswurzel und der dahinter gelegenen Ciliarfortsätze auf die Peripherie der Linsenvorderfläche. Elastische Elemente, die in den zirkumlentalen Ciliarteilen sehr reichlich vorhanden sind, wirken unterstützend, genügen aber allein anscheinend nicht zur Herbeiführung einer nennenswerten Wölbungsvermehrung. Damit dieser Druck auf die Linse möglich ist, müssen die Ciliarfortsätze eine Verlagerung nach innen, gegen die Augenachse hin erfahren. Dies wird durch die Kontraktion der beiden intraokularen Muskeln, des Crampton'schen und Brücke'schen Muskels erreicht. Der Crampton'sche Muskel hat die Aufgabe, die Corneoskleralgrenze und die von ihr ausgehenden, zum Ciliarkörper ziehenden Befestigungsfasern des letzteren der Iriswurzel und dem Linsenrande zu nähern und so erst eine wirksame Iriskontraktion zu ermöglichen. Der Brücke'sche Muskel, auch Tensor chorioideae genannt, für den Hess jetzt den passenderen Namen Protractor corporis ciliaris vorschlägt, dehnt das elastische ciliare Ringband und schiebt den Ciliarkörper nach vorn und gegen die Augenachse. Eine Entspannung der Zonulafasern, wie sie die Exner-Beer'sche Theorie annehmen muß (in Analogie mit diesem Vorgang beim Menschen), erfolgt tatsächlich nicht (Hess 99). Der Glaskörperdruck hat keine wesentliche Bedeutung für den Akkommodationsmechanismus, denn dieser funktioniert auch noch bei eröffnetem oder halbiertem Bulbus. Tatsächlich tritt aber bei allen daraufhin untersuchten Reptilien und Vögeln während der Kontraktion der Akkommodationsmuskeln am enukleierten Auge eine deutliche Steigerung des intraokularen Druckes ein, was bei Säugetieren nicht der Fall ist (Hess 239a).

Die Akkommodation der Säugetiere.

§ 116. Die experimentellen Erfahrungen über Akkommodation erstrecken sich nur auf wenige Ordnungen dieser formenreichen Klasse, fast nur Primaten, Carnivoren und Rodentia sind in einzelnen Vertretern untersucht. Bei ihnen allen kommt die Akkommodation in gleicher Weise zustande und zwar nach dem Prinzip das durch die umfangreichen Untersuchungen am Menschen bekannt ist.

Die Linse ist in der Akkommodationsruhe durch ihre Aufhängebänder, die Fasern der Zonula ciliaris, gespannt.

Der intraokulare Druck spielt keine Rolle beim Akkommodationsakt, wie subtile Untersuchungen ergeben haben (Hess und Heine), die stets Druckkonstanz während der Akkommodation feststellten.

Die Akkommodationsmuskulatur besteht aus zwei Systemen von Fasern, deren eines meridional, das andere zirkulär im Ciliarkörper verläuft.

Bei den auf ihre Akkommodation hin untersuchten Säugetieren überwiegt das zirkuläre System, der eigentliche Musculus ciliaris. Seine Kontraktion muß den Ring des Ciliarkörpers, in dem die Linse hängt, verkleinern und so zu einer Entspannung der Linse führen, deren Vorderfläche sich hierauf vorwölbt. Die andere, viel schwächer ausgebildete Portion scheint keinen direkten Anteil an dieser Form der Akkommodation zu nehmen (s. u.).

Schon in der Gruppe der primitivsten Säugetiere, bei den Monotremen (Objekt: Echidna), entsprechen die anatomischen Verhältnisse des Ciliarringes denen der höheren Säuger und weichen in charakteristischer Weise von denen der Sauropsiden ab, so daß die Akkommodation durch Entspannung der Zonula jedenfalls eine weite Verbreitung unter den Mammalien hat.

Daß aber daneben noch andere Mechanismen mitwirken können, lehrten die Untersuchungen von Hess (262) am Fischotter (Lutra). Bei diesem Tier, das entsprechend seiner amphibischen Lebensweise eine hohe Akkommodationsleistung aufzubringen hat, ist der Sphincter iridis in ganz enormer Weise entwickelt und unterstützt, wie Hess gezeigt hat, die Akkommodation dadurch, daß er auf die peripheren Linsenpartien drückt und damit die Krümmung der Linsenvorderfläche erhöht, also durch einen Mechanismus, wie er sonst für die Sauropsiden charakteristisch ist.

Liegen nun auch keine experimentellen Erfahrungen über andere als die beschriebenen Akkommodationsmechanismen bei Säugetieren vor, so geht doch aus einigen Beobachtungen mit großer Wahrscheinlichkeit, ja in einem Falle mit Sicherheit hervor, daß noch ein anderer Modus realisiert sein muß.

Wir finden nämlich bei vielen Säugetieren eine ganz überwiegende **Entwicklung des meridionalen Muskels** gegenüber dem zirkulären, der so schwach sein kann, daß man keinerlei nennenswerte Leistungen von ihm erwarten darf. Dies allein würde aber nicht zur Annahme eines anderen Akkommodationsmechanismus ausreichen, wohl aber die Tatsache, daß es Säugetiere mit völlig kugligen Linsen gibt, bei denen also eine Akkommodation durch Krümmungszunahme der Linse ausgeschlossen ist, und die trotzdem, wie die Beobachtung lehrt, akkommodieren. Für den Seehund treffen diese beiden Momente zu. Th. Beer beobachtete eine Akkommodation für die Nähe[1]), und bekanntlich weicht die große starre Linse des Seehunds kaum von der Kugelgestalt ab. Beim Seehund sowohl, wie bei den übrigen Pinnipediern ist nun der meridionale Muskel, den wir fortan Musculus protrusor lentis oder F. E. Schulze'schen Muskel nennen wollen, in auffallend starker Weise entwickelt, während der Musculus ciliaris nur aus wenigen zirkulären Bündeln besteht.

Der Musculus protrusor lentis beschränkt sich in seiner Ausdehnung nicht auf den Ciliarkörper, sondern erstreckt sich, wie F. E. Schulze seinerzeit auch für den Menschen nachwies, über die ganze Chorioidea bis zum Augengrunde hin. Beim Menschen sind die Muskelfasern, die als engmaschiges Netz die ganze Kugelfläche der Uvea umspannen, nur sehr fein und, wenn sie überhaupt eine besondere Funktion haben, so darf man wohl mit Fukala annehmen, daß sie Zerrungen der Retina verhindern, indem ihr Zug die Kugelfläche in ihrer Form erhält, etwa wie das Netz eines Luftballons. Bei den Pinnipediern sind es Muskelbündel von recht erheblicher Stärke, die durch die ganze Chorioidea ziehen und so einen, etwa der Blasenmuskulatur vergleichbaren Hohlmuskel bilden, von dessen Kontraktion man sich schon eine nennenswerte mechanische Wirkung versprechen kann. Eine Zusammenziehung des Protrusor lentis müßte einen Druck auf den Glaskörperraum ausüben, dem die Linse nachgeben würde. Wir hätten also einen Mechanismus für eine Linsenverschiebung nach vorn, d. h. für eine Akkommodation für die Nähe, deren tatsächliche Existenz die Beobachtung ergeben hat.

Da experimentelle Untersuchungen nicht vorliegen, hat es wenig Wert, darüber zu spekulieren, wie weit unter Säugetieren dieser Modus wohl noch verbreitet sein könnte, aber die anatomischen Verhältnisse lassen es höchst wahrscheinlich erscheinen, daß er nicht nur getrennt von der Akkommodationsart des Menschen, sondern auch mit ihr kombiniert wohl vorkommen dürfte.

Die Nebeneinrichtungen der Akkommodation.

§ 117. Wie aus der Darstellung der Akkommodationsmechanismen, die in so bunter Mannigfaltigkeit im Wirbeltierstamme durchgeführt sind, schon zur Genüge hervorgeht, spielen außer der Akkommodationsmuskulatur noch eine Reihe Nebeneinrichtungen eine Rolle, die bisher, nur nebenbei erwähnt, hier gemeinsam dargestellt werden sollen. Vor allem sind es die Aufhängeeinrichtungen der Linse und die Gestaltung des Ciliarkörpers.

---

1) Nach brieflicher Mitteilung.

Die Aufhängeeinrichtung der Linse ist in der Wirbeltierreihe ziemlich einförmig ausgebildet. Stets ist es eine Differenzierung des vorderen, ciliaren Anteils des Glaskörpers, der als Zonula ciliaris (Zinnii) bezeichnet wird.

Vergleichend anatomisch und physiologisch ist wenig über sie zu sagen.

Völliges Fehlen der Zonula wird von einigen rudimentären Augen berichtet.

So scheint bei Siphonops annulatus die Lamina hyaloidea anterior die einzige Einrichtung zur Fixierung der Linse zu sein. Beim Maulwurf kann man auch kaum von einer Zonula sprechen, wenigstens wenn man darunter ein Gebilde versteht, das aus regelmäßig geordneten, nicht membranartig verfilzten Glaskörperfasern besteht, denn bei Talpa setzt sich nur die Lamina hyaloidea anterior mit zahlreichen Fäserchen an den Linsenäquator an, als einzige Aufhängevorrichtung.

Bei der großen Mehrzahl der Wirbeltiere besteht im ganzen Umkreise der Linse ein komplizierter Faserapparat, dessen Elemente aus dem vorderen Teil des Orbiculus ciliaris, von den Ciliarfortsätzen entspringen. Die Anordnung der einzelnen Faserzüge: äquatoriale, prä- und postäquatoriale Fasern hat zurzeit nur spezielles Interesse. Typische Unterschiede der verschiedenen Tiere und funktionelle Strukturen sind hier noch nicht bekannt.

Eine Besonderheit zeigt die Aufhängeeinrichtung der Linse bei den Fischen.

Hier besteht nur an einer Stelle eine als Aufhängung dienende Einrichtung. Es ist das sog. Ligamentum suspensorium lentis, das sich an der, dem Musculus retractor lentis gegenüberliegenden Stelle an die Linse ansetzt und eine mehr oder minder viereckige Form hat.

Bei den Vögeln scheint auf den ersten Blick die Zonula zu fehlen, doch wird dies nur dadurch vorgetäuscht, daß die Linse in den Kranz der stark ausgebildeten Ciliarfortsätze gleichsam eingemauert ist, so daß nur in den Tälern zwischen den Fortsätzen ein Raum die Linse vom Ciliarkörper trennt, und hier hat die Zonula genau dieselbe typische Ausbildung wie bei den Säugetieren (Th. Beer).

Das Corpus ciliare.

§ 118. Ein sehr viel gestaltungsreicheres Gebilde als die Zonula stellt das Corpus ciliare, der Strahlenkörper, dar. Bei fast allen Wirbeltieren schließt sich an die Retina nach vorn ein Bezirk, der keine nervösen Elemente trägt und in seiner Gestaltung enge Beziehungen zur Linse, dem Glaskörper und den Flüssigkeiten des Augeninnern erkennen läßt.

Seine Begrenzung wird im allgemeinen nach vorn durch die Iriswurzel gegeben, eine Marke, die allerdings nicht überall als zweckmäßige Grenze erscheint, da sich Struktureigentümlichkeiten des Ciliarkörpers noch weit in das Gebiet der Iris fortsetzen können. Die Konvention, das vordere Ende der Ciliarfortsätze als Grenze des Ciliarkörpers anzunehmen, führt ebenfalls auf Schwierigkeiten. Die hintere Grenze des Orbiculus ciliaris, wie man in einer Erweiterung des Namens Corpus ciliare auch zu sagen pflegt, ist durch die Ora terminalis der Retina gegeben.

Ganz fehlen kann ein derartiger Orbiculus bei Teleostiern, doch kommt er auch hier gelegentlich vor, z. B. beim Thunfisch. Sonst findet er sich überall, aber in ganz außerordentlich verschiedenem Grade der Ausbildung. In erster Linie stehen die Veränderungen, die die Zellen der beiden Retinablätter im Orbiculus ciliaris erfahren, sie können sehr deutlich sein, ohne daß an der bindegewebigen Grundlage irgendwelche Unterschiede gegenüber der Chorioidea zu erkennen wären, wie sie bei höher ausgebildeten Orbiculis allerdings niemals fehlen.

So besteht z. B. bei Proteus anguineus der Ciliarteil nur aus drei bis vier Lagen länglicher Zellen, die einen ringförmigen Wulst bilden, bei Siphonops annulatus ist die Zone des Orbiculus dorsal nur dadurch markiert, daß die Zellen des Innenblattes der Retina etwas höher, zylindrischer werden und enger zusammenrücken (Kohl), ventral ist die Ausbildung stärker und zeigt die charakteristische Anschwellung aller beteiligten Schichten.

Bei Petromyzon planeri besteht insofern eine noch tiefere Stufe der Ausbildung, als der Orbiculus keine Blutgefäße führt, der retinale Anteil ist gleichfalls nur durch eine Verdickung der beiden Blätter gekennzeichnet (Kohl). Bei Tritonen und Schlangen hat der Bezirk des Strahlenkörpers ganz das Aussehen der Chorioidea und nur der Mangel an Sehelementen unterscheidet ihn von der Pars optica.

Bei Selachiern sind schon etwas größere Unterschiede des Ciliarkörpers gegenüber der übrigen Chorioidea + Retina festzustellen. Die bindegewebige Grundlage, die distale Fortsetzung der Chorioidea, zeigt sehr viel weniger Arterien als die letztere, dagegen viele Gefäße mit nur endothelialer Wandung. Auf dieser Unterlage verlaufen in größerer Zahl radiäre Falten, meist sehr regelmäßig, zuweilen auch zu zweien verschmelzend. Die Dimensionen dieser Falten sind sehr gering, sie halten sich innerhalb der Größenordnung von Zehnteln Millimetern, und bestehen fast ausschließlich aus Erhebungen der beiden Retinablätter. Der, bei den Ciliarfortsätzen so charakteristische Reichtum an Blutgefäßen ist hier nicht zu finden, nur hier und da findet eine Kapillarschlinge den Weg in das spärliche pigmentierte Bindegewebe, das den engen Raum zwischen den beiden Doppelblättern der Retinaschichten füllt. Im Bereich des Musculus retractor lentis und des Ligamentum suspensorium (ventral und dorsal) erleidet der regelmäßige Faltenverlauf Störungen (Franz).

Bei Amphibien und Reptilien findet sich meist keine auffallende Entwicklung des Ciliarkörpers. Der Frosch zeigt etwa 70—80 kurze Ciliarfalten, die auf die Iris übergreifen und erst gegen den Pupillarrand verstreichen.

Wenig stark ausgebildet sind die Ciliarfortsätze auch bei den Eidechsen und beim Chamäleon, wo die kleinen warzigen Unebenheiten und meridionalen Leistchen kaum den Namen von Fortsätzen verdienen und ebenso steht es bei den Fischaugen, die nach Leuckart überhaupt keine Ciliarfortsätze haben, während Hess solche, wenn auch nur in Andeutungen bei Würfelnatter und Zornnatter fand. Die Krokodile haben zahlreiche lange Fortsätze, deren Spitzen sich an die Linsenkapsel anlegen (Leuckart 24).

Sehr stark entwickelt ist der Ciliarkörper bei den Vögeln. Einerseits erreicht bei den Eulenaugen der Orbiculus ciliaris eine ganz gewaltige Breite, andererseits zeigen alle Vogelaugen zahlreiche und reichgegliederte Fortsätze.

Neben ca. 100 Hauptfortsätzen, die in großer Ausdehnung der Linsenkapsel anliegen, ragen 3- bis 4mal so viel Nebenfortsätze ins Augeninnere hinein, und in den zahlreichen Falten der einzelnen Fortsätze sind viele Blutgefäße untergebracht. Besonders stark ist die Entwicklung bei den Raubvögeln, hier ist der Rand der Fortsätze mit einer Doppelreihe kleiner Papillen besetzt, die je eine Gefäßschlinge enthalten. Vor allem am vorderen, der Linse anliegenden Rand ordnen sich diese Wärzchen zu einem dichtgedrängten Kranze (Leuckart 24).

Recht verschiedenartig ist das Bild, das die Ciliarfortsätze der Säugetiere bieten. Das eine Extrem stellen die Pinnipedier dar, mit meist nicht sehr zahlreichen großen Ciliarfortsätzen, die als ganz flache dreieckige Blätter zwischen Ciliarkörper und Linsenäquator ausgespannt sind. Bei Pferd, Rind, Makropus u. a. finden sich ähnliche Verhältnisse.

Dem gegenüber tritt bei den Ciliarfortsätzen des Menschen, des Affen, des Hundes usw. viel mehr die Oberflächenentwicklung in den Vordergrund und gibt diesen, mit vielen Fältchen und Warzen besetzten Gebilden ein krauses unregelmäßiges Gepräge. Die Spitzen erreichen hier den Linsenäquator nicht. Die, im Vergleich zu der Größe der Augen, winzigen Ciliarfortsätze der Wale, Zahnwale wie Bartenwale, deren Spitzen weit von der Linse entfernt bleiben und die, bei starker Reduktion des bindegewebigen Stromas, nur ein Gewirr von Gefäßschlingen mit Epithelüberzug darstellen, bieten wieder ein ganz anderes Bild.

Am geringsten sind die Veränderungen, die die Grundplatte des Ciliarkörpers erfährt. Gegenüber der Chorioidea bietet der Bezirk des Orbiculus ciliaris generell den Unterschied, daß die Choriocapillaris fehlt, auch das Tapetum lucidum, wo ein solches vorhanden ist, findet meist mit der Ora terminalis retinae, also an der Grenze des Ciliarkörpers, sein Ende.

Als besondere Differenzierung ist hier eigentlich nur eine stärkere bindegewebige Platte zu erwähnen, die unter bestimmten Bedingungen dem Stroma des Orbiculus eingewebt wird. Sie findet sich in den Fällen, in denen, bei besonders starker Entwicklung des Ligamentum pectinatum, der Orbiculus ciliaris keine unmittelbare feste Stütze an der Sklera gewinnen kann und er infolgedessen in sich selbst die nötige Festigkeit besitzen muß, um die Linse zu tragen und den Zugspannungen gewachsen zu sein, die bei akkommodativen Veränderungen an der Linse auf ihn einwirken. Dies trifft bei den Vögeln, besonders den Raubvögeln zu, und ebenso unter den Säugetieren bei den Pinnipediern, wo Macrorhinus leoninus (Fig. 167) wohl die extremste Entwicklung einer derartigen, fast skleraharten Grundplatte des Orbiculus ciliaris zeigt, die hier sogar nach vorn noch ein gutes Stück in das Irisstroma hineinragt.

§ 119. Die bunte Fülle der Erscheinungsformen, die die Ciliarfortsätze bieten, in eine übersichtliche Gruppierung zu bringen, gelingt nur auf Grund einer funktionellen Interpretation dieser Gebilde:

Man muß sich gegenwärtig halten, daß die verschiedenen Komponenten, aus denen die Ciliarfortsätze aufgebaut sind, eine sehr verschiedene physiologische Dignität besitzen: Das Epithel (die beiden Retinablätter), das Bindewebe und die Blutgefäße haben ganz verschiedenartige Leistungen.

Zwar liegen physiologische Erfahrungen über die Bedeutung dieser einzelnen Gewebe für die Leistungen eines Ciliarfortsatzes nicht vor, aber wir können uns doch eine Reihe, durch vielerlei Erfahrungen gestützte, Vorstellungen von ihrem Wert machen.

Seit langem schreibt man den Ciliarfortsätzen eine wesentliche Bedeutung bei der Sekretion der flüssigen Augenmedien zu. Eine derartige Funktion, die ja nicht etwa als eine Filtration von Blutserum betrachtet werden darf, kann, mit den relativ bedeutenden Anforderungen, die sie an die chemischen Fähigkeiten der funktionierenden Elemente stellt, wohl nur von den Epithelzellen, den Zellen der Pars ciliaris retinae verrichtet werden. Eine besondere Gestaltung des epithelialen Anteils des Strahlenkörpers ist also überall zu erwarten, da stets die Anforderung der Produktion flüssiger Augenmedien gestellt wird. Es stimmt hiermit gut überein, daß auch bei der primitivsten Ausbildung des Ciliarkörpers (z. B. Petromyzon, Proteus u. a.) stets das Epithel typische Veränderungen gegenüber der Umgebung zeigt, die in der Richtung auf eine gesteigerte Funktion liegen, also vor allem Zunahme der Größe und (oder) Zahl der Zellen und Zellschichten.

Das Bindegewebe hat ja ganz allgemein stützende Funktion, und wir brauchen ihm keine weitere zuzuschreiben, um seine Verteilung in den Ciliarfortsätzen zu verstehen.

Hans Virchow (69), der zuerst eine Analyse der Gestaltung der Ciliarfortsätze der Säugetiere nach funktionellen Gesichtspunkten versuchte, unterscheidet wesentlich zwei Typen, den »glatten Habitus« und den »wulstigen Habitus« und bringt die beiden in Verbindung mit den Funktionen der Ciliarfortsätze, 1. die Linse zu stützen, 2. einer Gefäßausbreitung Raum zu geben.

Bei Erweiterung der Betrachtung für die ganze Wirbeltierreihe muß diese Darstellung ein wenig erweitert werden, ohne daß der Grundgedanke eine Änderung erführe (s. u.).

Die Erwähnung des »wulstigen Habitus« führt uns auf die dritte Komponente der Ciliarfortsätze, auf die Blutgefäße. Ihre starke Entwicklung z. B. bei Vögeln und manchen Säugetieren darf nicht in der Art interpretiert werden, daß man ihre Funktion in reichlicherem Herausschaffen von Nährmaterial sieht, denn bei dem, doch immerhin nicht sehr bedeutendem Stoffwechsel der flüssigkeiterneuernden Zellen des Auges (vergl. Leber) würde eine weit geringere Vaskularisierung hier völlig genügen, wie man ja auch daraus sieht, daß die Pinnipedier, bei denen wahrscheinlich ein viel lebhafterer Flüssigkeitsstrom in den vorderen Teilen des Auges zirkuliert, wie bei Landtieren (s. Pütter), so geringe Entwicklung des Gefäßanteils der Ciliarfortsätze zeigen.

Jede größere Gefäßansammlung kann bei wechselndem Blutgehalt sehr erhebliche Volumenschwankungen erleiden, es sei nur an die Schwellgewebe z. B. der Nase und des Urogenitaltraktes erinnert, und es liegt nicht fern, diese ohne weiteres vorhandene Möglichkeit zur Erklärung der reichen Gefäßversorgung in den Ciliarfortsätzen heranzuziehen.

Eine Volumabnahme der Ciliarfortsätze bei steigendem intraokularem Druck könnte sehr wohl geeignet sein, eine derartige Steigerung zu verhindern, und wir hätten dann in den Ciliarfortsätzen Regulatoren des intraokularen Druckes zu sehen. Für diese Annahme ist Rabl (167). auf Grund folgender Überlegungen eingetreten:

In allen den Fällen, in denen die Akkommodation ganz oder teilweise darauf beruht, daß durch eine Steigerung des Druckes im Glaskörperraum die Linse nach vorn getrieben wird, würden gefäßreiche Ciliarfortsätze direkt hinderlich sein, da sie der zur Akkommodation notwendigen Drucksteigerung entgegenwirken, und dementsprechend fehlen den Tieren mit dieser Form der Einstellung die Ciliarfortsätze ganz oder sie sind doch schwach und von »glatten Habitus«. So ist es bei den Amphibien und Schlangen.

Für eine Reihe von Säugetieren sahen wir aus verschiedenen Gründen (kuglige Linse, starker Musculus protrusor lentis, s. o.) eine ähnliche Akkommodation als höchst wahrscheinlich an, und damit wird auch der Mangel einer starken Gefäßentwicklung bei diesen Formen, besonders den

Pinnipediern, dem Pferd und vielleicht noch manchen anderen durchaus verständlich.

Andererseits wissen wir aus den experimentellen Erfahrungen am Menschen, daß unsere Akkommodation durch Entspannung des Aufhängeapparates der Linse ganz ohne Drucksteigerung verläuft (Hess und Heine), und dürfen die extrem nach dem »wulstigen Habitus« gebauten Ciliarfortsätze als die feinen Regulatoren ansprechen, die hier jede entstehende Drucksteigerung sogleich ausgleichen.

Noch eine Wirbeltierklasse akkommodiert durch Entspannung der Linsenaufhängebänder: die Vögel, und auch hier besteht eine gewaltige Gefäßentwicklung in den Ciliarfortsätzen, so daß man auch hier wohl auf gute Regulation des Druckes schließen darf. Ja hier besteht noch ein Gebilde im Auge, das den Ciliarfortsätzen im Bau vollkommen gleicht: der Pecten oder Kamm, auf dessen Bedeutung wir weiter unten zurückkommen wollen.

Diesen Argumentationen, die zur Zeit als Rabl sie anstellte als außerordentlich bündig angesehen werden mußten, können wir heute nicht mehr so unbedingt folgen. Die Akkommodation der Amphibien beruht nicht (wie Beer annahm) auf einer Steigerung des intraokularen Druckes, der vielmehr absolut konstant bleibt, wie Hess zeigte, obgleich die Ciliarfortsätze der Amphibien wenig geeignet als Druckregulatoren erscheinen. Andererseits erfolgt die Akkommodation der Vögel nicht durch Entspannung der Linse (s.o.) und es ist bei ihnen eine Steigerung des intraokularen Druckes festzustellen (Hess) obgleich die Ciliarfortsätze hervorragend geeignet als Druckregulatoren erscheinen und durch den Kamm unterstützt werden könnten. Allerdings ist diese Drucksteigerung am enukleierten Auge festgestellt. Wir kommen also zu keiner einheitlichen Auffassung der Funktion der Ciliarfortsätze.

Nehmen wir aber doch noch eine Funktion der Gefäße bei der Regulation des intraokularen Druckes an, so kämen wir zu folgender Einteilung der Typen der Ciliarfortsätze:

I. Typen, bei denen die stützende Funktion von wesentlicher Bedeutung ist, und bei denen dementsprechend die Spitzen der Ciliarfortsätze in mehr oder minder weitem Umfange der Linsenkapsel fest anliegen. Unter den Fortsätzen, die nach diesem Prinzip gebaut sind, finden wir zwei verschiedene Gruppen:

a) Fortsätze von »glattem Habitus«, bei denen eine Regulation des intraokularen Druckes nicht erfordert wird, bzw. direkt schädlich sein würde, wegen der speziellen Art der Akkommodation (Beispiele: Pinnipedier, Arthiodactylen, Perrissodactylen, Macropus).

b) Fortsätze von wulstigem Habitus, die also außer der stützenden Funktion auch als Regulatoren des intraokularen Druckes wirken könnten Beispiel: die Vögel).

II. Typen, bei denen die stützende Funktion zurücktritt. so daß die immerhin noch gut ausgebildeten Fortsätze den Linsenäquator nicht mehr erreichen. Auch hier haben wir dieselben Untertypen.

a) von »glattem Habitus«, z. B. Schlangen, Frösche.

b) von »wulstigem Habitus«, z. B. Mensch, Raubtiere usw.

III. Endlich gibt es Typen, bei denen wir an eine mechanische Funktion gar nicht mehr denken können und bei denen nur noch die beiden anderen Funktionen: die Regulation des intraokularen Druckes und die Absonderung flüssiger Augenmedien bestimmend für die Gestaltung gewesen sein könnten. Es scheint, daß nur die letztere Möglichkeit realisiert ist. Hierher gehören zunächst die Ciliarfortzätze der Selachier, bei denen aus Mangel an Gefäßen eine Funktion im Sinne einer Druckregulierung auszuschließen ist. Die Erhebungen können wohl nur als Mittel der Flächenvergrößerung gedeutet werden, so daß die sekretorische Funktion dieser Region dadurch betont erscheint.

Die Ciliarfortsätze der Wale, Denticeten wie Mysticeten, zeigen ein ganz anderes Bild, und doch dienen auch sie wahrscheinlich nur derselben Funktion, wie bei den Selachiern. Der große Gefäßreichtum, der extrem ausgebildete »wulstige Habitus« ließen leicht an Regulatoren des intraokularen Druckes denken, aber wenn man das winzige Volumen dieser Gebilde im Vergleich mit dem großen Volumen des Bulbusinnenraumes vergleicht, so wird man sich von einer, ganz sicher möglichen Wirkung in dieser Richtung doch quantitativ nur sehr wenig versprechen können. Eine Vergrößerung der Fläche, die sezernierende Zellen der Pars iridica retinae trägt, erscheint hier aber im Hinblick auf die, offenbar sehr bedeutenden Anforderungen des Flüssigkeitswechsels als durchaus notwendig, so daß wir diese eigenartig entwickelten Fortsätze wohl als typische Vertreter der rein sekretorischen Funktion der Ciliarfortsätze auffassen dürfen.

Es scheint, als ob eine genügende Würdigung der drei aufgezählten Funktionen der Ciliarfortsätze in allen Fällen genügt, um ein Verständnis der Einzelgestaltungen zu vermitteln.

Bei Wirbellosen, von denen hier allerdings wohl nur die Alciopiden, Heteropoden und Kephalopoden zum Vergleich in Betracht kommen, sind keine Andeutungen von Gebilden bekannt, die den Ciliarfortsätzen analog wären. Hier scheint nur die Funktion der Beschaffung flüssiger Augenmedien in Betracht zu kommen und diese wird überall ohne Oberflächenvergrößerung gelöst.

Regulatoren des intraokularen Druckes?

§ 120. Bei der Gestaltung der Ciliarfortsätze traten schon an einigen Stellen (Vögel, ein Teil der Säugetiere) Momente auf, die auf eine Ausgleichung von Druckunterschieden abzuzielen schienen, denen unter normalen Bedingungen der Bulbus ausgesetzt sein kann.

Welche Bedeutung eine derartige Regulation hat, ist nicht recht klar. Ihr Fehlen in sehr vielen Fällen zeigt, daß es sich um keine generell für das Wirbeltierauge notwendige Funktion handelt.

Tatsächlich aber finden sich eine Reihe von Apparaten, bei denen es offenbar ist, daß sie bedeutende Volumenschwankungen erleiden könnten, und denen infolgedessen eine Leistung im Dienste der Regulation des intraokularen Druckes als möglich erscheint.

In erster Linie sind hier die Wundernetze im Fischaugen zu erwähnen, deren eines, das lange bekannt ist, als Chorioidealdrüse bezeichnet wird, während ein zweites im Auge der Cypriniden vorkommenden Rete mirabile als »linsenförmiger Gefäßkörper« (Thilenius) beschrieben worden ist.

Die Glandula chorioidea liegt neben dem Optikuseintritt zwischen Argentea und Pigmentschicht der Chorioidea (s. Fig. 162). Die Gestalt ist die eines Ringes, oder eines nach dem Optikus hin offenen Hufeisens.

Manchmal ist sie so voluminös, daß sie die Sklera buckelförmig auftreibt, in anderen Fällen sehr unscheinbar, oder nicht einmal nachweisbar, wie bei Muraena und Silurus (Leuckart 24).

Dem Bau nach ist die Chorioidealdrüse ein arterielles und venöses Wundernetz. Die arteriellen Äste entstehen durch büschelförmigen Zerfall der Arteria ophthalmica magna, laufen unter dichotomen Verzweigungen eine Strecke weit und sammeln sich zu einer Anzahl von Stämmchen, die meridional in der Chorioidea verlaufen. Sie lösen sich zur Choriocapillaris auf, aus der das Blut durch mehrere kleine Venenstämmchen in den venösen Teil des Rete mirabile zurückkehrt.

Fig. 162.

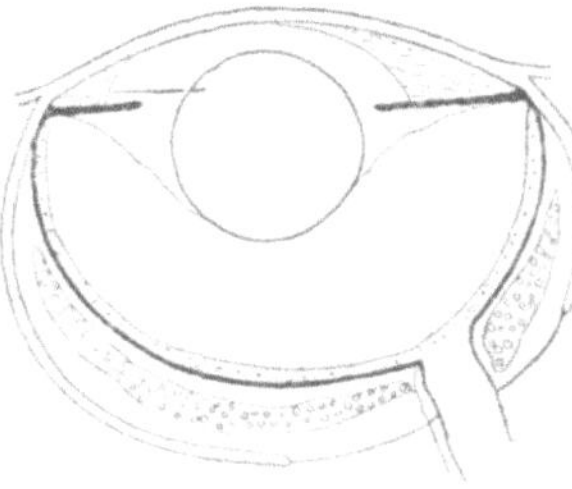

Auge von Esox lucius. Vergr. 2,9fach. Zwischen Sklera und Chorioidea sieht man die »Chorioidealdrüse« zwischen Iris und Cornea das starke Ligamentum annulare.

Bei den Vögeln findet sich die als Pecten (Kamm oder Fächer) bezeichnete Bildung, die eine Schwellgewebsplatte darstellt, die vom Sehnerveneintritt aus in dem Glaskörper hineinragt.

Bei Gans, Schwan und Storch läßt sich der Pecten nach vorn bis gegen die Linsenkapsel hin verfolgen, während er in der Regel kaum den hinteren Rand des Verbindungsteils erreicht.

Der Fächer ist wie eine Halskrause gefaltet, die Falten sind meist niedrig und abgerundet, doch z. B. beim Strauß und Kasuar scharfkantig und von ansehnlicher Höhe. Die Zahl der Falten variiert stark: Kasuar, Nachtigall und Eule haben fünf Falten, bei Tagraubvögeln, Hühnern und zahlreichen Singvögeln finden sich ungefähr 16, bei Wasservögeln 9—12 und bei der Krähe 30 (Leuckart 24). Daß der Kamm tatsächlich bedeutende

Volumschwankungen erfährt, bestätigt die Augenspiegeluntersuchung, bei starker Erektion kann der Kamm die Iris von hinten völlig verdecken (Ziem 95).

Halten wir diesen anatomischen Daten gegenüber, was an experimentellen Tatsachen über den intraokularen Druck und seine Schwankungen bekannt ist, so ist zunächst festzustellen, daß Druckschwankungen nicht überall vermieden sind, daß solche vielmehr bei allen Sauropsiden vorkommen, so daß nicht recht einzusehen ist, weshalb in anderen Ordnungen oder Klassen eine ängstliche Wahrung der Druckkonstanz angestrebt wäre. Bei den Vögeln, bei denen der Pecten ein solcher Druckregulierungsorgan par excellence zu sein scheint, kommen wie erwähnt, Druckschwankungen vor, und die opththalmoskopische Untersuchung (Abelsdorff) hat keinerlei Volumenänderung am Pecten während der mit Drucksteigerung verbundenen Akkommodation ergeben. Die Ansicht, daß die Gefäßplexus in den Augen Regulatoren des intraokularen Druckes seien, steht danach auf ungemein schwachen Füßen.

Was könnte man sonst von ihnen für eine Funktion erwarten? Sicher sind die Gewebe in der Nähe eines solchen Plexus vortrefflich ernährt und es ist in bester Weise für die Entfernung ihrer Stoffwechselprodukte gesorgt, aber es tritt in der Anordnung der Plexus gar keine Beziehung zu Teilen hervor, die in dieser Hinsicht bedeutende Anforderungen stellen könnten, wie etwa die Netzhaut und die Anforderungen des Glaskörpers werden wir in dieser Richtung ziemlich niedrig einschätzen dürfen.

Es ist aber vielleicht überhaupt unberechtigt für diese Gebilde, die wir nun einmal im Auge vorfinden (Chorioidealdrüsen und Pecten), das Verständnis in funktionellen Anforderungen des Auges selbst zu suchen. Vielleicht haben sie irgendwelche Bedeutung im Gesamthaushalt des Körpers und sind im Auge mehr »zufällig« untergebracht, könnten ebensogut wo anders liegen, und es ist für sie dann nur die eine Bedingung zu stellen, daß sie die optischen Funktionen des Auges nicht hindern, eine Bedingung die wohl erfüllt sein dürfte.

Was endlich den Pecten der Vögel anlangt, so ist noch zu erwähnen, daß Franz (233) den Versuch gemacht hat, dies Gebilde als ein Sinnesorgan zu deuten, doch darf es nach Blochmann's (259) Untersuchungen wohl als sicher gelten, daß ein nicht ganz geeignet konserviertes Material Verhältnisse vorgespiegelt hat, die nicht vorhanden sind: der Fächer besteht ausschließlich aus Bindegewebe und Blutgefäßen.

5. Formgebende und stützende Gewebe.

§ 121. Formgebende Gewebe gehören nicht unbedingt zum Bestande eines Lichtsinnesorganes, sie treten in beachtenswerter Weise erst bei **größeren**, höher differenzierten Sehorganen auf und erlangen eine besondere funktionelle Bedeutung erst da, wo dem Auge ein Schutz gegen Deformationen durch äußere Gewalt unentbehrlich ist.

Nicht nur die primitiven Pigmentbecherocellen bieten uns in diesem Falle nichts Bemerkenswertes, auch bei den Insektenaugen spielt eine mechanische Festigung des Komplexauges als Ganzes keine Rolle, denn diese Augen sind ausnahmslos unbeweglich und **die Wirkung des Zuges und Druckes der Augenmuskeln ist es in erster Linie, die eine Festigung der äußeren Form erfordert.** Auch die Kephalopodenaugen sind unbeweglich den umgebenden Geweben eingefügt.

So bleiben hier nur die Augen der Wirbeltiere zu besprechen, die in der Ausbildung ihrer Sklera, bzw. Corneo-Sklera ein **getreues Bild der** mechanischen Einflüsse geben, die formgefährdend auf den Bulbus wirken und denen die formerhaltenden Gewebe entgegenwirken.

Überall im Wirbeltierstamme bildet Bindegewebe die Grundlage der Corneo-Sklera und setzt den mechanisch wirksamen Teil zusammen. Die Cornea ist schon, auch in mechanischer Beziehung Gegenstand der Darstellung gewesen, so daß hier nur die Sklera selbst zu betrachten ist.

Wenn außer dem Bindegewebe sich Knorpel und Knochen am Aufbau der Sklera beteiligen, so kommt darin eine spezifische Eigenart der einzelnen Klassen zum Ausdruck, denn den Anforderungen an Festigkeit vermag in der Ausdehnung, die hier verlangt wird, auch das Bindegewebe allein gerecht zu werden. Das zeigen die Sklerae der Wale, die den Zug der gewaltigen Augenmuskeln ohne Deformation aushalten müssen, und bei denen die Festigung ausschließlich durch Bindegewebe, das allerdings stark sklerosiert und dadurch fast glashart ist, bewirkt wird.

Bei den Selachiern tritt das Bindegewebe im Aufbau der Sklera ganz zurück gegenüber dem **Knorpelgewebe,** das als dickere oder dünnere Platte überall zwischen den beiden dünnen Bindegewebslamellen liegt.

Bei einigen Formen (Mustelus, Trygon) sind der Grundsubstanz des Knorpels Kalkplättchen eingelagert, die bei Zygaena malleus eine beträchtliche Dicke erreichen.

Bei den Teleostiern tritt die Anlage zur Knochenbildung auch am Bulbus hervor, indem an den Stellen, die größere Festigung erfordern, **Knochenplatten** eingelagert sind. Die Entstehung dieser Knochen zeigt eine deutliche Abhängigkeit von der des Skleralknorpels, indem die (echten) Knochenplatten stets an der Oberfläche des Knorpels entstehen. Es sind meist zwei halbmondförmige Platten, die nasal und temporal liegen. Sie fehlen vielen Fischen (z. B. Gadus, Gasterosteus), bleiben bei anderen Formen klein und nehmen in extremen Fällen (Thynnus, Xiphias) derart an Größe zu, daß sie sich dorsal und ventral berühren, wodurch dann ein förmlicher **Knochenring** entsteht (37). Auch die Dicke der Platten wechselt stark von ganz dünnen Lamellen zu starken Platten, die mit Markräumen und Spongiosa ausgestattet sind, wie bei Xiphias (LAUBER 185). Knochen in der Sklera finden sich auch bei Stegocephalen und vielen Sauropsiden, sie fehlen bei Pleriosauriern, Schlangen, Krokodilen, bei den recenten Amphibien und bei den Säugetieren.

Eine viel weitere Verbreitung wie das Knochengewebe hat der hyaline Knorpel in der Sklera.

Bei den Teleostiern fehlt er nur in wenigen Formen, z. B. Aal und Wels, meist bildet er eine wesentliche Grundlage des Augengrundes, d. h. der hinter dem Äquator gelegenen Bulbusteile, und spielt in diesem Abschnitt auch bei den Sauropsiden eine bedeutende Rolle. Bei den Amphibien tritt er zurück, bei Fröschen und Kröten finden sich im Augengrund noch Knorpelbecher verschiedener Ausdehnung, während Salamandra und Triton eine rein bindegewebige Sklera haben.

Unter den Säugetieren dokumentieren die Monotremen ihre primitive Natur durch den Besitz von Skleralknorpel, der bei Echidna im ganzen Umfange dem Sklerabindegewebe eingelagert ist, bei Ornithorhynhus sich noch in Form einer Knorpelplatte zeigt (37). Bei allen übrigen Säugetieren fehlen Knorpel wie Knochen in der Sklera völlig.

Zum Verständnis der speziellen funktionellen Gestaltung der Sklerae ist es zunächst nötig, sich über die verschiedenen Einflüsse klar zu werden, die deformierend auf sie einwirken können.

§ 122. Bei weitem das wichtigste Erfordernis im Sklerabau ist die **Formbeständigkeit gegenüber Muskelzug.**

Zwei Gruppen von Muskeln können eine deformierende Wirkung entfalten, die äußeren Augenmuskeln und die Akkommodationsmuskeln.

Eine Analyse des Sklerabaues als Funktion dieser Bedingungen hat besonders FRANZ (207) versucht, dem ich mich im folgenden anschließe.

Die Akkommodationsmuskeln wirken wohl nur auf die Gestaltung des Teils der Sklera, mit dem sie in unmittelbare Beziehung treten, d. h. also auf den Teil, der zwischen Äquator und Kornealrand gelegen, seit lange als ·Sulcus corneae oder Verbindungsteil bezeichnet wird.

Bei den Teleostiern mit ihrem relativ gering entwickelten Akkommodationsapparat ist ein gestaltender Einfluß auf den Verbindungsteil nicht nachweisbar, dagegen trifft FRANZ wohl das Richtige, wenn er die beiden konjunktivalen Knochenplättchen, die dorsal und ventral der Sklera bei Acipenser aufgelagert sind, in Beziehung zu den Ansätzen des Linsenmuskels und des Ligamentum suspensorium bringt.

Sehr deutlich wird diese Beziehung besonderer Versteifungen zur Akkommondationsmuskulatur bei den Sauropsiden. Hier entspricht meist ein **wohl ausgebildeter Skleralring,** aus einer Anzahl Knochenplättchen bestehend, dem Akkommodationsapparat, der, wie aus der Art seiner Funktion hervorgeht, einen Zug auf die Sklera (im Verbindungsteil) ausüben muß.

Der Skleralring fehlt bei den Sauropsiden, wo entweder infolge geringer Ausbildung der Akkommodation die Beanspruchung der Sklera in dieser Beziehung eine geringe ist, wie bei den Krokodilen und da, wo infolge eines anderen Modus der Akkommodation kein Zug auf die Sklera ausgeübt wird, wie bei den Schlangen.

Sehr gut entwickelt ist er dagegen bei Formen mit so extremen akkommodativen Fähigkeiten, wie den Schildkröten und bei den Vögeln. Die Röhrenform des Eulenauges allein macht eine Aussteifung des Verbindungsteils durch starke Knochenplatten nicht notwendig, wie man daraus ersieht, daß bei Fischen (BRAUER) und Kephalopoden (CHUN) noch extremere Röhrenformen auftreten, ohne daß hier, bei Mangel der Akkommodation und bei ganz abweichendem Akkommodationsmechanismus (Kephalopoden) eine besondere Versteifung ausgebildet wäre. Bei den Vögeln aber erfordert der starke Akkommodationsmuskel eine beträchtliche Formbeständigkeit der Sklera im Verbindungsteil.

Für die Festigkeitsverhältnisse des Augengrundes sind die Anforderungen, die Zug und Druck der äußeren Augenmuskeln stellen, maßgebend.

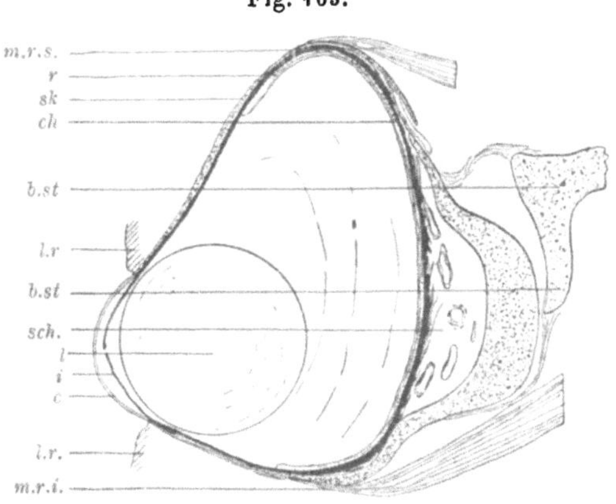

Vertikalschnitt durch das Auge von Raja batis. Vergr. 5fach. Nach FRANZ.

r Retina, *sk* Sklera, *ch* Chorioidea, *b.st* Bulbusstütze, *l.r* Lidrand, *sch.* Suprachorioidea, *l* Linse, *i* Iris, *c* Cornea, *m.r.s.* und *m.r.i.* Augenmuskeln.

Diese drücken den Bulbus gegen das retrobulbäre Gewebe, eventuell gegen besondere Bulbusstützen (s. u.), und als Gegenwirkung beobachten wir im Augengrund eine Verdickung der Sklera.

Verdickt kann die Sklera ferner an den Insertionsstellen der Muskeln sein, so beim Lachs (30), wo die Ansatzstellen der Musculi recti durch vorspringende Höcker und Wülste ausgezeichnet sind, während z. B. beim Stichling an den entsprechenden Stellen der Knorpelbecher nach innen mit warzenförmigen Erhebungen versehen ist, die gegen die Chorioidea hin vorspringen.

Erfolgt der Zug der Augenmuskeln nicht nach hinten, sondern bei stärker gedrehtem Bulbus so, daß eine nennenswerte Komponente senkrecht auf die Bulbuswand fällt, so sind an diesen Stellen besondere Verdickungen zu erwarten, wie sie zuweilen in sehr auffälliger Weise bei manchen Selachieraugen vorkommen (FRANZ, s. Fig. 164).

In einer Reihe von Fällen (Pinnipedier, Selachier) hat die Sklera noch am Cornealrande eine oft beträchtliche Verdickung. Es ist dies nach FRANZ so zu verstehen, daß die Anforderungen an die Biegungsfestigkeit hier besonders hervortreten.

Alle die Anforderungen an die Festigkeit der Sklera stehen in Beziehung zur absoluten Größe der deformierenden Faktoren, also in erster Linie zur absoluten Kraft der Augenmuskeln.

Fig. 164.

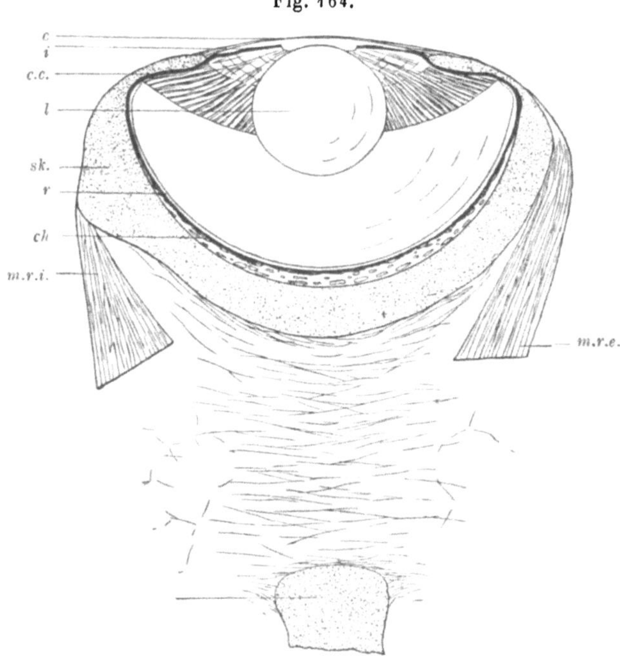

Horizontalschnitt durch das Auge von Selache maxima. Natürliche Größe. Nach FRANZ.
c Cornea, i Iris, c.c. Corpus ciliare, l Linse, sk Sklera, r Retina, ch Chorioidea, b.s. Bulbusstütze.
m.r.e. und m.r.i. Augenmuskeln.

Da nun die Augengröße im allgemeinen nicht der Körpergröße proportional zunimmt, sondern sehr viel langsamer, so sind bei größeren Tieren nicht nur absolut dickere Sklerae zu erwarten, sondern auch relativ stärker entwickelte, wie sie z. B. das Elefantenauge zeigt.

§ 123. Für die Formbeständigkeit kommt außer der Stärke der Sklera natürlich auch die Höhe des intraokularen Druckes in Betracht, dessen absoluten Betrag wir nur in ganz vereinzelten Fällen kennen, so daß sich nicht beurteilen läßt, welche Rolle für die Festigung der Form dies Moment quantitativ betrachtet, spielen kann.

Weicht der Bulbus stark von der Kugelform ab, in die ihn der intraokulare Druck zu zwingen sucht, so werden eventuell **besondere Versteifungen** an einzelnen Stellen gegen diese Einwirkung nötig sein, wie z. B. Franz sie für das Auge von Raja vermutet (s. Fig. 163).

Die Gegenwart besonderer **Bulbusstützen** spielt, wie erwähnt, gleichfalls eine gewisse Rolle bei der Formgebung der Sklera, doch sind derartige Gebilde nicht häufig, sie kommen gegenwärtig nur bei Selachiern (einigen Haien und den Rochen) vor und bestehen in knorpeligen Fortsätzen des Cranium, die entweder an den Bulbus selbst herantreten, oder in seiner Nähe enden. Dies Ende ist als Gelenkfläche (Pfanne) gestaltet, der am Bulbus eine Fläche in der Nähe des hinteren Poles (als Gelenkkopf) entspricht.

Franz macht darauf aufmerksam, daß die Bulbusstütze nur da entwickelt ist, wo im Augengrund die Chorioidea durch eine stark entwickelte Suprachorioidea von der Sklera getrennt ist (Acanthias, Laemargus, Raja usw.), daß dagegen vier Spezies, bei denen die Suprachorioidea schwach entwickelt ist (Mustelus, Scyllium, Spinax, Chimaera) keine Bulbusstütze haben.

Bei weiteren Formen mit schwacher Suprachorioidea (Lamna, Carcharias usw.) ist nur eine rudimentäre Bulbusstütze vorhanden. In den langen Augenstielen der Jugendformen von Tiefsee-Teleostiern kommen gleichfalls Knorpelstäbe als Stützen vor, die hier erwähnt werden sollen (Brauer).

Während bei den Selachiern der Bulbus auf der Gelenkfläche der Bulbusstütze frei beweglich ist, findet sich bei den Walen eine Einrichtung, die funktionell der Bulbusstütze gleichkommt, den Augapfel aber gleichzeitig in starre, unbewegliche Verbindung mit dem Schädel bringt. Es ist die gewaltig verdickte Optikusscheide. Bei Denticeten umhüllt sie mit starken Bindegewebsschichten, zwischen denen ein reiches Geflecht von Ciliargefäßen gelagert ist, den Optikus in bedeutender Dicke. Z. B. setzt bei Hyperoodon rostratus, der einen Bulbusdurchmesser von 74 (horizontal) und 66 (vertikal) mm hat, die Scheide mit elliptischem Querschnitt und 54 zu 35 mm Ausdehnung an den Bulbus an. Das Bindegewebe der Optikusscheide ist nicht sklerosiert und setzt sich infolgedessen scharf gegen die Sklera ab. Bei Balaena mysticetus (Mysticeten) dagegen besteht die oberflächliche Schicht der Optikusscheide aus Skleragewebe (Pütter).

§ 124. Eine besondere Stellung unter den Stützapparaten nimmt das System der Stützfarn dseer Retina ein, die aus Neuroglia bestehen.

Vergleichend ist wenig über sie zu sagen. Im Prinzip bieten die untersuchten Fälle alle das von Menschen her bekannte Bild.

Bemerkenswert sind höchstens die Erfahrungen an rudimentären Augen. Eine verstärkte Entwicklung bindegewebiger Elemente in epithelialen Organen ist ja allgemein ein Zeichen des rudimentär Werdens. So ist z. B. unter den Säugetieren die Stützsubstanz der Retina bei den Fledermäusen auffallend stark ausgebildet (Rabl 147). In noch viel höherem Maße ist dies beim Maulwurf der Fall.

Die Fußstücke der Müller'schen Radiärfasern treten hier in der typischen Weise mit ihren dreieckigen Füßchen zur Limitans interna zusammen. Seitenäste geben sie nur im Bereich der Granulosa externa ab, die Stützzellen selbst liegen fast ausschließlich im zentralen Teil der äußeren Körnerschicht. Zwischen den Sehzellen durchtretend, durchsetzen die Radiärfasern das Pigmentepithel und verbinden sich mit der, meist besonders differenzierten innersten Lage der Chorioidea (Kohl 99).

Noch einen Schritt weiter geht die hypertrophische Entwicklung des Retina Stützgewebes im Auge von Myxine glutinosa. Hier ist der ganze Glaskörperraum mit Bindegewebe erfüllt, das Faserzüge mit reichlichen Zellen massenhaft in die Retina entsendet. Eine Grenze zwischen dem Gewebe des Glaskörpers und der Retina besteht nicht, die Fasern durchziehen die ganze Retina, das Sinnesepithel und die Pigmentschicht und vereinigen sich mit einer Bindegewebsschicht, die, aus wenigen Faserzügen bestehend, sich zwischen Pigmentepithel und Sklera-Chorioidea einlagert, und als »Zwischenmembran« bezeichnet wird (Kohl 110).

Die genetische Zusammengehörigkeit von Glaskörper und Stützgewebe der Retina tritt bei allen diesen rudimentären Augen aufs deutlichste hervor (Kohl).

6. Zirkulationsapparate.

§ 125. Die Zirkulationsapparate der Sehorgane geben ein gutes Bild der verschieden intensiven Umsetzungen, die in den einzelnen Teilen stattfinden.

Die unter der Wirkung des Lichtes rasch eintretende saure Reaktion der isolierten Froschnetzhaut (Dittler 223) zeigt deutlich, wie auch nach Stillstand des Kreislaufs noch höchst lebhafter Stoffwechsel in den Sehzellen stattfindet, denn auch, wenn eine gewisse Zeit hindurch kein neues Nährmaterial herbeigeschafft wird, enthalten die Zellen genug Stoffreserven zu lebhaftem Umsatz, während aber bei erhaltener Zirkulation die Stoffwechselprodukte fortgeschwemmt werden, erfolgt im isolierten Organ ihre Anhäufung, die sehr bald den Stoffwechsel zum Stillstande bringt.

In erster Linie ist also das Zirkulationssystem als Durchspülungseinrichtung aufzufassen, die die Anhäufung von Stoffwechselprodukten verhindert. Die Ausschaltung dieser Funktion führt rasch zur Vernichtung des Lebens, während die Unterbrechung der Nahrungszufuhr erst nach längerer Zeit das Leben aufhebt.

Eine besondere Stellung unter den zugeführten Stoffen nimmt der Sauerstoff ein, dessen Entziehung — vielleicht gleichfalls durch Anhäufung von unvollständig oxydierten Stoffwechselprodukten — sehr rasch das Leben vernichtet.

Finden wir in einem Teil des Auges reichliche Zirkulationseinrichtungen, aber keine Blutgefäße, so liegt es nahe, daran zu denken, daß hier bei lebhaften Stoffumsatz die Oxydationen zurücktreten, so daß mit leistungsfähigen Einrichtungen für Fortschaffung von Stoffwechselprodukten und Herbeischaffung von Nährmaterial alle erforderlichen Bedingungen erfüllt sind.

Über die Art der Versorgung mit Gefäßen wissen wir bei niederen Tieren nichts, was eine vergleichende Darstellung ermöglichte, nur für Wirbeltiere liegt einiges Material vor.

Zwei große Systeme von Blutgefäßen versorgen das Auge und erfordern getrennte Darstellung:

1. Das System der Gefäße des Uvealtraktus.
2. Das System der Gefäße von Netzhaut und Glaskörper.

Bei den Uvealgefäßen ist zu beachten, daß Iris und Chorioidea von verschiedenen Gefäßsystemen aus versorgt werden.

So beschreibt H. Virchow (113) für die Selachier, daß die Arteria, die die Chorioidea versorgt, aus der A. ophthalmica magna Johannes Müller's d. h. weiter aus der A. efferens spiraculi stammt, während die Iris ihre Arterien aus der Ophthalmica minor (Johannes Müller), d. h. aus der Carotis erhält.

Im Bereich der Ophthalmica magna liegt auch das Rete mirabile der Glandula chorioidea bei den Teleostiern.

Wie wenig es funktionell bedeutungsvoll ist, aus welchem Gefäßbezirk irgendein Gewebe seine Durchspülung erhält, zeigt die Beobachtung, daß bei Carcharias Milberti die Iris nicht nur ihre Arterie erhält, wie bei allen anderen Selachiern, sondern auch die beiden Äste der Arterie der Chorioidea (nasaler und temporaler Ast) in die Iris eintreten, die derart drei Gefäße besitzt (H. Virchow 113).

Interessanter wären Beziehungen zwischen der Intensität der funktionellen Beanspruchung und der reichlicheren oder spärlicheren Gefäßversorgung. Daß dieser Faktor eine Rolle spielt, dafür sprechen Beobachtungen an Selachiern, wonach die dorsalen Teile der Aderhaut viel reichlichere Gefäßgeflechte zu erhalten scheinen als die ventralen (H. Virchow 113), was man in Beziehung zu der vorwiegenden Bedeutung der unteren Hälfte des Gesichtsfeldes (= obere Bulbushälfte) bringen könnte.

Ein näheres Eingehen auf diese sehr wenig untersuchten Verhältnisse gibt vorläufig keine allgemeinen Gesichtspunkte.

Den Abfluß des Chorioidealsystem bilden die Venae vorticosae, die in Zahl und Art des Verlaufens vielerlei kleine Unterschiede zeigen.

Der Venensinus, der an der hinteren Grenze des Ciliarkörpers zirkulär verlaufend oft gefunden wird, ist mehrfach Gegenstand anatomischer Beschreibung gewesen.

Über den **Bau der Chorioidea** ist vom Standpunkte der physiologischen Anatomie aus sehr wenig zu sagen. Wir kennen Fälle, bei denen die Aderhaut als solche ganz fehlt, etwa nur durch eine Schicht weniger Bindegewebsbündel ohne Blutgefäße angedeutet ist, wie in dem rudimentären Auge von Typhlichthys subterraneus (KOHL 110); in anderen Augen ist sie wenigstens sehr schwach entwickelt, gleichviel ob man die absolute Dicke oder die Dimension im Vergleich zur Retinadicke oder Augengröße mißt, und endlich erreicht die Chorioidea bei den Wassersäugetieren ganz **extreme Werte in der Dicke.**

Die Zunahme der Aderhautdicke bei fortschreitender Anpassung an das Wasserleben kann man sehr deutlich verfolgen, obgleich sich physiologisch kaum sagen läßt, warum sie gerade hier besonders stark entwickelt sein müßte. Während bei der Elefantenrobbe (Macrorhinus) die relative Aderhautdicke noch hinter jener des Menschen zurückbleibt, ist sie bei Phoca (Seehund) und Odobaenus (Walroß) schon 10- bzw. 12mal dicker wie bei der Elefantenrobbe, und erreicht bei den Walen, Delphinapterus und besonders Hyperoodon, außerordentliche Dimensionen, so ist sie bei letzterer Form relativ 40mal dicker wie bei Macrorhinus, ca. 30mal dicker als beim Menschen.

Ein Teil der Dickenentwicklung der Chorioidea beruht auf der starken Ausbildung des Tapetum lucidum bei den Wassersäugetieren, das zwischen **Stratum vasculosum** und Choriocapillaris eingeschoben ist und nur von Kapillaren durchsetzt wird. Das Tapetum ist an anderer Stelle schon beschrieben worden, es ist in den Bezirken des bevorzugten Sehens besonders stark ausgebildet und darauf beruht es auch wohl größtenteils, daß die Chorioidea in diesen Bezirken am dicksten ist. An eine direkte Beziehung zu einer etwaigen Steigerung des Blutbedarfs in diesen Bezirken dürfte nicht zu denken sein. Auch das zweite System von Blutgefäßen, das des Glaskörpers und der Retina, bietet wenig funktionell Bemerkenswertes, wir wollen nur die wesentlichsten anatomischen Daten kurz mitteilen.

In der Retina selbst fehlen der Mehrzahl der Wirbeltiere Blutgefäße, so den Petromyzonten, Selachiern, Teleostiern, Amphibien und Vögeln. Ganz vereinzelt kommen beim Aal Retinagefäße vor, die bis zur Zwischenkörnerschicht vordringen (38), unter den Reptilien haben die Schildkröten solche.

Verbreitet treten Reginagefäße bei den Säugetieren auf, doch ist auch hier ihr Vorkommen öfters auf bestimmte Netzhautbezirke beschränkt, so

z. B. für Hase und Kaninchen auf den breiten horizontalen Streifen markhaltiger Nervenfasern, der die Retina durchzieht.

Bei Fischen, Amphibien und Vögeln besorgt ein System von Blutgefäßen in der Membrana hyaloidea die Versorgung der Netzhaut deren enge
Beziehung zur Glaskörpervaskularisation darin deutlich hervortritt. Eine
spezielle Morphologie der Arteria centralis retina und der Glaskörperarteria
hat kein weitergehendes Interesse, und darf deshalb im vorliegenden Zusammenhang keinen Raum beanspruchen.

Nur eine Beobachtung, die mit dem Augenspiegel zu machen ist, sei
hier erwähnt.

Die Macula lutea des Menschen ist frei von Retinagefäßen, während
über die Area centralis, die den gelben Fleck umgibt, die Retinagefäße hinwegziehen.

Bei den Affen, Catarhinen wie Platyrhinen findet sich ganz ähnlich
wie beim Menschen die gefäßfreie Macula, während der Ordnung der
Prosimiae, den Halbaffen, die Macula fehlt, und nur eine Area centralis
vorhanden ist, über die die Retinagefäße hinwegziehen.

Das Ligamentum pectinatum.

§ 126. Im Anschluß an die Blutgefäßsysteme des Auges soll das
System der Lymphbahnen der vorderen Kammer besprochen werden, das
unter dem Namen des Ligamentum pectinatum oder Ligamentum annulare
(bei Fischen) bekannt ist.

Versucht man die Einzeldaten, die über dieses Gebilde vorliegen (Lauber 185), unter einem einheitlichen Gesichtspunkte zusammenzufassen, so
hat man funktionell drei Komponenten zu unterscheiden. Die Lymphräume und Lymphbahnen mit ihrem äußerst verschieden entwickelten
Volumen, die Endothelien, die der Sekretion des Kammerwassers dienen,
und die Bindegewebselemente, die bei zunehmender Komplikation im
Bau des Ligamentum pectinatum quantitativ immer mehr in den Vordergrund treten.

Dieser letztere Umstand darf uns nicht irre machen in der Grund-
annahme, daß der funktionell bedeutsamste Teil die Endothelien sind. Die
allgemeine Eigenschaft der Endothelien, Stoffe oder wäßrige Lösungen von
Stoffen zu sezernieren, die je nach dem Ort, nach dem Gewebe oder
Organ verschieden sind, tritt hier besonders deutlich hervor.

Bei den Teleostiern liegen in dieser Beziehung die Verhältnisse am
klarsten. Bei einer Reihe von Formen (Hippocampus, Dactylopterus, Blennius, Belone) besteht das Ligamentum annulare, das den Winkel zwischen
Iris und Cornea ausfüllt, aus einem mehr oder weniger weitmaschigen
Netzwerk, das nur aus endothelialen Elementen aufgebaut ist, Bindegewebe
ist nicht nachweisbar (Lauber 185).

Bei **Cyprinus carpio** und **Carassius auratus** reicht das Ligamentum zwischen Sklera und Chorioidea vom Cornearande aus weit nach
hinten, er besteht auch hier vorwiegend aus Endothelzellen, doch finden

Fig. 165.

Fig. 166.

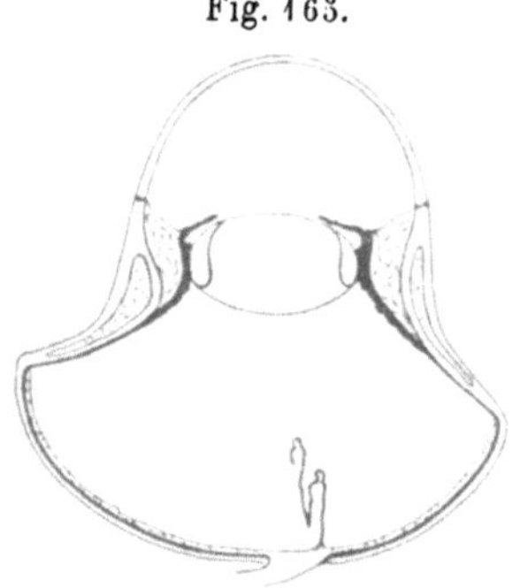

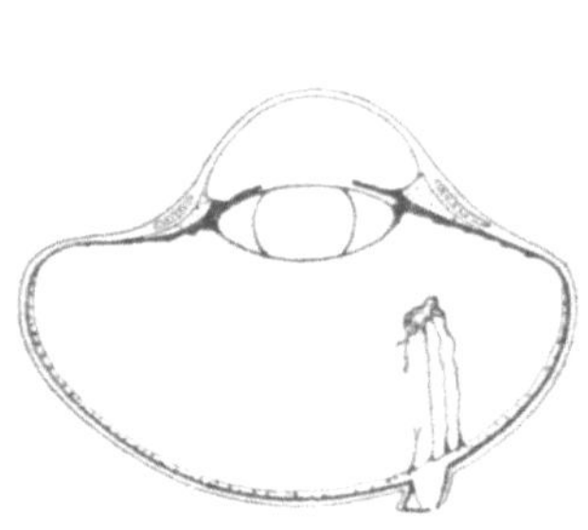

Auge von Bubo spec. Natürliche Größe.
Zeigt die tiefe Vorderkammer und das mächtig
entwickelte Ligamentum pectinatum.

Auge von Tinnunculus elegans. Vergr. 2,5 fach.
Zeigt den Pecten und das Ligamentum pectinatum.

sich in der Mitte und besonders in der Nähe der Kammer auch spärliche
Bindegewebsfasern.   Elastisches Gewebe enthält das Ligamentum annulare nicht.

Fig. 167.

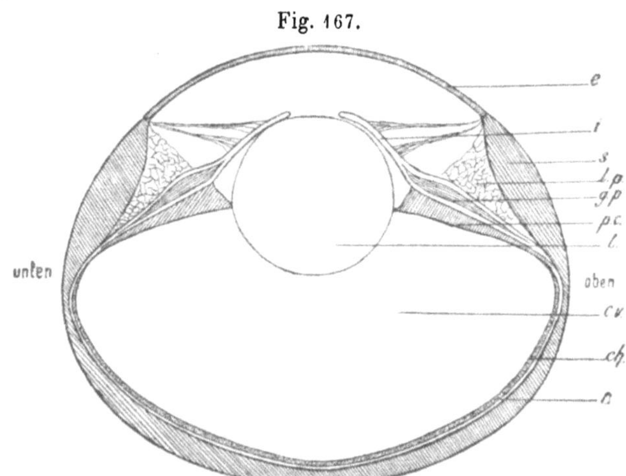

Auge von Macrorhinus leoninus (Elefantenrobbe). Natürliche Größe.
c Cornea, i Iris, s Sklera, l.p. Ligamentum pectinatum, g.p. Grundplatte des Corpus ciliare, p.c. Processus
ciliaris, l. Linse, c.v. Glaskörper, ch. Chorioidea. r. Retina.

Besonders erwähnenswert wegen seiner eigentümlichen Lagerung ist
das Gewebe, das bei **Xiphias gladius** dem Ligamentum annulare der
übrigen Teleostier entspricht.   Die Iris steht hier in der Kammerbucht direkt
mit der Cornea in Verbindung, ohne daß sich ein Ligamentum annulare
dazwischen schiebt. Dafür aber durchzieht ein, im Querschnitt dreieckiger

geräumiger Kanal die Iriswurzel und enthält ein feines Maschenwerk, das dem Ligamentum pectinatum an die Seite zu stellen wäre und das von reichlichen Fasern aus dem Irisstroma durchzogen ist. Der Kanal steht nur an einer Stelle mit der vorderen Kammer in offener Kommunikation, nach hinten setzt er sich in einen feinen Spaltraum zwischen Sklera und Chorioidea fort, der in den suprachorioidealen Raum übergeht (LAUBER 185).

Auch bei den Selachiern überwiegt beim Aufbau des Ligamentum annulare, das weiter keine besonderen Eigentümlichkeiten zeigt, durchaus der endotheliale Anteil.

Bei den Amphibien scheint gleichfalls Bindegewebe in dem wenig entwickelten Ligamentum pectinatum (= annulare) zu fehlen, es setzt sich aus Zellen zusammen, von denen bei Anuren nur der der Iris anliegende Teil pigmentiert ist, bei Urodelen die ganze Zellmasse.

In ziemlich übereinstimmender Weise tritt bei Sauropsiden und Säugetieren mit zunehmender Differenzierung der Gebilde der Kammerbucht das Bindegewebe in den Vordergrund.

Nicht immer so stark entwickelt, wie z. B. beim Alligator, besteht das Ligamentum pectinatum der Reptilien aus elastischen Fasern, denen Endothelzellen, häufig in spärlicher Zahl (Lacertiden) aufgelagert sind.

Bei den Vögeln schiebt sich das Ligamentum zwischen die beiden Teile des tief gespaltenen Ciliarkörpers, die Pars scleralis (vorwiegend Muskelteil) und die Pars iridica ein und erreicht oft eine bedeutende Ausdehnung, die z. B. sehr gut am Uhuauge (Fig. 165) und am Auge des Falken (Fig. 166) zu erkennen ist.

Im Säugetierauge sind alle möglichen verschiedenen Zustände der Ausgestaltung zu finden.

Die extremste Entwicklung zeigt wohl die Elefantenrobbe (Macrorhinus leoninus, siehe Fig. 167), bei der die Verbindung des Ciliarkörpers mit der Sklera erst dicht vor der Äquatorialebene eine engere wird, während am Cornealrande des Ligamentum 4 mm breit ist. Die zahlreichen starken Bindegewebszüge, aus denen sich das Ligamentum zusammensetzt, enthalten Blutgefäße. Vergleicht man diesen Zustand mit jenem bei Teleostiern, so ist klar, daß trotzdem bei den Robben äußerlich des Bindegewebe so stark in den Vordergrund tritt, doch auch die Entwicklung das Endothels eine ganz bedeutende sein muß, die vor allem an freier Oberfläche die kompakte Masse des Ligamentum annulare der Fische weit übertreffen dürfte, eine Überlegenheit, die wohl als der Ausdruck einer stärkeren sekretorischen Tätigkeit zu deuten wäre.

Fig. 168.

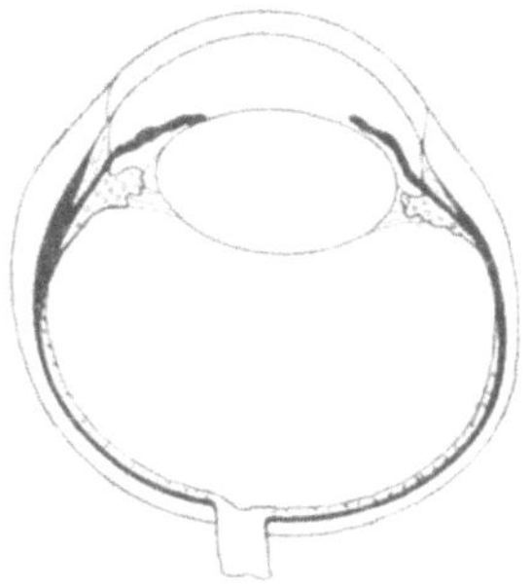

Auge von Felis leo.
Natürliche Größe.

Den Pinnipediern am nächsten stehen in der Ausbildung des Ligamentum pectinatum die Raubtiere, für die das Löwenauge (Fig. 168) als Beispiel dienen mag, das deutlich erkennen läßt, wie das Gewebe der Kammerbucht allmählich auskeilend tief zwischen die beiden Teile des Ciliarkörpers hineingreift.

Bei den übrigen Säugetieren nähern sich die Verhältnisse mehr denen des Menschen, indem die Spaltung des Ciliarkörpers immer weniger tief wird, was Lauber (185) auf die zunehmende Entwicklung des Ciliarmuskels bezieht, der sich immer mehr nach vorne verschiebt.

7. Die Schutzapparate (Lidapparat und Augendrüsen).

§ 127. Die klare durchsichtige Hornhaut ist ein Gebilde, das, an der Körperoberfläche allen Läsionen ausgesetzt, besonderer Schutzeinrichtungen bedarf.

Die Schädlichkeiten, die hier zu paralysieren sind, sind in erster Linie dadurch gegeben, daß Fremdkörper sich auf der Cornea festsetzen können, wodurch Entzündungen und damit Trübungen entstehen können.

Am weitesten verbreitet zum Schutz gegen derartige Läsionen sind die Lider in ihrer verschiedenartigen Ausbildung. Im Wasser ist die Gefahr derartiger Traumen viel geringer, wie in der Luft, und hier sind es wieder die Wirbeltiere, die besonders gefährdet sind, da bei ihnen die Corneafläche durch ein hochempfindliches Epithel gebildet wird, während die Insekten hier eines besonderen Schutzes nicht bedürfen, da ihre Cornea ein totes Gebilde, eine Chitinplatte ist, der nur an der Innenseite die lebenden Matrixzellen anliegen.

Außer durch Fremdkörper droht der Cornea durch Austrocknen Gefahr, die allerdings nur bei Tieren besteht, die in Luft leben. Für eine ständige Befeuchtung sorgen die Sekrete der Augendrüsen oder der Schleim der Konjunktiva, die durch den Lidschlag dauernd gleichmäßig über das Hornhautepithel verteilt und erneuert werden.

Unter bestimmten Bedingungen, z. B. bei Wassersäugetieren kann auch die chemische Zusammensetzung des umgebenden Mediums als chemische Schädigung wirken, gegen die besondere schützende Sekrete nötig sind (s. unten).

Die Ausbildung des Lidapparates ist bei der Mehrzahl der Fische eine sehr geringe, sie beschränkt sich auf das Vorkommen flacher Hautfalten in der Umgebung des Auges, die allerdings teilweise weit über den Bulbus hinübergezogen werden können.

Bei Mugil brasiliensis ist temporal eine starke Lidfalte vorhanden, bei Clupea harengus nasal und temporal je eine.

Am stärksten entwickelt sind schützende Lidfalten bei Fischen, die zeitweise das Wasser verlassen, bei denen also die Gefahr der Läsion und des Austrocknens der Cornea besonders groß ist. So hat z. B. Boleophthalmus pectinirostris ein stark entwickeltes Oberlid, dessen Haut sich nicht von der der Umgebung unterscheidet, und ein Unterlid, das aus einer dünnen durchscheinenden Falte besteht. Ob letztere wie bei den Amphibien über den Bulbus gezogen werden kann, ist unbekannt, aber wahrscheinlich. Bei Periophthalmus schlosseri besteht ein gut ausgebildetes unteres Lid, und ähnlich liegen die Verhältnisse bei Anabas scandens.

Über einen eigenartigen Lidapparat der in einer zirkulären Hautfalte besteht, in der ein gallertiges Gewebe enthalten ist verfügt der Mondfisch (Orthagoriscur mola). Beim Lidschluß wird der Bulbus retrahiert und die Falte schiebt sich weit über seine Vorderseite vor (266).

Bei den Amphibien ist die untere Lidfalte als dünne durchscheinende Membran ausgebildet, die (funktionell einer Nickhaut gleichwertig) auf jeden Reiz hin über den Bulbus gezogen wird.

In ganz primitiver Form wird ein Schutz der Cornea gegen Läsionen bei den Amphibienlarven erreicht, bei denen einige Tage, nachdem sie ins Wasser ausgeschlüpft sind, die Cornea sich mit Flimmerepithel bedeckt, das ihr vorher fehlte. Offenbar wird dadurch ein Flüssigkeitsstrom erzeugt, der zunächst die Funktion der Lider (bzw. der Nickhaut) übernimmt (Fischel).

In der Entwicklung der Nickhaut, die in temporo-nasaler Richtung sich über den Bulbus ziehen läßt, haben wir ein für die Sauropsiden sehr charakteristisches Gebilde.

Wie bei vielen Säugetieren der Lidschlag zu einer reflektorischen, rhythmisch erfolgenden Bewegung geworden ist, so bei vielen Sauropsiden der Nickhautschlag. Bei Reptilien (z. B. dem Krokodil) noch unregelmäßig, ist er bei den Vögeln durchaus dem Lidschlag des Menschen äquivalent.

Bei den Säugetieren haben wir zwei Typen des regelmäßigen Schutzes der Cornea. Einerseits den Lidschlag, andererseits das Spiel der Palpebra tertia, die wie die Nickhaut eine durchscheinende Haut ist, häufig von einer Knorpelspange gestützt, und z. B. bei Arthodactylen und Perissodactylen in ausgedehntem Maße den Hornhautschutz übernommen hat.

Ein Eingehen auf die anatomischen Einzelheiten dieser Gebilde ergibt kein nennenswertes Resultat für eine vergleichende Betrachtung und sei daher vermieden.

Das Verhältnis der Lidspaltengröße zum Durchmesser der Cornea, das zwar wohl durch höhere oder geringe Anforderungen des Schutzes mit bestimmt, aber wesentlich für die Erweiterung des Gesichtsfeldes durch Augenbewegungen von funktioneller Bedeutung ist, soll bei der Lehre vom optischen Raum besprochen werden (s. unten).

§ 128. Die Augendrüsen, deren Sekret den Konjunktivalsack schlüpfrig und die Corneaoberfläche glatt erhält, sind in den primitiven Fällen noch nicht von den Drüsen der umgebenden Haut unterschieden, z. B. bei den Fischen.

Bei Amphibien haben wir in der sogenannten Nickhautdrüse (Frosch) eine eigene Anhäufung von Drüsengewebe, die den stärkeren Anforderungen des Konjunktivalsackes in bezug auf Sekret Rechnung trägt.

Am vielgestaltigsten ist die Ausbildung der Augendrüsen bei den Säugetieren. Als Grundlage der Entwicklung dürfen wir wohl ein subkonjunktivales Drüsenstratum annehmen, in dem keine Differenzierung einzelner anatomisch abgrenzbarer Drüsen besteht, ein Zustand, wie er annäherungsweise bei den Walen vorkommt.

Ein nirgends fehlendes Gebilde ist bei Säugetieren die Tränendrüse, an der temporalen Seite des Bulbus gelegen, während eine besondere Drüse an der nasalen Seite, die Harder'sche Drüse, nur beschränktere Verbreitung hat.

Endlich kommt noch eine Nickhautdrüse vor (z. B. besonders gut beim Schwein entwickelt) und eine Infraorbitaldrüse (z. B. beim Kaninchen). Da weder die vergleichend anatomischen Grundlagen sicher sind, noch etwas Funktionelles über die verschiedenen Drüsen bekannt ist, erübrigt sich ein näheres Eingehen.

Das Sekret der Tränendrüse ist wäßrig, das der Harder'schen Drüse fettig. Bei den Wassersäugetieren erfährt die Tränendrüse entweder eine starke Reduktion, während die Harder'sche Drüse sich mächtig entwickelt, wie bei den Pinnipediern, oder es verwischen sich die Unterschiede der Tränen- und Harder'schen Drüse funktionell völlig, indem beide ein fettiges Sekret liefern, und außerdem sich kaum als etwas Besonderes aus dem mächtig entwickelten subkonjunktivalen Drüsenstratum herausheben. Bei der geringen Mischbarkeit eines fettigen Sekretes mit dem Wasser bietet ein solches Schutz gegen die Einwirkung der 3—4 prozentigen Salzlösung des Meerwassers, die für Fische unschädlich, für Säugetiergewebe osmotisch (und chemisch?) nicht indifferent ist. Wird, wie bei Wassertieren, das Sekret der Augendrüsen durch das umgehende Medium fortgespült, so bedarf es keiner besonderen Abfuhrwege der Tränen, die dementsprechend nicht nur den Fischen, sondern auch den Wassersäugetieren fehlen.

Zu einer Darstellung der recht verschiedenartigen Entwicklung der Tränenwege, besonders bei Säugetieren, liegt kein genügendes Material vor.

Von beschränkter Bedeutung als Schutzmittel gegen mechanische Schädigungen sind noch die Cilien der Säugetiere zu erwähnen. Ihre Ausbildung, bei der vielfach eine Beziehung zur Lebensweise nicht zu verkennen ist, variiert außerordentlich.

Ein Analogon bietet bei den Vögeln die Entwicklung borstenartiger Federn am oberen und unteren Lidrande, wie sie z. B. beim Hornraben (Tinctoceros caffer) sehr auffallend ist.

II. Die Lichtsinnorgane als Einheiten.

Das Auge als Ganzes.

§ 129. Die vorangehenden Kapitel haben alle die einzelnen Gewebe und Apparate behandelt, die in verschiedenartiger Kombination ein Auge zusammensetzen.

Stets wurden die Gesichtspunkte erörtert, die für die Gestaltung jedes einzelnen Apparates maßgebend waren, und zwar wurden sie im wesentlichen so erörtert, als ob die funktionelle Tüchtigkeit des ganzen Auges in bestimmter Richtung stets von einer ganz bestimmten Gestaltung des einen, gerade behandelten Apparates abhänge, ohne Rücksicht auf die Gestaltung der übrigen Teile des Auges.

Eine solche Betrachtung ist gerechtfertigt, solange man zu jedem Satze: »ein Auge ist in dieser oder jener Richtung um so funktionstüchtiger, je usw.«, den Zusatz macht: »bei Konstanz aller übrigen Eigenschaften«, diese Fiktion liegt den vorstehenden theoretischen Erörterungen stets zugrunde.

Nun kommt aber diese Konstanz aller übrigen Eigenschaften bei Variieren einer einzelnen in der Natur nicht vor, sondern alle die vielen Apparate, Gewebe, Zellen, die ein Auge aufbauen, kombinieren sich in der verschiedensten Ausbildung, variieren in den verschiedensten Richtungen. Ein Auge als Ganzes, wie es tatsächlich zur Beobachtung kommt, ist ein höchst verwickelter Komplex von Apparaten, die auf den verschiedensten Graden der Ausbildung stehen.

Um in diese kaum übersehbare Mannigfaltigkeit der Einzelgestaltungen Ordnung zu bringen, gruppieren wir die Erscheinungen nach den leitenden Gesichtspunkte des typischen.

Der Typus ist eine Fiktion, die zum Zweck der Vereinfachung der empirisch gegebenen Mannigfaltigkeit notwendig ist.

Typen gibt es nirgends in der Wirklichkeit, die empirischen Objekte haben eine mehr oder minder große Ähnlichkeit mit dem Abstraktionsgebilde des Typus.

Man kann einen Typus auf verschiedene Art konstruieren: als Grenzwert und als Mittelwert; welche der beiden Möglichkeiten zweckmäßig ist, muß in jedem Falle entschieden werden.

Bei der Gruppierung der Lichtsinnorgane zu Typen können die leitenden Prinzipien sehr verschiedener Art sein.

Man kann zunächst von der Genese und speziellen Gestaltung der Organismen ganz absehen und rein vom Standpunkte der funktionellen Betrachtung das typische der einzelnen Lichtsinnorgane hervorheben, so gelangt man zu den physiologischen Augentypen.

Weiter kann die Form der Sehorgane als Ausgangspunkt einer Gruppierung zu Typen benutzt werden und man erhält die morphologischen Augentypen. Endlich ist der systematisch-phylogenetische Gesichtspunkt geeignet, eine weitere Typisierung zu ermöglichen, die Frage nach den charakteristischen Merkmalen des Fischauges, Vogelauges usw. führt zur Aufstellung der systematischen Augentypen.

Diese drei möglichen Betrachtungen sollen im folgenden durchgeführt werden.

1. Die physiologischen Augentypen.

§ 130. Für die Gruppierung der Sehorgane nach funktionellen Gesichtspunkten sind wesentlich drei Momente maßgebend:

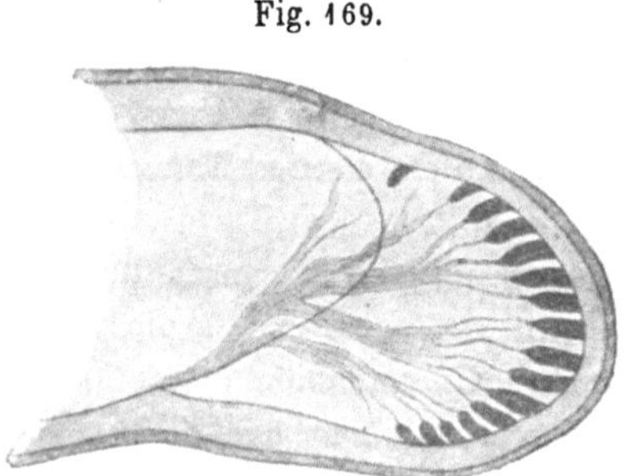

Fig. 169.

Schnitt durch das Auge von Cyclodorippe uncifera (Tiefseekrabbe) aus 700 m Tiefe. Nach Doflein.

1. Die Art und Weise, wie die Lichtmengen der Außenwelt physikalisch geordnet werden.

2. Die Art der physiologischen Verarbeitung der Lichteindrücke, die in bestimmt geordneter Weise die Lichtsinnzellen treffen.

Von weniger durchgreifender Bedeutung für den Typus, aber auch sehr beachtenswert sind:

3. Die Bedingungen, unter denen das Sehorgan funktionieren soll, ob bei starker oder schwacher Beleuchtung. Die beiden Bezeichnungen »stark« und »schwach« sind natürlich relativ in bezug auf die Erregbarkeit der Sehelemente zu verstehen: Schwach ist eine Beleuchtung, die unterhalb des Optimums der Reizstärke (s. o.) gelegen ist, stark eine solche, die oberhalb desselben liegt.

In einer großen Menge von Lichtsinnorganen erfolgt eine physikalische Ordnung der Lichtmengen, die die Umwelt ausstrahlt, überhaupt nicht, es entsteht nichts, was im physikalischen Sinne ein »Bild« genannt werden könnte.

Die Lichtsinnzellen, durch die die physiologische Verarbeitung der allseitig zufließenden Lichteindrücke erfolgt, liegen entweder einzeln oder zu wenigen vereinigt über die Körperoberfläche verteilt, oder zu Sinnesorganen in größerer Zahl angehäuft.

In dem ersteren dieser Fälle haben wir den primitivsten Typus eines Lichtsinnorganes bei Metazoën überhaupt. Schon hier können wir zwei Modifikationen unterscheiden: die Organe mit und ohne Pigmentabblendung.

Der Mangel der Pigmentabblendung ist selten, als Beispiel kann Lum-

bricus dienen, in dem wir dann den »Dunkeltyp« zu sehen haben, während
die Mehrzahl der einzelligen »Pigmentbecherocellen«, die hierher gehören, als
»Helltypen« anzusprechen sind, z. B. die Lichtsinnorgane von Amphioxus
lanceolatus, Planaria torva, Placocephalus kewensis, Tristomum papillosum, Polyophthalmus pictus usw.

Die Lichtsinnorgane ohne physikalisches Bild der Außenwelt, die aus
einer größeren Anzahl von Lichtsinnzellen bestehen, deren ca. 30 bis 200
und mehr zusammenliegen, haben stets Abblendungseinrichtungen durch
Pigmentbecher. Ohne irgendwelche dioptrischen Apparate kommt es dadurch zustande, daß die verschiedenen Lichtsinnzellen eines derartigen
Organs gleichzeitig verschieden stark von allem Licht getroffen werden,
das nicht genau in der Achse des Pigmentbechers einfällt. Wir haben bei
Dendrocoelum, Ranzania, Hirudo und vielen anderen Würmern und auch

Fig. 170.

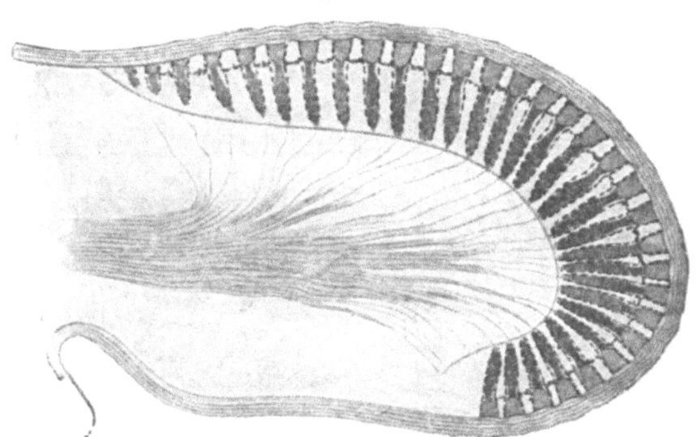

Schnitt durch das Auge von Cyclodorippe uncifera aus 50 m Tiefe. Nach Doflein.

Mollusken (»Napfaugen«) derartige einfache Typen von Lichtsinnorganen,
in denen zuerst der Zustand realisiert ist, daß die Lichtsinnzellen eines
einzelnen Organs sich gleichzeitig in verschiedenen Erregungszustande befinden, was ja (s. o.) die Bedingung dafür ist, daß ein »Bild« »gesehen«
wird, auch wenn physikalisch betrachtet keins da ist.

Es stellen diese Sehorgane die unmittelbare Vorstufe der primitivsten
Formen dar, die auch physikalisch betrachtet, ein »Bild« der Außenwelt
besitzen, ja der Übergang ist ein vollkommen kontinuierlicher, es ist willkürlich, wo man die Grenze beider Typen ansetzen soll.

Es handelt sich um die Sehorgane, bei denen das Bild nach dem Prinzip
der Lochkamera entsteht wie früher erörtert wurde. Ein Pigmentbecherocell von Hirudo kann man, in Anbetracht der absolut sehr geringen
Größen der vorderen Öffnung, auch als eine Lochkamera ansprechen, wenn
auch nicht mit so zwingender Überzeugungskraft wie die Sehorgane von
Phyllodoce laminosa.

§ 131. Die größte Verbreitung haben die Sehorgane, bei denen unter Zuhilfenahme dioptrischer Apparate Bilder zustande kommen.

Es besteht hier ein großer Unterschied in der Art, wie die Bilder ent-

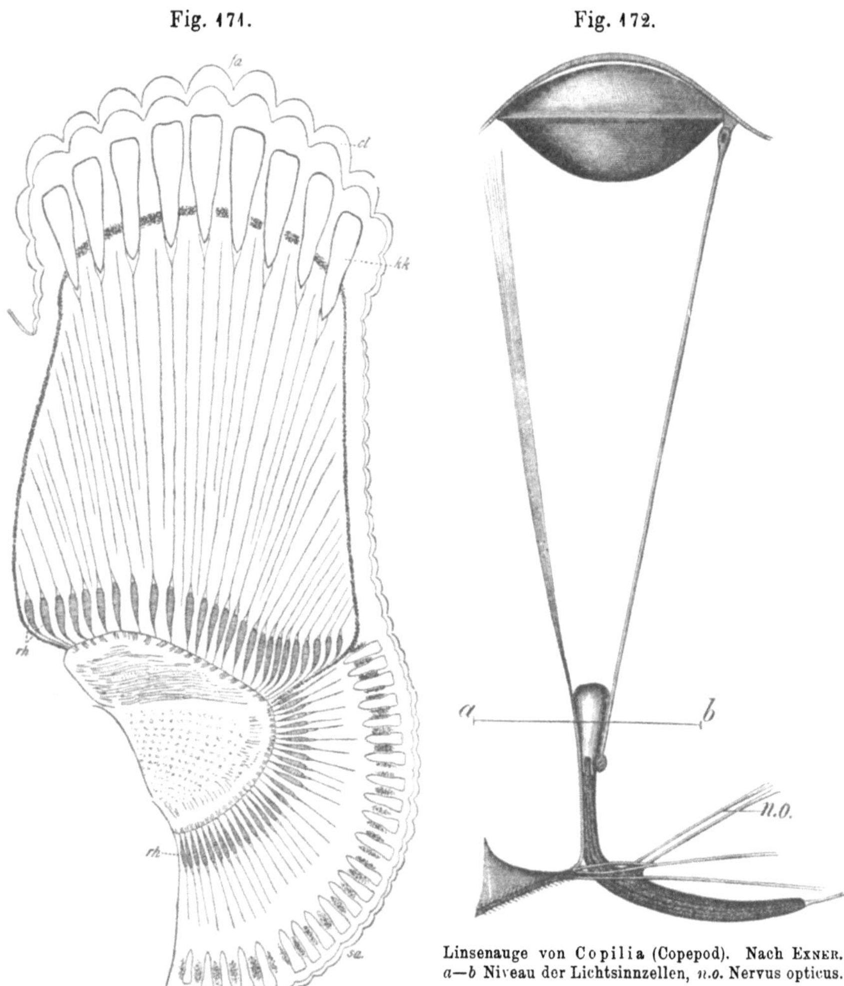

Fig. 171.

Fig. 172.

Facettenaugen von Stylocheiron mastigophorum (Tiefseeschizopode). Nach Chun aus Hesse.
fa Frontauge, *sa* Seitenauge, *cl* Cornealinse, *kk* Kristallkegel, *rh* Rhabdom.

Linsenauge von Copilia (Copepod). Nach Exner.
a—b Niveau der Lichtsinnzellen, *n.o.* Nervus opticus.

worfen werden, ein Unterschied, der der absoluten Größenentwicklung der Organismen parallel geht. Bei kleinen Sehorganen sind die entstehenden Bilder im wesentlichen Beugungsbilder. Selbst wenn ihre dioptrischen Apparate frei von sphärischer und chromatischer Aberration, auch frei von Astigmatismus wären, so würde doch kein scharfes Bild zustande kommen, da unterhalb einer gewissen absoluten Größe der optische

Fehler, den die Beugung bewirkt, so erheblich wird, daß alle Fehler in der Dioptrik der lichtbrechenden Medien dagegen klein werden (s. o. z. B. bei Oncidium usw.).

Als erste Gruppe von Augen, in denen Bilder durch dioptrische Apparate entworfen werden, wollen wir die Komplexaugen der Insekten, sowie diejenigen der Kiemen von Branchiomma und Arca noae betrachten.

Fig. 173.

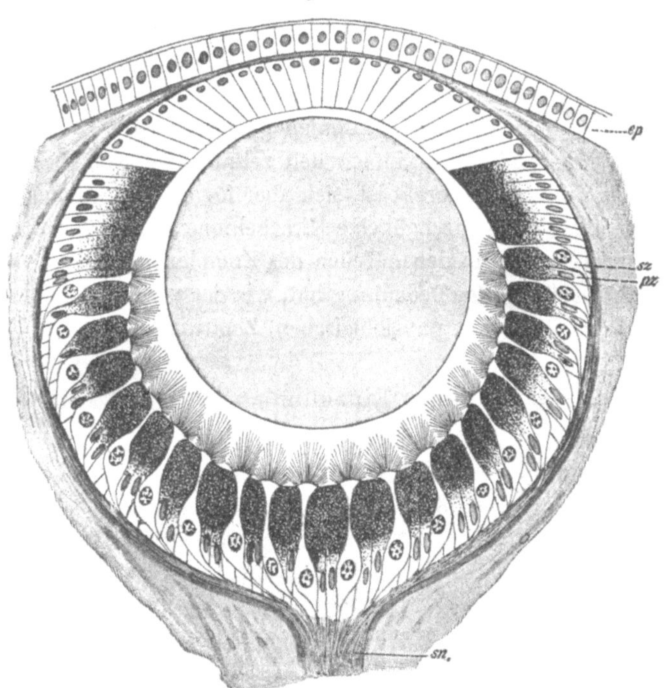

Linsenocell von Helix pomatia. Etwas schematisch nach Hesse.
ep Epithel, sz Sehzelle mit Stiftchensaum, pz Pigmentzelle, sn Sehnerv.

Charakteristisch ist für diese Sehorgane, daß der Mechanismus, durch den etwa in dem Einzelomma ein Bild entsteht, für die Leistung des ganzen Komplexauges irrelevant ist. Der Fehler, der in der Schärfe des Bildes durch Beugung entsteht, kommt nicht in Betracht. In den Komplexaugen, welche Appositionsbilder entwerfen, braucht im Rhabdom überhaupt kein Bild zu entstehen (245). Entstünde in einem Einzelomma aber wirklich irgendwo ein scharfes Bild der Außenwelt, so wäre dies physiologisch gleichgültig, da die wenigen Endelemente (bei den Insekten meist 7), deren rezipierende Teile vielfach miteinander verschmolzen sind, zur Auffassung von Einzelheiten ganz ungeeignet erscheinen. Wir werden also bei einer Typeneinteilung der Komplexaugen jedes Einzelomma als gleichwertig mit einem Innervationskreise der Wirbeltierretina (s. o.) auffassen können. Zur eingehenderen Klassifizierung dieser Sehorgane kann man nicht die Art der Verarbeitung in den rezipierenden Elementen der Einzelommen verwenden, da hier, soweit wir wissen, eine außerordentliche Gleichförmigkeit herrscht.

Die typischen Unterschiede der Komplexaugen liegen vielmehr in der Feinheit und Lichtstärke des Bildes, der ganzen Komplexaugen.

Für die Feinheit des Bildes haben wir ein Maß in der Winkelgröße der einzelnen Omma. Es liegen nicht genügend zahlreiche Daten über diesen Wert vor, um eine Klassifikation darauf bauen zu können, doch zeigen die folgenden Zahlen, wie erhebliche Unterschiede hier vorkommen.

Die Zahlen stammen zum größten Teil von Hesse (230) der die Winkelgröße von je 10 Einzelommen zusammen gemessen hat. Die im folgenden angegebene Winkelgröße gibt einfach den zehnten Teil von Hesse's Werten, was natürlich nicht ganz korrekt ist, sich aber für die Vergleichung empfiehlt.

Es ist eine fast durchgängige Erscheinung, daß die Feinheit des Ommenmosaiks in verschiedenen Teilen des Komplexauges recht verschieden ist, was funktionell dieselbe Bedeutung hat, wie der verschieden feine Bau der Retina der Wirbeltiere im (physiologischen) Zentrum und in der Peripherie.

Winkelgröße eines Einzelomma in Bogengraden.

Ectobia lapponica . .	5,8—9,8	Musca spec. . . .	2,24
Forficula auricularia .	6,7—8,1	Oestrus spec. . . .	1,7
Aphis ulmariae . . .	6,35—7,7	Acridium egyptium .	1,7—2,7
Machilis spec. . . .	7,3	Zygaena spec. . . .	1,7—2,25
Formica pratensis:		Mantis religiosa . .	1,4—4,4
Männchen . . .	4,1	Cossus ligniperta . .	1,3
Weibchen . . .	4,9	Dytiscus marginalis .	1,0—2,5
Arbeiterin . . .	5,8	Aeschna spec. . . .	0,6—1,8
Chrysopa perla . . .	3,8—4,9	Mordella spec. . . .	0,8
Perla spec.	3,5—5,0	Sphinx convolvuli .	0,6—0,8
Aphrophora spumaria .	3,0—3,75	Laphria flava . . .	0,285
Heptagenia spec. . .	2,65—3,8		

Die Feinheit der Bilder variiert in dieser Zusammenstellung schon zwischen 0,285 und 9,8°, d. h. um das 35fache in linearer Dimension, in der Fläche um das 1225fache, und hiermit dürften die Extreme noch durchaus nicht erreicht sein.

§ 132. Die Lichtstärke der Bilder hängt von drei Faktoren ab. Zunächst, ebenso wie die Feinheit des Bildes, von der Winkelgröße der einzelnen Augenkeile, denn je größer der Augenkeil, desto größer, ceteris paribus, die Lichtmenge, die er erhält.

Ferner hängt die Lichtmenge von der Länge der Einzelaugen ab. Dies ist ein bedeutender Unterschied gegenüber allen Linsenaugen (s. u.), bei denen umgekehrt das Bild um so lichtschwächer ist, je länger die Brennweite. Bei Komplexaugen wird eine um so größere Menge von dem Licht, das ein Gegenstand aussendet, für das Sehen ausgenutzt, je größer der Radius der Kugel ist, auf deren Oberfläche die Corneafacetten angeordnet sind. Die größere Länge hat hier dieselbe Bedeutung, wie beim Linsenauge die größere Apertur (s. u.). Da die Flächen der Facetten sich wie die Quadrate der Radien verhalten, wächst mit zunehmender Länge die Helligkeit eines Bildes rasch.

Endlich hängt die Lichtstärke des Gesamtbildes in einem Komplexauge davon ab, ob es ein Appositionsbild oder Superpositionsbild hat (s. o.), indem das Superpositionsbild zwar physikalisch betrachtet weniger scharf, aber lichtstärker ist. Bei Superpositionsbildern ist stets das Auge relativ lang, da zwischen dem Ende des Kristallkegels und der Retinula ein Abstand bestehen muß, in welchem das Superpositionsbild entsteht.

Wir haben also im wesentlichen vier Typen der Komplexaugen:

I. Komplexaugen mit feinem Bilde:
    1. mit langen Einzelommen,
    2. mit kurzen Einzelommen.

II. Komplexaugen mit groben Bildern:
    3. mit langen Einzelommen,
    4. mit kurzen Einzelommen.

Nur um zu zeigen, daß wirklich alle Kombinationen vorkommen, seien einige Beispiele angeführt.

Bei großer Zahl der Einzelaugen, also feinem Bilde, besitzen viele Schmetterlinge sehr lange Augenkeile, z. B. Plusia gamma oder Macroglossa stellatarum, die also den Typus 1 repräsentieren.

Auf der Reihe, die unter Verkürzung der Augenkeile bei feinem Bilde zu dem Typus 2 hinüberführt, steht die große Masse der Komplexaugen aller der Arthropoden, die bei guter Beleuchtung ihre Augen benutzten. Typus 3, grobe und lange Augenkeile, finden sich besonders bei Dunkelformen, z. B. den Euphausiden, wie Stylocheiron nach Chun (s. Fig. 171).

Endlich können wir als Vertreter des Typus 4 mit seinen groben aber kurzen Keilen nach Doflein's (195a) Beschreibung einige Tiefseebrachiuren ansehen (s. Fig. 169 und 170).

§ 133. Treten schon bei den Arthropodenaugen eine Reihe variabler Größen auf, durch deren verschiedenartige Kombination sich eine Reihe von Typen charakterisieren läßt, so nimmt bei der höchsten Klasse der Augen, den Linsenaugen, die Komplikation noch ganz gewaltig zu.

Die Linsenaugen sind fast durchgängig größer als die Komplexaugen. Kleine Linsenaugen, wie sie in den Stemmata der Insekten und im Spinnenauge vorkommen, stellen sehr minderwertige Sehwerkzeuge dar.

Ihre gewaltige Ausbildung haben die Linsenaugen im Stamme der Vertebraten und bei den Kephalopoden, außerdem kommen hier die Augen der Heteropoden, der Alciopiden, die Stemmata der Insekten in Betracht, und einzelne Linsenaugen, die zerstreut in verschiedenen systematischen Gruppen zu finden sind, so das Auge von Copilia (s. Fig. 172) und Corycaeus (Copepoden), die Augen von Agrion und Aeschna (Libellen), das Auge von Pecten (Acephalen), von Helix (s. Fig. 173).

Für ein Linsenauge bestehen eine ganze Reihe von Merkmalen, deren Ausbildung typisch ist, entsprechend der Kompliziertheit des Zusammenwirkens eines bildentwerfenden Apparates mit feiner Verarbeitung der Eindrücke durch verwickelte nervöse Apparate.

Wir werden zur Klassifikation der Linsenaugen verwenden können:
1. die Eigenschaften des dioptrischen Apparates,
2. die Eigenschaften des rezipierenden Apparates,
3. die Art der zentralen Verarbeitung des rezipierten Reizes, und
4. die Einrichtungen zum Funktionieren bei verschieden starker Beleuchtung.

Will man nach diesen allgemeinen Gesichtspunkten eine physiologische Systematik der Augen durchführen, so muß jedes der genannten Momente noch etwas näher analysiert werden.

Zunächst die Eigenschaften des optischen Apparates.

Ein optischer Apparat kann sehr vollkommen gebaut sein, er kann stigmatisch wirken, d. h. jeden Punkt des abgebildeten Objekts als einen Punkt des Bildes darstellen, oder er kann in verschiedenen Abstufungen die Eigenschaft des Astigmatismus besitzen, eines regelmäßigen oder eines unregelmäßigen Astigmatismus.

In beiden Fällen, bei stigmatischem oder astigmatischem Bilde, kann die lineare Größe desselben im Verhältnis zu dem dargestellten Objekt groß oder klein sein. Wir haben einen Maßstab dafür in der Länge der Brennweite des optischen Systems, denn bei geringer Brennweite erhalten wir kleine Bilder, bei großer Brennweite große Bilder (von Objekten natürlich, die weiter als die Brennweite vom Auge entfernt sind).

Für die Helligkeit des Netzhautbildes kommt, wie oben erörtert, die Appertur in Betracht, deren Größe als weiteres typisches Moment für die funktionelle Gestaltung in Betracht zu ziehen ist.

Ferner kommt die Größe des Gesichtsfeldes in Betracht. Bei sonst gleichem optischen Bau kann das eine Auge nur wenige Winkelgrade der Umgebung zum Bilde auf der Retina vereinigen, das andere fast den Umfang eines gestreckten Winkels. So haben wir wieder ein Paar von Extremen.

Bei den Eigenschaften des rezipierenden Apparates, des Sinnesepithels, kommt es wesentlich darauf an, wie groß die Menge der einzelnen Elemente ist, die auf der Flächeneinheit der Retina stehen. Bei den einen stehen die feinen Außenglieder dicht gedrängt, wie die Steinchen in einer byzantinischen Musivarbeit, bei anderen sind zwischen den groben Elementen noch gar Zwischenräume, wie in einem Mosaikfußboden, dessen Platten nicht mehr zusammenhalten.

Reich sind wieder die Möglichkeiten typischer Verschiedenheiten in bezug auf den nervösen Anteil des Sehorgans. Wir haben hier zunächst die Art der Reizverarbeitung in den Ganglienzellagen der Retina (Retina ohne Sinnesepithel) zu berücksichtigen.

Die Leitungen können zum System der Projektions- oder Assoziationsbahnen gehören. Da wir, wie oben gezeigt wurde, zwei ganz verschiedene Systeme von Assoziationsbahnen haben, so würden zwei Gegensatzpaare möglich sein: gering und stark entwickelte Amakrinen, und gering und stark entwickelte Horizontalzellen.

In der Art der Projektionsbahnen sind zwei extreme Möglichkeiten gegeben, sie können entweder isoliert die Retina durchsetzen, wie in der menschlichen Fovea, wo auf einen Zapfen auch eine Nervenfaser entfällt, oder konzentriert, d. h. in der Art, daß viele Endelemente durch zwischengeschobene Ganglienschichten auf eine Nervenfaser vereinigt werden. Beim Döglin (Hyperoodon rostratus) kommt z. B. erst auf 7200 Stäbchen eine Nervenfaser. Das wären also wieder zwei Extreme, zwischen denen alle möglichen Übergänge realisiert sind.

Die Gegenüberstellung von Augen, bei denen zwischen Sinnesepithel und Ganglion nervi optici nur ein Neuron oder deren mehrere eingeschaltet sind, würde eine weitere Einleitung ermöglichen.

Endlich müßte eine vollständige physiologische Systematik auch die Art der nervösen Verknüpfungen im Zentralorgan berücksichtigen.

Auch hier wären ja wohl die beiden Gesichtspunkte maßgebend: Assoziative Verbindungen im gleichen Niveau und Weiterleitung nach kortikalen Zentren. In beiden Beziehungen würden mindestens je zwei Extreme unterschieden werden können.

Es wären bei einer derartig durchgeführten Systematik der Augentypen 11 Parameter an jedem Auge in bezug auf die funktionelle Gestaltung zu berücksichtigen, und wenn man die höheren Zentren fortläßt, doch noch 9 Parameter.

1. Astigmatisch — anastigmatisch
2. großes Bild — kleines Bild
3. weites Blickfeld — enges Blickfeld
4. große Apertur — kleine Apertur
5. feines Sinnesepithel — grobes Sinnesepithel

6. viele Amakrinen — wenig Amakrinen
7. viele Horizontalzellen — wenige Horizontalzellen
8. isolierte Leitung — konzentrierte Leitung
9. ein Zwischenneuron — mehrere Zwischenneurone.

Als zehnter Parameter muß endlich noch eingeführt werden: Die Beleuchtung, bei der ein Auge zu arbeiten imstande ist.

Es ist dies nicht einfach eine Funktion der Höhe der Erregbarkeit der Netzhautelemente, sondern außerdem eine komplexe Funktion der verschiedensten Einrichtungen, die den Zweck verfolgen, eine optimale Ausnützung des gegebenen Lichtquantums durchzuführen. Unter diesem Gesichtspunkte kann man Hell- und Dunkelaugen unterscheiden.

Es wurde schon mehrfach betont, daß die einzelnen Faktoren ihr Maximum und ihr Minimum haben, d. h. zwei extreme Werte erreichen können, in der die Bedeutung dieser Faktoren in positivem oder negativem Sinne am stärksten zum Ausdruck gelangt. Wenn eine Eigenschaft besonders stark hervortritt, so nennen wir sie typisch und so sind wir berechtigt, die Maxima und Minima der aufgezählten Faktoren als die Typen hinzustellen, die einem Auge den Charakter aufprägen würden, wenn sie ausschließlich in extremer Weise entwickelt wären.

Wir gelangen auf diese Weise zu einer ganz bestimmten Maximalzahl der überhaupt auf Grund der heutigen Kenntnisse denkmöglichen physiologischen Augentypen: Wir hatten 10 Parameter, jeder ist in jedem Auge erkennbar und nähert sich dann entweder mehr dem Maximum oder dem Minimum, d. h. einem der beiden Typen. Wären also alle Kombinationen der verschiedenen Grade der einzelnen typischen Eigenschaften möglich, so wäre ihre Zahl: $2^{10} = 1024$.

Diese Typenzahl könnte nie überschritten werden, so viele Augen man auch untersuchen würde, es sei denn, daß ein neuer funktioneller Gesichtspunkt eingeführt würde, der dann wieder an jedem Auge geprüft werden müßte, und der, wie aus den bisherigen Auseinandersetzungen klar ist, die Zahl der möglichen Typen wiederum verdoppeln würde.

Zurzeit reichen aber unsere empirischen Kenntnisse über vergleichende Anatomie und Physiologie des Auges nicht so weit, daß wir dies ganze Schema ausfüllen könnten.

Für die Verarbeitung der Erregungen im Zentralnervensystem ist noch keine Klassifizierung möglich, auch für die Assoziationsbahnen der Retina fehlen uns nicht nur die nötigen vergleichend anatomischen, sondern vor allem die physiologischen Kenntnisse, die für eine funktionelle Klassifizierung notwendige Bedingungen sind.

Nur in betreff der Projektionsbahnen kann man einen Wert einführen, der als Indikator des Grades der Sammelleitung dienen kann: das Verhältnis der Zahl der Netzhautstäbchen zu jenen der Optikusfasern.

Bei den Daten betreffend den optischen Apparat ist eine quantitative Bestimmung der Größe des Astigmatismus noch nicht vergleichend vorgenommen und auch mit großen Schwierigkeiten verbunden, so daß auch dieser Gesichtspunkt zurzeit nicht zur Klassifikation verwendet werden kann.

Wir behalten also statt der theoretisch entwickelten 10 Parameter nur deren 5, die soweit einer genaueren Erforschung schon jetzt zugänglich sind, daß sie bei einer umfassenden Gruppierung Verwendung finden können. Damit sinkt die Zahl der Typen, die durch die verwendeten Merkmale gegeneinander abgegrenzt werden können, von 1024 auf 32.

Jeder Typus dieser 32 Gruppen kann also möglicherweise weitere Typen enthalten, die einmal von einer späteren Analyse auseinandergewirkt werden können, wenn die Fragestellung in der Organologie des Auges sich derart spezialisiert und vertieft haben wird, daß die »Typen«, die wir heute aufstellten, nicht mehr als einheitliche Gruppen erscheinen können, sondern als Konglomerate verschiedenartiger Gebilde.

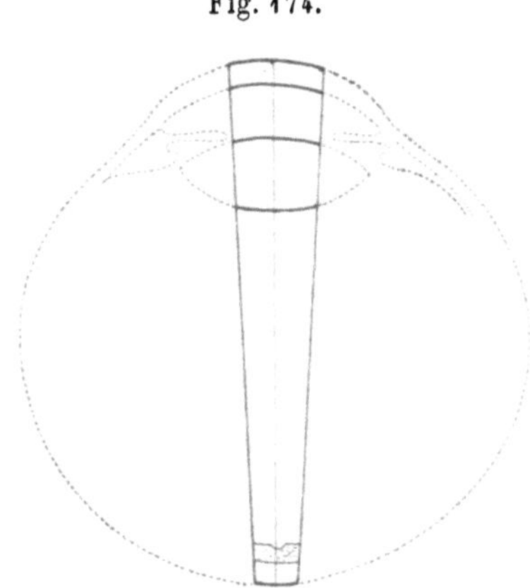

Fig. 174.

Menschliches Auge.
Das »Area-Auge« ist in starken Konturen eingezeichnet.

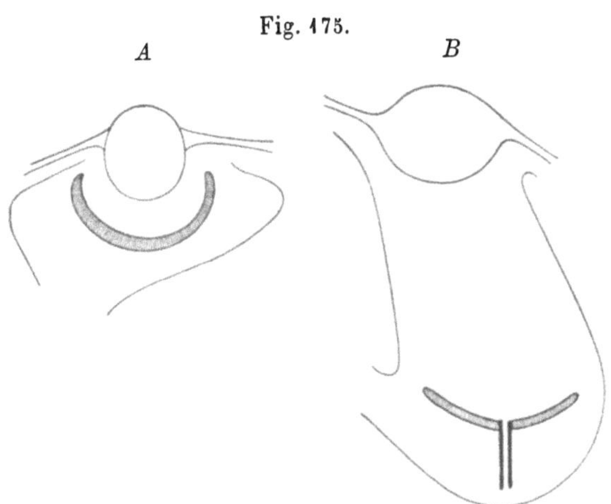

Fig. 175.

Acilius sulcatus. A Bauchauge der Larve, B Stirnauge. Schematisiert nach GRENACHER.

§ 134. Klassifizieren wir also die Augen, so können wir sie, nach dem vorher Gesagten, einteilen in

> 1. Langaugen und
> 2. Kurzaugen.

Jede dieser beiden Gruppen kann enthalten

> 3. Weitwinkelaugen,
> 4. Engwinkelaugen.

Dadurch bekommen wir 4 Gruppen. Jede dieser Gruppen kann enthalten

> 5. Musivaugen und
> 6. Mosaikaugen,

Fig. 176.

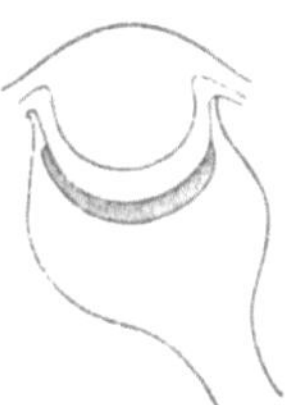

Auge von Epeira (Kreuzspinne).
Schematisiert nach GRENACHER.

Fig. 177.

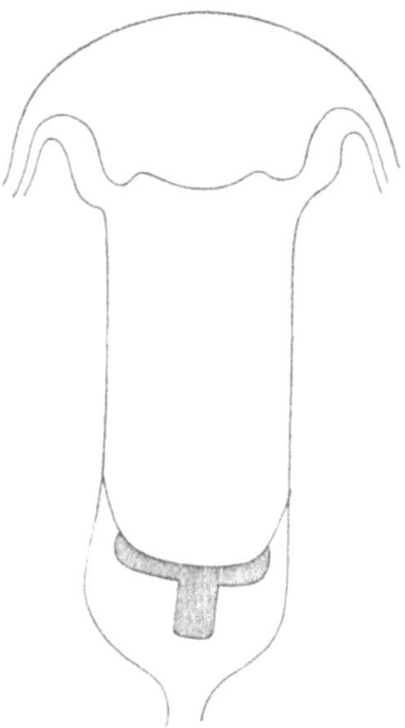

Dorsalauge von Salticus (Springspinne).
Schematisiert nach GRENACHER.

d. h. also Augen mit feinen dichtstehenden oder mit groben weitstehenden Netzhautelementen.

Von den so entstandenen 8 Gruppen hat ein Teil

> 7. isolierte Leitung, ein Teil
> 8. konzentrierte Leitung in der Retina,

und jeder der 16 Typen, die man derart erhält, kann entweder gearbeitet sein als

> 9. Hellauge oder
> 10. Dunkelauge,

d. h. es können Einrichtungen vorhanden sein, die darauf abzielen, das Licht bis zu einem gewissen Grade abzublenden oder solche, die das Licht optimal ausnutzen sollen. So gelangen wir zu 32 Augentypen.

Es muß noch auf einen Punkt aufmerksam gemacht werden, der leicht zu Mißverständnissen führen könnte. Das Auge jedes Tieres stellt ja anatomisch betrachtet eine Einheit dar und eine morphologische Typenlehre könnte für jedes Auge stets nur einen Typus in Anspruch nehmen. Physiologisch betrachtet liegt die Sache anders, es können räumlich vereinigte

Organe von sehr verschiedenem funktionellen Wert vorkommen, die gewissermaßen ineinander geschoben sind. Ich darf nur an die Haut erinnern, in der nebeneinander die Organe verschiedener Sinne: Druck, Wärme, Kälte, Schmerzsinn gelegen sind, die eine rein morphologische Betrachtung mehr oder minder als gleichwertig behandeln würde. So stellt jedes unserer

Fig. 178.

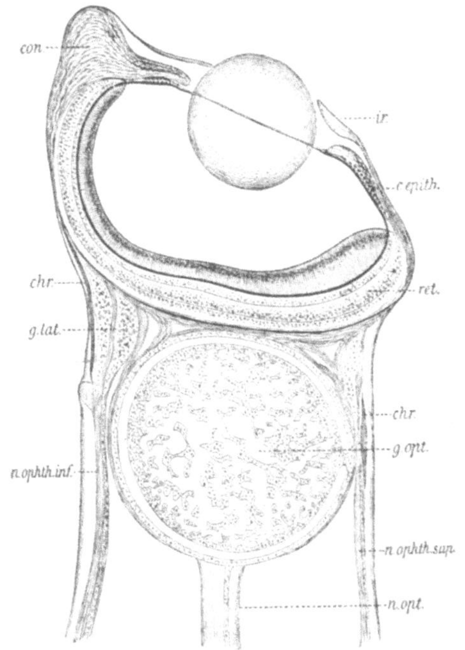

Fig. 179.

Stielauge einer neuen Cranchiadengattung (Kephalopoden). Medianer Längsschnitt. Nach Chun (189).

con. Ventraler Kegel des Bulbus, chr. Chromatophore, g.lat. seitliches Ganglion, n.ophth.inf. Nervus ophthalmicus inferior, ir. Iris, c.epith. Epithelkörper der Linse, ret. Retina, g.opt. Ganglion opticum, n.ophth.sup. Nervus ophthalmicus superior, n.opt. Nervus opticus.

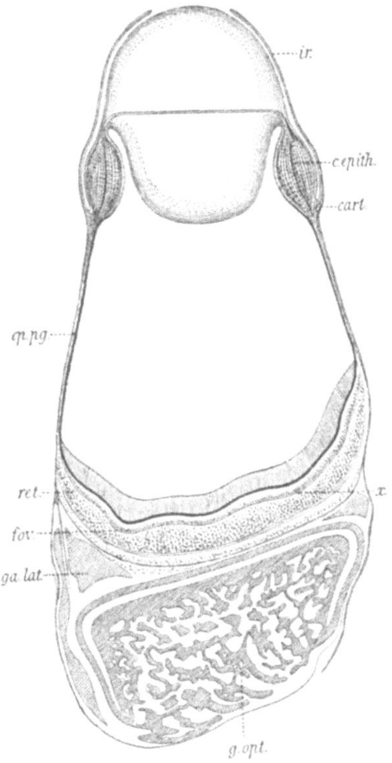

Auge von Amphitretus. Medianschnitt nach Chun (189).

ep.pg. Pigmentepithel, ret. Retina, fov. Fovea, ga.lat. seitliches Ganglion, ir. Iris, c.epith. Corpus epitheliale, cart. Knorpel, x Stelle, in deren Nähe die zweite Fovea auftritt, g.opt. Ganglion opticum.

Augen, physiologisch betrachtet, ein Paar von Sinnesorganen dar: das eine, dessen Bilder optisch so vollkommen wie möglich sind, mit engem Gesichtsfeld, mit feinen musivischen Elementen, mit extrem isolierter Querleitung, d. h. der Bezirk der Area (und Fovea) centralis, der für die Unterscheidung feiner Details, die Unterscheidung des Abstandes zweier Punkte die optimalen Bedingungen bietet.

Das andere, dessen Bilder optisch sehr unvollkommen sind, in großen Zerstreuungskreisen sich darstellen, mit weitem Gesichtsfeld, mit gröberer Mosaik der Endelemente und konzentrierter Leitung zum Ganglion optici. Dies ist die Netzhautperipherie, die zum Wahrnehmen von Bewegungen relativ besser geeignet als die Area centralis, dieser letzteren aber, was Auffassung von Details der Form anlangt, außerordentlich nachsteht.

Fig. 180.

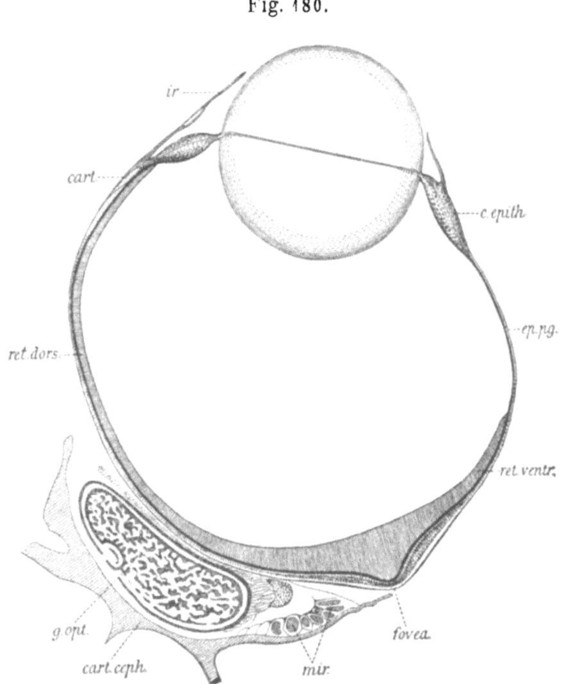

Auge von Bathyteuthis. Medianschnitt. Nach Chun (189).
ir. Iris, *cart.* Knorpel, *ret.dors.* Dorsalteil der Retina, *g.opt.* Ganglion opticum, *cart.ceph.* Kopfknorpel, *mir.* Wundernetze, *fovea.* Fovea centralis, *ret.ventr.* Ventralteil der Retina, *ep.pg.* Pigmentepithel, *c.epith.* Corpus epitheliale.

Die Ausgestaltung je eines dieser beiden Sinnesorgane zeigt uns die Pathologie, die einerseits in den total Farbenblinden Fälle zeigt, denen das Areaauge, wenn ich so sagen darf, fehlt, andererseits läßt uns die Retinitis pigmentosa häufig sehen, wie der Ausfall des Peripherieauges funktionell wirkt.

Schon aus der Aufzählung der Eigentümlichkeiten, die das Areaauge und das Peripherieauge unterscheiden, geht hervor, daß beide zu ganz verschiedenen physiologischen Typen gehören: das Areaauge ist ein Langauge mit engwinkligem Gesichtsfeld, musiv mit isolierter Leitung und für das Sehen bei starker Beleuchtung eingerichtet (ein Hellauge), das Peripherieauge ist ein Langauge mit weitwinkligem Gesichtsfeld, Mosaikelementen mit konzentrierter Leitung und als Dunkelauge gebaut.

Würden wir uns die beiden Augen auch anatomisch getrennt vorstellen, so würde das Areaauge ein ganz eigentümliches Aussehen bieten, das jeder

Fig. 181.

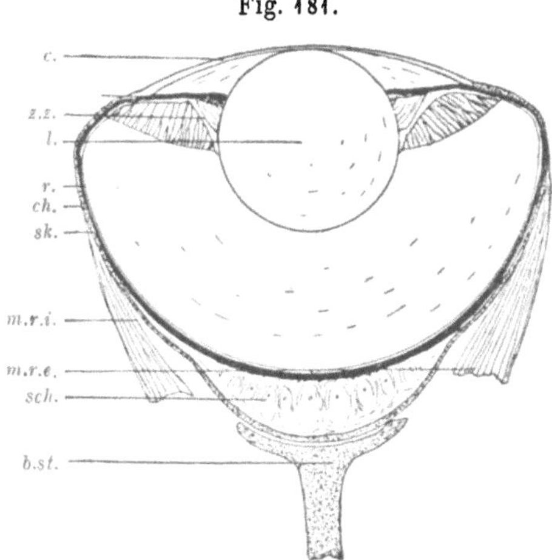

Horizontalschnitt durch das Auge von Acanthias acanthias. Vergr. 2fach. Nach Franz.
c Cornea, z.z. Zonula Zinnii, l. Linse, r. Retina, ch. Chorioidea, sk. Sklera, m.r.e. und m.r.i. Augenmuskeln, sch. Suprachorioidea, b.st. Bulbusstütze.

Morphologe für ein extremes Teleskopauge erklären würde (s. Fig. 174), während sonst noch nie diese Bezeichnung auf das menschliche Auge angewandt worden ist.

Fig. 182.

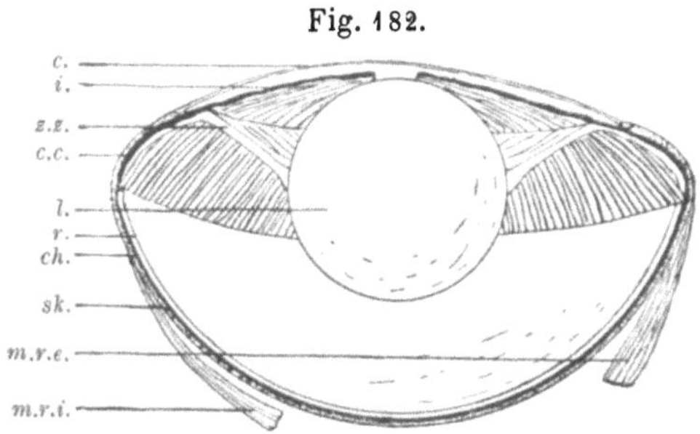

Horizontalschnitt durch das Auge von Scyllium canicula. Vergr. 3,3fach. Nach Franz.
Buchstabenerklärung siehe Fig. 181.

§ 135. Um nun tatsächlich eine Klassifikation der Linsenaugen nach den gegebenen Gesichtspunkten durchzuführen, müssen wir versuchen, eine zahlenmäßige Darstellung der einzelnen Eigenschaften zu gewinnen.

Die einzelnen Eigenschaften seien zunächst getrennt behandelt.

1. Die Lang- und Kurzaugen.

(Dolichoskope und Brachyskope.)

Es handelt sich hier nicht um das äußere Aussehen der Augen, die lang oder kurz erscheinen können, sondern um das Verhältnis der Länge der optischen Achse zur Länge der Achse des dioptrischen

Fig. 183.

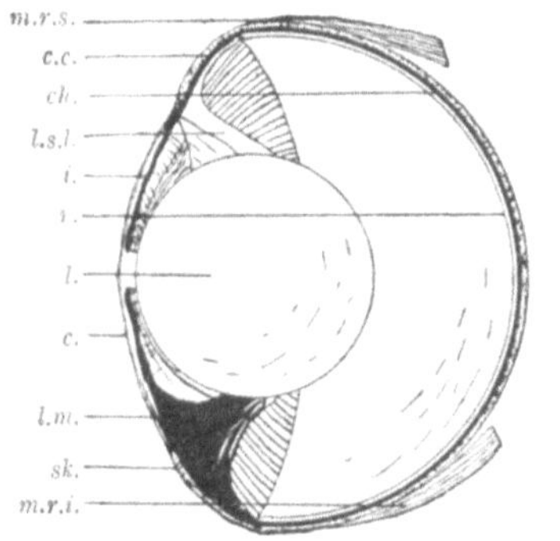

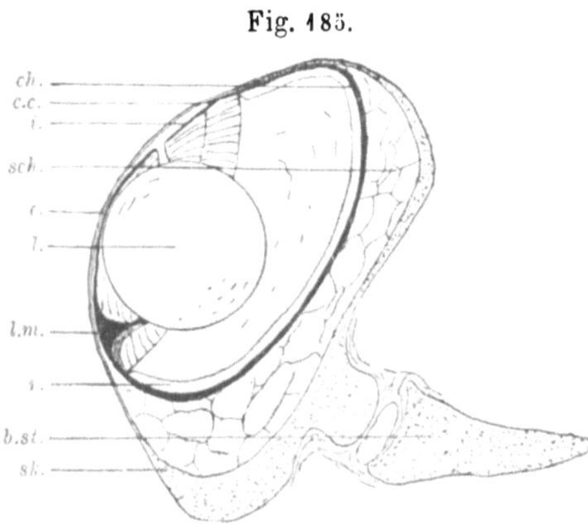

Vertikalschnitt durch das Auge von Scyllium canicula. Vergr. 3,3 fach. Nach FRANZ.
l.s.l. Ligamentum suspensorium lentis, *l.m.* Linsenmuskel.
Weitere Buchstabenerklärung siehe Fig. 181.

Fig. 184.

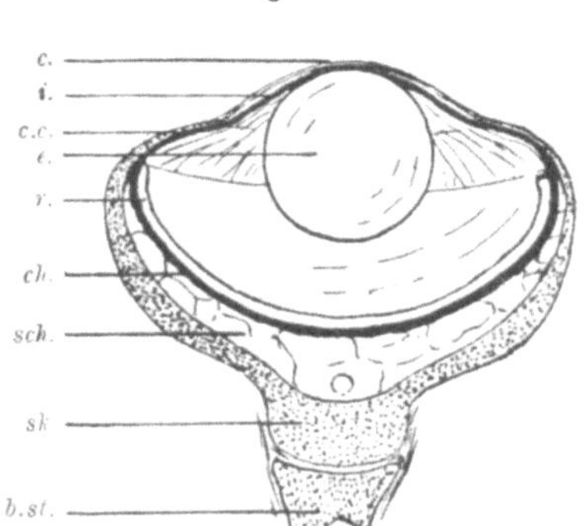

Horizontalschnitt durch das Auge von Torpedo. Vergr. 6,7 fach. Nach FRANZ.
Buchstabenerklärung siehe Fig. 181.

Fig. 185.

Vertikalschnitt durch das Auge von Torpedo. Vergr. 8 fach. Nach FRANZ.
Buchstabenerklärung siehe Fig. 181.

Apparates. Die optische Achse ist definiert einerseits durch die vordere Grenze des ersten lichtbrechenden Mediums, und andererseits durch die Mitte der Schicht der rezipierenden Netzhautelemente.

Bei Luft- und Wassertieren ist also die vordere Begrenzung eine verschiedene: In Luft ist der Hornhautscheitel als Anfangspunkt der optischen Achse zu rechnen, in Wasser dagegen, wo die Lichtbrechung an der Hornhaut fortfällt, stellt erst der Vorderscheitel der Linse den Anfang der Achse dar.

Die Achse des dioptrischen Apparates ist nach hinten durch den hinteren Linsenpol begrenzt, die vordere Begrenzung fällt mit jener der optischen Achse zusammen.

In der folgenden Tabelle sind die Augen nach dem Zahlenwert der Proportion optische Achse: Achse des dioptrischen Apparates geordnet. Im Grenzfall würde der Wert = 1 werden, d. h. die rezipierenden Elemente würden der hinteren Linsenfläche unmittelbar anliegen, ein Fall, der bei Wirbeltieren ausgeschlossen und auch bei Kephalopoden nicht realisiert ist.

Dolichoskope und Brachyskope.

Acilius sulcatus (Larve, Stirnauge)	4,10	Macropus rufus	1,78
Balaenoptera physalus . .	3,50	Esox lucius	1,76
Salticus spec. (Dorsalauge) .	3,42	Selache maxima	1,74
Homo sapiens	3,21	Dissomma anale (erwachsen)	1,71
Struthio camelus . . .	2,60	Ichthyococcus	1,70
Bathyteuthis spec. . . .	2,42	Argyropelecus affinis . . .	1,69
Tinnunculus elegans . . .	2,38	Squatina spuatina	1,65
Amphitretus spec.. . . .	2,36	Dissomma anale (jung 0,7 cm lang)	1,61
Equus bruchelli chapmanni	2,22	Opistoproctus	1,61
Macrorhinus leoninus . . (in Luft 1,83)	2,20	Odontostomus hyalinus . .	1,60
Phocaena communis . . .	2,18	Aepyprymnus rufescens . .	1,59
Odobaenus rosmarus . . . (in Luft 1,92)	2,13	Lamna cornubica	1,57
Felis leo	2,11	Halichoerus gryphus . . . (in Luft 1,49)	1,57
Cranchiade nov. gen. n. spec. (Chun)	2,06	Chimaera manstrosa . . .	1,55
Spinax spinax	2,05	Acilius sulcatus (Larve Bauchauge)	1,53
Phoca vitulina . . . . . (in Luft 1,92)	2,05	Dolichopteryx spec. . . .	1,52
Mustelus laevis.	2,03	Scyllium canicula	1,52
Gigantura chuni	1,98	Torpedo spec.	1,52
Phoca barbata . . . . . (in Luft 1,81)	1,98	Bathytroctes proroscopus (Augengrund)	1,49
Balaena mysticetus . . .	1,96	Dissomma anale (jung 2,1 cm lang)	1,46
Bathytroctes proroscopus (Fovea lateralis) . . .	1,95	Stylophthalmus (2,8 cm lang)	1,44
Bubo spec.	1,93	Myctophum	1,38
Delphinapterus leucas . .	1,89	Periophthalmus kolreuteri . (in Wasser 1,42)	1,34
Raja batis	1,85	Epeira (Dorsalauge) . . .	1,29
Carcharias carcharias . .	1,85	Cyclothone spec.	1,28
Acanthias acanthias . . .	1,80	Crycetomys spec.	1,27
Otaria jubata	1,80	Perameles spec.	1,24
Otaria jubata in Luft . .	1,62	Anableps tetrophthalmus: Wasserauge	1,16
Hyperoodon rostratus . .	1,78	Luftauge	1,12

Es ist natürlich bis zu einem gewissen Grade willkürlich, wo man die Trennung zwischen Lang- und Kurzauge machen will. Daß das Stirnauge der Larve von Acilius ein Langauge ist, ist gewiß, ebenso daß man in dem Anablepsauge ein typisches Kurzauge hat, ob man aber das Auge von Gigantura chuni zu der einen oder anderen Gruppe rechnen will, bleibt Geschmackssache. Um eine wohldefinierte Grenze zu haben, soll als

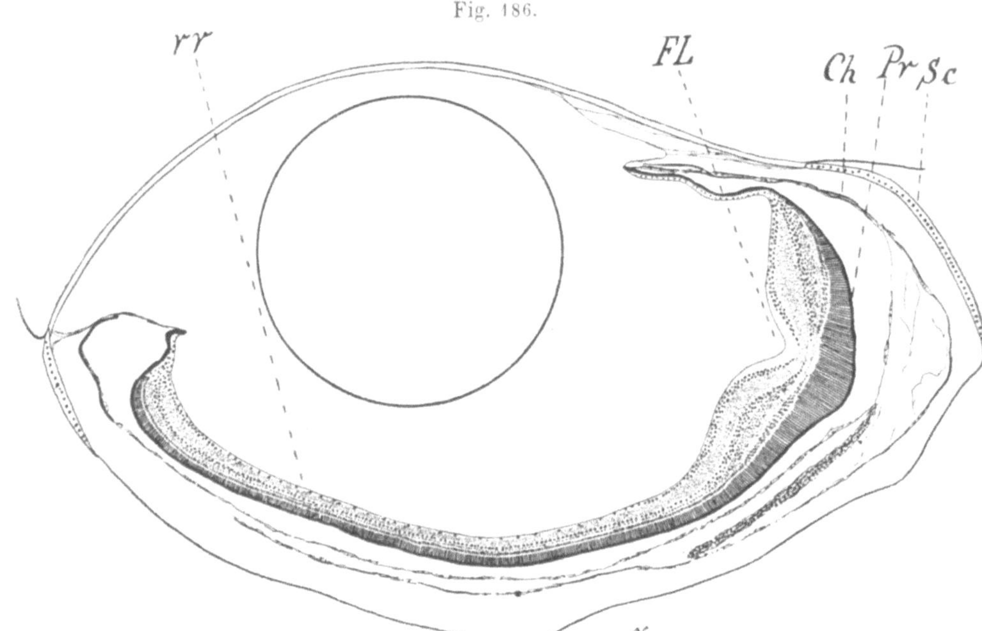

Sagittalschnitt durch das Auge von Bathytroctes proroscopus. Vergr. 68fach. Nach Brauer (180). *FL* Fovea lateralis, *rr* Nebenretina, *Ch* Chorioidea, *Pr* Pigment der Retina, *Sc* Sklera, *x* Eintrittsstelle des Optikus.

Kurzauge jedes Auge gerechnet werden, bei dem die hintere Brennweite kürzer als die Achse des dioptrischen Apparates ist, d. h. die Verhältniszahl in der vorstehenden Tabelle kleiner als zwei ist. Wir hätten dann unter den aufgezählten Augen 17 Langaugen und 41 Kurzaugen.

2. Engwinkel- und Weitwinkelaugen.

(Stenoskope und Euryskope.)

§ 136. Um zu ermitteln, zu welchem dieser beiden Typen ein Auge gehört, müßte man ja eigentlich experimentell feststellen, welchen Winkel die äußersten Strahlenbündel bilden, die in einem Sehorgan noch auf die Schicht der rezipierenden Elemente wirken können. Eine solche Bestimmung der Grenzen des Blickfeldes eines Auges haben wir noch nicht und die Gewinnung des Materials dürfte auch sehr schwierig sein. Es ist deshalb im

Fig. 187.

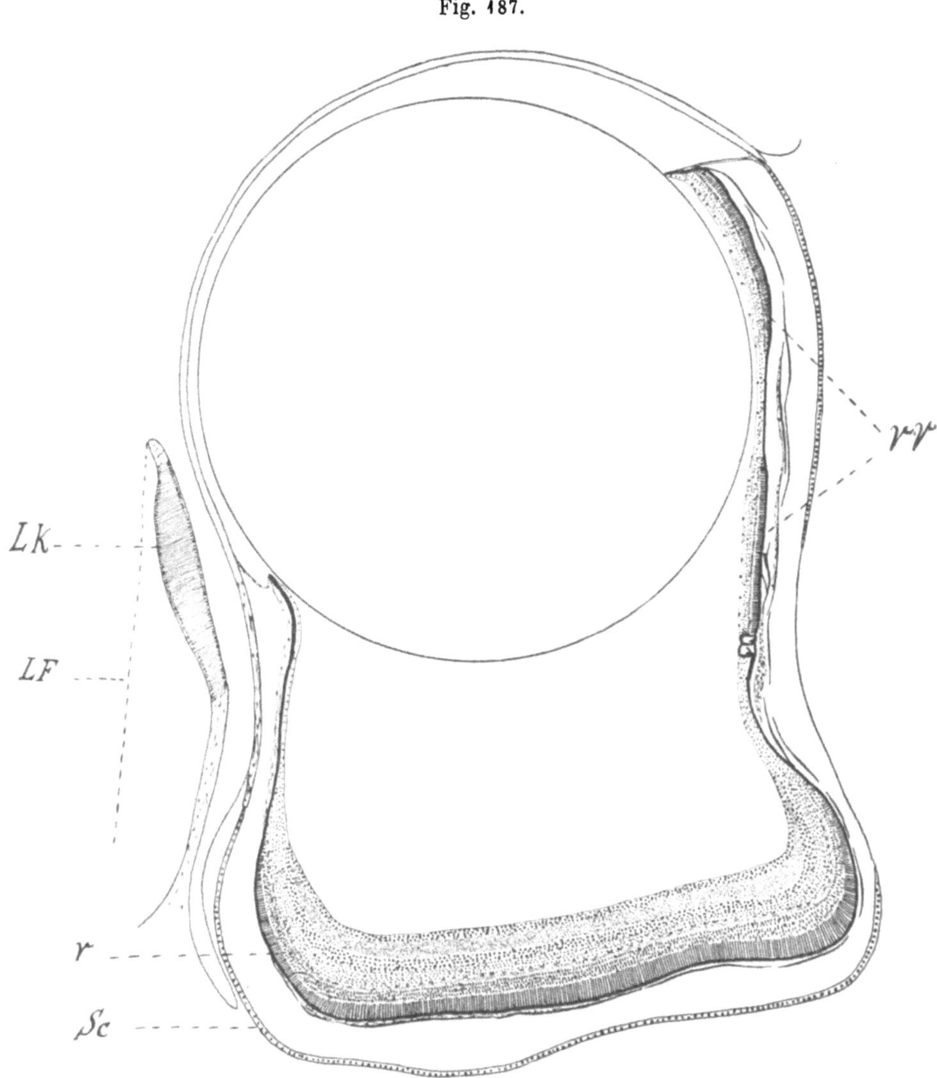

Sagittalschnitt des Auges von Odontostomus hyalinus. Vergr. 40fach. Nach Brauer (180).
Lk Linsenkissen, *LF* laterale Wand der Hautfalte, ergänzt, *r* Hauptretina, *Sc* Sklera, *rr* Nebenretina.

folgenden ein Wert gewählt, der aus dem Bau eines Auges abgeleitet werden kann, und der zwar nicht direkt als die Größe des Blickfeldes angesehen werden darf, aber doch ein recht gutes Maß dafür abgibt.

Als Maß für die Größe des Blickfeldes ist der Winkel gewählt, den die Verbindung des Mittelpunktes des optischen wirksamen dioptrischen Apparates mit den Punkten bildet, in denen der horizontale Meridian die Ora terminalis retinae schneidet. Im allgemeinen wird dieser Wert etwas zu hoch sein, doch ist der Fehler für die Typengruppierung nicht besonders groß, und vor allem sind die gleichmäßig gewonnenen Werte gut miteinander vergleichbar.

Stenoskopauge und Euryskopauge in Graden.

Salticus (Dorsalauge Zentrum)	6	Macropus rufus	140
Homo (Macula lutea)	8	Homo (Peripherie)	142
Salticus (Dorsalauge Peripherie)	20	Periophthalmus kolreuteri	143
		Perameles spec.	144
Acilius sulcatus (Larve Scheitelauge)	34	Acilius sulcatus (Larve, Ventralauge)	145
Argyropelecus affinis (Nebenretina)	40	Macrorhinus leoninus	145
		Phoca vitulina	150
Argyropelecus affinis (Hauptretina)	44	Halichoerus gryphus	150
		Otaria jubata	150
Dolichopteryx spec.	50	Bathytroctes proroscopus	156
Ichthyococcus	50	Dissomma (2,1 cm lang)	156
Amphitretus spec.	56	Equus bruchelli, chapmanni	162
Gigantura chuni	58	Phoca barbata	165
Anableps tetrophthalmus (Wasserauge)	60	Torpedo spec.	170
Odontostomus hyalinus	61	Esox lucius	180
Dissomma anale (erwachsen)	63	Odobaenus rosmarus	180
Stylophthalmus	70	Balaenoptera physalus	180
Anableps tetrophthalmus (Luftauge)	80	Phocaena communis	180
		Delphinapterus leucas	180
Bubo spec.	98	Hyperoodon rostratus	180
Alciope spec.	99	Scyllium canicula	180
Felis leo	107	Carcharias carcharias	183
Struthio camelus	116	Raja batis	188
Bathyteuthis spec.	122	Mustelus laevis	189
Cricetomys spec.	124	Boa constrictor	194
Epeira (Dorsalauge)	124	Squatina squatina	194
Nisus spec.	125	Chimaera monstrosa	195
Capra domestica	131	Acanthias acanthias	200
Aepyprymnus rufescens	135	Lamna cornubica	200
Tinnunculus elegans	136	Selache maxima	200
Chelone midas	140	Balaena mysticetus	200
		Spinax spinax	205

Wie aus der Tabelle hervorgeht, bekommt man auf diese Weise eine Anzahl von Werten, die größer sind als 180°. Das hat natürlich keine

Fig. 188.

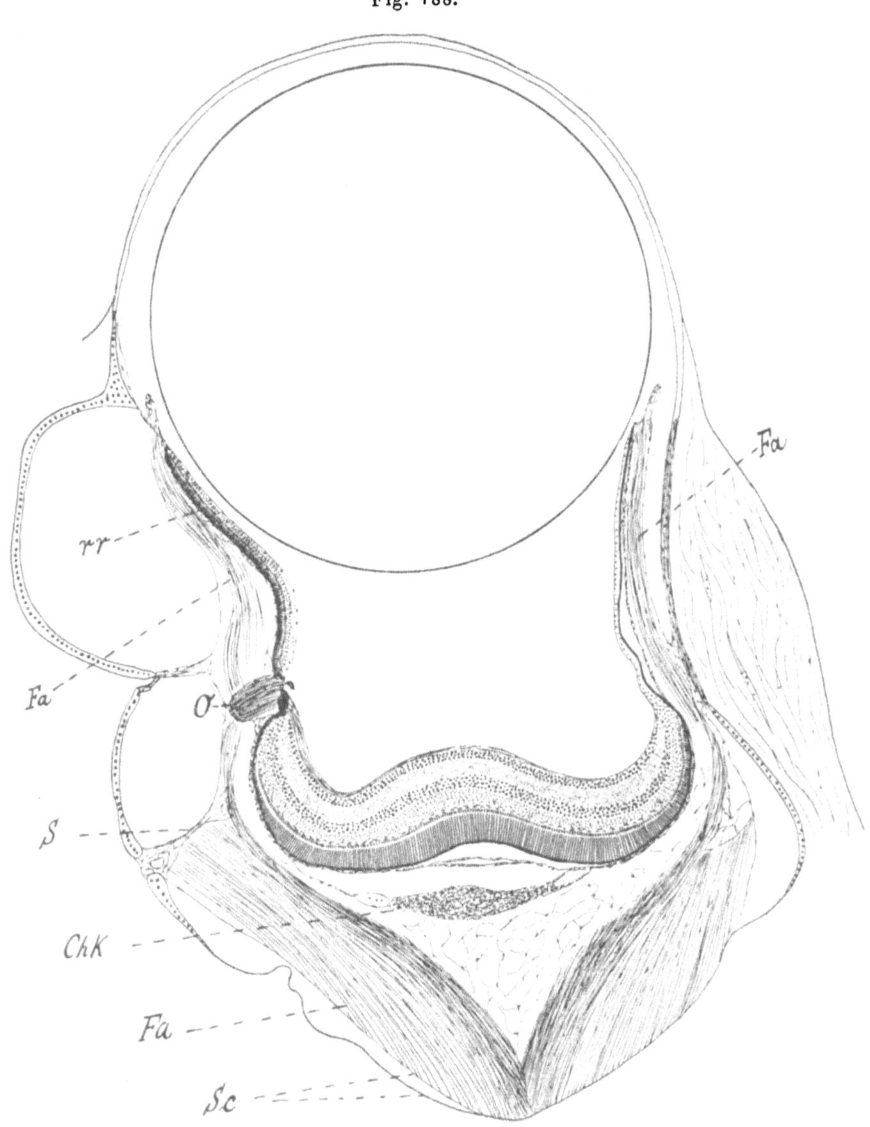

Sagittalschnitt durch das Auge von Dolichopteryx. Vergr. 40 fach. Nach Brauer (180).
rr Nebenretina, *Fa* Fasern der Argentea, *O* Optikus, *S* Septum, *Chk* Chorioidealkörper, *Sc* Sklera.

Bedeutung, es dürfte kaum wirklich vorkommen, daß ein Blickfeld mehr wie einen gestreckten Winkel umfaßt, wir dürfen vielmehr 180° als den

Grenzwert annehmen, der allein infolge der Abblendung durch den eigenen Körper nicht überschritten werden kann.

Auch hier ist die Grenze zwischen Engwinkel- und Weitwinkelaugen konventionell, und wir wollen sie auf $100°$ festsetzen.

Fig. 189.

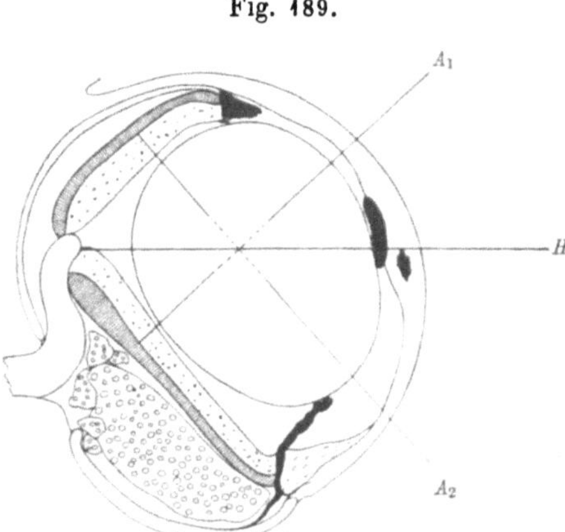

Auge von Anableps tetrophthalmus. Vergr. 3,5 fach. Schematisch nach KLINKOWSTRÖM.
H Horizontale, d. h. Ebene der Wasseroberfläche, A_1 Achse des Luftauges, A_2 Achse des Wasserauges.

Fig. 190.

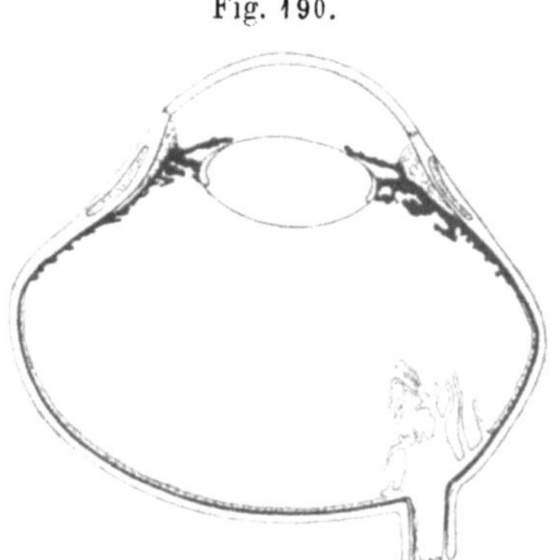

Medianschnitt des Auges von Struthio camelus. Natürliche Größe.

Fig. 191.

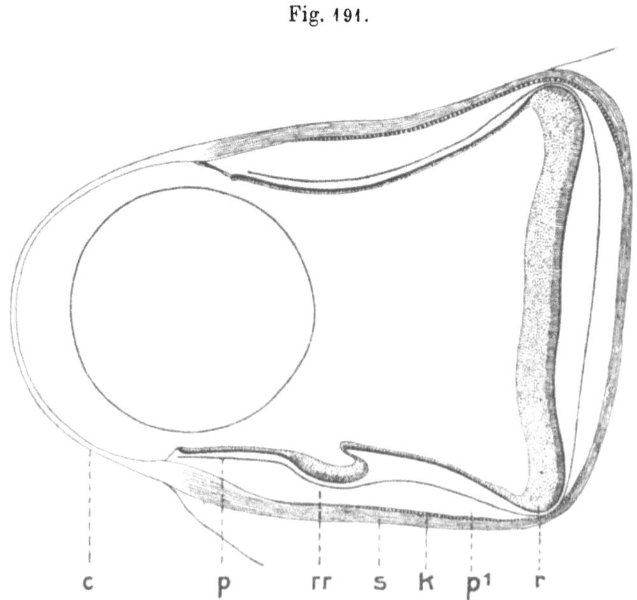

Schnitt durch das Auge von Gigantura chuni. Vergr. 34 fach. Nach BRAUER.
c Cornea, *p* Pigmentmantel, *rr* Nebenretina, *s* Sklera, *k* Knorpel, *p¹* Pigment der Chorioidea, *r* Retina.

Dann sind unter den aufgezählten 58 Augen nur 17, die engwinklig gebaut sind, 41 weitwinklige, und von letzteren beträgt bei 18 Spezies der Winkel 180° oder darüber.

3. Mosaik- und Musivaugen.

§ 137. In der Dicke der Sehelemente und der Dichtigkeit ihrer Stellung kommen allein im Wirbeltierstamme gewaltige Unterschiede vor. Ein Maß für die Feinheit des Sehens sind sie allein natürlich nicht, wie in den Ausführungen über Sehschärfe (s. u.) noch dargetan werden wird; je nach der Art der Verbindung, die sie mit den weiteren nervösen Elementen eingehen, kann ihre Bedeutung eine ganz verschiedene sein.

Es mögen zunächst die Zahlen folgen.

Anzahl der rezipierenden Endelemente der Netzhaut auf 1 qmm (in Tausenden).

Spelerpes	2,5	Bubo spec.	54
Thalassochelys	5,7	Scyllium canicula Augengrund	59
Raja batis Peripherie	7,6	Chimaera monstrosa	60
Esox lucius	8,7	Balaenoptera physalus	62
Raja batis Augengrund	11	Squatina squatina	64
Acanthias acanthias Periph.	12	Centrina centrina Augengrund	65
Struthio camelus Peripherie	14	Tinnunculus elegans	69
Torpedo spec. Peripherie	16	Mustelus laevis Augengrund	70
Sepia	20	Polyipnus	72
Torpedo spec. Augengrund	22	Galeus galeus Augengrund	75
Carassius auratus	22	Cricetomys spec.	84
Leuciscus rutilus	23	Macrorhinus leoninus	90
Rana spec.	23	Chimaera monstrosa Augen- grund	100
Acanthias acanthias	24	Cyclothone	102
Galeus galeus Peripherie	25	Dicholophus cristatus	110
Sepiola	25,5	Phoca vitulina	110
Periophthalmus kolreuteri	26	Odobaenus rosmarus	110
Spectito spec.	28	Phoca barbata	120
Acanth. acanthias Augengrund	30	Sus spec.	120
Spinax spinax Peripherie	36	Homo (extrafoveal, Mittel)	132
Eledone	40	Perameles spec.	137
Scyllium canicula Peripherie	40	Opithoproctus	139
Sepia officinalis	42	Winteria	139
Alciope spec.	42	Coloconger	139
Dasyprocta aguti	43	Hyperoodon rostratus	140
Centrina centrina Peripherie	50	Delphinapterus leucas	150
Mustelus laevis Peripherie	50	Homo, Area centralis	160
Struthio camelus Augengrund	51		

Setarchus	180	Chondrostoma nasus	277
Macrurus	180	Oneirodes	286
Ichtyococcus	182	Halicmetus	286
Sus domesticus	183	Melamphaes	345
Phocaena communis	200	Motacilla	360
Argyropelecus	232	Passer domesticus (Fovea cen-	
Chauliodus	232	tralis)	444
Columba (rotes Feld)	262	Mus decumanus	1400

Als Musivaugen wollen wir alle diejenigen ansprechen, bei denen 50 000 oder mehr Elemente auf 1 qmm Retina untergebracht sind. Es umfaßt dann die vorstehende Zusammenstellung 25 Mosaik- und 45 Musivaugen. Peripherie und Zentrum desselben Auges gehören häufig zu funktionell verschiedenen Typen.

4. Platyskope und stigmatoskope Augen.

§ 138. Wird eine größere Anzahl Endelemente durch die Zellen der inneren Körnerschicht mit einer einzigen Ganglienzelle in Verbindung ge-

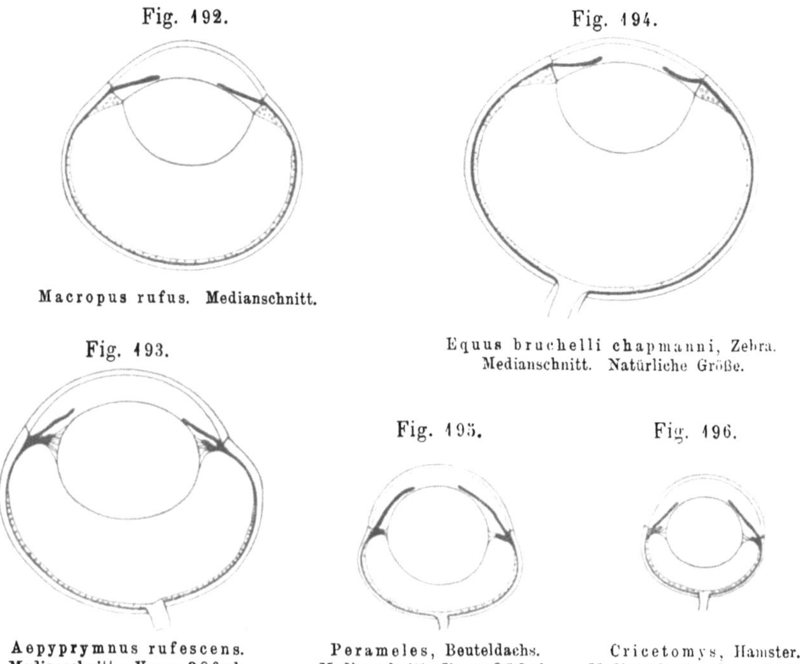

Fig. 192.

Macropus rufus. Medianschnitt.

Fig. 193.

Fig. 194.

Equus bruchelli chapmanni, Zebra. Medianschnitt. Natürliche Größe.

Fig. 195.   Fig. 196.

Aepyprymnus rufescens. Medianschnitt. Vergr. 2,8fach.

Perameles, Beuteldachs. Medianschnitt. Vergr. 2,5fach.

Cricetomys, Hamster. Medianschnitt. Vergr. 2,5fach.

setzt, so können die Einzeleindrücke, die auf die Fläche der zusammengefaßten Endelemente fallen, nicht mehr getrennt zur Rezeption gelangen, wir haben dann ein Auge, das nur Flächen verschiedener Beleuchtung unterscheiden kann, ein Platyskopauge. Wird dagegen jedes Endelement einzeln mit einer Ganglienzelle des Ganglion nervi optici verbunden, oder mit einer sehr geringen Anzahl, so nähern wir uns immer mehr dem Zustande des Punktsehens, der möglichst feinen Unterscheidung dicht nebeneinander liegender Punkte. Augen, deren Ausbildung in dieser Richtung geht, wollen wir Stigmatoskopaugen nennen.

Anzahl der nervösen Endelemente, die zu einer Nervenfaser des Optikus, bzw. einer Ganglienzelle des Ganglion nervi optici abgeleitet werden.

Hyperoodon rostratus . .	7200	Winteria	22
Delphinapterus leucas . .	5600	Acanthias blainvilli	20
Balaenoptera physalus . .	5100	Acanthias acanthias Augen-	
Phocaena communis . . .	4900	grund	20
Odobaenus rosmarus . . .	2300	Centrina centrina Augengrund	18
Phoca barbata	2100	Galeus galeus Peripherie . .	17
Phoca vitulina	1500	Acanthias acanthias Peripherie	17
Macrorhinus leoninus . .	1000	Polyipus	15
Chimaera monstrosa Periph.	200	Centrina centrina Peripherie .	14
Spinax spinax Peripherie .	180	Macrurus	11
Chimaera Augengrund . .	170	Mustelus laevis Peripherie. .	10
Spinax Augengrund . . .	150	Mustelus laevis Augengrund .	8
Homo Peripherie	130	Raja batis Augengrund. . .	7
Melamphaes	71	Torpedo spec. Peripherie . .	6
Galeus galeus Augengrund .	50	Torpedo spec. Augengrund .	4
Squatina squatina Augengrund	46	Raja batis Peripherie . . .	4
Oneirodes.	45	Argyropelecus.	4
Scyllium canicula	40	Opishoproctus.	4
Coloconger	39	Ichthyococcus.	3
Squatina Peripherie . . .	35	Motacilla (Bachstelze) . . .	1—2
Chauliodus	28	Homo Fovea centralis . . .	1

5. Hell- und Dunkelaugen.

§ 139. Für die Unterscheidung von Hell- und Dunkelaugen läßt sich kaum ein Zahlenwert fixieren, der in der Weise, wie es für die vier anderen Parameter geschah, eine Trennung der Typen ermöglicht.

Wohl gibt die Größe der Apertur (s. o.) hier einen Anhaltspunkt, aber sie allein reicht nicht zur Charakterisierung hin. Außerdem kann ein und dasselbe Auge zu verschiedenen Zeiten Hell- oder Dunkelauge sein, je nach dem Ballungszustande des Pigments, so daß also diese Unterscheidung als die letzte angewandt werden muß, die sich bereits auf einen bestimmten funktionellen Zustand bezieht.

6. Zusammenfassung.

Nur für wenige Augen liegen bisher alle Daten vor, die eine Einordnung in dies Typenschema ermöglichen. Besonders mangelt es an Bestimmungen über die Dichte der rezipierenden Elemente und ihr Verhältnis zur Zahl der Optikusfasern. Diese Werte sind bisher nur von Pütter für Wassersäugetiere und von Franz für Selachier und Vögel systematisch bestimmt worden.

Infolgedessen können nicht für alle 16 Typen Beispiele angeführt werden. Nur das 8-Typenschema, das sich auf die Gegensatzpaare von Dolichoskopen und Brachyskopen, Stenoskopen und Euryskopen, sowie Mosaik- und Musivaugen gründet, läßt sich ausfüllen. Nur an einigen Stellen gelingt es noch, die weitere Unterteilung zu machen. Jeder der angeführten Typen wird sich also in zwei auflösen lassen und erhält daher eine Doppelnummer.

Die folgende Übersicht zeigt dies:

Dolichoskope Augen.
    Stenoskope Augen.
        Mosaik-Augen: Typus I und II, z. B.: Salticus Dorsalauge Zentrum und Peripherie.
        Musiv-Augen: Typus III und IV, z. B.: Homo (Macula).
    Euryskope Augen.
        Mosaik-Augen: Typus V und VI, z. B.: Struthio camelus Peripherie, Spinax spinax Peripherie.
        Musiv-Augen: Typus VII und VIII, z. B.: Homo Peripherie, Felis leo, Balaenoptera, Macrorhinus, Phocaena, Odobaenus, Phoca, Tinnunculus, Mustelus.
Brachyskope Augen.
    Stenoskope Augen.
        Mosaik-Augen: Typus IX und X, für diese Typen fehlen mir vorläufig Beispiele, vielleicht gehört Anableps hierher.
        Musiv-Augen: Typus XI und XII, z. B.: Bubo spec. Argyropelecus, Odontostomus, Dolichopteryx, Dissomma.
    Euryskope Augen.
        Mosaik-Augen: Typus XIII und XIV, z. B.: Raja batis, Acanthias, Scyllium, Torpedo, Periophthalmus, Esox.
        Musiv-Augen: Typus XV und XVI, z. B.: Cricetomys, Perameles, Delphinapterus, Hyperoodon, Balaena, Chimaera.

Nur als Beispiel, wie eine weitere Teilung dieser Typen wird erfolgen können, sei erwähnt, daß unter Typus VII und VIII Platyskop- und Stigmatoskopaugen vorkommen, als Beispiel des letzteren Typs dient Mustelus laevis, der also den Typus VIII vertreten würde, und wahrscheinlich auch Tinnunculus.

Es ist nicht notwendig, daß für alle 16 Typen sich Beispiele finden, diese Zahl stellt ja nur das mögliche Maximum auf Grund der angewandten Einteilungsprinzipien dar. Immerhin scheint es, als kämen tatsächlich fast alle vor. Zweifelhaft ist die Existenz eigentlich nur für Typus III, ob nämlich bei einem engwinkligen Langauge mit musivischen Elementen eine Platyskopie Sinn hat, kann nur durch die Erfahrung gelehrt werden, die menschliche Macula stellt den Typus IV dar.

2. Die systematischen Augentypen.

§ 140. Seit Sömmering seine trefflichen Kupfertafeln mit den Horizontalschnitten einer großen Anzahl von Wirbeltieraugen herausgegeben hat, d. h. seit fast einem Jahrhundert, werden durch die Lehrbücher der Zoologie und vergleichenden Anatomie eine Reihe schlechter Reproduktionen einzelner dieser Abbildungen als die Typen von Augen bestimmter Klassen verbreitet. Besonders für das Fisch- und Vogelauge sind die vergröberten Abbildungen, die Sömmering vom Hecht- und Eulenauge gibt, überall zu finden und durch eine stillschweigende Konvention ist der Begriff des Eulenauges mit dem des Vogelauges, das Hechtauge mit dem Fischauge synonymisiert worden. Die Frage,

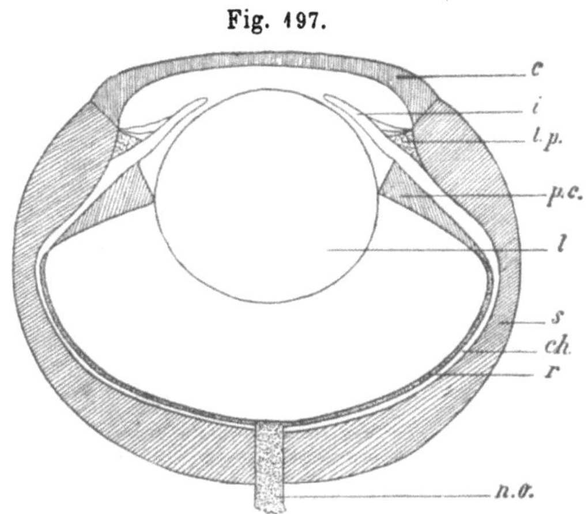

Fig. 197.

Halichoerus gryphus. Medianschnitt. Vergr. 3:2.
c Cornea, i Iris, l.p. Ligamentum pectinatum, p.c. Processus ciliaris, l Linse, s Sklera, ch. Chorioidea, r Retina, n.o. Nervus opticus.

ob die Augen einer größeren systematischen Gruppe, einer Ordnung, einer Klasse, eines Tierstammes, in ihrer Gestaltung typisch sind, ob man von einem Typus des Fischauges, des Amphibien-, Reptilien-, Vogel-, Säugetierauges sprechen kann, ist in mehrfacher Beziehung von Bedeutung.

Wir fassen die systematischen Gruppen als genetisch zusammengehörig auf und sehen, daß innerhalb derartiger genealogischer Verbände die allerverschiedensten Leistungen vollbracht werden, denn systematische Gruppen sind keine funktionellen Einheiten, vielmehr finden wir in jedem Lebensbezirk in der Natur, der einheitliche funktionelle Anforderungen an seine Bewohner stellt, Vertreter der allerverschiedensten systematischen Gruppen, die funktionell in vielen Beziehungen, nämlich in denen, die durch die

Anforderungen des Lebensbezirkes gegeben sind, dasselbe leisten, funktionell gleich oder ähnlich sind, während Vertreter derselben systematischen Gruppe in sehr verschiedenen Lebensbezirken vorkommen.

Würden wir nun finden, daß trotz der verschiedensten funktionellen Anforderungen die Formen eines bestimmten Organes bei den Vertretern einer systematischen Gruppe stets dieselben typischen Eigentümlichkeiten zeigen, so läge der Schluß nahe, daß die Formgebung wesentlich durch erblich übertragene, durch genealogische Momente bedingt sei und nicht durch die funktionellen Anforderungen.

Finden wir dagegen bei derselben systematischen Gruppe ganz verschiedene Organformen, die wir in Beziehung zu bestimmten funktionellen Bedingungen setzen können, so werden wir annehmen dürfen, daß die Ausbildung der Form durch die Bedingungen der Umgebung induziert wird.

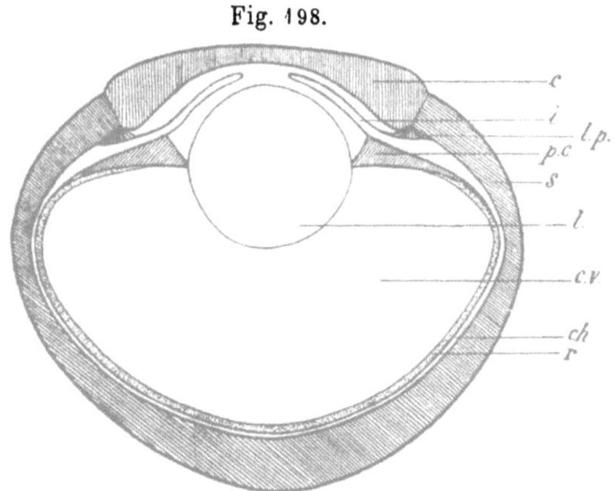

Fig. 198.

Odobaenus rosmarus. Medianschnitt vertikal. Vergr. 2 : 1.
Buchstabenerklärung siehe Fig. 197.

Wenn wir auch heute meist gezwungen sind, diese Beziehung zwischen Gestaltung und Funktion teleologisch auszudrücken, so müssen wir stets betonen, daß hierin ein Provisorium liegt, und daß die teleologische Ausdrucksweise der kausalen weichen muß und in dem Angenblicke weichen wird, wo uns das »zweckmäßige« als mechanisch notwendig verständlich wird.

Wenn aber die Form des ganzen Organs nicht typisch ist, so entsteht die weitere Frage, ob wir die Einheitlichkeit der Abstammung nicht an den einzelnen Komponenten erkennen können, die je nach den äußeren Bedingungen die verschiedenen Formen aufbauen.

Im folgenden sollen diese Fragen für das Wirbeltierauge erörtert werden.

§ 141. Die Merkmale, die nach der herrschenden Anschauung ein Auge »typisch« für eine Wirbeltierklasse erscheinen lassen, sind recht äußerlicher Natur, sie beziehen sich auf die äußere Gesamtform, auf die Größe und Wölbung der Cornea, auf die Ausgestaltung des Verbindungsteils und etwa noch auf die Form der Linse.

Der Gesamtform nach sollte das Fischauge elliptisch, also abgeplattet in der Achsenrichtung sein, das Säugetierauge kuglig, das Vogelauge in der

Achse verlängert, im extremen Falle röhrenförmig. Fig. 204 zeigt (bei gleicher Vergrößerung) eine Anzahl Teleostieraugen, deren Betrachtung genügt, um diese Charakterisierung als unzutreffend zu erkennen. Neben dem extrem

Fig. 199.

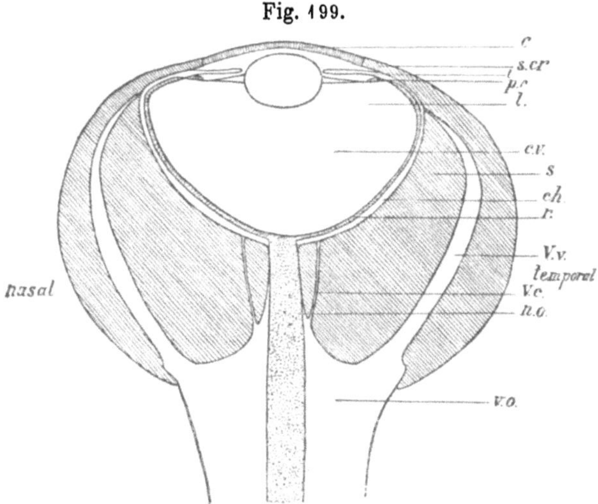

Balaenopterá physalus. Horizontalschnitt. 1/2 natürlicher Größe.
Buchstabenerklärung siehe Fig. 197.

Fig. 200.

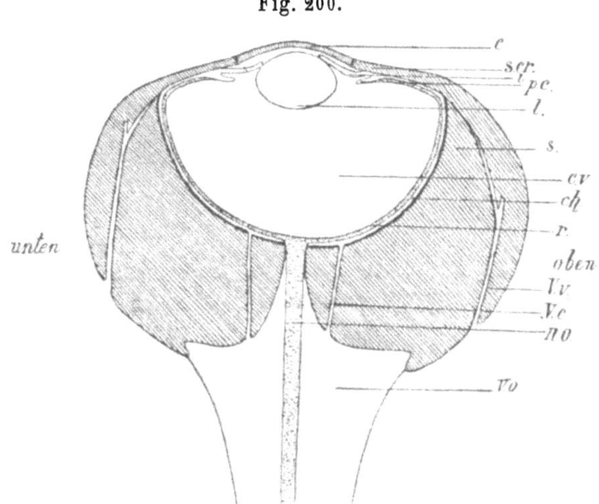

Balaenoptera physalus. Vertikalschnitt. 1/2 natürlicher Größe.
Buchstabenerklärung siehe Fig. 197.

abgeplatteten Auge von Bathytroctes kommt das gestreckte, röhrenförmige Auge von Gigantura, oder Odontostomus vor. Das Auge von Periophthalmus weicht nur wenig von der Kugelgestalt ab.

Die Cornea des Fischauges soll relativ sehr groß und flach sein; auch hier trifft die übliche Charakteristik nicht zu, denn die Hornhaut von **Gigantura** ist eine der stärkstgewölbten, die überhaupt bei Wirbeltieren vorkommen und zwischen diesem Extrem und dem anderen einer ganz flachen Cornea, wie sie etwa Bathytroctes zeigt, liegen, wie aus Fig. 204 zu ersehen, alle möglichen Übergänge.

Groß ist die Fischhornhaut meist im Vergleich zum ganzen Bulbus, aber nicht größer, wie diejenige vieler Formen in anderen Wirbeltierklassen, denn die kleinste hier dargestellte Hornhaut verhält sich zum **Bulbus** (linear) wie $1:1,12$ (Periophthalmus), und bei Säugetieren finden wir sehr verbreitet ebenso große Hornhäute.

Fig. 204.

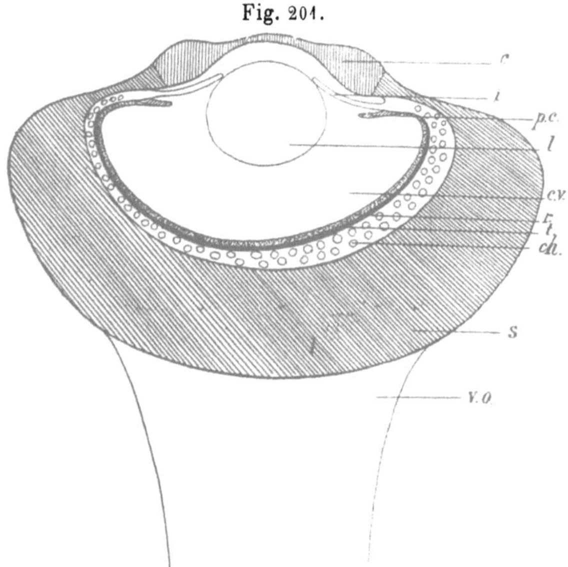

Hyperoodon rostratus. Horizontalschnitt. Natürliche Größe.
Buchstabenerklärung siehe Fig. 197.

Der Verbindungsteil sollte bei Teleostiern entweder ganz fehlen, oder in scharfem Knick gegen den Augenhintergrund sich absetzen und so ganz flach und annähernd senkrecht zur Augenachse gestellt sein, wie es etwa beim Hechtauge annähernd der Fall ist. Fig. 204 zeigt demgegenüber ganz anders gestaltete Verbindungsteile.

Was endlich die Linse anlangt, so ist sie zwar durchgängig nahezu kuglig (Abweichung z. B. bei Anableps Fig. 189), aber Kugellinsen kommen weit verbreitet auch bei anderen Wirbeltieren vor (z. B. Wassersäugetieren).

Es war bis jetzt nur vom Teleostierauge die Rede, daß aber auf das Selachierauge die übliche Charakteristik des Fischauges ebensowenig paßt. lehrt ein Blick auf Fig. 205.

Das Vogelauge weicht vom Eulenauge, das als typisch betrachtet wurde, gleichfalls sehr ab (s. Fig. 206). Das auffallendste Merkmal, der röhrenförmig gestaltete Verbindungsteil, tritt z. B. weder bei Tinnunculus noch bei Struthio besonders hervor, ist z. B. bei letzterer Form kaum so stark entwickelt, wie etwa bei der Elefantenrobbe. Auch die Cornea ist bei Falken und Straußen flach, nicht von jener starken Wölbung, die das Eulenauge (Bubo, schon weniger stark Asio) charakterisiert.

Selbst die Form der Linse, die so besonders flach bei Vögeln sein soll, ist kein durchgreifendes Klassenmerkmal, indem z. B. beim Pinguin die Linse fast kuglig ist.

Daß endlich auch das Säugetierauge in keinem der aufgeführten Punkte gleichmäßige Gestaltungen zeigt, braucht wohl mit Hinweis auf die Fig. 207 nur angedeutet zu werden.

§ 142. Das Ergebnis, daß auf die bisher zur Charakteristik verwandten Momente hin man den Typus des Auges einer größeren systematischen Gruppe nicht definieren kann, ist von allgemeinerem Interesse. Was für Merkmale sind bisher verwendet worden?

Zunächst die Gesamtform des Bulbus. Das ist ein sehr komplexes Moment, und die Erörterung des Problems der

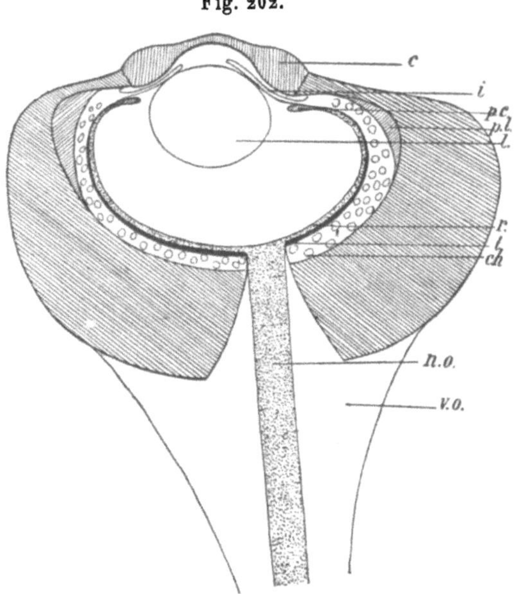

Fig. 202.

Hyperoodon rostratus. Vertikalschnitt. Natürliche Größe.
Buchstabenerklärung siehe Fig. 197.

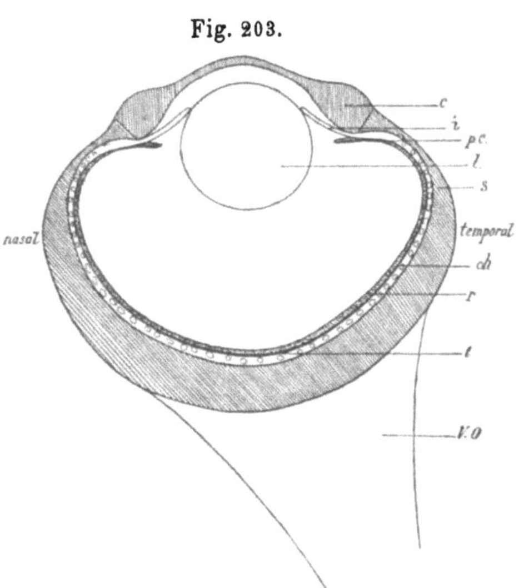

Fig. 203.

Phocaena communis. Horizontalschnitt.
Buchstabenerklärung siehe Fig. 197.

Anableps
Leuciscus
Periophthalmus
Gigantura
Odontostomu
Bathytroctes

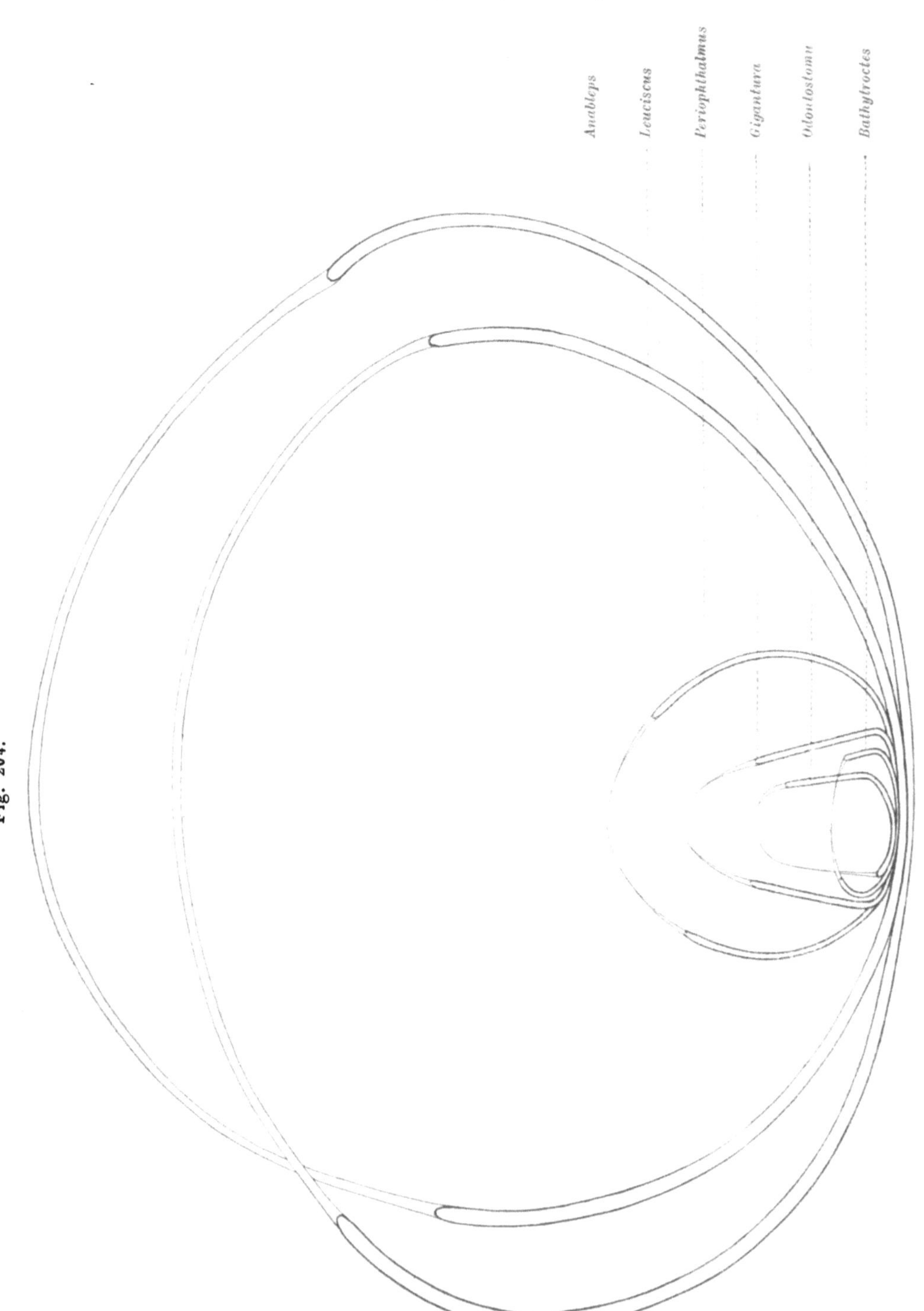

Fig. 204.

morphologischen Augentypen wird erkennen lassen, daß hier keine Einheitlichkeit erreicht werden konnte.

Alle weiteren Merkmale sind in ihrer Ausbildung von funktionellen Bedingungen abhängig: die Corneagröße von Beleuchtungsbedingungen sowie

Fig. 205.

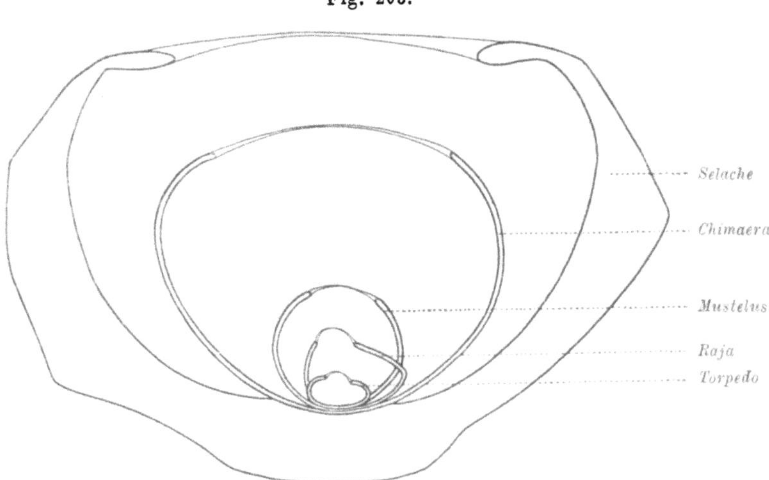

Selachieraugen bei gleicher Vergrößerung. Vergr. 1,5 fach.

von mechanischen Momenten, die Linsenform von optischen Bedingungen, die auch für die Gestaltung des Verbindungsteils maßgebend oder doch mit bestimmend sind. Die Abhängigkeit der Einzelgestaltungen ist in früheren Abschnitten erörtert.

Nun wirken natürlich vielfach die gleichen funktionellen Bedingungen auf Vertreter ganz verschiedener systematischer Gruppen ein, und dadurch kommen Ähnlichkeiten in der Gestaltung zustande, die schließlich zu so extremen Konvergenzerscheinungen führen können,

Fig. 206.

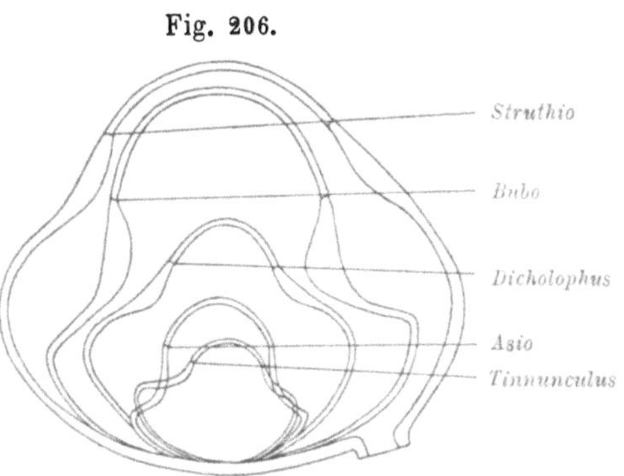

Vogelaugen. Natürliche Größe.

wie wir sie in der Gestaltung der vier phylogenetisch voneinander unabhängigen Gruppen der Wassersäugetiere (Sirenen, Pinnipedier, Denticeten, Mysticeten) erblicken, wie sie aber z. B. auch der Vergleich des Walauges und des Fischauges in vielen Punkten erkennen läßt.

Wenn es aber auch unmöglich ist, durch Verwendung der besprochenen, funktionell beeinflußten, Merkmale den Typus des Auges einer systematischen Gruppe zu entwickeln, so muß trotzdem weiter gefragt werden,

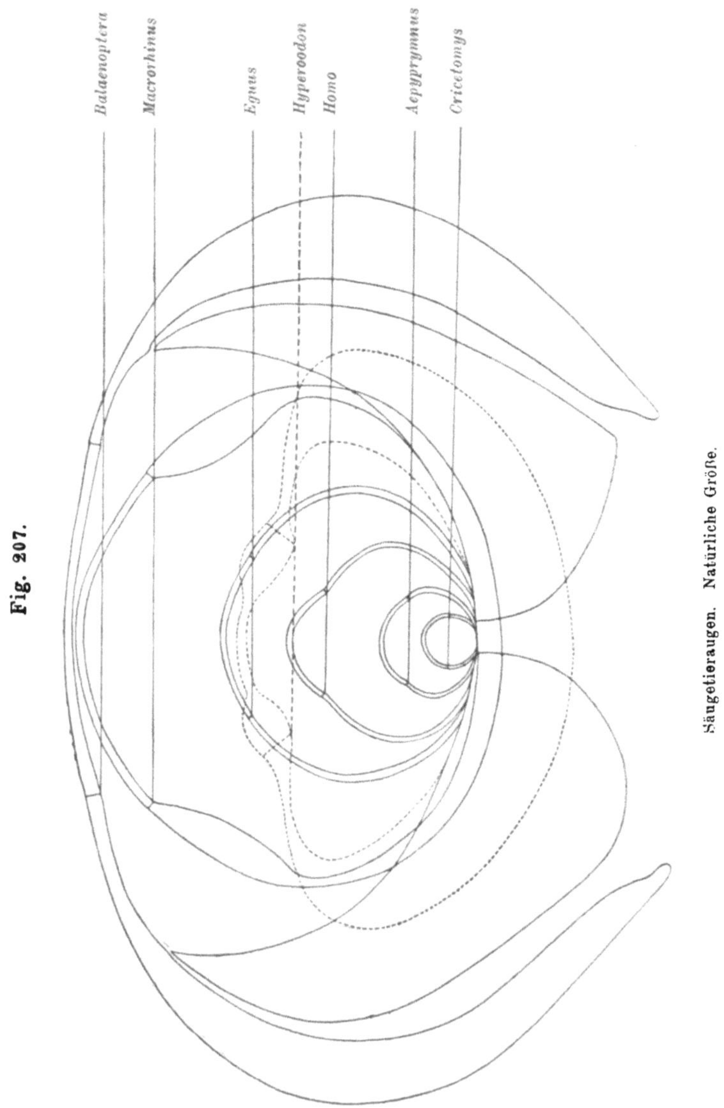

ob man nicht solche Typen doch einheitlich definieren kann, wenn man prinzipiell Merkmale verwendet, die — soweit wir es übersehen können — in ihrer Ausbildung nicht oder kaum von funktionellen Ansprüchen gemodelt werden, Merkmale, die physiologisch gleichgültig erscheinen.

Für einen Prozeß, der aus dem System der gegenwärtig wirkenden Kräfte heraus als verständlich oder gar notwendig erscheint, brauchen keine historischen Momente erklärend herangezogen zu werden: so steht es mit den Merkmalen, die dem Einfluß der allgemeinen funktionellen Bedingungen unterworfen sind, jeder Organismus aber trägt in unendlich vielen Zügen die Spuren seiner Geschichte an sich, zeigt vielerlei Eigenschaften, deshalb, weil er sie von seinen Ahnen überkommen hat. Eigenschaften, die vielleicht nie funktionelle Bedeutung hatten, sondern nur der Ausfluß einer spezifischen Eigentümlichkeit der lebendigen Substanz dieser genealogischen Gruppe waren, vielleicht auch einmal funktionell wichtig waren, ihren Wert aber verloren haben, ohne zu verschwinden.

Wenn man gemeinsames in systematischen, d. h. genealogischen Gruppen finden will, so muß man notwendig auf historische Momente zurückgreifen.

Die Antwort auf unsere Frage, ob es systematische Augentypen gibt, verschiebt sich allerdings damit etwas: Wenn es gelingt, durch funktionell unbedeutende Merkmale jedes uns vorgelegte Auge als das einer bestimmten Klasse, Ordnung, Familie, ja vielleicht als zu einem bestimmten Genus, einer bestimmten Spezies gehörig anzusprechen, so haben wir damit nicht die einzelnen Augen als solche näher charakterisiert, sondern haben nur das Auge als pars pro toto verwendet, und die Typen, die wir so erhalten, sind vom Standpunkte der Biologie des Auges aus uninteressant, das Interesse, das sie bieten, ist ein allgemeines, das weit über die Grenzen der Probleme eines Spezialgebietes hinausreicht, wie es die Organologie des Auges darstellt.

Die Möglichkeit einer Systematik der Augen auf Grund funktionell bedeutungsloser Merkmale ist durch Rabl's Arbeiten über die Linse der Wirbeltiere gegeben.

Es wurden oben diese Merkmale schon dargestellt, worauf hier verwiesen sei.

3. Die morphologischen Augentypen.

§ 143. Wir haben in dem Kapitel über die physiologischen Augentypen die Formen der Augen als den Ausdruck ihrer Funktion, als Indikator für ihre Leistungen als Organ betrachtet. Wir haben in dem Abschnitt über die systematischen Augentypen zu zeigen versucht, wie das Auge, wie jeder Teil eines Organismus, in seiner formalen Ausbildung bestimmt ist durch die spezifischen, d. h. für die Spezies charakteristischen Eigentümlichkeiten des Lebensvorganges des ganzen Organismus: Es bleibt nun noch eine Betrachtungsweise übrig, die in weit äußerlicher Art an die Gruppierung der gegebenen Erscheinungen herantritt: die morphologische Art der Betrachtung.

Für die Morphologie in dem Sinne, wie sie bis jetzt gehandhabt wird
ist die »Form« noch kein Problem geworden, sondern ist etwas Gegebenes,
ein Element. Es handelt sich also um eine Gruppierung der fertigen gegebenen Formen ohne Rücksicht darauf, auf welchem dynamischen Komponenten die Ausbildung der einzelnen bestimmten Form beruht.

Die Versuche, die bisher in dieser Richtung gemacht worden sind,
waren rein morphologischen Ursprunges. Man verglich die äußere Form
der bekannt gewordenen Augen, die ganzen Bulbi natürlich, und gruppierte
sie nach der äußeren Ähnlichkeit oder Unähnlichkeit.

Man wußte, daß es Augen gab, die nur wenig von der Kugelform
abweichen, wie z. B. das menschliche Auge, man lernte dann Augen kennen,
die ellipsoidisch gestaltet waren, bei denen der äquatoriale Durchmesser die
Achse an Länge übertraf,
wie z. B. viele Fischaugen
und auch Augen mehrerer
Wassersäugetiere: und
endlich entdeckte man
eine große Zahl Augen,
bei denen die Achse viel
länger als der Durch-
messer war, die dadurch
in extremen Fällen ein
fast röhrenförmiges Aus-
sehen erlangten, und da
sie ein Linsensystem in
ihrem Innern trugen, den
Vergleich mit einem Te-
leskop geradezu heraus-

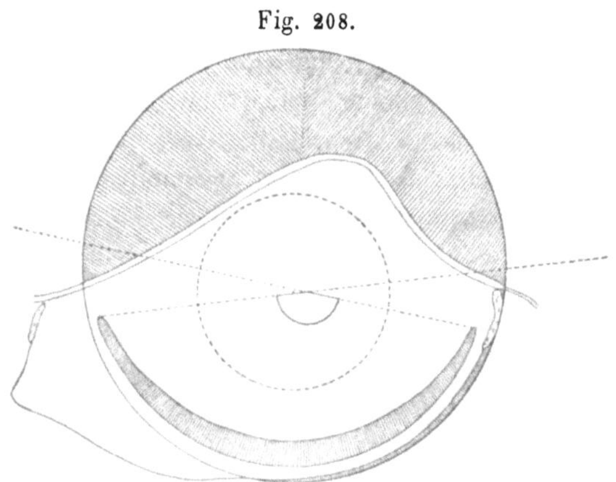

Fig. 208.

Auge von Dissomma anale (junges Tier von 2,1 m Länge).
In den Vergleichkreis eingezeichnet.

forderten. Diese sogenannten Teleskopaugen erregten das meiste Interesse
und es wurden Deutungsversuche gemacht, die erklären sollten, warum
gerade diese Teleskopform besondere Vorteile für das Sehen unter bestimmten Bedingungen hätte. Man machte also stillschweigend die Voraussetzung, daß es stets dieselben Ursachen gewesen wären, die diese
eigenartige Gestaltung induziert hätten.

Bevor ich zur Kritik dieser Auffassung übergehe, möchte ich die
morphologischen Typen an einigen Beispielen demonstrieren. Man kann die
Augen, die ja so außerordentlich verschiedene absolute Dimensionen haben,
in Beziehung auf ihre äußere Gestaltung sehr gut vergleichen, wenn man
sie im Kreise von gleicher Größe einzeichnet.

Der Durchmesser des Kreises muß dann nur in allen Augen eine
bestimmte Strecke darstellen. Als solche Strecke wähle ich den äqua-
torialen Halbmesser, oder bei asymmetrischen Augen, den kleineren der

beiden Abschnitte, in die der Äquatorialdurchmesser durch die Achse zerlegt wird.

Es treten dann nicht nur die Abweichungen von der allgemeinen Kugelgestalt hervor, sondern auch die Asymmetrien. Zwei Fischaugen (Fig. 208 und 209), zwei Vogelaugen (Fig. 210 und 211) und zwei Säugetieraugen (Fig. 212 und 213) mögen demonstrieren, welche bedeutenden Unterschiede hier vorkommen.

Am drastischsten zeigt Fig. 214 die Verschiedenheit der Gestaltung. Hier ist außer dem Auge von Hyperoodon, das ganz flach, elliptisch gebaut ist, und dem Auge vom Gigantura, das einen » Teleskopaugen «-Typus repräsentiert, der für ein Wirbeltier schon extrem genannt werden darf, noch das Auge einer Springspinne (Salticus) gezeichnet, das alle Wirbeltieraugen in bezug auf Längenentwicklung übertrifft.

Teleskopaugen finden sich in mehr oder minder starker Ausbildung bei sehr verschiedenen Tiergruppen.

Bei Arthropoden haben wir sie in den Komplexaugen der Euphausiden, Tiefseekrabben, der Polyphemiden, in den Augen des Männchens von Phronima, bei den Stirnaugen der Männchen der Ephemeriden usw.

Unter den Linsenaugen kommen Teleskopaugen vor bei Spinnen, bei Copilia, bei Alciopiden, unter den Mollusken bei vielen Kephalopoden und Heteropoden, unter den Wirbeltieren bei einer Anzahl von Fischen und Vögeln (den Eulen).

Fig. 209.

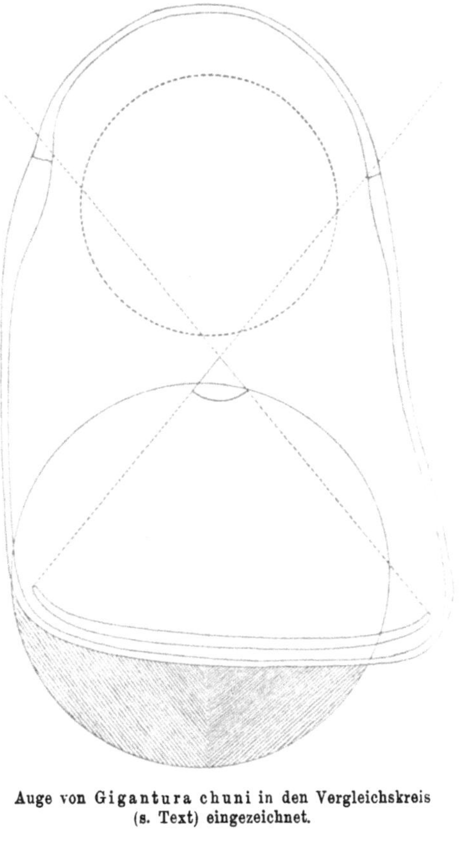

Auge von **Gigantura chuni** in den Vergleichskreis (s. Text) eingezeichnet.

§ 144. Die Deutungsversuche sind etwas rudimentär geblieben. Man findet im allgemeinen die ziemlich vage Vorstellung, daß das Teleskopauge stets ein im Vergleich zu seinen nicht als Teleskopaugen ausgebildeten Verwandten besonders hoch entwickeltes Sehorgan darstellte.

Eine einheitliche Auffassung hat erst Chun versucht, indem er das Teleskopauge als das Produkt einer Anpassung an das Sehen bei schwacher Beleuchtung ansah, das Teleskopauge also als Dunkelauge hinstellte. Dies ist auch die zurzeit herrschende Meinung. Sie ist aber nicht imstande, den

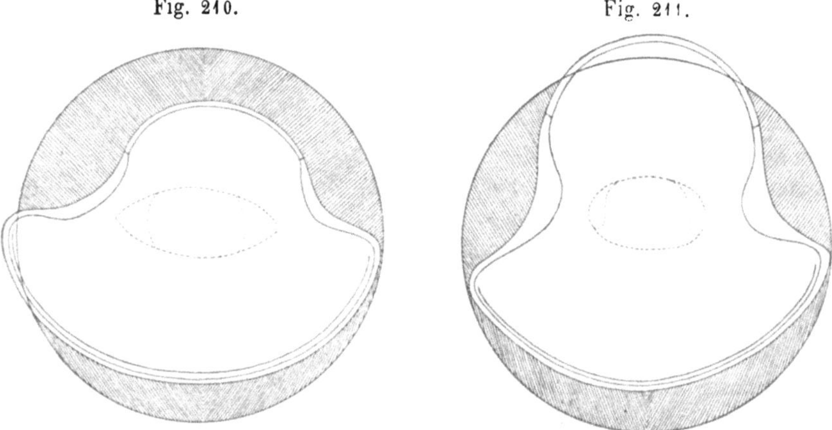

Fig. 210.

Auge von Tinnunculus elegans im Vergleichskreise.

Fig. 211.

Auge von Bubo spec. im Vergleichskreise.

Tatsachen gerecht zu werden, denn wir finden Teleskopaugen auch bei Tieren, die in einer hellen, sehr hellen Umgebung leben, z. B. bei den Heteropoden, die an der Meeresoberfläche schwimmen, und auch bei Co-

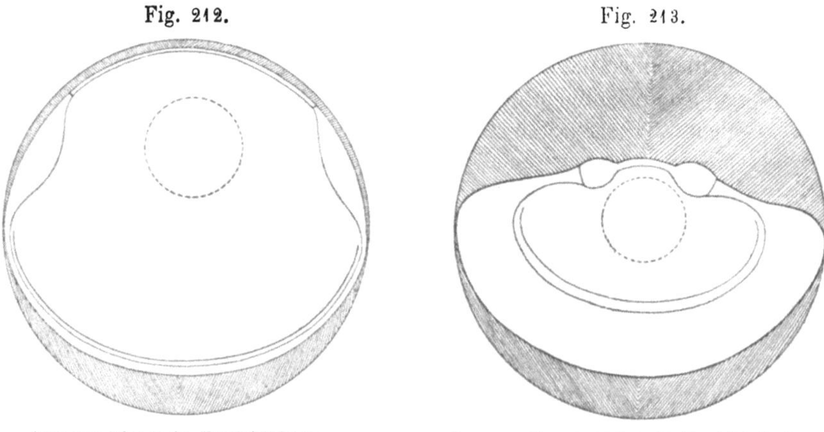

Fig. 212.

Auge von Phoca im Vergleichskreise.

Fig. 213.

Auge von Hypercodon im Vergleichskreise.

pilia und Phronima, typischen Helltieren. Die Polyphemiden tragen ihre vorzüglich ausgebildeten Teleskopaugen ebenso in den dunklen Tiefen der Schweizer Seen wie in den sonnendurchschienenen flachen Teichen Nord-schwedens, wo sie im limnetischen Plankton auftreten.

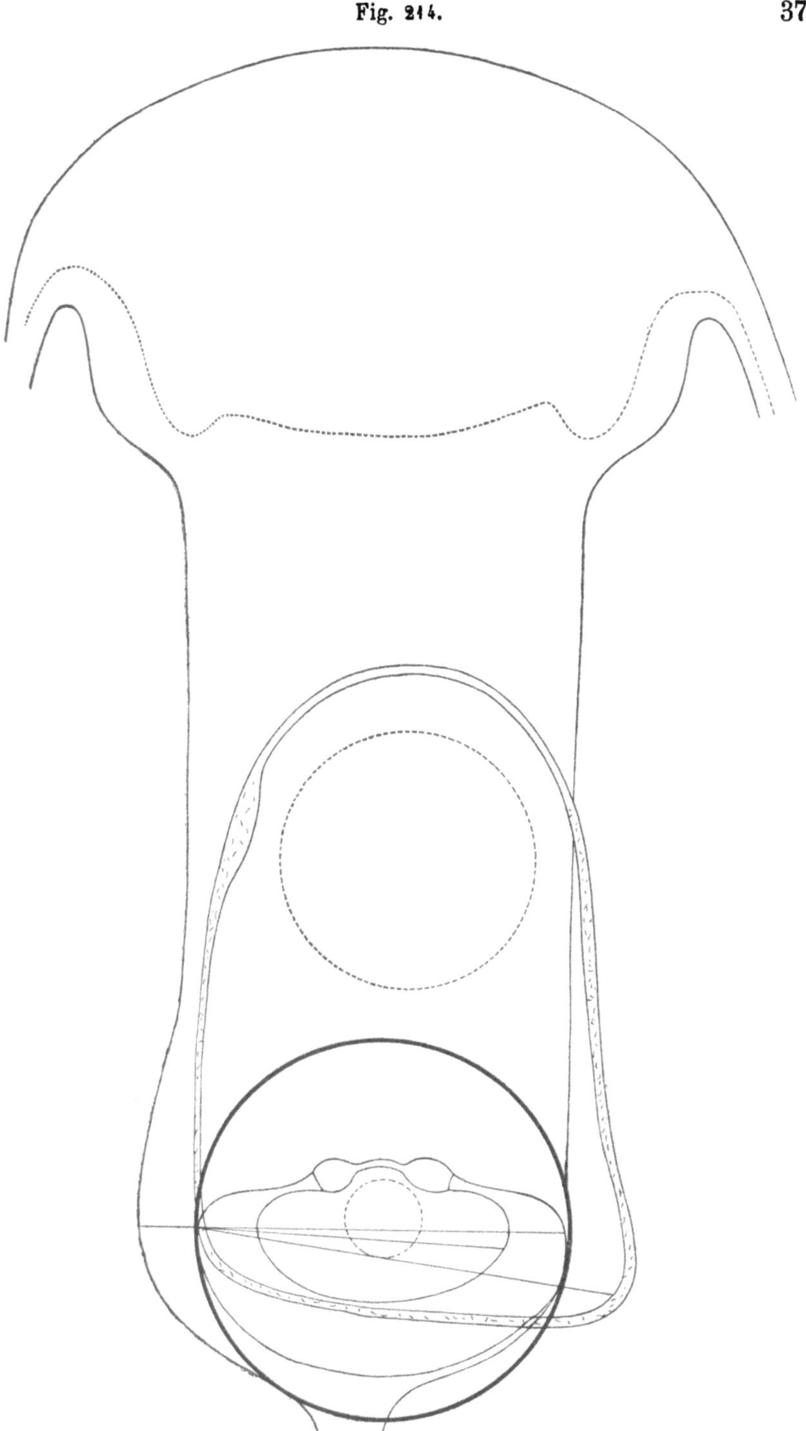

Lange und kurze Augen im Vergleichskreise. Hyperoodon, Gigantura und als längstes Auge Salticus.

Besser scheint da eine andere Ansicht zuzutreffen: daß die Erwerbung des Teleskopauges mit einer räuberischen Lebensweise zusammenhinge, oder noch allgemeiner ausgedrückt mit rascher Beweglichkeit. Aber da passen wieder die Erfahrungen über Tiefseekrebse und Krabben nicht, die auch keine andere Lebensweise führen, wie ihre Verwandten im flachen helleren Wasser, und sich doch durch den Besitz von Teleskopaugen von ihnen unterscheiden.

Ist es ein Zufall, das die Auffindung des Gemeinsamen der Teleskopaugen nicht glückte, oder lag es vielleicht an der Fragestellung, an der Art der Bildung des Begriffes des Teleskopauges, daß die Augen, die unter diesen Begriff fielen, ein so buntes Allerlei der heterogensten Eigenschaften darstellten? Ich glaube es war ein methodischer Fehler, der hier begangen wurde und sich sofort rächte:

Die Konzeption der Begriffe »Teleskopauge« war eine rein formale morphologische, das Allgemeine, Gemeinsame aber, das die Teleskopaugen verbinden sollte, war, oder sollte wenigstens, sein, daran zweifelte niemand, etwas funktionelles, physiologisches, man machte also mit der Frage nach der gemeinsamen funktionellen Eigentümlichkeit der Teleskopaugen die Voraussetzung, daß die Form ein eindeutiger einfacher Indikator des Wesens sei.

Es würde den Rahmen dieser Ausführungen weit überschreiten, wollte ich versuchen, das methodologisch so außerordentlich wichtige Problem des Verhältnisses der Form zum Wesen eines Naturobjektes in seiner ganzen Allgemeinheit hier aufzurollen. Es handelt sich für den vorliegenden Zweck zunächst nur darum, nachzuweisen, daß die Form eines Auges eine Eigenschaft ist, die man nicht ohne weiteres mit anderen Eigenschaften, vor allem nicht mit funktionellen Eigenheiten auf eine Stufe stellen kann; daß es wertlos ist, Formen von Augen einfach zu vergleichen, wenn es sich darum handelt, in das Verständnis funktioneller Zustände einzudringen.

Die morphologische Betrachtungsweise nimmt die Maße der einzelnen Dimensionen eines Auges als etwas einfach Gegebenes hin: die Achsenlänge, den Bulbusdurchmesser, den Durchmesser von Cornea und Linse usw. aber, wie verschieden kann sich ein solcher Wert zusammensetzen!

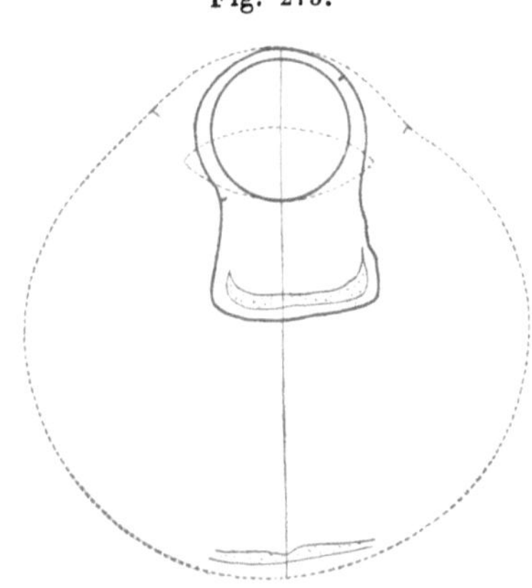

Fig. 215.

Menschliches Auge und Auge von Odontostomus hyalinus bei gleicher Achsenlänge des dioptrischen Apparates übereinander projiziert.

Zunächst muß betont werden, daß ein Teleskopauge bei einem Linsenauge und einem Komplexauge der Arthropoden etwas fundamental Verschiedenes bedeutet. Ein langes Komplexauge gibt hellere Bilder, als ein kurzes, ein langes Linsenauge gibt durchaus nicht immer hellere Bilder als ein kurzes: Für das Komplexauge war Chun's Deutung des Teleskopauges als Dunkelauge gedacht und trifft hier sicher in weitem Umfange das richtige, für Linsenaugen liegen die Dinge ganz anders.

Wie verschiedenes hier ein Auge bedeuten kann, dessen Achse den Äquatorialdurchmesser wesentlich an Länge übertrifft, also ein Teleskopauge ist, geht wohl am besten aus einer Analyse der Zusammensetzung der Achse hervor.

Die Achsenlänge, die physiologisch in Betracht kommt, ist ganz etwas anderes als die äußere Achse, bei der die ganze Dicke der Sklera mitgemessen wird, die so äußerst variabel ist. Auch der Vorderpol der Cornea ist vom funktionellen Standpunkte aus nur für die Lufttiere der vordere Begrenzungspunkt für die Achse, bei Wassertieren ist es erst der vordere Linsenscheitel. Der wesentlichste Unterschied aber zwischen dem morphologischen Begriff des Teleskopauges und dem physiologischen des Dolichoskopauges (s. oben) tritt hervor, wenn man das Verhältnis der Achsenlänge des dioptrischen Apparates zur Brennweite in Betracht zieht.

Aus der Tabelle dieses Wertes, die oben gegeben wurde, ersieht man, daß die Teleskopaugen durchaus nicht immer dolichoskope sind. Das erläutert vielleicht noch besser Fig. 215. Hier ist in den Schnitt des menschlichen Auges das Auge eines Tiefseefisches mit typischem Teleskopauge (Odontostomus hyalinus) eingezeichnet, und zwar so, daß die Länge der Achse des dioptrischen Apparates für beide gleich genommen wurde.

Man sieht daraus, daß das menschliche Auge, das nur wenig von der Kugelgestalt abweicht, ein ausgesprochenes Dolichoskop ist, während das Auge von Odontostomus zwar ein Teleskopauge, dabei aber ein typisches Brachyskop ist. Darauf, daß das Teleskopauge gegenüber dem normalen Fischauge durchaus nicht besonders »lang« ist, d. h. durchaus keine besonders große Brennweite hat, hat auch Franz (224) kürzlich hingewiesen.

Wodurch das Teleskopauge seinen Habitus erhält, das ist nicht eine Veränderung der Brennweite, sondern eine Einschränkung des Blickfeldes, die stark ausgebildeten Teleskopaugen (Linsenaugen) sind Engwinkelaugen.

III. Die Lichtsinnorgane im Verbande des Organismus.

1. Die Augengröße.

§ 145. Wenn wir die Sehorgane als Teile von Organismen betrachten, so ist die erste Frage: Welchen Anteil nehmen, quantitativ betrachtet, die Lichtsinnorgane am Aufbau des ganzen Organismus?

Das menschliche Auge, das uns als ein großes Auge erscheint, hat ein Volumen (der einzelne Bulbus), das kleiner als 1 : 10000 des ganzen Körpervolumen ist, das Verhältnis des Bulbusdurchmessers zur Steißscheitellänge des Menschen beträgt etwa 1 : 30. Dieser letztere Wert kann leichter zur Charakteristik der Augengröße verwandt werden, da er leichter zu erhalten ist, als das Verhältnis der Volumina. Die relative Augengröße ist nicht etwa deshalb organologisch interessant, weil sie gestattete, auf die funktionelle Bedeutung des Organs für den Gesamtorganismus einen Schluß zu ziehen. Ein solcher Schluß würde ganz verfehlt sein. Die relativ größten Augen, die wir überhaupt kennen, kommen bei marinen Copepoden vor, bei denen die Funktion der Lichtsinnorgane sicher keine im Lebensablauf dominierende Rolle spielt. Corycaeus und Copilia haben Augen, die mehr als die Hälfte der ganzen Körperlänge messen und deren rezipierender Teil doch nur aus einigen wenigen Lichtsinnzellen besteht, die kaum sehr differenzierte Impulse für die Bewegungsorgane entsenden werden.

Bei dem Vergleich der Augengröße und Körpergröße von Tieren zeigen sich vielmehr wieder deutlich einige Bedingungen erfüllt, die wohl als allgemeine regulierende für das Verhältnis von Organen zueinander angesehen werden dürfen: Es bestätigt sich immer wieder die Erfahrung, daß, wie auch in vielen anderen Fällen, für die funktionelle Bedeutung des Auges nicht seine relativen, sondern seine absoluten Dimensionen maßgebend sind, oder, wenn man dieselbe Erfahrung vom Standpunkte der (phylogenetisch gedachten) Umwandlung der einzelnen Formen ineinander aussprechen will: das nie eine proportionale Vergrößerung oder Verkleinerung aller Organe erfolgt, wenn sich die Gesamtgröße, die Masse eines Organismus erheblich ändert.

Unter gleichen oder ähnlichen Lebensbedingungen haben die kleineren Tiere meist die relativ größeren Augen. Als Beispiel mögen die Wassersäugetiere aufgeführt werden.

Spezies	Länge der Tiere in m	Größter Augendurchmesser zu Länge
Otaria jubata	1,3	1 : 43
Phocaena communis . .	1,3	1 : 50
Macrorhinus leoninus .	3,3	1 : 55
Delphinapterus leucas .	5,0	1 : 70
Hyperoodon rostratus .	7,5	1 : 100
Balaenoptera physalus.	22,0	1 : 200

Die Tabelle zeigt deutlich, wie bei einer Größendifferenz der ganzen Tiere, die in den extremen Fällen 1 : 17 beträgt, die Dimension der Augen nur um das 4fache wächst, und wenn man in diesen Fällen nicht die äußeren Durchmesser vergleicht, sondern die Dimensionen der Innenräume, so ist das Blauwalauge nur wenig mehr als doppelt so groß (linear), wie jenes der Seelöwen (Otaria). Demgegenüber ist der Vergleich der Makro- und Mikrochiropteren interessant, bei denen die größere Form (Pteropus) das relativ größere Auge hat, wie die folgenden Zahlen nach Kolmer (267) zeigen:

Spezies	Länge des Tieres in mm	Größter Augendurchmesser in mm	Verhältnis der Länge zum Augendurchmesser
Pteropus medius . . .	230	12,5	18,5 : 1
Vesperugo noctula . .	75	1,7	44,1 : 1

Wenn man aus der relativen Größe eines Auges auf eine veränderte funktionelle Bedeutung schließen will, so ist das nur bei etwa gleich großen Tieren gerechtfertigt.

Wenn z. B. bei Pomatomus telescopium der Augendurchmesser sich zur Körperlänge wie 1 : 10 verhält, während andere Fische ähnlicher Größe Verhältnisse von etwa 1 : 80 bis 1 : 100 (z. B. Acipenser) aufweisen, so spricht das wohl deutlich für besondere funktionelle Inanspruchnahme, die in diesem Falle durch das Leben in tiefen (dunklen) Wasserschichten gegeben sind.

Wenn dagegen bei einem kleinen Kephalopoden (Sepiola rondeletii, s. Fig. 216) der Augendurchmesser 1 : 3,5 der Körperlänge beträgt, so ist sowohl der Schluß ungerechtfertigt, daß dieses Auge für seinen Träger eine höhere Bedeutung hätte, wie ein relativ kleineres Auge bei den größeren Formen derselben Klasse, z. B. Octopus, Loligo, Sepia, wie auch der Schluß auf eine relativ höhere Funktion des Auges der Tintenfische etwa gegenüber den Fischen.

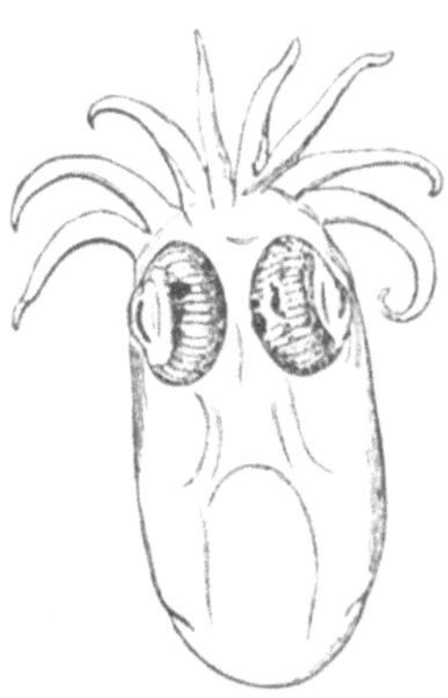

Fig. 216.

Sepiola rondeletii.
Natürliche Größe. Nach Beer.
Zeigt die bedeutende relative Größe der Augen dieser kleinen Form.

Die relativ so bedeutend entwickelten Augen vieler Tiefseefische, die Brauer uns kennen gelehrt hat, gehören durchweg Formen an, die über einige Zentimeter Länge kaum hinauskommen.

Der Schluß von einer quantitativ geringen Entwicklung eines Sehorgans auf geringe Leistung ist erst dann gerechtfertigt, wenn bei gleicher Größe die Augen als »klein« auffallen.

So finden wir bei Teleostiern mit ihren im allgemeinen mittelgroßen Augen eine Reihe von Formen mit ausgesprochenen kleinen Augen, z. B. Mastocembalus argus, Rhychobdella aculeata, Amblyopus broussonetii, Gymnarchus niloticus. Beim Genus Ophichthys sind bei O. coluber (aus Amboina) die Augen noch gut ausgebildet, bei O. serpens (aus Sydney) schon sehr klein, bei O. imberbis (Neapel) ganz außerordentlich klein, und bei O. caecus (Mittelmeer) kaum noch zu sehen.

Bei Amphibien variiert die relative Augengröße im allgemeinen nicht stark, die relative Größe des Froschauges kann als typisch für die Anuren, jene des Tritonauges als typisch für die Urodelen angesehen werden.

Um so mehr fällt die geringe Augengröße unter den Urodelen bei Menobranchus und Cryptobranchus, unter den Anuren bei Pipa americana auf.

Von den Reptilien sei nur Lepidosternon genannt, dessen winzige Augen unter der Haut fast verborgen sind. Wir nähern uns hier schon den rudimentären Augen.

§ 146. Der Begriff eines rudimentären Auges umfaßt zweierlei Dinge, die durchaus auseinander gehalten werden müssen.

In erster Linie handelt es sich um einen morphologischen Begriff.

Man nennt ein Auge rudimentär, wenn es nicht die Organisationshöhe in der formalen Ausgestaltung seiner Teile erreicht, wie sie auf Grund der phylogenetischen Stellung des Tieres zu erwarten ist, und wie sie vielleicht bei nahe verwandten Formen zur Beobachtung kommt.

Diese Art des Rudimentärwerdens bezieht sich in erster Linie auf die Hilfsapparate, die ganz fortfallen können, oder eine derartig geringe Ausbildung erfahren, daß auch funktionell von ihnen nichts mehr zu erwarten ist, sie bezieht sich vielfach gar nicht oder nur in geringem Maße auf die spezifischen Elemente und den zentralen Anteil der Netzhaut, vielmehr liegt die Möglichkeit in vielen Fällen sehr nahe, daß in ihnen sogar Anpassungen an das Sehen bei ganz schwacher Beleuchtung stattgefunden haben.

Ganz anders liegen die Dinge, wenn man den Begriff des rudimentären Auges als einen physiologischen faßt, dann gehört in erster Linie zu ihm die Leistungsunfähigkeit der Sinneszellen und der zentralen Verbindungen.

Ob in diesem Sinne rudimentäre Augen vorkommen, und bei welchen Formen, das wird sich schwer beweisen lassen.

Die Bedingungen für das Rudimentärwerden in morphologischem Sinne sind gegeben, sobald durch dauernden Aufenthalt im Dunkeln oder in Lebensbezirken, in denen nur ganz minimale Lichtmengen vorhanden sind, die funktionellen Anforderungen an die Hilfsapparate verschwindend gering werden.

Daß trotzdem nicht sofort die geringe funktionelle Inanspruchnahme in morphologisch nachweisbaren Veränderungen (Entwicklungshemmungen usw.) der Hilfsapparate ihren Ausdruck findet, zeigt das Beispiel der amerikanischen Höhlenfische aus der Familie der Amblyopsidae. Unter ihnen ist eine Form, Chologaster agassizii, die in Kentucky und Tennessee in unterirdischen Strömen lebt und trotzdem ebensogut ausgebildete Augen aufweist, wie ihre oberirdischen Verwandten Chologaster cornutus und papilliferus. Dagegen zeigen die drei anderen subterranen Formen: Amblyopsis spelaeus, Typhlichthys subterraneus und Troglichthys rosae weitgehende Rückbildungen ihrer Sehorgane (EIGENMANN 153).

§ 147. Im Anschluß an die rudimentären Augen soll hier auch mit einigen Worten das eigenartige Parietalorgan einer Anzahl Reptilien erwähnt werden. Außer den bekannten Fällen von Hatteria punctata, Lacerta agilis und Anguis fragilis, ist dies Organ noch bei einer Reihe Reptilien auffallend stark entwickelt, z. B. bei Cyclodus gigas und C. nigroluteus, bei Trachysaurus rugosus, Tropidolepisma major, Grammatophora muricata u. a. Nach der Größe des Scheitelloches zu schließen, dürfte es bei den ausgestorbenen Formen der Phythonomorpha, Ichthyosauria, Sauropterygia und Theromorpha ganz erheblich stärker entwickelt gewesen sein, als bei den rezenten Arten.

Unter einer pigmentfreien Stelle des Integumentes auf dem Scheitel der erwähnten Tiere liegt ein Organ, das durch seine nervöse Verbindung mit dem Zentralnervensystem (Ganglion habenulae) als Sinnesorgan erscheint. Der Nachweis, daß es sich um ein Organ des Lichtsinnes handelt, steht insofern aus, als es nicht gelungen ist, durch Belichtung Reaktionsbewegungen von dem Parietalorgan aus zu erhalten (SPENCER, NOVIKOFF), was aber bei der untersuchten Form (Lacerta) auch durch Belichtung der Augen nicht gelungen ist (vielleicht wegen mangelnden Ausschlusses hemmender Reize?). Dagegen hat NOVIKOFF (228) Pigmentwanderung unter dem Einfluß des Lichtes in den Pigmentzellen festgestellt, die die Sinneszellen begleiten (für Lacerta und Anguis).

Die Sinneszellen haben keinerlei Ähnlichkeit mit den Lichtsinnzellen der paarigen Wirbeltieraugen. Besondere Differenzierungen, die zur Rezeption des Lichtes in Beziehung gebracht werden könnten, bestehen nicht. Ein Saum von Fasern, der an der vitralen Fläche der Zellen nachzuweisen ist und sie Flimmerzellen ähnlich erscheinen läßt, ist wohl nicht als spezifischer Bestandteil anzusehen, sondern steht in Beziehung zu der Füllmasse (»Glaskörper«), der das Innere der Blase erfüllt.

2. Beziehungen des Auges zum übrigen Körper.

§ 148. Von den mannigfaltigen Beziehungen des Auges zum übrigen Körper seien hier nur einige paradigmatisch erwähnt.

Fangen wir mit einer ganz äußerlichen Beziehung an, so ist höchst auffallend die Übereinstimmung in der Zeichnung der Iris einiger Teleostier mit der Zeichnung der umgebenden Haut.

Bei Acanthurus triostegus Bl. (Sumatra) zieht einer der braunen (Spiritusexemplar) Streifen, die den Körper zeichnen, über die Iris hinweg. Er geht fast genau senkrecht von oben nach unten und ist auf der Iris nur etwas weniger scharf begrenzt, wie auf der Körperdecke. Der nasale Iristeil ist unregelmäßig pigmentiert und viel schwächer als die Binde, der temporale zeigt nur einzelne Pigmentflecken.

Bei Acanthurus velifer Bl. (Palau) zieht eine sehr schön ausgebildete dunkelbraune Binde von oben nach unten über die Iris.

Weitere Beispiele dieser Art liefern die Genera Chelmo und Chaetodon. Bei Chaetodon-vittatus zieht die Pigmentbinde schräg von dorsal temporal nach ventral nasal. Die Cornea ist natürlich pigmentfrei, die Iris aber zeigt scharf umschrieben die Pigmentbinde. Der übrigbleibende Teil der Iris ist nasal gelbbräunlich gefärbt, wie die umgebende Körperdecke, temporal ist er lebhaft hellgelb, heller als die Umgebung. Bei einer anderen Chaetodon-Spezies ist dieser temporale Irisabschnitt rot, eine Farbe, die sonst nicht am Auge oder in dessen Umgebung vorkommt.

Bei Ch. striatus setzt sich die Binde nicht nur über die Iris fort, sondern ist auch auf der Konjunktiva bis in die Randpartien der Cornea hin durch Pigmentierung angedeutet.

Es ist nicht leicht, sich ein Bild von der Art des Geschehens zu machen, das in zwei so weit voneinander verschiedenen Geweben, wie Irisstroma und Epidermis, dieselbe räumliche Anordnung des gleich gefärbten Pigments zustande bringt.

§ 149. Für die Beziehungen der Augen zu den umgebenden Geweben und Organen ist die Entwicklung einer mehr oder weniger abgeschlossenen Augenhöhle charakteristisch.

Ein so vollständiger Abschluß, wie ihn einige höhere Säugetiere zeigen, erlangt die Orbita höchst selten. Die Affen (exklusiv der Halbaffen) haben eine noch vollständiger knöchern begrenzte Orbita, als der Mensch, indem bei ihnen die Fissura orbitalis inferior noch enger und kürzer ist. Bei den meisten Tieren ist der Abschluß viel unvollständiger, die Orbita hängt weit mit der Schläfengrube zusammen, stellt fast nur einen vertieften vorderen Abschnitt derselben dar, und auch gegen die Rachenhöhle fehlt oft ein fester Abschluß, die Trennung besorgen Weichteile, besonders die Musculi pterygoidei (Leuckart 24).

Für die Gestaltung der knöchernen Orbita sind nicht nur Momente maßgebend, die sich auf das Auge beziehen, denn außer dem Schutz des Bulbus dient die knöcherne Begrenzung der Augenhöhle auch der Verbindung des Oberkiefergerüstes mit dem Schädel, eine Verbindung, die um so stärker in Anspruch genommen wird, je größer die Beißkraft der Tiere ist. So haben z. B. Säugetiere, das Krokodil, Schildkröten vollständigere knöcherne Verbindungen, als etwa Vögel. Nur bei solchen Formen findet sich ein Processus frontalis ossis zygomatici (LEUCKART 24.)

Rücken die beiden Orbitae dicht aneinander, so daß die interorbitale Stütze schwach wird, wie bei Mensch und Affen, so muß die seitliche Stütze verstärkt werden. So fehlen die äußeren Augenhöhlenstützen gelegentlich bei kleinen Säugern (Nager, Insectivoren), da diese besonders breite und solide interorbitale Kieferstützen haben. Bei Raubtieren sind der Processus frontalis und zygomaticus nur bindegewebig verbunden, nicht stützend fest (LEUCKART 24).

Über die Lagebeziehungen der Orbitae zu Schädelhöhle und Nasenhöhle führt LEUCKART (24) folgendes aus:

»Die Orbita (des Menschen) ist ganz von der Schädelhöhle überlagert. Schon bei den Affen tritt die Schädelhöhle zurück, so daß der obere Augenhöhlenrand in ziemlich großer Ausdehnung von einer vorspringenden Knochenplatte gebildet ist. Nasenhöhle und Schädelhöhle weichen immer mehr auseinander, an der Grenze beider Regionen liegen die Orbitae, so eingeschoben, daß die Schädelhöhle nach hinten und oben, die Nasenhöhle nach vorn unten sich ihr anlagert. Gleichzeitig nähern sich die Foramina optica so, daß sie endlich zu einer gemeinsamen Öffnung zusammenfließen wie bei Antilopen, Moschustier, Hasen usw. Doch tritt dies nur bei Mammalien ein. Bei niederen Wirbeltieren liegt der Augenteil des Kopfes als eigene Region, die den ganzen Querschnitt des Kopfes für sich in Anspruch nimmt und Nasen- und Hirnregion trennt [Ausnahme: Amphibien und Plagiostomen, deren Orbitae zu den Seiten des Hirns liegen], so bei Vögeln, Eidechsen, Krokodilen, Schildkröten und Knochenfischen, deren Orbitae in der Mittellinie aufeinanderstoßen und nur dünne knöcherne oder knorplige Scheidewand zwischen sich nehmen, die wohl als die verwachsenen vorderen Keilbeinflügel anzusehen sind. Auf der oberen First dieser Platte zieht ein Kanal, der den Olfactorius enthält.«

Die relative Größe der Orbita im Vergleich zum Bulbus ist sehr verschieden. Bald liegen, wie bei den Eulen, die Augen wie eingemauert in der Knochenhöhle, bald ist diese gewaltig weit und beherbergt nur einen kleinen Bulbus, wie es nicht nur bei rudimentären Augen vorkommt, sondern in sehr auffälliger Weise z. B. beim Walroß.

Die weitgehende Unabhängigkeit zwischen Gestaltung des Bulbus und der Orbita, die sich besonders in der ganz verschieden starken Reduktion beim Rudimentärwerden zeigt, wird verständlich, wenn wir daran denken, daß für die Gestaltung der Orbita durchaus nicht nur die Anforderungen des Schutzes des Bulbus maßgebend sind.

§ 150. Ein Organ, das uns anatomisch einheitlich und scharf abgesetzt gegen seine Umgebung erscheint, braucht deswegen nicht einer einzigen einheitlichen Funktion zu dienen, sondern kann funktionell höchst verschiedenwertige Gebilde enthalten.

Beim Auge sind wir nicht gewohnt, andere Sinnesapparate in ihm entwickelt zu finden als diejenigen, die im Dienste der Lichtrezeption stehen.

Um so auffallender ist der Befund eines völlig vom Sehepithel getrennten, genetisch mit ihm zusammenhängenden Sinnesepithels, das bei Denticeten in das Corpus ciliare eingesenkt liegt. Ringsum von Pigment umhüllt kann das Licht dieses Organ nicht treffen, also nicht der adäquate Reiz für sein Funktionieren sein.

Seinem Bau nach ist es der Retina sehr ähnlich, doch sind die Sinneselemente gänzlich von denen der Netzhaut verschieden gestaltet. Der Nachweis dieses Organs bei Erwachsenen ist bisher nur bei **Hyperoodon rostratus** gelungen, die Entwicklung aus einer Retinaausstülpung konnte bei Embryonen von **Delphinapterus leucas** verfolgt werden (Pütter 185a).

Über die Funktion dieses Sinnesorgans können natürlich nur Vermutungen bestehen. Mancherlei Wahrscheinlichkeitsgründe sprechen dafür, daß wir es mit einem Organ zu tun haben, für das der hydrostatische Druck den adäquaten Reiz bildet, das also den Walen eine Schätzung der Wassertiefe ermöglicht, in der sie sich befinden.

Morphologisch in mancher Beziehung ähnlich und funktionell ebenso unklar sind eine Reihe von Bildungen, die Brauer bei Tiefseefischen gefunden hat. Es handelt sich teils um Einstülpungen von Retinastücken (**Gigantura chuni**) im Bereich des Verbindungsteils des Auges, teils um abgesprengte Retinastücke in der Nähe des Optikuseintrittes in die Netzhaut. Da sich weder über den Mechanismus der Entstehung noch über die funktionelle Bedeutung dieser Gebilde irgend etwas sagen läßt, so sei von einer Detailbeschreibung abgesehen.

§ 151. Sind schon die Beziehungen, die zwischen dem Sehorgan und dem übrigen Körper bestehen, rein anatomisch betrachtet sehr mannigfacher Art, so bietet die funktionelle Verknüpfung, die sich in der Beeinflussung der verschiedensten Leistungen zeigt, ein noch besseres Bild der unauflöslichen Einheit, die ein Organismus bildet.

Die Anatomie zeigt uns als Substrat der funktionellen Verknüpfung des Auges mit dem Zentralnervensystem die gewaltige Menge von Fasern, die von den Sehzentren aus nach allen möglichen Stellen des Nervensystems ziehen. Es geht hier, wie überall bei dem Vergleich anatomischer und physiologischer Erfahrungen über das Zentralnervensystem: Die Anatomie zeigt eine viel größere Anzahl von Wegen, die ein Reiz einschlagen könnte, als der physiologischen Erfahrung entspricht. Nur ein geringer Teil der tatsächlich vorhandenen Verbindungen wird, soviel wir wissen, funktionell ausgenutzt.

Die biologische Erfahrung, daß das Auge zur Regulation der Bewegungen dient, soll hier nicht weiter ausgesponnen werden, sondern durch eine Reihe von Erfahrungen über Ausfallserscheinungen nach Entfernung der Augen und über Reflexhemmungen vom Auge aus, die enge Verknüpfung scheinbar entlegener Vorgänge demonstriert werden.

Wohl die sonderbarste Erfahrung über die Wirkung völliger Blendung ist bei einer Reihe fliegender Insekten gemacht worden. Bienen z. B., denen beide Augen geschwärzt sind, steigen unaufhaltsam senkrecht in die Höhe, jede Regulation des Fluges hat aufgehört.

Der kleine Isopod Idothea beginnt, wenn ihm die Augen lackiert sind, in ganz abnormer Weise sich zu bewegen: Mit stark konkav gekrümmten Rücken schwimmt er umher, überschlägt sich fortwährend und dreht sich häufig um die Längsachse. Auf den Rücken gelegt, zeigt er keinen Lagereflex mehr, wie normale Tiere, die sich sofort wieder umdrehen (Bauer 205).

So steht in diesen Fällen die Regulation der Bewegungsform und die Erhaltung einer bestimmten Orientierung im Raum unter der Herrschaft der Lichtsinnorgane.

Physiologisch ausgedrückt heißt das, daß vom Auge, von den Sehzentren aus, Erregungen zu der gesamten Körpermuskulatur gehen, und die Beobachtung der starken dauernden Rückenkrümmung geblendeter Idotheen spricht dafür, daß das Auge Einfluß auf die tonische Innervation der Muskeln hat.

Wer dächte bei diesem Verhalten nicht an die auffällige Analogie in der Funktion des Auges dieses Krebses zu den Leistungen des Bogengangsapparates der Wirbeltiere und auch zu denen der statischen Organe anderer Krebse (Mysis usw.). Die Ausfallserscheinungen sind auffallend ähnliche. Hier wären auch die Untersuchungen Demoll's (235) über die Augenstielreflexe von Squilla mantis zu erwähnen, die bei einer Ausdehnung der Untersuchungen auf verschiedene Tiere viele allgemeine Gesichtspunkte zu liefern versprechen.

3. Der optische Raum.

§ 152. Welche Bedeutung die Ausdehnung des optischen Raumes hat, das zeigt uns sehr augenfällig die Beobachtung der Retinitis pigmentosa. Ein Patient, der bei entarteter Netzhautperipherie aber erhaltenem zentralen Sehen imstande ist, feinste Schrift zu lesen, benimmt sich fast wie ein völlig Blinder, sobald er durch die Hindernisse, die die Möbel eines Zimmers bieten, seinen Weg suchen soll. Sein optischer Raum beträgt für jedes Auge nur wenige Bogengrade, alles andere seiner Umgebung bleibt ihm verschlossen.

In seiner Bedeutung als Signalapparat für Reize, die eine Bewegungsreaktion nötig machen, steigt das Auge um so mehr, je größer der Winkel
ist, der die Grenzen der Leistung bezeichnet.

Ein allseitig ausgedehnter optischer Raum hat natürlich nur da Bedeutung, wo nach allen Seiten Bewegungen ausgeführt werden können.

Wie wir es als einen ganz allgemeinen Satz hinstellen konnten, daß
Lichtsinnorgane stets der Regulation von Bewegungen dienen, so ergibt sich
lediglich als anderer Ausdruck desselben Satzes, daß der optische Raum
meist nur so weit reicht, wie die Bewegungsfähigkeit.

Ist diese in irgendeiner Richtung eingeschränkt, so ist es im allgemeinen auch der optische Raum.

Ist der Bewegungsraum in einer Richtung bevorzugt, so liegen nach
dieser Richtung auch die qualitativ besten oder bei gleichen Sinnesorganen
wenigstens die meisten Rezeptoren. Die größte Ausdehnung, die der
optische Raum erreichen kann, ist die von 360^0 in jedem Meridian, so daß
der optische Raum eine Kugel ist, in deren Mittelpunkt sich die Sehorgane
befinden.

Eine derartig ausgiebige Bewegungsmöglichkeit ist aber bei sehr vielen
Tieren nicht vorhanden.

So haben eine Reihe von Tieren, die sich nur einer sehr beschränkten
Bewegungsmöglichkeit erfreuen, auch nur für einen kleinen Ausschnitt des
Raumes Lichtsinnorgane, z. B. die Cirripeden mit ihrem rudimentären
Naupliusauge, die Rotatorien, die Seesterne, die Röhrenwürmer usw.

Wie wir Bewegungsfähigkeit häufig auch da fanden, wo keine Lichtsinnorgane vorhanden waren, so gibt es auch bei vielen Tieren Teile des
Raumes, die ihnen wohl durch Bewegungen zugänglich sind, aus denen sie
aber keine Lichtreize empfangen.

Eine Planarie z. B. kann sich im Wasser nach allen Richtungen bewegen, aber zu einer bestimmten Zeit bekommt sie nur aus einem sehr
beschränkten Teil des Raumes, der vorwiegend nach vorne und vorne
außen vom Tier liegt, Lichteindrücke.

Ähnlich steht es mit den Daphnien und den Copepoden, bei denen
Copilia wohl das kleinste Gesichtsfeld überhaupt hat, das bei einem Tier
mit höher entwickelten Sinnesorganen vorkommt.

Eine typische Art der Einschränkung des Gesichtsfeldes ist die, daß
der optische Raum nur eine Halbkugel ausmacht. Bei den Medusen, die
ja auf der ganzen Umbrella auch mechanisch nicht reizbar sind, fehlen
nach dieser Seite, d. h. also nach der Meeresoberfläche hin, Lichtsinnorgane
vollständig, nur aus dem Raum, der unter der Ebene des Schirmrandes
liegt, können ihnen Lichtreize zugehen.

Im entgegengesetzten Sinne ist der optische Raum begrenzt bei Tieren,
die am Boden des Meeres leben.

Für die Grundfische hat der optische Raum die Form einer Halbkugel, die auf dem Meeresgrunde ruht, z. B. bei den Flundern (Pleuronectiden), bei Lophius, Uranoscopus usw. Ganz ebenso begrenzt ist der optische Raum bei den Chitonen, die Sehorgane auf ihrem Rücken tragen, z. B. Onchidium.

Für Oberflächenfische hört gewissermaßen mit der Meeresoberfläche die Welt nach dieser Seite hin auf, denn nicht nur fehlt ihnen die Möglichkeit, sich oberhalb derselben zu bewegen — wenigstens mit wenigen Ausnahmen —, noch wird es ihnen in den meisten Fällen überhaupt möglich sein, gegen den hellen Grund der total reflektierenden Meeresoberfläche Gegenstände zu sehen, die außerhalb des Wassers sind. Dasselbe trifft auch für die stationären Wassersäugetiere zu.

So dokumentiert sich eine Einschränkung des Gesichtsfeldes in dieser Richtung häufig durch die elliptische Form des Bulbus, wobei nicht selten der untere Abschnitt schwächer entwickelt ist als der obere, entsprechend der größeren Ausdehnung des Bewegungsraumes nach unten.

Derartige Asymmetrien des Bulbus sind wohl am stärksten bei Torpedo und Raja (Franz 207). Bei der letzteren Form beträgt der

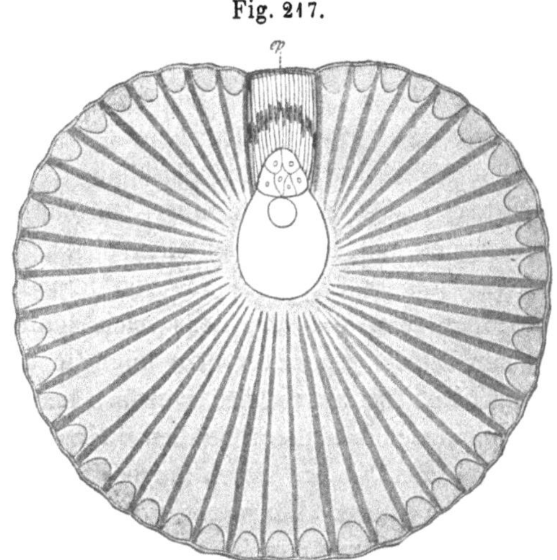

Fig. 217.

Querschnitt durch den zusammengesetzten Kiemenocell von Branchiomma köllikeri. Nach Hesse.
ep Unveränderte Epithelzellen.

Teil des Vertikaldurchmessers, der dorsal von der Augenachse liegt, 6,2 mm, der ventrale nur 3,7 mm. Welchen Nachteil eine derartige Einschränkung für die obere Hälfte des Gesichtsfeldes bedeutet, geht besser noch aus folgenden Zahlen hervor: Auf 1 mm Retina fällt im oberen Bulbusabschnitt das Bild von 6,8° des Gesichtsfeldes, im unteren dagegen das Bild von 10°. Oberhalb der Horizontalen beträgt die Ausdehnung des Blickfeldes nur 50°, unterhalb dagegen 68°.

Weniger stark, aber auch sehr deutlich, zeigen eine Reihe Wassersäugetiere diese Asymmetrie mit geringerer Entwicklung des ventralen Bulbusteils (= dorsal Gesichtsfeldanteil).

Wir kommen mit der Erwähnung dieses Mittels zur Einschränkung des Gesichtsfeldes in bestimmter Richtung bereits auf die allgemeine Frage, in welcher Weise es überhaupt erreicht werden kann, daß das aus allen

Teilen des — gleichviel ob engen oder weiten — optischen Raumes kommende Licht auf Lichtsinnorgane trifft.

Der erste mögliche Fall wäre ja, daß ein Lichtsinnorgan vorhanden wäre, das von allen Teilen des optischen Raumes zugänglich wäre. Eine solche Einrichtung kommt aber nur selten vor und meist nur da, wo der optische Raum eng begrenzt ist. Als Beispiel können wir an das mediane Pigmentbecherocell mancher Rotatorien denken. Bei Branchiomma allerdings haben wir ein (Komplex-)Auge, das einen sehr ausgedehnten optischen Raum umfaßt, aber eben ein Komplexauge ist.

Die geringste Zahl von Augen, mit denen ein ausgedehnter optischer Raum beherrscht werden kann, ist zwei. Wie wir oben bei Besprechung der Winkelweite des Blickfeldes der Linsenaugen sahen, gibt es zahlreiche, die ein solches von 180° bestreichen können. Es genügt also die Kombination zweier derartiger Augen, um den ganzen Umkreis von 360° zu beherrschen. Die Angaben über die Ausdehnung des Blickfeldes bezogen sich auf den horizontalen Meridian, in vertikaler Richtung ist die Ausdehnung meist etwas geringer, so daß hier ein Stück des Raumes ohne Versorgung mit Lichtsinnorganen bleibt.

Es soll im folgenden nur von derartig ausgedehnten optischen Räumen die Rede sein, die höchstens nach hinten oben oder hinten unten einen kleinen Defekt gegenüber dem kugligen optischen Raum haben. Die erste Möglichkeit ihn auszufüllen wurde schon erwähnt: zwei Weitwinkelaugen, die unbeweglich stehen, reichen hierzu aus. So ist es bei vielen Fischen und bei den Walen, deren Augen fast genau seitlich stehen und große Blickfelder haben. Die wenig ausgiebigen Augenbewegungen, die hier überhaupt gemacht werden, haben wohl kaum eine wesentliche Bedeutung für die Erweiterung des Gesichtsfeldes. Auch eine Beweglichkeit des Kopfes (Halses) ist nicht vorhanden.

Betrachten wir zunächst solche Fälle, wo durch keinerlei Bewegungen der Augen eine Vergrößerung des Gesichtsfeldes bewirkt wird, so finden wir weiter Beispiele, daß der optische Raum anstatt durch zwei Weitwinkelaugen durch eine größere Anzahl Engwinkelaugen beherrscht werden kann. Bei Salticus z. B. sind die beiden Stirnaugen (Fig. 214) typische Engwinkelaugen, die in der Richtung der Körperachse (Bewegungsrichtung) und deren nächster Umgebung wirken, während sechs weitere Augen auf den übrigen Umkreis des Gesichtsfeldes verteilt sind.

Bei Onchidium werden hunderte kleiner sehr engwinkliger Sinnesorgane verwendet, um einen optischen Raum zu beherrschen, der nur eine Halbkugel darstellt, und beim Regenwurm sind Lichtsinnzellen über die ganze Körperoberfläche, nur in verschiedener Dichtigkeit, verbreitet, deren jede also von einem kleinen Ausschnitt des ausgedehnten optischen Raumes maximale Lichtintensität erhält.

Statt dieser Einrichtung, wo dasselbe Sinnesorgan stets auf denselben Raumteil (in Beziehung auf den Organismus) gerichtet ist, findet sich die Einrichtung sehr verbreitet, daß ein erheblicher Teil des Gesichtsfeldes nur dadurch in Beziehung zum Organismus gesetzt wird, daß Lichtsinnorgane ihn von Zeit zu Zeit absuchen.

Worin dieser Vorteil gegenüber den, für alle Teile des Gesichtsfeldes feststehenden Sinnesorganen liegt, ist schwer zu sagen.

Die Möglichkeit, daß zwar physikalisch ein relativ ausgedehntes Bild entworfen wird, daß aber nur für ein kleines Stück des Bildes rezipierende Elemente vorhanden sind, die durch ihre Bewegung das Bild absuchen, scheint im Auge von Copilia realisiert zu sein.

Wo sonst Bewegungen vorkommen, die einer Erweiterung des Gesichtsfeldes dienen, da gehen sie mindestens am ganzen Bulbus vor sich, der zu diesem Zweck mit Muskeln versehen ist.

Die äußeren Augenmuskeln.

§ 153. Der Besitz äußerer Augenmuskeln, der alle Wirbeltiere auszeichnet, ist außerhalb dieses Stammes etwas sehr seltenes. Nur bei den Daphniden finden wir ganz isoliert die Entwicklung von vier Muskeln, die ganz so wie die Musculi recti der Wirbeltieraugen angeordnet sind und durch ihre lebhaften Kontraktionen das Auge, ein Komplexauge, das aus einer geringen Anzahl von Einzelommen besteht, in ständiger zitternder Bewegung erhalten.

Das System der Augenmuskeln, das bei den Wirbeltieren den Bewegungen dient, die für eine Erweiterung des Gesichtsfeldes in Betracht kommen, ist äußerst einförmig gebaut, überall besteht es aus den vier geraden Augenmuskeln, die in zwei aufeinander senkrechten Meridianen am Bulbus angreifen und die Bewegungen nach oben, unten, innen und außen vermitteln könnten. Tatsächlich kommen so einfache Bewegungen nicht vor, sondern in ihrer Aktion kombinieren sich die Recti stets mit den Musculis obliquis, die — je ein superior und inferior — eine Raddrehung des Auges bewirken.

Vergleichendes Interesse haben diese Verhältnisse zurzeit nicht, da physiologisches über dies Zusammenwirken der einzelnen Muskeln nur für die Säugetiere bekannt ist und die kleinen Unterschiede in der Art der Insertion der Augenmuskeln rein deskriptiv festgestellt werden könnten, ohne die Möglichkeit einer funktionellen Interpretation.

Außer dem System der Musculi recti und obliqui kommt sehr verbreitet bei Wirbeltieren noch das System der Musculi retractores bulbi vor, das zwar für die Erweiterung des Blickfeldes ohne Bedeutung ist, hier aber im Zusammenhang erwähnt sei.

Beim Frosch ist die Wirkung der Retraktionsmuskeln, die in der

Vierzahl, ganz wie die Recti entwickelt sind, aber hinter dem Äquator, im Umkreise des Optikusaustrittes an der Sklera inserieren, sehr auffällig: Auf stärkere Reize hin zieht der Frosch seine, gewöhnlich weit aus der Orbita hervorquellenden Augen tief in den Schutz der Kopfknochen zurück.

In mehr oder weniger ausgedehntem Maße ist diese Fähigkeit vielen Wirbeltieren eigen. Nur bei den höchsten Formen, Mensch und Affen fehlt das System der Retraktoren völlig.

Sehr viel weniger weit verbreitet ist ein drittes System von vier Muskeln, die in der Längsrichtung der Orbita verlaufen, um das Foramen opticum herum ihren Ursprung haben und, den doppelten Kegel der M. retractores und M. recti umhüllend, in die Lider eindringen. Diese Musculi palpebrales, deren man auch vier unterscheiden kann, kommen bei Walen vor. Über ihre Funktion ist kaum etwas zu sagen.

Nicht überall, wo Augenmuskeln entwickelt sind, führen die Bulbi tatsächlich Bewegungen aus, oft machen, z. B. bei den Eulen, die Augenmuskeln durchaus den Eindruck rudimentärer Organe; weit interessanter aber sind Fälle, in denen bei gewaltiger Masse der gesamten Augenmuskulatur doch keine Bewegungen der Bulbi ausgeführt werden,

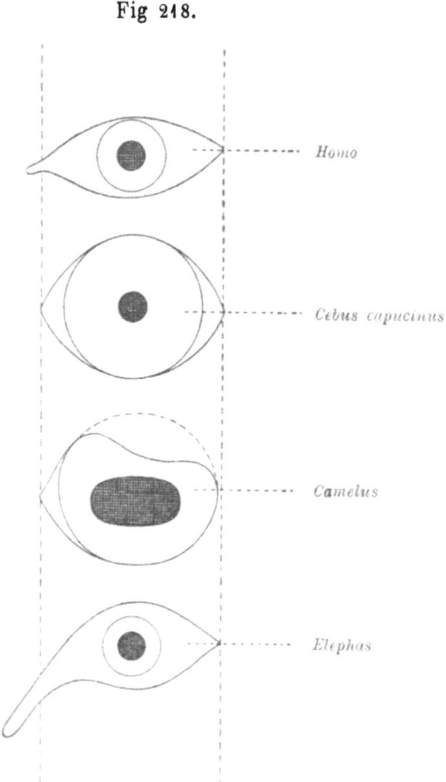

Verhältnis der Größe der Lidspalte zur Größe der Cornea.

wie es bei den Walen vorkommt. Das Walauge ruht unbeweglich auf der mächtig verdickten starren Optikusscheide, und selbst die starken Muskeln, die einzeln etwa die Stärke eines Glutaeus maximus des Menschen haben (WEBER), sind nicht imstande sie zu bewegen. Beim Walroß ist das Mißverhältnis zwischen dem kleinen Bulbus und den gewaltigen voluminösen Augenmuskeln gleichfalls höchst auffällig, so daß es in beiden Fällen nahe liegt, daran zu denken, daß hier, bei Wegfall der mechanischen Funktion der Augenmuskeln, biologisch nur noch ihre Wärmeproduktion in Betracht käme, die sie vor völliger Atrophie geschützt hat.

§ 154. Es ist schwer, quantitativ abzuschätzen, wie weit nach den Seiten hin das Gesichtsfeld durch die Augenbewegungen erweitert werden kann, aber die vergleichende Anatomie bietet wenigstens für die Säugetiere die Möglichkeit, einen Maximalwert für diese Erweiterung anzugeben. Bei den Augenbewegungen verschiebt sich die Lage der Cornea zum Lidrande und es wird von der Größe der Lidspalte abhängen, wie weit die Cornea gedreht werden kann, ohne unter den Lidrand zu kommen. Dies ist die größte Exkursion, die zum Zweck der Erweiterung des Gesichtsfeldes gemacht werden kann.

Eine so weite Lidspalte, wie sie beim Menschen entwickelt ist, findet sich nur noch selten, beim Tapir ist das Verhältnis von Corneadurchmesser und Lidspaltenlänge etwa dasselbe wie beim Menschen (1 : 2,3), auch bei Hydrochoerus capibara findet sich eine weite Lidspalte. Beim Elefanten ist die Lidspalte sogar noch etwas ausgedehnter (1 : 3).

Bei vielen Formen ist nur nasal und temporal ein kleines Stück Konjunktiva sichtbar, während dorsal und ventral Cornealrand und Lidrand zusammenfallen. Beim Kapuzineraffen (Cebus) ist das Verhältnis von Lidspalte und Corneadurchmesser horizontal 1 : 1,3, beim Faultier ist die Lidspalte noch etwas enger, ebenso beim Kamel (1 : 1,16), und bei einer ganzen Reihe von Tieren ist überhaupt gar keine Konjunktiva sichtbar, indem der Lidrand überall bis an den Cornealrand heranreicht, oder ihn sogar übergreift.

Als Beispiele für das erstere seien genannt: Cercoleptes caudivolvulus (Wickelbär), Nycthicebus cinereus, Pterodicticus potto, Myrmecophaga jubata.

Daß der Lidrand sogar über den Cornealrand übergreifen kann, zeigt der Fall des Kamels und des Seehundes.

Bei den Tieren mit enger Lidspalte, die nur eben für die Cornea Platz bietet, muß die Bedeutung der Augenbewegungen zur Erweiterung des Gesichtsfeldes völlig in den Hintergrund treten, wofür entweder das Blickfeld des einzelnen Auges sehr groß ist (Seehund), oder Kopfbewegungen das Gesichtsfeld funktionell erweitern (z. B. Antilopen).

Die Verbreitung von Bewegungseinrichtungen für ein Sehorgan ist eine beschränkte, fast nur bei den Wirbeltieren spielt sie eine bedeutendere Rolle, und auch hier werden, besonders bei den Vögeln, die Augenbewegungen durch Bewegungen des ganzen Kopfes unterstützt. Diese letztere Methode, ein größeres Gesichtsfeld abzusuchen, ist besonders bei den Insekten weit verbreitet.

Die Bewegungen, die eine Fliege auf Lichtreize hin mit dem Kopf ausführt, entsprechen durchaus den Augenbewegungen von Wirbeltieren.

Rádl (194a) beobachtete an einer Asilide (Raubfliege) Laphria flava, daß sie den Kopf um 90° drehen konnte und mit Hilfe dieser Bewegungen vorbeifliegende Insekten verfolgte. Dasselbe gilt auch von Libellen (z. B. Gomphus forcipatus).

§ 155. Es war bisher noch nicht von einer sehr wichtigen Eigenschaft des optischen Raumes die Rede, von seiner Anhomogenität.

Stellt schon der optische Raum eine Einschränkung des geometrischen Raumes dar, so ist er in seiner Ausdehnung keineswegs überall gleichwertig. Wir kennen kein vielzelliges Sehorgan, bei dem alle Sehelemente funktionell gleichwertig wären, stets sind bestimmte Stellen vor anderen ausgezeichnet.

Wie weit verbreitet für das einzelne Sehorgan solche ausgezeichneten Stellen, Areae centrales, sind, wurde bei der Lehre vom Lichtsinnepithel dargestellt, hier handelt es sich um die Anhomogenität des optischen Raumes, die durch das Zusammenwirken mehrerer, eventuell verschieden ausgebildeter Augen zustande kommt.

Am auffälligsten treten solche Anhomogenitäten in der Verteilung der Facetten des Insektenauges auf einzelne Teile des Raumes hervor.

Nicht immer gehen die Unterschiede so weit, wie bei den Männchen der Ephemeriden (s. Tafel 10), bei denen ein gesondertes stark entwickeltes Stirnauge, das Superpositionsbilder gibt, und ein kleines Seitenauge mit Appositionsbildern besteht.

Völlig geteilte Augen, und zwar stets in horizontaler Richtung voneinander getrennt, so daß Dorsal- und Ventralteil des optischen Raumes stark voneinander unterschieden sind, fand Zimmer (150) noch bei einer Reihe Insekten, z. B. den Dipterengattungen Pentethria, Dilophus, Bibio, Spania, Chrysopila, Callomyia. Unter den Neuropteren ist eine solche Teilung bei Ascalaphus bekannt. Dietrich (237) konnte noch eine ganze Anzahl Genera der Dipteren hinzufügen, bei denen geteilte, physiologisch verschiedenartige Augen vorkommen.

Nach Rádl (194a) ist, wenn auch nicht eine völlige Teilung der Augen, so doch wenigstens ein erheblicher Unterschied der Ausbildung nach den verschiedenen Richtungen des Raumes, sehr verbreitet.

Bei Käfern kommen ganz rundliche Augen nur selten vor, z. B. bei den Carabiden, bei anderen sind sie länglich oval, so bei Hydrophilus, bei dem die eine Hälfte des Auges nach oben, die andere ganz nach unten gerichtet ist. Der Taumelkäfer (Gyrinus) hat zwei kleine wenig gewölbte Augen, die nach oben gerichtet sind, und zwei größere stärker gewölbte, die nach unten stehen. Beide sind durch einen breiten Saum getrennt. Bei den Hymenopteren hat Polistes ein vollständiges Doppelauge, bei Hemipteren kommen nur unvollständig geteilte, nierenförmige Augen vor (Pentatoma, Aelia, Strachia, Phytocoris usw.). Bei den Orthopteren pflegt der obere Teil des Auges anders gefärbt zu sein, wie der untere.

Bei den Krebsen bieten die Phronimiden, Sergestiden, Euphausiden und Polyphemiden (Miltz 158) genug Beispiele für diese auffällige Differenz zwischen dorsalem und ventralem Sehraume.

Fig. 1.

Schnitt durch den Kopf des ♂ von Cloë
fuscata L nach C. Zimmer.

Vergr. 1 : 54.

Der Schnitt zeigt die stark entwickelten
Stirnaugen und die kleinen Seitenaugen des
Männchens.

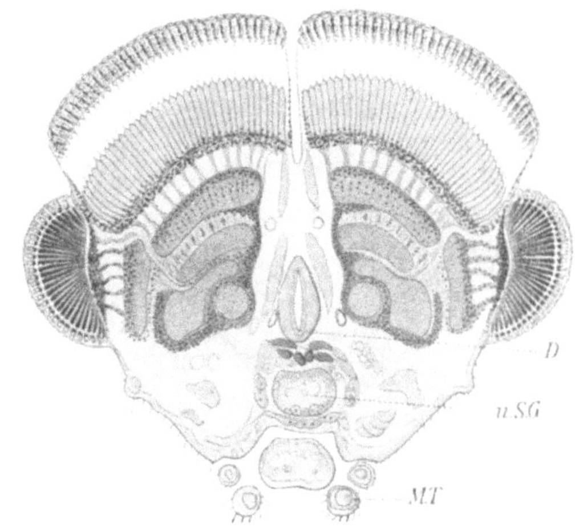

Fig. 2.

Schnitt durch den Kopf des ♀ von Cloë
fuscata L, dem die Stirnaugen fehlen, nach
C. Zimmer.

Vergr. 1 : 54.

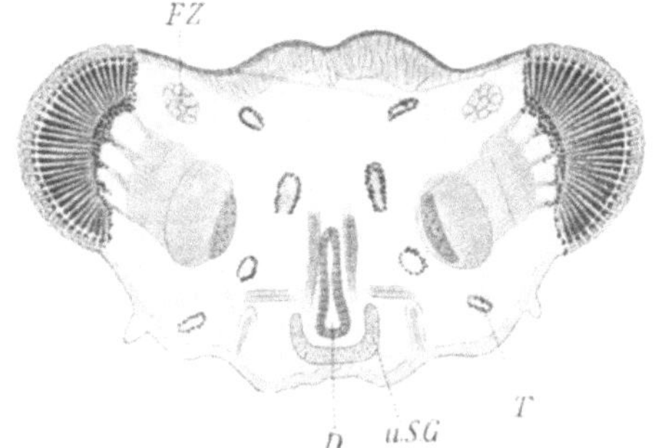

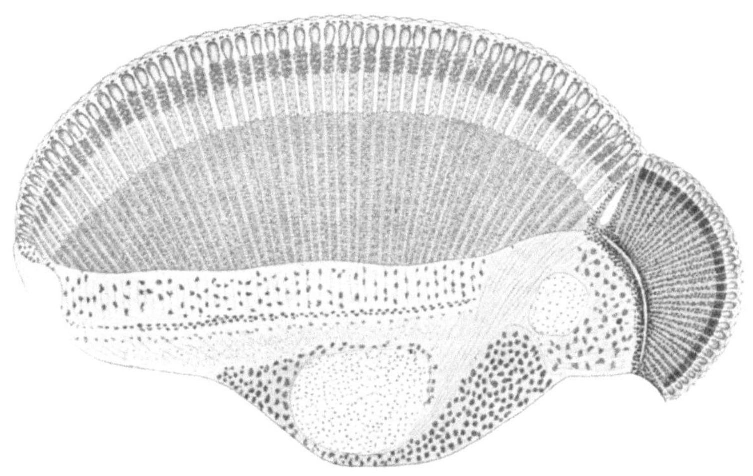

Fig. 3.

Schnitt durch den Kopf des ♂ von Potamanthus brunneus Pict. mit Stirn- und Seitenauge
nach C. Zimmer. Vergr. 1 : 111.

Die biologische Bedeutung ist kaum eine einheitliche.

Bei Gyrinus steht die Teilung der Augen wohl zu der Art der Bewegung dieses Käfers an der Wasseroberfläche in Beziehung, indem die kleinen Dorsalaugen in Luft, die größeren Ventralaugen im Wasser gelegen sind (Taschenberg), so daß dieser Käfer ganz ähnlich wie das surinamische Vierauge (Anableps tetrophthalmus) zugleich in beiden Medien sieht.

Bei den Ephemeriden kommt die Trennung der Augen nur bei den Männchen vor (Zimmer 150), so daß an eine Bedeutung der besonderen Ausbildung der Stirnaugen im Geschlechtsleben zu denken ist, vielleicht in Beziehung zu der verschiedenen Bewegungsform der Männchen und Weibchen. Bei den Dipteren zeigt die eingehende Untersuchung Dietrich's (237), daß der Besitz von Doppelaugen nicht stets ein Reservat der Männchen ist, vielmehr besitzen bei den Raubfliegen beide Geschlechter die ungestalteten Augen. Von den beiden spiegelbildlich gleichen Hälften, aus denen alle Dipterenaugen bestehen, wird in den meisten Fällen die dorsale in einer vom Normaltypus abweichenden Weise ausgestaltet, nur bei Hilara, Tachydromia und Rhamphomyia ist die ventrale Hälfte umgestaltet. Die Umgestaltung bedeutet funktionell stets eine Vergrößerung der Sehschärfe, die durch Verkleinerung des Winkels der Einzelommen erzielt wird, wozu — da die Facetten größer, die Bilder damit heller werden — stets eine bedeutende Verlängerung der Augen nötig ist.

Eine Vergleichung der relativen Sehschärfen der beiden Teile des Doppelauges ermöglichen die Angaben Dietrich's (237). Danach übertrifft die Feinheit des Facettenmosaiks im umgebildeten Auge, jene im Normalauge bei Dilophus vulgaris um das 2,67fache, bei Bicellaria spuria um das Doppelte, bei Syneches muscarius um das 2,4fache.

Tritt die Anhomogenität des optischen Raumes bei den Doppelaugen besonders handgreiflich hervor, so ist sie bei den normalen Insektenaugen nicht weniger ausgebildet, in dem die Winkelwerte der Einzelommen nie über das ganze Komplexauge hin einander gleich sind. Ein zahlenmäßiges Beispiel mag das Auge der Fliege Laphria flava (Mordfliege) geben. Dietrich trug 12 gleiche Strecken auf der Cornea ab und berechnete für jede derselben den Winkelwert der Einzelommen. In einer kleinen Umgestaltung findet er dabei folgende Werte:

Strecke des Auges	I	II	III	IV	V	VI	VII	VIII	IX	X	XI	XII
Lineare Ausdehnung des Sehfeldes eines Einzelomma bei 1 m Entfernung in cm .	7,8	5,3	3,2	2,1	0,7	0,6	0,6	1,4	2,0	2,2	2,3	5,0
Winkelgröße eines Einzelomma	273'	186'	112'	74'	24,5'	21'	21'	49'	70'	77'	81'	176'

Bei den Insektenaugen gestattet die verschiedene Winkelgröße der Einzelommen ohne weiteres die physiologische Ungleichwertigkeit der verschiedenen Teile des optischen Raumes zu erkennen, was bei den Linsenaugen nicht möglich ist. Hätten wir genaue Kenntnisse über die Größe der Innervationskreise der Netzhäute in verschiedenen Partien, so würden wir wohl generell bei den Linsenaugen dasselbe feststellen können, wie bei den Facettenaugen: eine Abnahme der Sehschärfe von bestimmten ausgezeichneten Punkten schärfsten Sehens gegen die Grenze des Gesichtsfeldes. Als Beispiel eines derartigen Verhaltens können wir zurzeit nur die experimentell ermittelten Werte der Sehschärfe für den Menschen angeben.

Von der Fovea centralis aus nimmt die Sehschärfe nach der Peripherie rasch ab, indem sie bei einem Abstande von 10° bereits auf $1/_{15}$, bei 20° auf $1/_{40}$ gesunken ist und bei 35° nur noch $1/_{100}$ derjenigen in der Fovea beträgt.

Ob die Ausbildung besonders langgliedriger Facettenaugen bei den genannten Krebsfamilien mit der Ausbildung einer räuberischen Lebensweise oder mit der Anpassung an das Sehen bei schwacher Beleuchtung zusammenhängt, oder noch andere Gründe hat, mag dahinstehen.

Es ist nicht unwahrscheinlich, daß bei Insekten und Krebsen noch eine andere Anhomogenität des optischen Raumes dadurch zustande kommt, daß Gegenstände bestimmter Raumteile von zwei Komplexaugen gleichzeitig gesehen werden, also etwas, was dem binokularen Sehen bei Wirbeltieren entsprechen würde. In der Tat hat Demoll (235) für Squilla mantis ein solches binokulares Gesichtsfeld nachgewiesen, das durchschnittlich eine Winkelgröße von 70° besitzt.

Bei den Wirbeltieren spielt diese Art der Anhomogenität des Raumes eine sehr bedeutende Rolle, auf die wir etwas näher eingehen müssen.

Das binokulare Gesichtsfeld der Wirbeltiere.

Kann auch in letzter Linie nur das Experiment entscheiden, wie groß der Anteil des Gesichtsfeldes ist, in welchem binokular gesehen werden kann, so gibt doch schon der Vergleich der Richtung der Augenachsen, bei gleichzeitiger Kenntnis der Größe des Blickfeldes des einzelnen Auges, eine genäherte Kenntnis dieser Größe.

Das Auge ist dem Organismus an bestimmter Stelle und in bestimmter Weise eingefügt und steht in seiner quantitativen Entwicklung in Korrelation zur Entwicklung des ganzen Organismus.

Es würde zu weit führen, für das ganze Tierreich die Beziehungen zwischen Augenstellung und Bewegungsrichtung usw. durchzuführen, einige Angaben hierüber finden sich in dem Kapitel über das Gesichtsfeld. Hier soll nur für die Wirbeltiere die Richtung der Augenachsen betrachtet werden.

Funktionell, und zwar für das binokulare Sehen, und die Ausdehnung des Gesichtsfeldes sind die Richtungen der Sehachsen der beiden Augen maßgebend, die wir aber nur in wenigen Fällen mit Sicherheit kennen.

Johannes Müller (1) bestimmte daher den Winkel, den die Ebenen der Augenhöhlenränder miteinander bilden, und schloß hieraus auf die Divergenz der Augenachsen, unter der Voraussetzung, daß letztere senkrecht auf der genannten Ebene stehen.

Seine klassischen Bestimmungen ergaben eine Reihe von Mittelwerten für die verschiedenen Klassen und Ordnungen der Wirbeltiere, die in der folgenden Tabelle mitgeteilt seien und aus denen man ersieht, wie groß der Winkel des binokularen Gesichtsfeldes ist.

Konvergenz der Ebenen der Orbitalränder, als Maß für den Umfang des binokularen Gesichtsfeldes nach Johannes Müller:

Siminae und Prosiminae 105—158°

Vespertilionina . . . 52—92°

Insectivoren . . . . 53—111°

Carnivoren . . . . 84—114°

Pinnipedier . . . . 54—113°

Cetaceen . . . . . 15—39°

Perissodactylen . . . 37—62°

Artiodactylen . . . 42—79°

Rodentia . . . . . 28—81°

Edentata . . . . . 6—71°

Bei den Vögeln differiert der Winkel von 10—74°, wobei Werte, die größer wie 45° sind, nur bei den Eulen beobachtet werden.

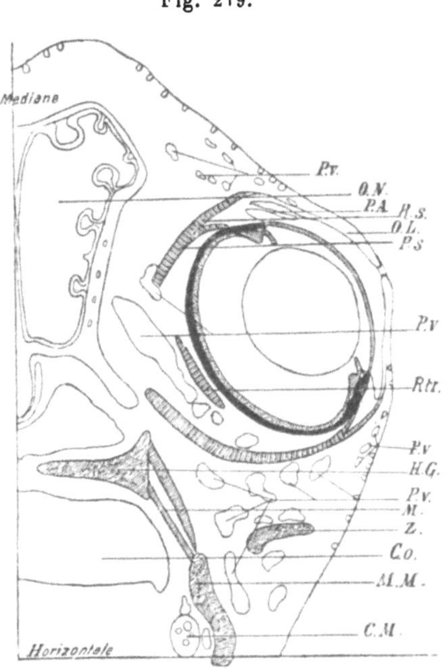

Frontalschnitt durch den Kopf eines Embryo von Phoca groenlandica.

Zeigt die Richtung der Augenachse schräg aufwärts.

P.v. Plexus venosus, O.N. Nasenraum, P.A. Palpebra tertia, R.s. Rectus superior, O.L. Oberlid, P.s. Palpebralis superior, Rtr. Retraktor, H.G. harter Gaumen, M. Muskeln, Z. Zygomaticum, C.o. Mundhöhle, M.M. Mandibula, C.M. Meckel'scher Knorpel.

Unter den Reptilien sind die beobachteten Winkel für:

Chelonier. . . 43—73°

Saurier. . . . 13—35°

Ophidier . . . 22—39°

Bei den Amphibien haben wir 23—87° und bei den Teleostiern 0—82°, wovon die höheren Werte selten sind.

Eine einheitliche Beziehung der Größe des binokularen Gesichtsfeldes zu bestimmten funktionellen Bedingungen ist aus diesen Zahlen nicht zu ersehen.

Bei weitem nicht in allen Fällen stehen die Ebenen der Orbitalränder vertikal, vielmehr sind sie häufig nach oben, und selten nach unten gerichtet.

Fig. 220.

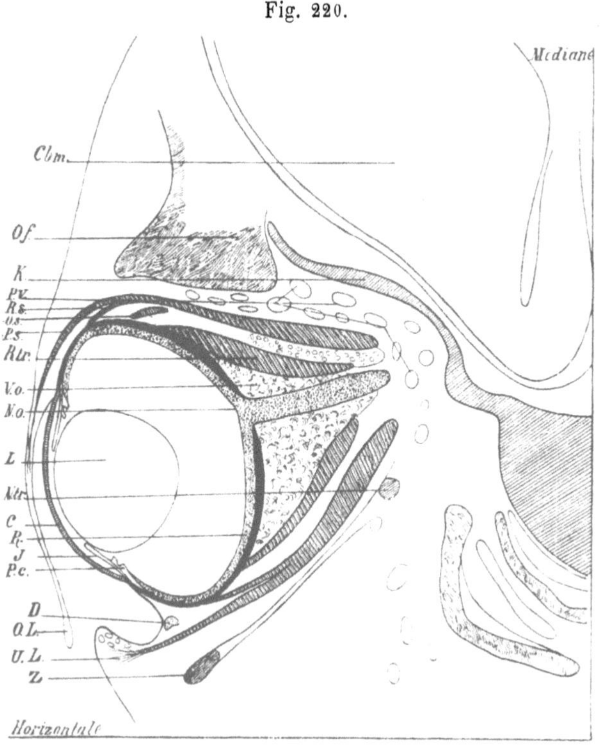

Frontalschnitt durch den Kopf eines Embryo von Balaenoptera rostrata.
Zeigt die Richtung der Augenachse schräg abwärts.

Cbm. Gehirn, *Of.* Stirnbein, *K.* Keilbein, *P.v.* Venenplexus, *R.s.* Rectus superior, *O.s.* Obliquus superior, *P.s.* Palpebralis, *Rtr.* Retraktor, *V.o.* Optikusscheide, *N.o.* Sehnerv, *L* Linse, *Ntr.* Trigeminus, *C* Cornea, *R.* Retina, *J* Iris, *P.c.* Ciliarfortsatz, *D* Drüse, *O.L.* Oberlid, *U.L* Unterlid, *Z* Zygomaticum.

Nach oben gerichtet sind die Augenachsen bei Teleostiern, Amphibien, den meisten Sauropsiden, und unter den Säugetieren bei den Nagern, Insectivoren, Chiropteren, einigen Edentaten und den Pinnipediern (s. Fig. 219).

Die nach unten geneigten Augenachsen sind viel seltener und stehen offenbar in Beziehung zu der Erweiterung des Gesichtsfeldes in dieser Richtung, die für eine Reihe von Wassertieren erforderlich ist. So sind bei der Seeschildkröte (Chelone midas) die Ebenen mit einem Winkel von 150° nach unten gegeneinander geneigt, und noch stärker bei den Walen, wie Fig. 220 zeigt.

Palaeontologische Befunde zeigen, daß bei Mystiosaurien, sowie bei Cricosaurus ebenfalls eine Neigung der Augenachsen nach unten bestand (WAGNER).

Eine Ergänzung zu diesen Werten liefern die Zahlen, die GROSSMANN und MAYERHAUSEN (29) für eine Reihe von Säugetieren fanden, bei denen es gelang, die Tiere zum fixieren zu bringen. Sie bestimmten die Divergenz der Hornhautachsen, die ein Maß für die Größe des binokularen Gesichtsfeldes gibt. Die Divergenz betrug für

Homo	10°		Canis familiaris . .	40°
Inuus nemertinus . .	12°		Camelus dromedarius	120°
Jarchus vulgaris. . .	54°		Auchenia lama . . .	110°
Lemur mongus . . .	24°		Equus caballus. . .	112°
Felis leo	31°		Elephas africanus . .	104°

4. Die Sehschärfe.

§ 156. Wenn wir aus allen den zahlreichen Einzelerfahrungen, die in den vorangehenden Kapiteln enthalten sind, das Fazit ziehen, und mit einem einzigen Ausdruck die Leistungsfähigkeit eines Sehorgans charakterisieren wollen, so eignet sich dazu wohl am besten die Angabe der Sehschärfe.

Es wäre ein guter Vergleichswert, wenn wir angeben könnten, unter welchem Winkel ein Gegenstand erscheint, der einen nicht weiter trennbaren einheitlichen Sinneseindruck macht, oder den Winkel, um den zwei Gegenstände voneinander entfernt sein müssen, damit sie noch getrennt wahrgenommen werden können.

Ein Mittel, diesen Wert experimentell festzustellen, fehlt uns zurzeit, und wenn wir nicht gänzlich darauf Verzicht leisten wollen, uns eine Vorstellung über die Sehschärfe der Tiere zu bilden, so sind wir auf Analogieschlüsse und Wahrscheinlichkeitsberechnungen angewiesen.

Für die Sehschärfe sind zwei Momente maßgebend: die Feinheit des Netzhautbildes und die Feinheit der Verarbeitung der Eindrücke durch das Nervensystem.

Für die Art dieser Verarbeitung muß man, um eine ganz grobe Vergleichung durchführen zu können, wenigstens einen Wert kennen, die Größe des »Innervationsbezirkes« der Netzhaut, d. h. die Flächengröße der Netzhaut, auf die eine Nervenfaser, eine Zelle des Ganglion nervi optici entfällt. Es hat keinen Wert, den Durchmesser eines Endelementes als ein Maß für die Feinheit der Funktion des nervösen Augenanteils zu benutzen, denn, wie oben gezeigt wurde, kommen meist eine größere, oft eine sehr große Anzahl Endelemente auf eine Nervenfaser. Nur für die Area centralis des Menschen und der Vögel fallen die Größe des Innervationsbezirkes und der Querschnitt eines Endelementes zusammen.

Der »Innervationsbezirk« stellt den reziproken Wert zu der Zahl der Nervenfasern auf 1 qmm Retina dar:

$$\text{Innervationsbezirk} = \frac{1\,000\,000}{\text{Zahl der Nervenfasern auf 1 qmm}}$$

in μ^2 ausgedrückt.

Nun dürfen wir uns allerdings nicht vorstellen, daß die einzelnen Innervationsbezirke nebeneinander lägen, sondern die Endelemente, die durch Vermittlung der Bipolaren mit einer bestimmten Zelle des Ganglion nervi optici in Verbindung treten, sind mit solchen untermischt, die zu einer anderen Ganglienzelle abgeleitet werden.

Wenn es sich aber darum handelt, eine Schätzung der Sehschärfen in erster Annäherung durchzuführen, so können wir von dieser Durchdringung der Innervationsbezirke zunächst einmal absehen und den Ansatz wagen, die Innervationsbezirke lägen nicht durcheinander, sondern streng nebeneinander.

Wenn wir nun ansetzen, daß der Innervationsbezirk ein Kreis sei, so können wir seinen Durchmesser aus der gegebenen Fläche berechnen, und erhalten in diesem Durchmesser des Innervationskreises die kleinste Strecke, um die zwei Gegenstände voneinander entfernt sein müssen, um getrennt wahrgenommen werden zu können.

Wenn wir weiter den Winkel angeben, unter dem diese Dimension vom Mittelpunkt des Linsensystems aus gesehen erscheint, so haben wir direkt ein Maß für die Sehschärfe. Es wäre natürlich exakter, statt diesen Winkel zu konstruieren, die experimentell ermittelte Größe des Netzhautbildes mit dem Durchmesser des Innervationskreises zu vergleichen, aber dazu mangelt es an Daten. Nur für wenige Fälle kann diese Vergleichung durchgeführt werden.

Die linearen Bildgrößen, die ALEXANDER SCHÄFER (226) bestimmt hat, beziehen sich auf einen Gegenstand von 1 m Größe in 1 m Entfernung, d. h. auf einen Gegenstand, der unter einem Winkel von 54° erscheint, und der Vergleich mit der Größe des Durchmessers des Innervationskreises ergibt sofort, unter welchem Winkel dieser erscheint, wie das die folgende Tabelle zeigt.

Name	Lineare Bildgröße bei 54° in μ	Durchmesser des Innervationskreises in μ	Winkelgröße des Innervationskreises in Minuten
Rana.	3500	8,9	8,3
Buteo	9800	2,26	0,7
Equus { laterale Area .	1920	10,1	1,7
Equus { Streifenarea .	1920	36,4	6,1
Delphin	7600	20,5	88,0

Für den Menschen beträgt die Winkelgröße des Innervationsbezirkes etwa 1,0 Minuten.

Um für eine weitere Anzahl von Tieren vergleichbare Werte der Sehschärfe zu bekommen, ist die folgende Tabelle berechnet. Sie enthält den Innervationsbezirk der Retina, und daraus abgeleitet den Durchmesser des hypothetischen Innervationskreises; weiter die Brennweite des Auges, d. h. in diesem Fall den Abstand des Mittelpunktes des Linsensystems vom Netzhautepithel. Daraus berechnet sich der Minimalwinkel, d. h. der Winkel, unter dem der Innervationskreis vom Mittelpunkt des Linsensystems aus erscheint.

Der sechste Stab der Tabelle gibt die lineare Dimension, die in 1 m Entfernung vom Auge dem Minimalwinkel entspricht.

Wir würden also zu Vergleichszwecken ansetzen, daß Gegenstände auf x m Entfernung gesehen werden können, wenn ihr Durchmesser = x mal dem Wert dieses Stabes ist.

Name	Innervationsbezirk der Retina μ^2	Durchmesser des Innervationskreises μ	Brennweite des Auges mm	Minimalwinkel φ	Lineare Größe des Minimalwinkels bei 1 m Entfernung = d in mm	Maß für das Distinktionsvermögen (proportional $1/d$)
Homo (Fovea)	20	5,05	16	1′ 4″	0,31	10000
Accipiter	4	2,26	10,5	0′ 44″	0,21	14600
Equus (laterale Area) .	80	10,1	36	0′ 58″	0,28	11100
Ovis (Area)	97	11,1	13	2′ 55″	0,85	3700
Mustelus (Augengrund) .	115	12,1	7,4	5′ 34″	1,62	1900
Homo (Peripherie) . . .	130	12,9	16	2′ 45″	0,84	3900
Torpedo (Augengrund) .	200	15,9	2,16	25′ 10″	7,40	400
Ovis (Peripherie) . . .	360	21,4	13	5′ 38″	1,64	1900
Acanthias (Augengrund)	670	29,2	12	8′ 20″	2,43	1300
Equus (Streifenarea) . .	1040	36,4	36	3′ 26″	1,01	3100
Acanthias (Peripherie) .	1430	42,7	12	12′ 10″	3,55	900
Macrorhinus	10000	113	34,5	11′ 10″	3,25	1000
Phocaena	33000	205	13,2	53′ 0″	15,5	200
Balaenoptera	77000	316	41,0	26′ 20″	7,6	400
Hyperoodon	64934	288	17,5	56′ 10″	16,4	190

Um nun ein vergleichbares Maß der Sehschärfen zu bekommen, müssen wir an das, bei der Lehre vom Sehepithel ausgeführte über Distinktionsvermögen für Formen und Bewegungen erinnern: an den Satz, daß das Distinktionsvermögen proportional $1/d$ ist, wenn d den Durchmesser des Innervationskreises bedeutet, und daß für die Feinheit der Wahrnehmung kleinster Bewegungen keine direkte Beziehung zum Durchmesser des Innervationskreises besteht.

Oben handelte es sich nur um die Retinafunktion, hier aber um die gesamte Sehschärfe, und infolgedessen deckt sich die Reihenfolge der Tiere in den beiden Tabellen nicht immer: es wird manchmal durch große Bilder ausgeglichen, was am Bau der Netzhaut minderwertig ist, und umgekehrt kann selbst bei hoher Ausbildung der Retina die Totalleistung keine günstige sein, wenn die Bilder zu klein sind.

Für diese große Bedeutung der absoluten Größe der Augen, von der ja die Bildgröße abhängt, seien noch einige Einzelbeispiele gegeben.

Das Auge von Alciope spec., das als eins der höchst entwickelten Linsenaugen bei Wirbellosen angesehen wird, hat eine Brennweite von ca. 0,25 mm, und auf 1 qmm² des Sehepithels kommen ca. 42000 Elemente. Selbst wenn der ideale Fall erfüllt wäre, daß jedes Sehelement völlig isolierte Leitung hätte, wie die Fovea centralis bei Mensch und Vögeln, so würde bei einem Innervationskreis von 24 μ (Radius 2,8 μ) die Grenze des Distinktionsvermögens dieses Auges doch schon bei 30' liegen, d. h. die Sehschärfe würde (Mensch = 10000 gesetzt) nur 470 betragen.

Wahrscheinlich aber ist der Visus um das vielfache, vielleicht das hundertfache schlechter, da kaum jedes Stäbchen isoliert abgeleitet sein dürfte. Unter derselben Annahme, die wir für Alciope machten, d. h. unter der Voraussetzung, daß jedes Sehelement der Retina isoliert abgeleitet würde, können wir, ohne Kenntnis des Baues der zentralen Teile der Netzhäute einen Grenzwert der Sehschärfe für eine Reihe von Tieren angeben. z. B.

Name	Abstand zweier Sehelemente in μ	Brennweite des Auges in mm	Minimal-winkel φ	Lineare Größe des Minimalwinkels in 1 m Entfernung in mm	Maß des Distinktionsvermögens $1/\varphi$ proportional
Sepiola .	6,15	6	4,7'	1,44	2150
Sepia . .	7,20	14	2,5'	0,80	3900

Stellen wir einmal die Bedingung, ein Auge solle auf 1 m Entfernung Gegenstände von 1 mm gegenseitigem Abstande gerade noch getrennt auffassen können, so ist leicht zu ersehen, daß für die verschieden großen Augen dazu eine sehr verschiedene Feinheit der Netzhaut-Innervation gehört. Der Minimalwinkel beträgt 3,43'.

Feinheit der Innervation, die bei verschieden großen Augen dieselbe Sehschärfe ermöglichen würde.

Name	Brennweite mm	Innervations-bezirk μ^2	Faserzahl pro 1 mm²
Balaenoptera .	41	1320	760
Equus . . .	36	1020	980
Sus	13,6	146	6850
Cavia	7,25	42	23800
Crycetomys .	3,1	7,5	134000
Torpedo . . .	2,16	3,6	280000

Wie die vorstehende Zusammenstellung zeigt, würde das Walauge diese Leistung vollbringen können, wenn nur 760 Fasern auf 1 m² kämen, während bei Torpedo erst mit 280000 Nervenfasern dieselbe Sehschärfe zu erzielen wäre. Ein Auge von 200 mm Brennweite würde nur 32 Fasern pro mm² zu dieser Leistung brauchen.

Um die Leistung des Insektenauges mit dem des Wirbeltierauges zu vergleichen, wird man sich darauf beschränken dürfen, die Winkelgröße eines Einzelomma als die Grenze des Distinktionsvermögens anzusehen. Es sei daher auf die Tabelle in § 131 verwiesen, die dieser Winkel enthält. Der niedrigste Wert, der hier bestimmt wurde, liegt bei 21'. Für einige Formen enthält die folgende Tabelle die Daten, die zum Vergleich mit den Leistungen der Wirbeltieraugen nötig sind.

Eine experimentelle Bestimmung der Daten, die für die Beurteilung der Sehschärfe eines Insektenauges maßgebend sind, liegt nur für eine einzige Species, für Lampyris splendidula vor. Exner (90) fand, daß das aufrechte Netzhautbild, das er photographieren konnte, so fein war, daß bei 2,25 m Entfernung vom Auge ein R, dessen Hauptstriche 4,0 cm dick waren, noch gut abgebildet wurde. In der Ausdrucksweise der Ophthalmologie würde das einen Visus von $^6/_{400}$ bis $^6/_{500}$ nach Snellen bedeuten.

Ein Gitter, dessen Stäbe 4,9 cm dick wären, wird von Lampyris noch auf 2,25 m Entfernung als Gitter erkannt werden können.

In einer Entfernung von 1 cm könnten die Stäbe 0,22 mm dick sein, und würden noch erkannt werden. Auf Grund dieser Feststellungen schätzt Exner die Leistung des Insektenauges ziemlich hoch ein, und wie wir sehen werden sicher nicht zu hoch.

Name	Minimalwinkel φ in Minuten	Lineare Größe des Minimalwinkels bei 1 m Entfernung in mm	Maß für das Distinktionsvermögen (Mensch = 10000)
Laphria flava . . .	21'	6,0	670
Aeschna und Sphinx convolvuli . . .	36'	7,7	390
Mordella	48'	10,3	293
Dytiscus	60'	12,9	232
Musca	134'	28,7	104
Formica	246'	52,8	57
Aphis	380'	81,5	37

§ 157. Nach den in der Tabelle mitgeteilten Daten wären die Insektenaugen recht schlecht gestellt gegenüber den Wirbeltieraugen, und nur die Leistungen der besten unter ihnen wären denen der geringsten der Vertebraten gleich.

Aber diese Art der Vergleichung der Sehschärfen nach ihrem absoluten Wert hat, so lehrreich sie in mancher Hinsicht ist, doch biologisch betrachtet einen etwas problematischen Wert.

Es wird vom biologischen Standpunkte aus viel interessanter sein, zu erfahren, wie groß ein Gegenstand sein muß, der z. B. um die eigene Körperlänge des Tieres von diesem entfernt ist, als der oben angegebene Wert, denn die Distanz von 1 m bedeutet biologisch sehr verschiedenes für ein kriechendes Insekt von wenigen Millimetern Länge, für ein Fischchen von einigen Zentimetern und für einen Wal von mehreren Metern Länge.

Wir kommen so auf einen Wert für die »relative Sehschärfe«, für die die folgende Tabelle einige wenige Paradigmen gibt.

Name	Länge L in cm	Minimalwinkel φ	Linearer Wert von φ in der Entfernung L in mm	Relative Sehschärfe (Mensch $= 10000$)
Mensch . . .	75	1′4″	0,22	10000
Pferd	230	0′58″	0,63	3300
Grönlandswal .	2300	26′20″	175,0	12
Braunfisch . .	150	53′0″	23,2	94
Huhn	25	ca. 1′	0,07	30000
Fliege	1	134′	0,29	7700

Während bei Vergleichung der absoluten Sehschärfe das Pferd 1,11 der menschlichen Sehschärfe zeigte, hat es ralativ nur 0,33.

Viel günstiger dagegen stehen die kleinen Tiere, z. B. die Fliege, die nach der absoluten Vergleichung nur 104 Einheiten hatte (Mensch $= 10\,000$), während die relative Vergleichung ihr 7700 Einheiten zubilligt.

Aber auch diese Art der Vergleichung liefert noch nicht das, was wir eigentlich wissen wollen: einen Wert, aus dem wir die biologische Bedeutung der Sehorgane für eine bestimmte Form abnehmen, zahlenmäßig mit anderen Formen vergleichen können.

Es ist ja offenbar viel weniger die absolute Größe, die bestimmt, in welcher Entfernung die biologisch wichtigsten Dinge liegen, sondern in viel höherem Maße die Geschwindigkeit der Bewegung, welche allerdings ihrerseits in Beziehung zur absoluten Größe steht.

Wir könnten also anstatt die Gegenstände, die bei 1 m Entfernung oder bei Entfernung um die eigene Körperlänge gesehen werden, auch als Vergleichsstrecke den Weg pro Sekunde (die Geschwindigkeit) einführen. Diese Vergleichung enthält aber noch ein sehr menschliches Maß, das ist die Länge einer Sekunde in bezug auf die physiologischen Vorgänge, die in diesem Zeitintervall ablaufen können. In einer Sekunde können wir im höchsten Falle etwa 10—12 Bewegungen ausführen, während ein Insekt deren 300 bis 400 ausführt.

Das subjektive oder, besser gesagt, das physiologische Zeitmaß ist abhängig von der Reaktionsgeschwindigkeit eines Organismus.

Als physiologisch vergleichbare Zeiteinheit dürfen wir nicht die Sekunde wählen (die etwa der zehnfachen Reaktionszeit des Menschen entspricht), sondern müssen die Reaktionszeit selbst oder ein Multiplum von ihr ansetzen.

Nehmen wir die zehnfache Reaktionszeit als Einheit, so würden physiologische gleichwertige Zeitabschnitte folgende Länge haben:

Mensch . . . 1,2 Sekunde
Schildkröte . . 3,8 »
Vögel . . . . 0,15 »
Insekten . . . 0,05 »

Die Begründung für die Annahme dieser Zeiten als Reaktionszeiten s. § 13.

Biologisch ausgedrückt bedeutet das: wenn ein Tier einen Gegenstand, z. B. ein Hindernis erkennt, wenn es so weit davon entfernt ist, daß dasselbe erst in der zehnfachen Reaktionszeit erreicht werden würde, so hat das Tier noch genug Zeit, seine Bahn zu ändern und so den Zusammenstoß zu vermeiden (Hindernis), oder herbeizuführen (Beute).

Auf diese Weise kommen wir zu einem Zeit- und Raummaß, das einer Vergleichung der Leistungen von Sinnesorganen besser angemessen sein dürfte, als die menschlichen Maße.

Wir fragen also:

Wie groß ist ein Gegenstand, der noch wahrgenommen werden kann in einer Entfernung, die definiert ist durch den Weg (bei voller Geschwindigkeit) in der zehnfachen »Reaktionszeit«?

Tabelle der spezifischen Sehschärfen.

Name	Reaktionszeit in Sekunden	Geschwindigkeit in m	Weg in der 10fachen Reaktionszeit = W in m	Minimalwinkel φ	Durchmesser des kleinsten Gegenstandes, der in der Entfernung W gesehen wird, in mm	Spezifische Sehschärfe (Mensch = 10000)
Homo	0,12	4	4,8	1′ 4″	1,4	10000
Equus . . .	0,12	10	12	0′ 58″	3,3	4300
Phocaena . .	0,12	8	10	53′ 0″	155	90
Accipiter . .	0,02	10	2	0′ 44″	0,4	35000
Gallus . . .	0,02	2	0,4	ca. 1′	0,5	28000
Apis im Gange	0,005	0,02	0,001	40′	0,05[1]	573000
Formica . . .	0,005	0,02	0,001	246′	0,053	265000

1) Der Wert ist unter Annahme einer Augenkrümmung von 1 mm angesetzt, wie Best sie angibt.

Die vorstehende Tabelle gibt die fraglichen Zahlen für einige Paradigmen. Es ist natürlich mit den vorliegenden spärlichen Daten nicht mehr als eine ganz grobe Orientierung darüber zu erreichen, wie sich eine derartige Vergleichung stellen würde, die von Größen ausgeht, deren Bedeutung für die fraglichen Leistungen ohne weiteres einleuchtet.

Wir können gegenüber der absoluten und relativen Sehschärfe, von der bisher die Rede war, diese als die spezifische Sehschärfe bezeichnen.

In der Vergleichung der Säugetieraugen untereinander ändert sich nicht viel gegenüber der relativen Sehschärfe. Die Vögel erscheinen als spezifisch scharfsichtiger als es aus den früheren Vergleichungen hervorging. Ganz unerwartet günstig aber kommen die Insekten zu stehen. Wenn eine Biene in einer Blüte umhergeht, ist ihre spezifische Sehschärfe der der Menschen um das 57 fache überlegen, sie kann in einer Entfernung von 1 mm Gegenstände von 25 μ Länge erkennen, also eine Leistung vollbringen, zu der wir ein Mikroskop gebrauchen.

Die biologischen Konsequenzen dieser Zahlen durchzudenken, die auf die Einführung eines physiologischen Maßes für Raum und Zeit beruht, mag dem Leser überlassen bleiben.

Das Resultat, das den Insekten eine so gewaltige spezifische Sehschärfe zuschreibt, und das auf den ersten Blick als paradox erscheint, wird durchaus verständlich, wenn man sich die veränderten Dimensionen, mit denen wir im Insektenraum und in der Insektenzeit rechnen müssen, recht klar vor Augen stellt.

Der Beweis, daß es sich bei diesen Vergleichsarten nicht um willkürliche Spielereien handelt, würde dann erbracht werden können, wenn es gelänge, Tiere von gleicher Lebensweise, die derselben Beute mit gleicher Bewegungsart nachstellen, in ihrer Größe und phylogenetischen Stellung aber sehr verschieden sind, zu vergleichen. Wir müßten erwarten, daß unter diesen Umständen die spezifische Sehschärfe ein konstanter Wert werden würde, und solche Konstanten zu suchen, ist ja einer der vornehmsten Zwecke unserer Forschung.

Zu bedenken ist nur, daß zur Konstanz der Bedingungen unter diesen Umständen auch das gehört, daß die übrigen Sinnesgebiete in ihrer Funktion unverändert oder in abschätzbarer Weise verändert wären, denn die extreme Ausbildung irgendeines anderen Sinnes könnte eine mindere Entwicklung des optischen Sinnes zur Folge haben. So würden wir sicher keine Konstante bekommen, wenn wir z. B. die Nachtschwalben und die Fledermäuse in bezug auf ihre Sehschärfe vergleichen würden, wo bei letzteren das Auge gegebenenfalls sogar für die Orientierung beim Fluge entbehrt werden kann.

So kommen wir bei der Vergleichung der Sehschärfen auf den Punkt zurück, von dem wir bei der ganz generellen Erörterung der Bedeutung von Lichtsinnorganen ausgingen:

Die Lichtsinnorgane dienen der Regulation von Bewegungen, und wenn wir verstehen wollen, welche Bedeutung im Leben irgendeines Tieres diese Organe haben, so dürfen wir ihre Leistungen nicht an irgendeinem idealen Maßstab messen, sondern müssen sie zu begreifen suchen in Beziehung zu den spezifischen Bewegungsformen und Geschwindigkeiten, in Beziehung vor allem auch zu den Eigenschaften des Nervensystems der betreffenden Tiere, als deren wichtigste uns in diesem Zusammenhange die Reaktionszeit erscheint.

Deutlich tritt an dieser Stelle auch die Begrenztheit der Bedeutung hervor, die Lichtsinnorgane überhaupt haben: bei kleinen Tieren mit absolut betrachtet geringen Geschwindigkeiten und großer Reaktionsgeschwindigkeit wird die Grenze des Sehraums, der biologisch wichtige Objekte birgt, außerordentlich eng und nähert sich immer mehr der Grenze des Tastraums. Wie in dem einleitenden Abschnitt über die Verbreitung der Sehorgane schon ausgeführt wurde, kann, wenn Tast- und Sehraum zusammenfallen, der optische Sinn ganz oder fast ganz verschwinden.

Schluß.

Die Bedingungen der spezifischen Gestaltung der Sehorgane.

§ 158. Die allgemein biologisch interessanteste Frage, die sich an die Darstellung der Organologie des Auges knüpft, ist die nach den Bedingungen der spezifischen Gestaltung.

Immer wieder trat uns in den einzelnen Abschnitten dies Problem entgegen, und eine Reihe von Faktoren ließ sich ermitteln, die überall wirkten, und deren Produkt die spezifische Gestaltung ist.

Wir können uns freilich nicht einbilden, schon entfernt die Gesamtheit dieser Faktoren erkannt zu haben, so daß die spezifische Gestaltung als notwendige Konsequenz der wirkenden Faktoren erschiene, aber schon die geringe Zahl der Bedingungen, die wir als maßgebend für die Gestaltung erkannt haben, läßt verstehen, wie ihr quantitativ verschiedenes Zusammenwirken eine bunte Mannigfaltigkeit von Einzelformen hervorzaubern kann.

Die Bedingungen, die wir als wirksam erkannt haben, lassen sich z. B. durchweg nicht als Kräfte definieren, die in einer mechanisch verständlichen Weise wirken. Es sind komplexe biologische Begriffe, mit denen wir hier arbeiten, und wir bedienen uns einer Ausdrucksweise, die den Anschein hervorrufen könnte, als handele es sich um causae finales, von denen die Rede ist, während eine naturwissenschaftliche Analyse natürlich nur die causa efficiens kennen darf. Dies muß besonders betont werden, um Mißverständnissen vorzubeugen, denn, wie schon oben betont, stellt die teleologische Ausdrucksweise nur ein provisorisches Verständigungsmittel dar, für

die Fälle, in denen uns, wie hier, der Mechanismus des Wirkens der er-
kannten Kräfte unklar ist, obgleich wir keinen Grund haben, an der Möglichkeit eines mechanischen Verständnisses zu zweifeln.

Mit dieser mangelnden Kenntnis des eigentlichen Wesens der wirkenden
Bedingungen hängt es auch zusammen, daß wir sie in ihrer Wirksamkeit
nicht quantitativ abschätzen können, wodurch es unmöglich wird, den
Erfolg verschiedenartiger Kräftekombinationen vorherzusagen.

Unter diesen methodologischen Vorbehalten mögen die folgenden Ausführungen aufgefaßt werden.

Funktion und Größe.

§ 159. Als erste für die spezifische Gestaltung maßgebende Bedingung
sei hier ein Faktor erörtert, der bei den Autoren keine genügende Berücksichtigung gefunden hat: die absolute Größe in ihren Beziehungen zur
Leistung.

In den Einzeldarstellungen ist vielfach darauf hingewiesen worden,
welche bedeutsame Rolle die absolute Größe spielt, hier sei nur kurz das
Wichtigste zusammengefaßt.

In den Sinneselementen haben wir Gebilde, deren absolute Größe selbst
innerhalb größerer systematischer Gruppen nur relativ geringe Schwankungen
erleidet, während natürlich die Größe dieser Elemente im Vergleich zu den
Dimensionen der Bulbi, also die relative Größe, ganz enorm variiert.

Für die Dicke eines Sehelementes ist ganz allgemein mit Dimensionen
von ca. 1—2 μ wohl schon die untere Grenze gegeben, und wenn ein
solches Element isoliert abgeleitet wird, so hätten wir damit die Grenze der
retinalen Sehschärfe erreicht, und eine Steigerung der gesamten Sehschärfe
könnte nur durch Verbesserungen am physikalischen Apparat, am Netzhautbild, erfolgen.

Am dioptrischen Apparat spielt die absolute Größe wieder eine bedeutende Rolle, indem die Größe des Netzhautbildes mit dem Quadrat der
Brennweite wächst.

Eine untere Grenze der absoluten Größe eines Linsenauges, das eine
nennenswerte Sehschärfe aufweisen soll, ist durch die Erscheinungen der
Beugung gegeben, die nur von der absoluten Dimension der Pupille abhängt.

Würde ein Wirbeltierauge in allen Dimensionen gleichmäßig verkleinert
(auch die Sinneselemente müßten natürlich dünner werden), so bliebe seine
Sehschärfe dieselbe, aber nur, bis die Größe der Pupille auf Dimensionen
von der Größenordnung 0,1 mm oder darunter gesunken wäre, denn von
hier an wird der Beugungsfehler des Bildes größer als alle anderen optischen
Mängel des Auges, und die Sehschärfe müßte rapide abnehmen. Linsenaugen von so geringen Dimensionen wären recht minderwertige Sinneswerk-

zeuge, während Komplexaugen von Insekten bei solcher Größe viel höheres
leisten können. Maßgebend für die Gestaltung ist die Größe auch in bezug
auf die Ausbildung von Akkommodationsapparaten, indem weder ganz kleine
Augen deren bedürfen, weil bei ziemlichen Verschiebungen des Objektes das
Bild immer noch innerhalb der (relativ großen) Sehelemente bleibt, noch
ganz große Augen, bei denen die biologisch bedeutsamen Objekte schon
außerhalb des Bezirks von wenigen Metern liegen, innerhalb dessen eine
Verschiebung des Objektes überhaupt eine beträchtliche Verschiebung des
Bildes zur Folge hat.

Dimensions- und Proportionsänderungen.

§ 160. Brücksichtigt man diese Bedeutung der absoluten Größe, so
ergibt sich ohne weiteres, daß bei Veränderungen in den Dimensionen eines
Sehorgans, sodald sie einigermaßen beträchtlich sind, eine Konstanz der
Leistung nur erreicht werden kann, wenn die Dimensionsänderung mit
einer Proportionsänderung verbunden ist.

Denken wir an Tiere, die systematisch und in bezug auf ihre Lebensweise einander sehr nahe stehen, aber in den absoluten Dimensionen sehr
stark variieren, was z. B. am auffallendsten bei den Rassen des Haushundes
der Fall ist, so haben wir folgende Verhältnisse:

Die Sehelemente variieren in ihrer Dicke bei systematisch nahe
stehenden Formen nur wenig, das Verhältnis der Zahl der Sehelemente zu
jener der Nervenfasern ebenfalls wenig, bei Formen die annähernd dieselbe
Lebensweise haben. Rechnen wir selbst die größte Variation der Größe
des Innervationskreises zu 100 %, so ergibt sich für die Erreichung gleicher
Sehschärfe in dieser Gruppe im extremen Fall eine Veränderung der Brennweite um das 1,42 fache, denn dadurch ist die Vergößerung bzw. Verkleinerung des Innervationskreises auf das Doppelte funktionell schon wieder
ausgeglichen.

Kommen nun Unterschiede zwischen den einzelnen Formen vor, wie
bei den Hunderassen, d. h. etwa um das 4- oder 5 fache in linearer Dimension, so variieren die Dimensionen des Auges nur um das 1,42 fache, also
viel weniger, und die großen Formen haben — gleiche Sehschärfe vorausgesetzt — absolut kleinere Augen, wie das ja die anatomische Erfahrung
auch tatsächlich bestätigt.

Man könnte aber auch die Bedingung stellen, daß die »spezifische
Sehschärfe« (s. oben) konstant bliebe, und würde dann andere Verände-
rungen der Dimensionen erhalten, weil sich auch die Geschwindigkeit der
Bewegung ändern würde und zwar etwa im Verhältnis der Quadratwurzel
aus der linearen Vergrößerung, also etwa wie $\sqrt{4}$ oder $\sqrt{5}$ d. h. um das
Doppelte oder etwas mehr. Die großen Hunde müßten also in doppelter
Entfernung noch (absolut) ebensogut sehen, wie die kleinen, um »spezifisch«

gleiche Sehschärfe zu haben, was bei Konstanz aller übrigen Faktoren durch eine weitere Vergrößerung der Brennweite um das 1,42 fache zu erreichen wäre, die dann bei den größten Hunden doch erst das Doppelte wie bei den kleinsten betragen würde.

Aber auch innerhalb des einzelnen Auges sind Größenänderungen vielfach mit Änderungen der Verhältnisse verbunden, denn es kommt ganz darauf an, welche Funktion bei wechselnder Größe konstant bleiben soll, welche erhöht werden muß, welche herabgesetzt werden kann.

Eine wirkliche geometrisch ähnliche Vergrößerung oder Verkleinerung von Augen gibt es schon aus dem Grunde nicht, weil die Endelemente nur äußerst geringer Dimensionsänderungen fähig sind.

Setzen wir sie daher einmal als konstant an, so können die funktionellen Unterschiede der Augen nur auf den Eigenschaften des dioptrischen Apparates beruhen, die gerade für das Gesamtaussehen des Auges sehr wesentlich sind.

Soll z. B. die Helligkeit des Netzhautbildes konstant bleiben, so muß der Linsendurchmesser proportional der Achsenlänge zunehmen (oder richtiger: der funktionell in Betracht kommende, zentrale Anteil der Linse) und im Zusammenhang damit die Größe der Cornea, während bei einer Verlängerung der Achse ohne gleichzeitige entsprechende Zunahme des Linsendurchmessers das Bild dunkler, wenn auch größer wird.

Soll die Winkelweite des Blickfeldes erhalten bleiben, so muß der äquatoriale Durchmesser im selben Verhältnis wie die Achse wachsen, während, wenn es nur auf Helligkeit und zentrale Sehschärfe ankommt, der Bulbusdurchmesser nicht zu wachsen braucht, wodurch bei zunehmender Achsenlänge ein sogenanntes »Teleskopauge« entstehen kann.

Funktion und Form.

§ 161. Für die Frage, in welcher Beziehung Funktion und Form zueinander stehen, wie weit aus der Form etwas auf die Funktion geschlossen werden kann, geben die vorstehenden Erörterungen einiges Material. Sie zeigen vor allem, und das scheint mir der springende Punkt der ganzen Frage, daß die Form etwas ungemein komplexes ist, der Ausdruck eines Gleichgewichts zwischen einer ganzen Zahl von gestaltenden Kräften. Die »Form« ist kein Element, keine Einheit, sondern etwas, was der weitestgehenden Analyse bedarf, und ein Verständnis der Gesetze der Formbildung kann nicht durch einfache Vergleichung der fertigen Formen gefördert werden.

Eine Betrachtung, die z. B. die Formen der Bulbi als gegebene, nicht weiter zu analysierenden Elemente betrachtet und vergleicht, kommt über die Feststellung oberflächlichster Ähnlichkeiten nicht hinaus, wie dies das

Kapitel über die morphologischen Augentypen deutlich zeigt, während eine Analyse der Form vom funktionellen Standpunkte aus viel weiter einzudringen gestattet

Das Problem der spezifischen Gestaltung kann allerdings die Analyse der Form unter dem Gesichtspunkte der funktionellen Gestaltung nicht lösen, vielmehr tritt dies Problem um so klarer hervor, je mehr alle Eigenschaften, die als Produkte äußerer Einflüsse erscheinen, durch die Vergleichung eliminiert werden.

Immer deutlicher erscheint dann das Problem der spezifischen Gestaltung als ein historisches, genealogisches Problem, dessen Behandlung daher in ganz anderer Weise erfolgen muß, als jene der nomothetischen Probleme, die die Funktion und funktionelle Gestaltung der Sehorgane stellen.

Wir kommen damit auf die Frage nach den Wegen der Stammesgeschichte der Lichtsinnorgane.

Phylogenie der Lichtsinnorgane.

§ 162. Wenn sich auch der Heißhunger nach phylogenetischen Spekulationen, der die letzten Jahrzehnte des vorigen Jahrhunderts charakterisierte, erheblich gelegt hat, weil man immer mehr die methodischen Schwierigkeiten solcher Konstruktionen einsah, weil man immer deutlicher erkannte, daß das wirkliche historische Geschehen unserer Forschung aus Materialmangel nicht erkennbar ist, und daß auf Grund der Dokumente, die uns zur Verfügung stehen, meist eine ganze Anzahl von Wegen stammesgeschichtlicher Entwicklung gleich wahrscheinlich sind, also für unser wissenschaftliches Weltbild als gleichwertig angesehen werden müssen, so mangelt es auch heute wohl noch nicht ganz des Interesses, die Erfahrungen eines Gebietes, wie es die Organologie des Auges ist, unter phylogenetischen Gesichtspunkten zu betrachten.

Es macht der üblichen Methode phylogenetischer Konstruktion kaum Schwierigkeiten, die Entstehung der Komplexaugen der Arthropoden aus einfachen Pigmentbecherocellen oder dergleichen Organen abzuleiten, wie wir sie z. B. bei Plathelminthen und Würmern finden, aber es bereitet die größten Schwierigkeiten, das Wirbeltierauge in eine einigermaßen plausible Verknüpfung mit irgendwelchen anderen Sehorganen zu bringen, und dementsprechend ist dieser Punkt in der Stammesgeschichte der Augen auch am lebhaftesten diskutiert worden, aber trotz alles Scharfsinns, der auf dieses Problem verwendet wurde, ist das Resultat so gut wie negativ. Kaum die Verknüpfung mit den Sehorganen der Salpen, die wie bei den Vertebraten in enger Beziehung zum Zentralnervensystem entstehen, kann als eine einigermaßen natürlich fundierte angesehen werden.

Stößt schon hier der Versuch, die Einheitlichkeit der Entwicklung der Sehorgane im Tierreich nachzuweisen, auf große, man darf wohl sagen unüberwindliche Schwierigkeiten, so will es scheinen, als gäbe es deren überhaupt bei unbefangener Vergleichung der Lichtsinnorgane viel mehr, als Punkte, an denen eine Verknüpfung plausibel gemacht werden kann.

Die Sehorgane scheinen ein ausgezeichnetes Beispiel zu sein, für die ungeheuere Bedeutung, die einer polyphyletischen Entwicklung bei der Gestaltung der Organismen zukommt, und in großer Zahl finden wir dementsprechend hier die wichtigen Erscheinungen der konvergenten Entwicklung vertreten.

Bei der Darstellung der systematischen Augentypen war schon für die Wirbeltiere darauf hingewiesen, daß die phylogenetische Stellung einer Spezies sich nicht aus der funktionell beeinflußten Gesamtgestaltung des Auges erkennen läßt, wohl aber aus den, funktionell gleichgültigen Merkmalen der Zellen, die die Gewebe und Apparate aufbauen. Hier können wir von demselben Gedanken ausgehen.

Wenn wir uns die Lichtsinnorgane vorstellen wollen als einheitlich entstanden, so müssen wir in erster Linie die Gestaltungen der Sinneselemente, der Lichtsinnzellen auf einen einzigen Typus zurückführen.

Das erwies sich aber (s. oben § 37) als undurchführbar und wir erhalten eine ganze Reihe von Typen, deren Zusammenfassung zu höheren Ordnungen ganz ausgeschlossen erscheint.

Das einheitliche aller Typen liegt nur auf physiologischer Seite, aber für diese funktionelle Gleichartigkeit eine Ur-Lichtsinnzelle als Ausgangspunkt anzunehmen, erscheint nicht nur auf Grund der bekannten Gestaltungen der Lichtsinnzellen unzulässig, sondern auch völlig überflüssig, denn qualitativ dieselben funktionellen Eigenschaften finden wir schon bei Formen der lebendigen Substanz, die nicht die geringste Spezialisierung in der Richtung auf ein Lichtsinnorgan hin erfahren haben. Als Grundlage der polyphyletischen Entwicklung der Lichtsinnorgane erscheinen uns die generellen Eigenschaften der lebendigen Substanz gegenüber dem Lichtreiz, und diese Vorstellung ist zweifellos viel ungezwungener, als die Konstruktion unbekannter Zwischenglieder oder Urformen, mit denen die Phylogenie so gern bei der Hand ist, um Lücken auszufüllen, oder Gegensätze auszugleichen.

Betrachten wir unbefangen die einzelnen Typen, so wird die Zahl der Fälle, in denen wir eine unabhängige Entstehung der Lichtsinnorgane für viel wahrscheinlicher werden halten müssen, als die Ableitung aus einem gemeinsamen Ur-Lichtsinnorgan, recht erheblich.

Die Gesamtheit der Organe mit Stiftchensaumzellen soll einheitlich entstanden sein, also die Sehorgane der Plathelminthen, vieler Würmer, der Arthropoden und der meisten Mollusken, dann bleiben aber schon einige Gruppen, die eine gesonderte Entwicklung zeigen, wie die Chaetognathen mit ihren eigentümlichen Lichtsinnzellen und die Oligochaeten mit ihren Phaosom-Lichtsinnzellen.

Unter den Mollusken sind die Elemente der Chitoniden (Onchidium usw.) nicht gut von Stiftchensaumzellen abzuleiten, und dokumentieren auch durch ihr isoliertes Auftreten in dieser Tiergruppe ihre unabhängige Entwicklung.

Die Lichtsinnzellen der Echinodermen stellen wiederum eine Gruppe dar, die keine Verknüpfung mit anderen Stämmen zuläßt, ja hier sehen wir — ähnlich wie bei Mollusken — neben Formen, deren Lichtreizbarkeit an deutich differenzierte Organe gebunden ist, andere, die zwar lichtreizbar sind, aber keine für unsere Hilfsmittel erkennbare Lichtsinnzellen haben. Es ist der Schluß wohl nicht ganz unberechtigt, daß hier Zellen, die noch einen indifferenteren Charakter tragen, in der Umbildung zu wirklichen Lichtsinnzellen begriffen sind.

Für die, ziemlich isoliert vorkommenden Lichtsinnorgane bei Coelenteraten (Medusen) haben wir auch in der Lichtreizbarkeit vieler Formen dieses Stammes eine physiologische Grundlage, in der Gestaltung aber keinen Anhaltspunkt dafür, daß stammesgeschichtliche Beziehungen zu Sehorganen anderer Gruppen beständen.

Für die vereinzelt vorkommenden Lichtsinnorgane der Pflanzen gilt ganz dasselbe.

Auch für die Tunicaten und gar für die Vertebraten können wir eine wahrscheinliche Ableitung ihrer Sehzellen von denen anderer Stämme nicht durchführen, so daß schon nach dieser sehr summarischen und unvollständigen Übersicht, mindestens eine neunmalige unabhängige Entstehung von Lichtsinnzellen aus indifferentem Material angenommen werden müßte.

§ 163. Lehrt das Studium der spezifischen Sinneselemente eine polyphyletische Entstehung, so wird, wenn wir dies Resultat als sicher ansehen, das Studium der Gestaltung der Hilfsapparate zu einer Fundgrube von Beispielen für jene Erscheinung, die wir als »Konvergenz« bezeichnen, und die etwas ebenso Dunkles und allgemein Verbreitetes wie die »Vererbung« ist.

Bei den verschiedensten Lichtsinnorganen finden wir, trotz unabhängiger Entwicklung aus indifferentem Material, eine Fülle von Einrichtungen, die einander in Form und Leistung so ähnlich sind, daß wir sie als genetisch einheitlich auffassen würden, stünden dem nicht andere Erfahrungen hindernd im Wege.

So finden wir als konvergente Bildungen einerseits die vier Musculi recti des Wirbeltierauges, andererseits die entsprechenden Muskeln des Komplexauges von Daphnia.

Ein gutes Beispiel konvergenter Entstehung gleicher Einrichtung geben die Tapeta lucida, die bei Mollusken, Arthropoden und Vertebraten mehrfach unabhängig voneinander entstanden sind und deren Elemente teils

Mikrokristalle enthalten, teils durch feine Fasern die Lichtreflexion bewirken, teils durch totale Reflexion an luftgefüllten Capillaren.

Selbst in engeren systematischen Gruppen kann eine derartige Bildung wie das Tapetum diphyletisch entstehen, wie das retinale Tapetum einiger Teleostier und der Sauropsiden einerseits, das chorioideale anderer Teleostier, der Selachier und Säugetiere andererseits lehrt.

Das großartigste Beispiel konvergenter Bildungen an Lichtsinnorganen stellen aber die Linsen dar.

In ihren Eigenschaften sind sie äußerst einheitlich: alle hell durchsichtig, optisch fast homogen, stark lichtbrechend und von Kugelflächen begrenzt, aber genetisch betrachtet, hat äußerst verschiedenes Material in den einzelnen Tierstämmen diese Gestaltung vermittelt.

Da finden wir als Linse eine einfache Verdickung der Cuticula, die den ganzen Körper umhüllt, z. B. bei den Insekten und wieder isoliert in den Sehorganen der Copepoden (Copilia und Corycaeus). Auch die Kephalopodenlinse können wir hierhin rechnen. Bei den übrigen Mollusken, bei Helix sowohl wie bei den Pteropoden, ist die Linse zwar auch ein »geformtes Sekret«, wie es die kutikularen Linsen sind, stammt aber aus ganz anderen Bildungszellen.

Ganz aus Zellen aufgebaut sind die Linsen von Pecten, von Aega, und die Linsen der Wirbeltiere in ihren Anlagen: alle drei ohne den geringsten phylogenetischen Zusammenhang entstanden.

Bei den Wirbeltierlinsen stellt die Umbildung der Zellen zu Linsenfasern und die Sklerosierung dieser Fasern mit zunehmendem Alter noch eine besondere Entwicklungsstufe dar, die von den anderen Zellenlinsen nicht erreicht ist.

Die so einheitlich wirkenden »Linsen« sind morphologisch und damit genealogisch betrachtet ein buntes Gemisch konvergenter Bildungen.

Literatur.

1826. 1. Müller, Johannes, Zur vergleichenden Physiologie des Gesichtssinnes. Leipzig.

1836. 2. Hassenstein, De luce ex quorundam animalium oculis prodeunte atque de tapeto lucido. Jena.

3. Ehrenberg, Das Leuchten des Meeres. Abhandl. d. K. Akad. d. Wiss. zu Berlin. S. 389—571.

1838. 4. Müller, Johannes, Handbuch der Physiologie des Menschen für Vorlesungen. 1838—1840. 3. Aufl. Bd. I. 1838. Bd. II. 1840. Coblenz, J. Hölscher.

1845. 5. Krohn, A., Zoologische und anatomische Bemerkungen über die Alciopen. Arch. f. Naturgeschichte. XI. S. 171—184.

1852. 6. Bergmann, C., und Leuckart, R., Anatomisch-physiologische Übersicht des Tierreiches. Stuttgart.

1853. 7. Leydig, Franz, Anatomisch-histologische Untersuchungen über Fische und Reptilien. Berlin, G. Reimer.

1856. 8. Müller, Heinrich, Anatomisch-physiologische Untersuchungen über die Retina des Menschen und der Wirbeltiere. Leipzig, Engelmann.

1857. 9. Leydig, Franz, Lehrbuch der Histologie des Menschen und der Tiere. Frankfurt a. M., Meidinger Sohn & Comp.

1862. 10. Bunsen, R., und Roscoe, H., Photochemische Untersuchungen. 6. Abhandlung. Meteorologische Lichtmessungen. Poggendorff's Annalen. XXVII. S. 529—562.

1863. 11. Bruch, C., Neue Beobachtungen zur Naturgeschichte der einheimischen Batrachier. Würzburger naturwissensch. Zeitschr. IV. S. 91—151

1865. 12. Hensen, V., Über das Auge einiger Kephalopoden. Zeitschr. f. wiss. Zool. XV. S. 155—242.

13. Zöllner, Photometrische Untersuchungen. Leipzig.

1866. 14. Mach, Ernst, Über die Wirkung der räumlichen Verteilung des Lichtreizes auf die Netzhaut. Sitzungsber. d. k. Akad. d. Wiss. zu Wien. Math.-naturw. Kl. LII. Heft 3. S. 303—322.

1868. 15. Mach, Ernst, Über die physiologische Wirkung räumlich verteilter Lichtreize. (Vierte Abhandlung.) Sitzungsber. d. k. Akad. d. Wiss. zu Wien. Math.-naturw. Kl. LVII. S. 11—19.

1870. 16. Hermann, L., Eine Erscheinung simultanen Kontrastes. Pflüger's Arch. III. S. 13—15.

1872. 17. Müller, Heinrich, Gesammelte und hinterlassene Schriften zur Anatomie und Physiologie des Auges. I. Leipzig, Engelmann.

1874. 18. Krenchel, Waldemar, Untersuchungen über die Folgen der Sehnervendurchschneidung beim Frosch. Arch. f. Ophth. XX, 1. S. 127—134.

19. Reich, M., Zur Histologie der Hechtretina. Arch. f. Ophth. XX, 1. S. 1—14.

1875. 20. Müller, Wilhelm, Über die Stammesentwicklung des Sehorgans der Wirbeltiere. Beiträge zur Anatomie und Physiologie als Festgabe Carl Ludwig zum 15. Oktober 1874 gewidmet von seinen Schülern. Leipzig, C. W. Vogel.

1876. 21. Dewar, James, and M'Kendrick, John Gray, On the Physiological Action of Light. Transact. of the Royal Soc. of Edinburgh. XXVII. p. 141—166.

22. Greeff, Richard, Untersuchungen über die Alciopiden. Nova acta d. kgl. Leop.-Carol. Deutschen Akad. d. Naturforscher. XXXIX. S. 85—132.

23. Krause, W., Die Nervenendigung in der Retina. Arch. f. mikr. Anat. XII. S. 742—790.

24. Leuckart, Rud., Organologie des Auges. Vergleichende Anatomie. Dieses Handb. 1. Aufl. II. S. 145—301.

1877. 25. Boll, Franz, Zur Anatomie und Physiologie der Retina. Arch. f. Anat. u. Physiol. Physiol. Abt. S. 4—36.

26. Capranica, Stefano, Physiologisch-chemische Untersuchungen über die farbigen Substanzen der Retina. Erste Abhandlung. Arch. f. Anat. u. Physiol. Physiol. Abt. S. 283—295.

27. Ewald, A., und Kühne, W., Untersuchungen über den Sehpurpur. Unters. a. d. physiol. Institut d. Univ. Heidelberg. I. S. 139—218.

28. Ewald, A., und Kühne, D., Untersuchungen über den Sehpurpur. II. Unters. a. d. physiol. Institut d. Univ. Heidelberg. I. S. 248—290.

29. Grossmann und Mayerhausen, Beitrag zur Lehre vom Gesichtsfeld bei Säugetieren. Arch. f. Ophth. XXIII. 3. S. 217—240.

30. Heinemann, Carl, Beiträge zur Anatomie der Retina. Arch. f. mikr. Anat. XIV. S. 409—441.

1877. 31. **Kühne, W.,** Eine Beobachtung über das Leuchten der Insektenaugen. Unters. a. d. physiol. Institut d. Univ. Heidelberg I. S. 242—247.

32. **Kühne, W.,** Über den Sehpurpur. Unters. a. d. physiol. Institut d. Univ. Heidelberg I. S. 15—103.

33. **Kühne, W.,** Zur Photochemie der Netzhaut. Unters. a. d. physiol. Institut d. Univ. Heidelberg. I. S. 1—14.

34. **Kühne, W., Das** Sehen ohne Sehpurpur. Unters. a. d. physiol. Institut d. Univ. Heidelberg. I. S. 119—138.

35. **Semper, C.,** Über Schneckenaugen vom Wirbeltiertypus. Arch. f. mikr. Anat. XIV. S. 118—124.

1878. 36. **Kühne, W.,** Notizen zur Anatomie und Physiologie der Netzhaut. Unters. a. d. physiol. Institut d. Univ. Heidelberg. II. Heft 3. S. 373 bis 384.

37. **Kühne, W.,** Fortgesetzte Untersuchungen über die Retina und die Pigmente des Auges. Unters. a. d. physiol. Institut d. Univ. Heidelberg. II. Heft 1. S. 89—132.

38. **Ewald, A.,** und **Kühne, W.,** Untersuchungen über den Sehpurpur. III. Unters. a. d. physiol. Institut d. Univ. Heidelberg. I. Heft 4. S. 370—470.

39. **Kühne, W.,** Über lichtbeständige Farben der Netzhaut. (Unter Mitwirkung von **S. W. C. Ayres** aus **New Orleans.)** Unters. a. d. physiol. Institut d. Univ. Heidelberg. I. Heft 4. S. 341—369.

1879. 40. **Engelmann, Th., W.,** Über Reizung kontraktilen Protoplasmas durch plötzliche Belichtung. Pflüger's Arch. XIX. S. 1—7.

41. **Fick, A.,** Zur Periskopie des Auges. Pflüger's Arch. XIX. S. 145.

42. **Grenacher, H.,** Untersuchungen über das Sehorgan der Arthropoden, insbesondere der Spinnen, Insekten und Crustaceen. Göttingen.

1880. 43. **Grenacher, H.,** Über die Augen einiger Myriopoden. Arch. f. mikr. Anat. XVIII. S. 415—467.

44. **Graber, V.,** Morphologische Untersuchungen über die Augen der freilebenden marinen Borstenwürmer. Arch. f. mikr. Anat. XVII. S. 243—323.

45. **Holmgren, Frithiof,** Über die Retinaströme. Unters. a. d. physiol. Institut d. Univ. Heidelberg. III. S. 276—326.

46. **Kühne, W.,** und **Sewall, H.,** Zur Physiologie des Sehepithels, insbesondere der Fische. Unters. a. d. physiol. Institut d. Univ. Heidelberg. III. Heft 3/4. S. 221—277.

47. **Kühne, W.,** und **Steiner, J.,** Über das elektromotorische Verhalten der Netzhaut. Unters. a. d. physiol. Institut d. Univ. Heidelberg. III. S. 327—377.

48. **Matthiessen, L.,** Untersuchungen über den Aplanatismus und die Periskopie der Krystallinse in den Augen der Fische. Pflüger's Arch. XXI. S. 287.

1881. 49. **Dennissenko, Gariel,** Über den Bau der äußeren Körnerschicht der Netzhaut bei den Wirbeltieren. Arch. f. mikr. Anat. XIX. S. 395—441.

50. **Fraisse, Paul,** Über Molluskenaugen mit embryonalem Typus. Zeitschr. f. wiss. Zool. XXXV. S. 464—477.

51. **Krause, W.,** Über die Retinazapfen der nächtlichen Tiere. Arch. f. mikr. Anat. XIX. S. 309—314.

52. **Kühne, W.,** und **Steiner, J.,** Über elektrische Vorgänge im Sehorgan. Unters. a. d. physiol. Institut d. Univ. Heidelberg. IV. S. 64—168.

1882. 53. **Berthold, G.,** Über die Verteilung der Algen im Golfe von Neapel usw. Mitt. d. Zool. Stat. zu Neapel. III. S. 393—537.

54. **Engelmann, Th., W.,** Über Licht- und Farbenperception niederster Organismen. Pflüger's Arch. XXIX. S. 387—400.

55. **Holmgren, Frithiof,** Über Sehpurpur und Retinaströme. Unters. a. d. physiol. Institut d. Univ. Heidelberg. II. S. 81—88.

1882. 56. Wolfskehl, Über Astigmatismus in Tieraugen und die Bedeutung der spaltförmigen Pupille. Zeitschr. f. vergl. Augenheilk. von Berlin und Eversbusch. I. S. 7—16.

1883. 56a. Berger, E., Beiträge zur Anatomie des Sehorgans der Fische. Morph. Jahrbuch. VIII. S. 97—168.

57. Graber, V., Fundamentalversuche über die Helligkeit und Farbenempfindlichkeit augenloser und geblendeter Tiere. Sitzungsber. d. math.-naturw. Kl. d. k. Akad. d. Wiss. zu Wien. LXXXVII, 1. S. 204—236.

58. Hoffmann, F. W., Zur vergleichenden Anatomie der Lamina cribrosa nervi optici und einiger angrenzenden Verhältnisse. Arch. f. Ophth. XXIX, 2. S. 45—72.

58a. Koschel. Über Form, Lage und Größenverhältnisse des Bulbus und der Krystallinse unserer Haustiere. Z. vergl. Augenheilk. II. S. 53—79.

59. Lubbock, John, Ameisen, Bienen und Wespen. Internat. wiss. Bibliothek. LVII. Leipzig.

1884. 60. Lang, Arnold, Die Polycladen des Golfes von Neapel. In Fauna und Flora des Golfes von Neapel. XI. Leipzig.

1885. 61. Engelmann, Th. W., Über Bewegungen der Zapfen und Pigmentzellen der Netzhaut unter dem Einfluß des Lichtes und des Nervensystems. Pflüger's Arch. XXXV. S. 498—508.

62. Koganei, J., Untersuchungen über den Bau der Iris des Menschen und der Wirbeltiere. Arch. f. mikr. Anat. XXV. S. 1—48.

1886. 63. Bertkau, Ph., Beiträge zur Kenntnis der Sinnesorgane der Spinnen. Die Augen der Spinnen. Arch. f. mikr. Anat. XXVII. S. 589—634.

64. Dogiel, Joh., Neue Untersuchungen über die pupillenerweiternden Muskeln der Säugetiere und Vögel. Arch. f. mikr. Anat. XXVII. S. 403—410.

65. Dostoiewsky, V., Über den Bau des Corpus ciliare und der Iris von Säugetieren. Arch. f. mikr. Anat. XXVIII. S. 91—121.

66. Grenacher, H., Abhandlungen zur vergleichenden Anatomie des Auges. I. Die Retina der Kephalopoden. Abhandl. d. naturf. Ges. zu Halle. XVI. S. 209—256.

67. Krause, W., Die Retina. 2. Die Retina der Fische. Internat. Monatsschrift f. Anat. und Physiol. III. S. 8—73.

68. Matthiessen, L., Über den phys.-opt. Bau des Auges der Cetaceen und Fische. Pflüger's Arch. XXXVIII. S. 521.

69. Virchow, H., Über die Form der Falten des Corpus ciliare bei Säugetieren. Morph. Jahrbuch. XI. S. 437—453.

70. Würdinger, Luitpold, Über die vergleichende Anatomie des Ciliarmuskels. Zeitschr. f. vergl. Augenheilk. 4. Jahrg. S. 121—138.

1887. 71. Berlin, R., Über ablenkenden Linsenastigmatismus und seinen Einfluß auf das Empfinden von Bewegung. Zeitschr. f. vergl. Augenheilk. V. S. 1—20.

72. Hering, Ewald, Über den Begriff »Urteilstäuschung« in der physiologischen Optik und über die Wahrnehmung simultaner und successiver Helligkeitsunterschiede. Pflüger's Arch. XLI. S. 91—106.

72a. Sarasin, Paul und Fritz, Die Augen und das Integument der Diadematiden. Ergebnisse naturwiss. Forschungen auf Ceylon. I. Wiesbaden.

1888. 73. Chun, Carl, Die pelagische Tierwelt, die größeren Meerestiefen und ihre Beziehungen zu der Oberflächenfauna. Bibliotheca Zoologica. I. Heft 1. S. 1—66. Cassel 1887.

74. Grenacher, H., Abhandlungen zur vergleichenden Anatomie des Auges. II. Das Auge der Heteropoden. Abhandl. d. naturf. Ges. zu Halle. XVII. S. 1—64.

1888. 75. **Krause, W.**, Die Retina. 2. Die Retina der Fische. Internat. Monatsschrift f. Anat. und Physiol. V. S. 132—148.

76. **Platéau, Félix**, Recherches expérimentales sur la vision chez les arthropodes. Bull. de l'Acad. royale de Belgique. 3. série XIV. No. 9—11.

77. **Rawitz, Bernhard**, Der Mantelrand der Acephalen. 1. Teil: Ostreacca. Jen. Zeitschr. f. Naturwiss. XXII. (N. F. XV. Bd.) S. 415—556.

1889. 78. **Carrière, Justus**, Über Molluskenaugen. Arch. f. mikr. Anat. XXXIII. S. 378—402.

78a. **Chievitz, J. H.** Untersuchungen über die Area centralis retinae. Arch. f. Anat. und Physiol. Anat. Abt. S. 139—196.

78b. **Chievitz, J. H.**, Über die Entwicklung der Area und Fovea centralis retinae. Arch. f. Anat. und Physiol. Anat. Abt. S. 332—366.

79. **Dahl, Fr.**, Die Insekten können Formen unterscheiden. Zool Anzeiger. XII. S. 243—247.

80. **Krause, W.**, Die Retina. 2. Die Retina der Fische. Internat. Monatsschrift f. Anat. und Physiol. VI. S. 206—223 u. 250—309.

81. **Lubbock, John**, Die Sinne und das geistige Leben der Tiere. Internat. wiss. Bibliothek. LXVII. Leipzig.

82. **Marshall, William**, Leben und Treiben der Ameisen. Leipzig, R. Freese.

83. **Singer, J., und Münzer, E.**, Beiträge zur Kenntnis der Sehnervenkreuzung. Denkschriften d. k. Akad. d. Wiss. zu Wien. Math.-phys. Kl. LV. S. 163—182.

84. **Verworn, Max**, Psychophysiologische Protistenstudien. Jena, G. Fischer.

1890. 85. **Loeb, J.**, Weitere Untersuchungen über den Heliotropismus der Tiere und seine Übereinstimmung mit dem Heliotropismus der Pflanzen. Pflüger's Arch. XLVII. S. 391—416.

86. **Pankrath, Otto**, Das Auge der Raupen und Phyganidenlarven. Zeitschrift f. wiss. Zool. XLIX. S. 690—708.

87. **Peters, Albert**, Beitrag zur Kenntnis der Harder'schen Drüse. Arch. f. mikr. Anat. XXXVI. S. 192—203.

88. **Steinach, Eugen**, Untersuchungen zur vergleichenden Physiologie der Iris. Erste Mitteilung. Pflüger's Arch. XLVII. S. 289—340.

89. **Virchow, H.**, Über die Augengefäße der Selachier und die Verbindung derselben mit den Kopfgefäßen. Arch. f. Anat. und Physiol. Physiol. Abt. S. 169—173.

1891. 89a. **Chievitz**, Über das Vorkommen der Area centralis retinae in den vier höheren Wirbeltierklassen. Arch. f. Anat. und Physiol. Anat. Abt. S. 311—334.

89b. **Berlin, R.**, Über die Schätzung der Entfernung bei Tieren. Z. vergl. Augenheilk. VII. Heft 1. S. 1—25.

90. **Exner, Sigm.**, Die Physiologie der facettierten Augen von Krebsen und Insekten. Leipzig und Wien.

91. **Hüfner, G.**, Über die Farbe des Wassers. Arch. f. Anat. und Physiol. Physiol. Abt. S. 88—102.

91a. **Matthiessen, L.**, Die neueren Fortschritte in unserer Kenntnis von dem optischen Bau des Auges der Wirbeltiere. Festschrift f. Helmholtz. S. 51—111. Hamburg und Leipzig.

92. **Rawitz, Bernhard**, Zur Physiologie der Kephalopodenretina. Arch. f. Anat. und Physiol. Physiol. Abt. S. 367—372.

93. **Ucke, Alexander**, Zur Entwicklung des Pigmentepithels der Retina. Inaug.-Diss. Dorpat und Petersburg.

94. **Ucke, Alexander**, Epithelreste am Opticus und auf der Retina. Arch. f. mikr. Anat. XXXVIII. S. 27—38.

95. **Ziem**, Über das Schwellgewebe des Auges. Arch. f. Path. und Anat. CXXVI. S. 467—484.

1892. 96. Dubois, R., Anatomie et Physiologie comparées de la Pholade dactyle. Annales de l'Université de Lyon. p. 131—153. Paris.

97. Eder, Joseph Maria, Ausführliches Handbuch der Photographie. 2. Aufl. I. Teil, 1. Hälfte. Halle a. S.

98. Kallius, E., Über Neurogliazellen in peripherischen Nerven. Nachr. d. k. Ges. d. Wiss. zu Göttingen. No. 14. S. 513—514.

99. Kohl, C., Rudimentäre Wirbeltieraugen. I. Teil. Bibliotheca Zoologica. IV. Heft 13. Kassel.

100. Krause, W., Die Retina. 2. Die Retina der Fische. Internat. Monatsschrift f. Anat. und Physiol. IX. S. 150—151.

101. Krause, W., Die Retina. 2. Die Retina der Amphibien. Internat. Monatsschr. f. Anat. und Physiol. IX. S. 151—236.

102. Loewenthal, N., Notiz über die Harder'sche Drüse des Igels. Anat. Anzeiger. 7. Jahrg. S. 48—54.

103. Loewenthal, N., Beitrag zur Kenntnis der Harder'schen Drüse bei den Säugetieren. Anat. Anzeiger. 7. Jahrg. S. 546—556.

104. Schlampp, K. W., Das Auge des Grottenolmes (Proteus anguineus). Zeitschr. f. wiss. Zool. LIII. S. 537—557. Leipzig.

105. Steinach, Eugen, Untersuchungen zur vergleichenden Physiologie der Iris. 2. Mitteilung. Über die direkte motorische Wirkung des Lichtes auf den Sphincter pupillae bei Amphibien und Fischen und über die denselben aufbauenden pigmentierten glatten Muskelfasern. Pflüger's Arch. LII. S. 495—525.

106. Thilenius, G., Über den linsenförmigen Gefäßkörper im Auge einiger Cypriniden. Arch. f. mikr. Anat. XL. S. 418—434.

1893. 107. Beer, Theodor, Studien über die Akkommodation des Vogelauges. Pflüger's Arch. LIII. S. 175—237.

108. Emery, C., Zirpende und springende Ameisen. Biol. Centralbl. XIII. S. 189—190.

109. Göppert, E., Untersuchungen über das Sehorgan der Salpen. Morphol. Jahrbuch. XIX. S. 250—294.

110. Kohl, C., Rudimentäre Wirbeltieraugen. 2. Teil. Bibliotheca Zoologica. V. Heft 14. S. 1—180.

111. Kuhnt, H., Über farbige Lichtinduktion. Arch. f. Ophth. XXVII, 3. S. 1—32.

112. Matthiessen, Über den physiologisch-optischen Bau der Augen vom Knölwal (Megaptera boops Fair) und Finwal (Balaenoptera musculus Carup). Zeitschr. f. vergl. Augenheilk. XII. S. 77—102.

113. Virchow, H., Über die Augengefäße der Selachier. Sitzungsber. d. Ges. d. Naturfreunde zu Berlin. S. 33—37.

114. Waelchli, G., Mikrospektroskopische Untersuchungen der gefärbten Kugeln in der Retina von Vögeln. Arch. f. Ophth. XXVII, 2. S. 303—319.

1894. 115. Beer, Theodor, Die Akkommodation des Fischauges. Pflüger's Arch. LVIII. S. 523—650.

116. Ramón y Cajal, Die Retina der Wirbeltiere. Untersuchungen mit der Golgi-Cajal'schen Chromsilbermethode und der Ehrlich'schen Methylenblaufärbung. In Verbindung mit dem Verfasser zusammengestellt, übersetzt und mit Einleitung versehen von Richard Greeff. Wiesbaden.

117. Fuchs, Sigmund, Untersuchungen über die im Gefolge der Belichtung auftretenden galvanischen Vorgänge in der Netzhaut und ihren zeitlichen Verlauf. 1. Mitteilung. Pflüger's Arch. LVI. S. 408—463.

118. Kallius, E., Untersuchungen über die Netzhaut der Säugetiere. Anat. Hefte. 1. Abt. III. S. 527—582.

119. Kiesel, A., Untersuchungen zur Physiologie des facettierten Auges. Sitzungsber. d. math. nat. Kl. d. kaiserl. Akad. d. Wiss. zu Wien. CIII, 3. S. 97—139.

1894. 120. Lenhossék, M. v., Zur Kenntnis der Netzhaut der Kephalopoden. Zeitschr. f. wiss. Zool. LVIII. S. 636—660.

121. Nagel, Wilibald, A., Experimentelle sinnesphysiologische Untersuchungen an Coelenteraten. Pflüger's Arch. LVII. S. 495—552.

122. Purcell, Fred., Über den Bau der Phalangidenaugen. Zeitschr. f. wiss. Zool. LVIII. S. 1—53.

123. Roloff, Max, Beiträge zur Kenntnis der photochemischen Wirkung in Lösungen. Zeitschr. f. physikal. Chemie. XIII. S. 327—365.

1895. 124. Deyl, J., Über den Sehnerven bei Siluroiden und Acanthopsiden. Anat. Anzeiger. XI. S. 8—16.

125. Giesbrecht, W., Mitteilungen über Copepoden. 8. Über das Leuchten der pelagischen Copepoden und das tierische Leuchten im allgemeinen. Mitteil. d. Zool. Station zu Neapel. XI. S. 648—689.

126. Johnson, C. L., Observation on the Refraction and Vision of the Sea's Eye. Proc. L. Soc. London. p. 719—723.

127. Kohl, C., Rudimentäre Wirbeltieraugen. III. Teil. Zusammenfassung. Bibliotheca Zoologica. V. p. 181—274.

1896. 128. Helmholtz, H. v., Handbuch der physiologischen Optik. 2. Aufl. Hamburg und Leipzig, L. Voss.

129. Hesse, R., Untersuchungen über die Organe der Lichtempfindung bei niederen Tieren. I. Die Organe der Lichtempfindung bei den Lumbriciden. Zeitschr. f. wiss. Zool. LXI. Heft 3. S. 59—85.

130. Köttgen, Else, und Abelsdorff, Georg, Absorption und Zersetzung des Sehpurpurs bei den Wirbeltieren. Zeitschr. f. Psychol. und Physiol. der Sinnesorgane. XII. S. 161—184.

131. v. Lenhossék, M., Histologische Untersuchungen am Sehlappen der Kephalopoden. Arch. f. mikr. Anat. XLVII. S. 45—120.

131a. Nagel, W., Der Lichtsinn augenloser Tiere. Jena.

132. Ogneff, J., Einige Bemerkungen über die Wirkung des elektrischen Bogenlichtes auf die Gewebe des Auges. Pflüger's Arch. LXIII. S. 209—233.

133. Rosenstadt, B., Beiträge zur Kenntnis des Baues der zusammengesetzten Augen bei den Dekapoden. Arch. f. mikr. Anat. XLVII. S. 748—770.

1897. 134. Bodenstein, Max, Die Zersetzung des Jodwasserstoffgases im Licht. Zeitschr. f. physikal. Chemie. XXII. S. 23—33.

135. Dittrich, Rudolf, Über das Leuchten der Tiere. Wissenschaftliche Beilage z. Progr. d. Realgymnasiums am Zwinger zu Breslau.

136. Hesse, R., Untersuchungen über die Organe der Lichtempfindung bei niederen Tieren. II. Die Augen der Plathelminthen, insonderheit der tricladen Turbellarien. Zeitschr. f. wiss. Zool. LXII. S. 191—246.

137. Hesse, R., Untersuchungen über die Organe der Lichtempfindung bei niederen Tieren. III. Die Sehorgane der Hirudineen. Zeitschr. f. wiss. Zool. LXII. S. 247—283.

138. Müller, G., Die Photometrie der Gestirne. Leipzig, Engelmann.

1898. 139. Abelsdorff, G., Physiologische Beobachtungen am Auge der Krokodile. Arch. f. Anat. u. Physiol. Physiol. Abt. S. 155—167.

140. Beer, Theodor, Die Akkommodation des Auges bei den Reptilien. Pflüger's Arch. LXXIII. S. 507—568.

141. Beer, Theodor, Die Akkommodation des Auges bei den Amphibien. Pflüger's Arch. LXIX. S. 501—534.

142. Fukala, Vincenz, Was ist die Aufgabe des Brücke'schen Muskels? Arch. f. Augenheilk. (Knapp u. Schweiger.) XXXVI. S. 65—69.

143. Hesse, R., Untersuchungen über die Organe der Lichtempfindung bei niederen Tieren. IV. Die Sehorgane des Amphioxus. Zeitschr. f. wiss. Zool. LXIII. S. 361—369.

1898. 143a. Hummelsheim, Ed., Über den Einfluß der Pupillenweite auf die Sehschärfe bei verschiedener Intensität der Beleuchtung. Arch. f. Ophthalmol. XLV. S. 357—373.

144. Kallius, E., Über die Fovea centralis von Hatteria punctata. Anat. Anzeiger. XIV. No. 24. S. 623—624.

145. Krause, Karl, Experimentelle Untersuchungen über die Sehbahnen des Goldkarpfens (Cyprinus auratus). Arch. f. mikr. Anat. LI. S. 820 bis 839.

146. Nernst, Walther, Theoretische Chemie. 2. Aufl. Stuttgart.

147. Rabl, Carl, Über den Bau und die Entwicklung der Linse. I. Teil. Zeitschr. f. wissensch. Zoologie. LXIII. S. 496—572.

148. Roloff, Max, Über Lichtwirkungen. I. Teil: Physikalische Lichtwirkungen. Zeitschr. f. physikal Chemie. XXVI. S. 337—361.

149. Studnicka, F. K., Untersuchungen über den Bau des Sehnerven der Wirbeltiere. Jenaische Zeitschr. f. Naturwiss. XXXI. N. F. 24. Jena. S. 1—28.

150. Zimmer, Carl, Die Facettenaugen der Ephemeriden. Zeitschr. f. wiss. Zool. LXIII. S. 236—262.

1899. 151. Beck, A., Über die bei Belichtung der Netzhaut von Eledone moschata entstehenden Aktionsströme. Pflüger's Arch. LXXVIII. S. 129—162.

152. Biltz, Heinrich, Farbwechsel belichteter Substanzen. Zeitschr. f. physikalische Chemie. XXX. S. 527—528.

153. Eigenmann, Carl H., The Eyes of the blind vertebrates of North America I. The Eyes of the Amplyopsidae. Arch. f. Entwicklungsmechanik. VIII. S. 545—617.

154. Hentschel, Ernst, Beiträge zur Kenntnis der Spinnenaugen. Zool. Jahrbücher. Abt. f. Anat. u. Ondog. XII. S. 509—534.

155. Hesse, R., Untersuchungen über die Organe der Lichtempfindung bei niederen Tieren. V. Die Augen der polychäten Anneliden. Zeitschr. f. wiss. Zool. LXV. S. 446—516.

156. Ludwig u. Hamann, Echinodermen in Bronn's Klassen und Ordnungen des Tierreichs. II. 3. Abhandlg. II. Buch. Die Sehsterne. III. Buch. Die Schlangensterne. Leipzig.

157. Marckwald, W., Über Phototropie. Zeitschr. f. physikal. Chemie. XXX. S. 140—145.

158. Miltz, Otto, Das Auge der Polyphemiden. Bibliotheca Zoologica. Heft 28. Stuttgart.

159. Pergens, Ed., Über Vorgänge in der Netzhaut bei farbiger Beleuchtung gleicher Intensität. Zeitschr. f. Augenheilkunde. II. S. 125—141.

160. Rabl Carl, Über den Bau und die Entwicklung der Linse. II. Teil: Die Linse der Reptilien und Vögel. Zeitschr. f. wiss. Zool. LXV. S. 257—367.

161. Schmidt, F., Kompendium der praktischen Photographie. 6. Aufl. Wiesbaden.

1900. 162. v. Buttel-Reepen, H., Sind die Bienen Reflexmaschinen? Leipzig, A. Georgi.

163. Fischel, A., Zur Histologie der Urodelen-Cornea und des Flimmerepithel. Anat. Hefte. Abt. 1, Heft 48. XV. S. 231—266.

164. Fritz, Franz, Über die Struktur des Chiasma nervorum opticorum bei Amphibien. Jenaische Zeitschr. f. Naturwiss. XXXIII. S. 191—262. Jena.

165. Hesse, R., Untersuchungen über die Organe der Lichtempfindung bei niederen Tieren. VI. Die Augen einiger Mollusken. Zeitschr. f. wiss. Zool. LXVIII. S. 379—477.

166. Kistiakowsky, Wl., Versuche über die Lichtempfindlichkeit des Wasserstoffsuperoxyds in wässerigen Lösungen beim Zusatz von Blutlaugensalzen. Zeitschr. f. physikal. Chemie. XXXV. S. 431—439.

1900. 167. Rabl, Carl, Über den Bau und die Entwicklung der Linse. III. Teil: Die Linse der Säugetiere, Rückblick und Schluß. Zeitschrift f. wiss. Zool. LXVII. S. 1—138.

168. Rádl, Em., Untersuchungen über den Bau des Tractus opticus von Squilla mantis und von anderen Arthropoden. Zeitschr. f. wiss. Zool. LXVII. S. 531—598.

169. Redikorzew, W., Untersuchungen über den Bau der Ocellen der Insekten. Zeitschr. f. wiss. Zool. LXVIII. S. 581—624.

170. Ziehen, Th., Leitfaden der Physiologischen Psychologie in 15. Vorlesungen. 5. Aufl. Jena.

1901. 171. Lindsay, Johnson George, Contributions to the comparative anatomy of the mammalian eye, chiefly based on ophthalmoscopic examination. Philosophical Transaction of the Royal Society of London.

172. Pfeffer, Wilhelm, Die Sehorgane der Seesterne. Zool. Jahrb. Abt. (Anat. u. Ontog.) XIV. S. 523—550.

173. Rothert, W., Beobachtungen und Betrachtungen über taktische Reizerscheinungen. Flora od. Allg. Bot. Zeitung. LXXXVIII. S. 371—421.

174. Seeliger, H., Über kosmische Staubmassen und das Zodiakallicht. Sitzungsber. d. math. phys. Kl. d. k. bayr. Akad. d. Wiss. XXI. S. 265—292.

175. Beer, Theodor, Über primitive Sehorgane. Wiener klin. Wochenschr. No. 11, 12 u. 13. S. 1—73.

176. Brauer, A., Über einige von der Valdivia-Expedition gesammelte Tiefseefische und ihre Augen. Sitzber. d. Ges. z. Beförd. d. gesamten Wiss. z. Marburg. No. 8. S. 115—130.

177. Fuchs, Sigmund, Untersuchungen über die im Gefolge der Belichtung auftretenden galvanischen Vorgänge in der Netzhaut und ihren zeitlichen Verlauf. II. Mitteilung. Pflüger's Arch. LXXXIV. S. 425—445.

178. Gross, Oskar, Über die Lichtempfindlichkeit des Fluoresceïns, seiner substituierten Derivate sowie der Leukobasen derselben. Zeitschr. f. physik. Chemie. XXXVII. S. 157—192.

179. Hesse, Richard, Untersuchungen über die Organe der Lichtempfindung bei niederen Tieren. VII. Von den Arthropodenaugen. Zeitschr. f. wiss. Zool. LXX. S. 347—473.

1902. 180. Brauer, A., Über den Bau der Augen einiger Tiefseefische. Verhandl. d. deutsch. Zool. Gesellsch. S. 42—57.

181 Ebbinghaus, Hermann, Grundzüge der Psychologie. I. S. 169—262. Leipzig.

182. Forel, A., Die psychischen Fähigkeiten der Ameisen und einiger anderer Insekten. In: Verhandl. d. V. Internat. Zool. Kongr. zu Berlin. S. 141—169. Jena.

183. Forel, A., Die Eigentümlichkeiten des Geruchssinnes bei den Insekten. In: Verhandl. d. V. Internat. Zool. Kongr. zu Berlin. S. 806—815. Jena.

184. Hesse, Richard, Untersuchung über die Organe der Lichtempfindung bei niederen Tieren. VIII. Weitere Tatsachen. Allgemeines. Zeitschr. f. wiss. Zool. LXXII. S. 565—656.

185. Lauber, Hans, Beiträge zur Anatomie des vorderen Augenabschnittes der Wirbeltiere. Anat. Hefte. XVIII. S. 371—453.

185a. Pütter, A., Die Augen der Wassersäugetiere. Zool. Jahrbücher. Abt. f. Anat. u. Ontog. XVII. S. 99—402.

186. Zürn, Johannes, Vergleichend histologische Untersuchungen über die Retina und die Area centralis retinae der Haussäugetiere. Arch. f. Anat. u. Phys. Anat. Abt. Supplementband. S. 99—146.

1903. 187. Adams, George P., On the negative and positive Phototropism of the Earth worm Allolobophora foetida (Sav.). American Journal of Physiology. IX. No. 1. p. 26—34.

1903. 188. Brauer, August, Über die Leuchtorgane der Knochenfische. Verhandl. d. deutsch. Zool. Ges. S. 16—34.

189. Chun, C., Über Leuchtorgane und Augen von Tiefsee-Kephalopoden. Verhandl. d. deutsch. Zool. Gesellsch. S. 67—91.

190. Gross, J., Über die Sehnervenkreuzung bei den Reptilien. Zool. Jahrb. Abt. f. Anat. u. Ontog. XVII. Heft 4. S. 765—788.

191. Hess, C., Über das Vorkommen von Sehpurpur bei Kephalopoden. Centralbl. f. Physiol. XVI. (Lit. 1902). S. 91—92.

192. Hesse, R., Über den Bau der Stäbchen und Zapfen der Wirbeltiere. Verhandl. d. deutsch. Zool. Gesellsch. S. 33—41.

193. Jensen, P., Die physiologischen Wirkungen des Lichtes. Verhandl. d. Gesellsch. Deutscher Naturforscher u. Ärzte. Verhandl. 1903. Kassel. Allgem. Teil. S. 3—17.

193a. Piper, H., Über die Abhängigkeit des Reizwertes leuchtender Objekte von ihrer Flächen- bzw. Winkelgröße. Zeitschr. f. Psychol. u. Physiol. d. Sinne. XXXII. S. 98—112.

193b. Parker, G. H., The optic chiasma in Teleosts and ist bearing on the asymmetry of the Heterosomata (Flat Fishes). Bull. Ilus. Comp. Zool. Harvard College. XL. No. 5.

194. Prausnitz, Carl, Zum gegenwärtigen Stande der Choleradiagnose. Inaug.-Diss. Breslau. Leipzig.

194a. Rádl, Ette, Untersuchungen über den Phototropismus der Tiere. Leipzig, W. Engelmann.

195. Sivén, V. O., u. v. Wendt, G., Über die physiologische Bedeutung des Sehpurpurs. Ein Beitrag zur Physiologie des Gelb-Violettsehens. Skandinavisches Archiv für Physiologie. XIV. S. 196—223.

1904. 195a. Doflein, Franz, Brachyura in: Wissensch. Ergebnisse der Deutschen Tiefsee-Expedition (Valdivia). VI. Jena, Gustav Fischer.

196. Giltay, E., Über die Bedeutung der Krone bei den Blüten und über das Farbenunterscheidungsvermögen der Insekten. I. Jahrb. f. wiss. Botan. XL. S. 368—402.

197. Haberlandt, G., Die Perception des Lichtreizes durch das Laubblatt. Berichte d. Deutschen Bot. Gesellsch. XXII. S. 105—119.

198. Haberlandt, G., Die Sinnesorgane der Pflanzen. Vortrag, gehalten auf der Naturforscher-Versammlung zu Breslau 24. Sept. Leipzig, Barth.

199. Halben, Über den Sehakt der Wirbellosen, spez. der Protozoen. Biol. Zentralbl. XXIV. S. 283—288.

200. Hesse, Richard, Über den feineren Bau der Stäbchen und Zapfen einiger Wirbeltiere. Zool. Jahrbücher. I. T. S. 471—518.

201. Hertel, E., Über Beeinflussung des Organismus durch Licht, speziell durch die chemisch wirksamen Strahlen. Zeitschr. f. allg. Physiol. IV. S. 1—43.

202. Lode, Alois, Versuche, die optische Lichtintensität bei Leuchtbakterien zu bestimmen. Zentralb. f. Bakteriol. Abt. I. XXXV. S. 524—527.

203. Molisch, Hans, Leuchtende Pflanzen. Eine physiologische Studie. Jena, G. Fischer.

204. Piper, H., Das elektromotorische Verhalten der Retina bei Eledone moschata. Arch. f. Anat. u. Physiol. Physiol. Abt. S. 453—474.

1905. 205. Bauer, Viktor, Über einen objektiven Nachweis des Simultankontrastes bei Tieren. Zentralbl. f. Physiol. XIX. No. 14. S. 1—10.

206. Ekman, Sven, Die Phyllopoden, Cladoceren und freilebenden Copepoden der nordschwedischen Hochgebirge. Zool. Jahrb. Abhdl. für Systematik, Geographie u. Biologie. XXI. S. 1—170.

207. Franz, V., Zur Anatomie, Histologie und funktionellen Gestaltung des Selachierauges. Jenaische Zeitschr. XL. S. 697—840. Aus d. Zool. Inst. d. Univ. Breslau.

1905. 208. **Detto, Carl**, Blütenbiologische Untersuch. Flora. XCIV. I. S. 287—329. II. 424—463.

209. **Hertel, E.**, Über physiologische Wirkung von Strahlen verschiedener Wellenlänge. Zeitschr. f. allg. Physiol. V. S. 95—122.

209a. **Hess, C.**, Beiträge zur Physiologie und Anatomie des Kephalopodenauges. Arch. f. ges. Physiol. CIX. S. 393—439.

210. **Merton, Hugo**, Über die Retina von Nautilus und einigen dibranchiaten Kephalopoden. Zeitschr. f. wiss. Zool. LXXIX. S. 325—396.

211. **Nagel, W., u. Piper, H.**, Über die Bleichung des Sehpurpurs durch Lichter verschiedener Wellenlänge. Zeitschr. f. Psychol u. Physiol. d. Sinnesorg. S. 88—92. Leipzig, J. A. Barth.

212. **Piper, H.**, Über die Funktionen der Stäbchen und über die physiologische Bedeutung des Sehpurpurs. Mediz. Klin. Wochenschr. f. Ärzte. No. 25 u. 26. S. 1—19.

213. **Piper, H.**, Untersuchungen über das elektromotorische Verhalten der Netzhaut bei Warmblütern. Habilitationsschrift Kiel, außerdem Arch. f. Anat. u. Physiol. Physiol. Abt. Supplement.

214. **Redikorzew, W.**, Über das Sehorgan der Salpen. Morphologisches Jahrb. XXXIV. S. 204—239.

214a. **Retzius, G.**, Zur Kenntnis vom Bau der Selachier-Retina. Biologische Untersuchungen. N. F. XII. No. 5. Jena, G. Fischer.

215. **Schröder, Olaw**, Beiträge zur Kenntnis der Bauchsinnesorgane (Bauchaugen) von Eunice viridis Gray sp. (Palolo). Zeitschr. f. wiss. Zool. LXXIX. S. 132—149.

216. **Seiler, Wilhelm**, Beiträge zur Kenntnis der Ocellen der Ephemeriden. Zool. Jahrb. Abhandl. f. Anat. u. Ontog. XXII. S. 1—40.

1906. 217. **Abelsdorff, G.**, Über Sehpurpur und Sehgelb. Skandinavisches Arch. f. Physiol. XVIII. S. 163—165.

217a. **Basler, Adolf**, Über das Sehen von Bewegungen. I. Pflüger's Arch. CXV. S. 582—604.

218. **Chiarini, Piero**, Cambiamenti morfologici che si verificano nella retina dei vertibrati per azione della luce e dell' oscurità. Parte II. La retina dei rettili, degli uccelli e dei mammiferi. Boll. de R. Accad. Med. di Roma. S. 4—29.

219. **Franz, V.**, Beobachtungen am lebenden Selachierauge. Jenaische Zeitschr. f. Naturwissensch. IV. S. 429—474.

220. **Retzius, S.**, Zur Kenntnis des Nervensystems der Daphniden. Biologische Untersuchungen. N. F. XIII. S. 107—112. T. 34. Stockholm und Jena, G. Fischer.

221. **Tretjakoff, D.**, Die vordere Augenhälfte des Frosches. Zeitschr. f. wiss. Zool. LXXX. Heft 3. S. 327—410.

1907. 222. **v. Brücke, E. Th., u. Garten, S.**, Zur vergleichenden Physiologie der Netzhautströme. Pflüger's Arch. CXX. S. 290—348.

223. **Dittler**, Über die chemische Reaktion der isolierten Froschnetzhaut. Pflüger's Arch. CXX. S. 44—50.

224. **Franz, V.**, Bau des Eulenauges und Theorie des Teleskopauges. Biol. Zentralbl. XXVII. No. 9 u. 10. S. 271—351. Leipzig, G. Thieme.

224a. **Heine**, Über die Verhältnisse der Refraktion, Akkommodation und des Augenbinnendruckes in der Tierreihe. Med. naturwiss. Arch. I. S. 323—344.

225. **Novikoff, M.**, Über die Rückensinnesorgane der Placophoren nebst einigen Bemerkungen über die Schale derselben. Zeitschr. f. wiss. Zool. LXXXVIII. S. 153—186.

226. **Schäfer, Gisa Alexander**, Vergleichend-physiologische Untersuchungen über die Sehschärfe. Pflüger's Arch. CXIX. S. 571—579.

1907. 227. Garten, S., Die Veränderungen der Netzhaut durch Licht. Dieses Handbuch. I. Teil. III. Bd. XII. Kap. Anhang.

228. Novikoff, M., Über das Parietalauge von Lacerta agilis und Anguis fragilis. Biol. Zentralbl. XXVII. S. 364—370 und 405—414.

228a. Pfungst, Oskar, Das Pferd des Herrn v. Osten. (Der kluge Hans). Leipzig, Joh. Ambr. Barth.

229. Katz und Révész, G., Ein Beitrag zur Kenntnis des Lichtsinns der Hühner. Nachrichten d. K. Ges. d. Wiss. zu Göttingen. Math.-phys. Klasse. S. 1—4.

230. Hesse, R., Das Sehen der niederen Tiere. Jena, G. Fischer.

230a. Piper, H., Zur messenden Untersuchung und zur Theorie der Hell-Dunkeladaptation. Klin. Monatsbl. f. Augenheilk. XLV. (N. F. III. Bd.) S. 357—366.

1908. 231. Weber, Franz Leo, Über Sinnesorgane des Genus Cardium. Arbeiten aus d. zool. Inst. Wien. XVII. S. 187—220. 2 Taf.

232. Widmann, Eugen, Über den feineren Bau der Augen einiger Spinnen. Zeitschr. f. wiss. Zool. XC. S. 258—312. T. 15—17.

233. Franz, V., Das Pecten, der Fächer im Auge der Vögel. Biol. Zentralbl. XXVIII.

234. Brauer, August, Die Tiefseefische. II. In: Wissensch. Ergebnisse der deutschen Tiefsee-Expedition. XV. Jena.

234a. Stautschinsky, Wladimir, Über den Bau der Rückenaugen und die Histologie der Rückenregion von Oncidien. Zeitschr. f. wiss. Zool. XC. S. 137—180. T. 5—7.

1909. 235. Demoll, Reinhard, Über die Augen und die Augenstielreflexe von Squilla mantis. Zool. Jahrb. Abt. f. Anat. u. Ontog. XXVII. S. 171—212.

236. Demoll, Reinhard, Die Augen von Alciope cantrainii. Zool. Jahrb. Abt. f. Anat. u. Ontog. XXVII. S. 651—686. T. 42.

237. Dietrich, Wilhelm, Die Facettenaugen der Dipteren. Zeitschr. f. wiss. Zool. XCII. S. 465—539.

238. Graeter, E., Die zoologische Erforschung der Höhlengewässer seit dem Jahre 1900, mit Ausschluß der Vertebraten. (Sammelreferat.) Internat. Revue d. ges. Hydrobiol. u. Hydrographie. II. S. 457—479.

239. Hess, Carl, Untersuchungen zur vergleichenden Physiologie und Morphologie des Akkommodationsvorganges. Arch. f. Augenheilk. LXII. Heft 4. S. 345—392.

239a. Hess, Carl, Vergleichende Untersuchungen über den Einfluß der Akkommodation auf den Augendruck in der Wirbeltierreihe. Arch. f. Augenheilk. LXIII. Heft 1. S. 88—95.

240. Hess, Carl, Messende Untersuchungen über die Gelbfärbung der menschlichen Linse und über ihren Einfluß auf das Sehen. Arch. f. Augenheilk. LXIII. Heft 2. S. 164—180.

241. Hess, Carl, Untersuchungen über den Lichtsinn bei Fischen. Arch. f. Augenheilk. LXIV. Ergänzungsheft. S. 1—38.

242. Hess, Carl, Die Akkommodation der Kephalopoden. Arch. f. Augenheilk. LXIV. Ergänzungsheft. S. 125—152.

1910. 243. André, J., Die Augen von Polystomum integerrimum Froel. Zeitschr. f. wiss. Zool. XCV. S. 203—220.

244. Bauer, Victor, Über das Farbenunterscheidungsvermögen der Fische. Pflüger's Arch. CXXXIII. S. 7—26.

245. Demoll, Reinhard, Die Physiologie des Facettenauges. In: Ergebn. u. Fortschr. d. Zool. II. S. 431—516.

246. Fröschel, Paul, Über allgemeine, im Tier- und Pflanzenreich geltende Gesetze der Reizphysiologie. (Sammelreferat.) Zeitschr. f. allg. Physiol. XI

247. Hausmann, Walther, Die sensibilisierende Wirkung der Hämatoporphyrius. Biochem. Zeitschr. XXX. S. 276—316.

1910. **248.** Hess, Carl, Die Akkommodation bei Tauchervögeln. Arch. f. vergl. Ophth. I. S. 153—164.

249. Hess, Carl, Untersuchungen über den Lichtsinn bei Reptilien und Amphibien. Pflüger's Arch. CXXXII. S. 255—295.

250. Hess, Carl, Über den angeblichen Nachweis von Farbensinn bei Fischen. Pflüger's Arch. CXXXIV. S. 1—14.

251. Hess, Carl, Neue Untersuchungen über den Lichtsinn bei wirbellosen Tieren. Pflüger's Arch. CXXXVI. S. 282—367.

252. Hess, Carl, Über Fluoreszenz an den Augen von Insekten und Krebsen. Pflüger's Arch. CXXXVII. S. 339—349.

253. Novikoff, M., Untersuchungen über den Bau, die Entwicklung und die Bedeutung des Parietalauges von Sauriern. Zeitschr. f. wiss. Zool. XCVI. S. 118—207.

254. Tschermak, Arnim, Über das Sehen der Wirbeltiere, speziell der Haustiere. (Akademische Rede.) Tierärztliches Zentralbl. Wien.

255. Waugh, Karl T., The rôle of vision in the mental life of the mouse. Journ. of Neurol. and Psychol. XX. p. 549—599.

1911. **256.** Bastian, Schmid, Über den Heliotropismus von Cereactis aurantiaca. Biol. Zentralbl. XXXI. S. 538 u. 539.

257. Bedau, Kurt, Das Facettenauge der Wasserwanzen. Zeitschr. f. wiss. Zool. XCVII. S. 417—456.

258. Best, Die Sehleistung des Facettenauges. Arch. f. Augenheilk. LXVIII. Heft 3. S. 221—230.

259. Blochmann, F., u. v. Husen, Ebba, Ist der Pecten des Vogelauges ein Sinnesorgan? Biol. Zentralbl. XXXI. S. 150—156.

260. Chun, Carl, Cirrothauma, ein blinder Kephalopod. Leipziger Promotions-Renuntiations-Programm 1910/11.

261. v. Frisch, K., Über den Farbensinn der Fische. Verhandl. d. deutschen zool. Ges. Leipzig. S. 220—225.

262. Hess, Carl, Beiträge zur vergleichenden Akkommodationslehre. Zool. Jahrb. Abt. f. allg. Zool. u. Physiol. d. Tiere. XXX. S. 339—358. T. 7.

263. Hess, Carl, Experimentelle Untersuchungen zur vergleichenden Physiologie des Gesichtssinnes. Pflüger's Arch. CXLII. S. 405—446.

264. Hess, Carl, Beiträge zur Kenntnis des Tapetum lucidum im Säugetierauge. Arch. f. vergl. Ophth. II. S. 3—11.

265. Johnas, Wilhelm, Das Facettenauge der Lepidopteren. Zeitschr. f. wiss. Zool. XCVII. S. 218—261.

266. Jaquet, Maurice, Sur le mode d'occlusion de l'œil d'Orthagoriscus mola Schn. Bull. de la Soc. Roumaine de Sciences. Bucarest. p. 25—32.

267. Kolmer, Walther, Zur Kenntnis des Auges der Macrochiropteren. Zeitschr. f. wiss. Zool. XCVII. S. 91—104.

268. Seeliger (u. Hartmeyer), Tunicata in Bronn's Klassen u. Ordnungen. III. Supplement. Leipzig 1893—1911.

1912. **269.** Hess, Carl, Untersuchungen zur vergleichenden Physiologie und Morphologie des Ciliarringes. Zool. Jahrb. Supplement XV. 3 Bd. S. 155—175.

270. Mayhoff, Hugo, Über das »monomorphe« Chiasma opticum der Pleuronectiden. Zool. Anzeiger. XXXIX. S. 78—86.

Sachregister.